# Aesthetic Plastic Surgery of the East Asian Face

# 亚洲人面部美容整形技术

主　编　[韩] **Hong Ryul Jin**

主　审　祁佐良

主　译　蒋海越

山东科学技术出版社

图书在版编目（CIP）数据

亚洲人面部美容整形技术 / （韩）陈泓律著；蒋海越主译 . —济南：山东科学技术出版社，2020.4
ISBN 978-7-5723-0217-6

Ⅰ．①亚… Ⅱ．①陈… ②蒋… Ⅲ．①面－整形外科学 Ⅳ．① R622

中国版本图书馆 CIP 数据核字 (2020) 第 015193 号

# 亚洲人面部美容整形技术
YAZHOUREN MIANBU MEIRONG ZHENGXING JISHU

责任编辑：李志坚
装帧设计：侯　宇

主管单位：山东出版传媒股份有限公司
出 版 者：山东科学技术出版社
　　　　　　地址：济南市市中区英雄山路 189 号
　　　　　　邮编：250002　电话：（0531）82098088
　　　　　　网址：www.lkj.com.cn
　　　　　　电子邮件：sdkj@sdcbcm.com
发 行 者：山东科学技术出版社
　　　　　　地址：济南市市中区英雄山路 189 号
　　　　　　邮编：250002　电话：（0531）82098071
印 刷 者：青岛新华印刷有限公司
　　　　　　地址：青岛市城阳区仙山东路 12 号
　　　　　　邮编：266107　电话：（0532）87872799

规格：16 开（210mm×285mm）
印张：27.5　字数：560 千
版次：2020 年 4 月第 1 版　　2020 年 4 月第 1 次印刷
定价：360.00 元

# 主 编

**Hong Ryul Jin, MD, PhD**
Professor and Chair
Department of Otorhinolaryngology-Head and Neck
 Surgery
Boramae Medical Center
Seoul National University College of Medicine
Seoul, Republic of Korea

# 编 者

**In-chang Cho, MD**
Bio Plastic Surgery Clinic
Seoul, Republic of Korea

**Woong Chul Choi, MD**
Director of Myoung Oculoplastic Surgery
Clinical Attending Professor
Department of Ophthalmology
St. Mary's Hospital
Catholic University of Korea
Seoul, Republic of Korea

**Hokyung Choung, MD, PhD**
Assistant Professor
Department of Ophthalmology
Boramae Medical Center
Seoul National University College of Medicine
Scoul, Republic of Korea

**Seungil Chung, MD, PhD**
Division of Facial Bone Surgery
Department of Plastic Surgery
ID Hospital
Seoul, Republic of Korea

**Victor Chung, MD**
Director
La Jolla Facial Plastic Surgery
San Diego, California

**Eunsang Dhong, MD, PhD**
Professor
Department of Plastic and Reconstructive Surgery
Guro Hospital, Korea University Medical Center
Seoul, Republic of Korea

**Hun-Jong Dhong, MD, PhD**
Professor
Department of Otorhinolaryngology-Head and Neck
 Surgery
Samsung Medical Center
Seoul, Republic of Korea

**Seong Yik Han, MD, DDS, PhD**
Director
Facial Plastic Surgery
Simmian Maxillofacial Plastic Surgery Unit
Seoul, Republic of Korea

**Aram Harijan, MD**
Academic Consultant
Well Plastic Surgery Clinic
Seoul, Republic of Korea

**Jin Joo Hong, MD, PhD**
Head
JJ Medical Group
Seoul, Republic of Korea

**Sungjoo (Tommy) Hwang, MD, PhD**
Director
Dr. Hwang's Hair Transplantation Clinic
Seoul, Republic of Korea

**Jae Woo Jang, MD, PhD**
Vice President
Ophthalmic, Plastic, and Reconstructive Surgery
Kim's Eye Hospital
Konyang University
Seoul, Republic of Korea

**Hong Ryul Jin, MD, PhD**
Professor and Chair
Department of Otorhinolaryngology-Head and Neck
  Surgery
Boramae Medical Center
Seoul National University College of Medicine
Seoul, Republic of Korea

**Kyoung–Jin (Safi) Kang, MD, PhD**
Director
Educational Center of KCCS
Seoul Cosmetic Surgery Clinic
Busan, Republic of Korea

**In–Sang Kim, MD**
Chief Executive
Department of Facial Plastic Surgery
Doctor Be Aesthetic Clinic
Seoul, Republic of Korea

**Jongseo Kim, MS**
Director
Department of Plastic Surgery
Kim-Jongseo Plastic Surgery Clinic
Seoul, Republic of Korea

**Namju Kim, MD, PhD**
Associate Professor
Department of Ophthalmology
Seoul National University Bundang Hospital
Seongnam-Si, Kyeonggi-Do, Republic of Korea

**Yoon–Duck Kim, MD, PhD**
Director
Oculoplastic and Orbital Surgery Division
Professor
Department of Ophthalmology
Samsung Medical Center
Sung Kyun Kwan University School of Medicine
Seoul, Republic of Korea

**Wooseok Koh, MD**
Director
Department of Dermatology
JMO Hair Removal Dermatology Clinic
Seoul, Republic of Korea

**Samuel M. Lam, MD, FACS**
Director
Willow Bend Wellness Center
Plano, Texas

**Jihyuck Lee, MD**
Chief
Division of Facial Bone Surgery
Department of Plastic Surgery
ID Hospital
Seoul, Republic of Korea

**Tee Sin Lee, MBBS (S'pore), MRCS (Edin), MMed
  (ORL), FAMS (ORL)**
Deputy Director and Consultant
Facial Plastic and Reconstructive Surgery Service
Department of Otorhinolaryngology-Head and Neck
  Surgery
Changi General Hospital
Clinical Lecturer
Yong Loo Lin School of Medicine
National University of Singapore
Singapore

**Hyoung Jin Moon, MD**
President
Dr. Moon Aesthetic Surgery Clinic
Seoul, Republic of Korea

**Juwan Park, MD, PhD**
Associate Professor
Department of Ophthalmology
Yeouido St. Mary's Hospital
The Catholic University of Korea
Seoul, Republic of Korea

**Sanghoon Park, MD**
Chairman
Department of Plastic Surgery
ID Hospital
Seoul, Republic of Korea

**Stephen S. Park, MD**
Professor and Vice-Chair
Department of Otolaryngology
University of Virginia
Charlottesville, Virginia

**Chae-Seo Rhee, MD, PhD**
Professor
Department of Otorhinolaryngology-Head and Neck
    Surgery
Seoul National University College of Medicine
Seoul National University Bundang Hospital
Seongnam-Si, Kyeonggi-Do, Republic of Korea

**Kyle Seo, MD, PhD**
Clinical Associate Professor
Department of Dermatology
Seoul National University College of Medicine
Seoul, Republic of Korea

**Yongho Shin, MD, PhD**
Director of Bio Plastic Surgery Clinic
Clinical Attending Professor
Department of Plastic Surgery
Korea University
Seoul, Republic of Korea

**Kar Su Tan, MBBS (S'pore), MRCS (Edin), MMed
    (ORL), FAMS (ORL)**
Medical Director
The Rhinoplasty Clinic ENT Facial Plastics
Singapore

**Keng Lu Tan, MD, MRCS, MS (ORLHNS)**
Ear, Nose, and Throat, Head and Neck Surgeon
Facial Plastic and Reconstructive Surgeon
Department of Otorhinolaryngology
University of Malaya
Kuala Lumpur, Malaysia

**Dean M. Toriumi, MD**
Professor
Department of Otolaryngology-Head and Neck Surgery
University of Illinois at Chicago
Chicago, Illinois

**Tae-Bin Won, MD, PhD**
Associate Professor
Department of Otorhinolaryngology-Head and Neck
    Surgery
Seoul National University Hospital
Seoul, Republic of Korea

**Kyung In Woo, MD, PhD**
Professor
Department of Ophthalmology
Sungkyunkwan University School of Medicine
Samsung Medical Center
Seoul, Republic of Korea

**Hae Won Yang, MD**
Chief
Division of Plastic and Reconstructive Surgery
JJ Medical Group
Seoul, Republic of Korea

**Eduardo C. Yap, MD**
Facial Plastic Surgeon
Belo Medical Group
Manila, Philippines

**Un-Cheol Yeo, MD, PhD**
Chairman
S and U Dermatologic Clinic
Clinical Professor
Department of Dermatology
Samsung Medical Center
Sungkyunkwan University
Seoul, Republic of Korea

**Jong Sook Yi, MD**
Assistant Professor
Department of Otorhinolarynology-Head and Neck Surgery
Bundang CHA Medical Center
Seongnam-si, Republic of Korea

**Ian Loh Chi Yuan, MBBS, MRCS, MMED, FAMS**
Director
Facial Plastic and Reconstructive Service
Department of Otorhinolaryngology-Head and Neck
    Surgery
Changi General Hospital
Singapore

主　审　祁佐良　中国医学科学院整形外科医院

主　译　蒋海越　中国医学科学院整形外科医院

副主译　张　舵　吉林大学白求恩第一医院

　　　　郭　鑫　中国医学科学院整形外科医院

　　　　潘　博　中国医学科学院整形外科医院

译　者　王永前　中国医学科学院整形外科医院

　　　　王守界　浙江大学附属第一医院

　　　　尤建军　中国医学科学院整形外科医院

　　　　牛　峰　中国医学科学院整形外科医院

　　　　刘　全　四川省医学科学院四川省人民医院

　　　　刘　柳　河北医科大学第三医院

　　　　李正勇　四川大学华西医院

　　　　李高峰　湖南省人民医院

　　　　杨庆华　中国医学科学院整形外科医院

　　　　林　琳　中国医学科学院整形外科医院

　　　　宗宪磊　中国医学科学院整形外科医院

　　　　赵延勇　北京医科医疗美容医院

　　　　赵雪莲　河北医科大学第二医院

　　　　胡振生　山东大学齐鲁医院

　　　　柯　霞　重庆医科大学附属第一医院

　　　　唐觊昀　四川省医学科学院四川省人民医院

　　　　唐　勇　成都八大处医疗美容医院

　　　　盛　阳　四川省医学科学院四川省人民医院

　　　　康厚墉　重庆医科大学附属第一医院

　　　　蔡　震　四川省医学科学院四川省人民医院

**其他参译人员**（按姓氏笔画排序）

　　　　王　爽　王小林　王长琛　王怀良　许　梦　杨美蓉

　　　　杨锦秀　陈　琪　陈丽丹　林阳洋　黄　鑫　蒋治远

谨以本书献给那些想要通过面部美容整形技术来变得更美丽的读者。

# 前言一

世界上没有人比东亚人对面部美容整形手术更感兴趣。据报道，约 1/5 的韩国女性曾经接受过面部美容整形手术。造成这种情况的原因是多因素的，部分是当地流行文化和宣传。随着韩国文化的流行和模仿韩国明星的渴望，这一趋势在近几年越来越明显，很多人拿着亚洲明星照片给医生看，要求按照照片来进行面部美容整形，而这些面孔几乎清一色都是符合韩国审美特征的。这一趋势越来越流行，韩国、中国等国家的人们不再以接受面部的美容整形手术为耻。事实上，在大众的观点中，这反而是一种地位象征，反映了向上层阶级进取的心态。在目前的"自拍时代"，"看起来很漂亮"更加重要。这一改变使得亚洲人对面部美容整形手术需求激增，也使得进行该类手术的医生数量明显增加。

亚洲人的面部审美观在不断变化中，因此面部美容整形技术也需要相应改变。目前，大众更青睐圆润的前额、更高的鼻背、更窄的鼻尖，以及更有角度的下颌骨和颏部，这些特征更像西方人。然而，这些改变都有一定的限度，必须获得医生的认可。Hong Ryul Jin 熟悉不同求美者之间差异的重要性，这需要医生进行大量的手术以获得丰富的经验。在 Jin 医生的主持下，以韩国为主，来自美国、新加坡、菲律宾等国家的面部美容整形外科专家们编写了本书，涵盖了最新的亚洲人面部美容整形技术，包括鼻整形、亚洲重睑术、面部轮廓塑形、面部年轻化手术；同时，另辟专门的章节详细介绍了非手术面部美容整形技术的快速发展，如面部注射肉毒毒素、填充剂，以及面部激光除皱、嫩肤等。

在鼻整形部分，作者讨论了内置物和自体移植材料在亚洲人隆鼻术中的应用，技术差异非常明显。应用内置物进行隆鼻是最常采用的方式，多位鼻整形外科专家详细讨论了各种隆鼻技术的优点与缺点。用人工材料垫高鼻背和用耳软骨垫高鼻尖相结合的技术越来越流行，以避免人工材料延伸到鼻尖等并发症的发生。另外，还详细介绍了将肋软骨技术用于稳定鼻尖和抬高鼻背的隆鼻技术和相关风险，以及如何尽量减少肋软骨弯曲的可能。同时，也介绍了一些目前比较流行的技术，如软骨颗粒垫高鼻背和鼻尖。

本书详细描述了多种亚洲人眼睑的处理方法，包括切开和非切开的埋线技术，以及传统的切开法。对精确测量和标记，注射麻醉，切口位置，固定方法的选择，术后护理，并发症的处理，内眦赘皮的处理，都进行了深入讨论。

面部轮廓塑形部分，则涵盖了亚洲人颧骨、下颌骨的处理，隆颏，咬肌塑形和前额塑形，以及相关并发症的处理；同时，还叙述了面部轮廓塑形的细微差别，为手术医生塑造更加赏心悦目的亚洲人面容提供更多选择。此外，还介绍了毛发移植来改变发际线的面部轮廓塑形技术等。

非手术面部美容整形技术部分包含了面部注射肉毒毒素用于肌肉、眉塑形和除皱的使用，以及脂肪注射和自体脂肪移植塑形、激光嫩肤技术等。

Jin 医生是韩国知名学术人物，经常在世界各地进行演讲和手术演示，被认为是亚洲鼻整形和面部美容整形领域的国际专家。参与本书编写的作者众多，由此可见 Jin 医生非同小可的国际影响力。阅读本书，读者会发现书中对面部美容整形技术进行了详细描述，同时配以近 1 000 幅高质量的彩色解剖、手术示意图，手术照片，以及术前与术后对比照片。对于对亚洲人面部美容整形技术感兴趣的医生来说，这本书是必不可少的。

Dean M. Toriumi, MD

Professor

Division of Facial Plastic and Reconstructive Surgery

Department of Otolaryngology-Head and Neck Surgery

University of Illinois

Chicago, Illinois

# 前言二

与世界其他区域的人相比，亚洲人的面孔有许多独特之处。Hong Ryul Jin 医生组织来自韩国、新加坡、美国、菲律宾等国家的面部美容整形专家编写了这本针对东亚人面部美容整形技术的书，比较详细地介绍了各种适用于亚洲人的面部美容整形技术，包括手术和非手术技术。这本书重点强调了面部美容整形技术的细微之处，对于接诊亚洲求美者的医生来说，可提供良好的参考。

本书重点描述了亚洲人鼻整形技术，包括人工材料鼻背移植物的使用等，以及眶周年轻化技术，如上睑下垂和重睑等。处理过程复杂且微妙，最后呈现的效果差异明显，本书都进行了详细讨论。此外，本书还介绍了其他面部美容整形技术，包括面部骨骼轮廓塑形、毛发移植，以及近年来比较流行的非手术面部美容整形技术，如面部注射肉毒毒素、填充剂，激光除皱、嫩肤等。

本书由对亚洲人面部美容整形技术经验丰富的多位专家共同完成，对从事亚洲人面部美容整形外科的医生来说，价值不可估量。衷心感谢 Jin 医生出版该巨著。

Stephen S. Park, MD

Professor and Vice-Chairman

Department of Otolaryngology

Director, Division of Facial Plastic Surgery

University of Virginia

Charlottesville, Virginia

# 序

在过去的 20 余年里，面部美容整形在东亚受到越来越多的关注。韩国在该领域一直走在前列，吸引了世界各地的医生前来学习和更新技术。我希望这些知识能够在英语人群中广泛传播和分享，因为亚洲多样化的语言使他们很难能完全理解这些信息。

本书基本涵盖了目前常用的大部分面部美容整形技术。各章节内容由相应领域的知名专家编写，包括详细的技术细节和各种潜在风险的预防。这些细节并不是突然发现的，而是源于 20 余年大量手术经验的积累。书中的内容是科学的和循证的，也是安全和有效的。同时，这本书还重点介绍了各种新的面部美容整形技术，包括手术和非手术技术，并以大量图片和大纲式的文字，详细描述了完成各种操作的具体步骤，以确保读者能够明确理解每种术式的技术和理念。

我真诚希望和期待这本书能够为大家提供有价值的信息，指引手术医生探索亚洲人面部美容整形外科技术。

Hong Ryul Jin

# 致　谢

该书的出版发行并不容易。在此，我要向提供无私帮助的同事们致以最真诚的感谢。

感谢 Thieme 出版社出版本书，正是它的大力支持，使得这本书从初稿到成书发生了质变。特别感谢那些提供宝贵技术的医生，他们耐心接受了我的各种要求。感谢我的研究员 Woo-Seong Na、Hahn Jin Jung 和 Somasundran Mutusamy 帮助我对全部手稿进行了编辑。最后，还要衷心感谢优秀插画家 Hyun-Hang Lee 女士，为绘制书中大量的精美插图贡献了大量的时间和精力，绘制每幅插图时力求尽善尽美。

# 目　录

**Ⅰ　概　述**

**Ⅱ　鼻整形术**

**Ⅲ　睑成形术**

## IV 面部骨手术

## V 面部皮肤与毛发青春化

## VI 面部微创美容手术

# 概　述

# 1 东亚人的面部美容整形手术变化

Keng Lu Tan，Hong Ryul Jin

## 精 要

· 在过去的 20 年间，亚洲尤其是东亚在美容整形手术领域获得了飞速的发展，特别是亚洲特色美容整形技术。

· 传统的亚洲人为了表示对长辈和祖先的尊敬，有着不改变面部容貌的信条，而这种信条正随着全球化进程发生改变，最终产生了横跨亚洲、更为中立的亚洲文化。处于社会前沿的很多亚洲人发现，美丽的容貌在取得成功的道路上扮演着重要角色。公众对美容手术的接受程度正在发生转变，而且与之前相比，人们对美容手术有着更多的要求。

· 东亚人的面部特点会在随后的章节中详细介绍，尤其是关于单睑、小眼裂、鼻梁低平、颧骨突出、下颌骨宽大、下颌后缩的手术，以及其他具有亚洲特色的美容手术。

· 东亚常见的美容手术包括重睑术、内眦赘皮矫正术、隆鼻术、面部骨骼轮廓术、脂肪填充术以及其他手术技术都会在本书中详细介绍。

· 本书同时会介绍新的美容技术，包括肉毒毒素注射、激光脱毛和符合亚洲人特点的毛发移植术等面部年轻化技术，也会详尽介绍用激光和超声进行面部年轻化处理的优缺点，从而使读者了解最新的美容技术并实现理想效果。

· 更重要的是，本书不仅会介绍手术技术和面部美容整形手术专家有关各自领域的经验，而且会详细介绍面部美容整形手术优缺点、并发症的发生以及如何处理这些问题。

## ■ 引言

面部美容术对于强调通过人的外貌来获取一定社会影响的人来说是一种治疗手段，所以近来寻求面部美容术的人数激增。最新的美容整形技术涉及永葆青春的理念：年轻具有吸引力，并且年轻还会提高工作者的竞争力[1, 2]。20 世纪末始于西方国家的美容整形手术很快就在全球流行起来了。

目前，亚洲是全球经济发展最为迅速的地区。同时，亚洲拥有全球超过一半的人口，所以发生在亚洲区的任何活动都将具有一定影响力[3]。过去 10 年里，随着人口越来越多，高水平生活带来购买力的增加，很多亚洲人通过面部美容整形手术美化了她们的面部或者减缓了衰老过程。广义上的亚洲人常是指那些来自亚洲的人，但事实上，他们是定居在亚洲的，并且有着不同面部形态的不同种族的人。在中国、韩国、朝鲜、日本所在的东亚地区，人们的长相都有着东亚人的特点。虽然东亚人与东南亚人一样都是黄种人，但是黄种人之间的面部特点还是存在差异的[3]。图 1.1 描绘了 Rhee[4] 描

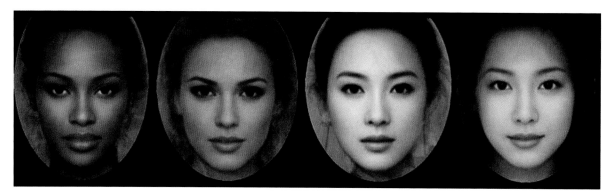

图 1.1 不同种族女艺人具有魅力的面孔。依次混合有魅力的女艺人照片，从而合成具有魅力的面孔（引自 Rhee et al. Attractive composite faces of different races. Aesthetic Plast Surg 2010; 34:800-801.）

述的亚洲美丽面孔。虽然中国人、印度人、日本人都是亚洲人，然而他们的面部特征却不尽相同。

由于连接亚洲东西部的贸易路线长期存在，所以现在的亚洲各大城市都居住着不同种族的人，同时也反映了不同种族通婚和全球化的趋势。虽然我们依然可以在东亚人身上看到一定的东方面部特征，但是会在面部特征的变化上看到全球化的影响。

在过去的 20 年里，我们看到了东亚的面部美容手术以指数方式的增长和发展。如此快速的进步使我们能够发展适合亚洲人的美容手术技术，并积累足够的经验（图 1.2）。新的技术组合和经验促进了行业的发展，并获得了较好的手术效果。这些适合亚洲人的面部美容整形手术的相关经验和技术变得越来越流行，特别是对于那些生活在西方国家的富裕亚洲人来说。本书主要目的就是分享这些技术和经验，从而促进面部美容领域更加长远的发展。

针对亚洲人的特定美容整形技术多年前就已经被引入。目前，许多美容整形技术获得了发展，现如今美容整形领域的关注点是改善技术以解决亚洲求美者面临的问题。虽然仍有小部分求美者做美容整形手术是为了看起来像某

位特定的公众人物，但绝大多数人都不再盲目接受这种观点。求美者通常要求能够达到比较自然的术后效果，可以在保持自身特点的基础上美化外表，因为求美者都想保留隐私，不想让他人知晓自己做了美容整形手术，也不愿意同所追求的完美面孔一样，最终成为一个模板。这就要求我们在手术过程中不仅完成对她们面部的改造，还要上升到面部美容整形手术的较高层次。如果有可能的话，尽可能地减少创伤性手术。联合非手术与手术治疗形成美丽面孔的艺术性创造将不再简单靠直觉。本书将会进行客观性的描述。

## ■ 文化信仰和现代化亚洲人思维的变化

在过去的年代，受相面术的影响，人们内心会渴望一张贵气面孔。古代的书籍用插画的形式对面相特征进行了描述，小到面部和身体上痣的位置都会预示一个人的未来[5]。在那时人们就意识到美丽面孔的重要性，但是除了 Shusrata 很少有人冒险进入美容手术领域。人们认为拥有姣好面容的人更容易生活快乐、工作顺心；而在社会上，那些没有姣好面容的人更容易与不受尊重的工作或者犯罪行为联系在

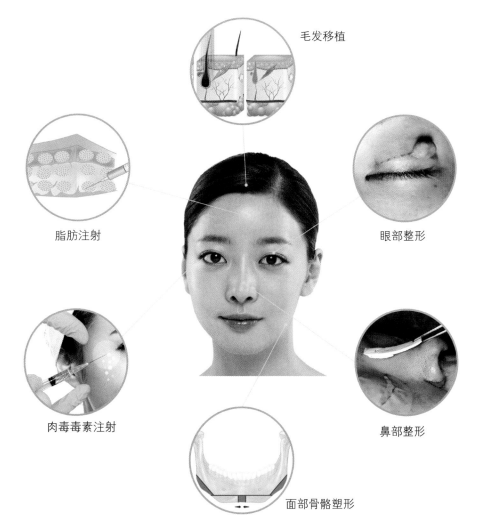

毛发移植

脂肪注射

眼部整形

肉毒毒素注射

鼻部整形

面部骨骼塑形

图 1.2　东亚人通过经典的手术和非手术方法可以改善面部外观。不同的整形美容方法将贯穿全书，对亚洲人有特殊的改善效果

一起。后者的面孔被人们认为是不吉祥的，并且会很大地影响社会对这个人的评价。即便如此，那个时候美容整形领域的发展依旧很慢，很少人想要通过手术的方式来改变面部外观，大部分原因是那个时候美容整形技术还不成熟，并且还受在亚洲区域广为传播的儒家学说的影响，而儒家学说重点强调"身体发肤，受之父母，不敢损毁，孝之始也"[1]。

借助于西方媒体，全球化和西方化越来越多地影响着亚洲社会，从而使人们会按照白种人（高加索人）的特点来定义美丽，比如说重睑、高鼻梁会被认为是美丽的象征，而白皙的皮肤则被视为阶层划分的标志。在日本、韩国和中国流行的一句俗语是"一白遮百丑"[6]，这句话强调了在许多亚洲国家，白皙的肤色一直很受欢迎。这一思想在西方国家殖民入侵亚洲的时期得到了进一步强化[7]。白种人美的标准曾经是亚洲人广泛接受的美的定义。

近来，亚洲国家在经济上变得越来越强大，在国际上越来越有影响力。"欧洲化"的美的标准，以及亚洲人希望通过美容整形手术来改变外貌达到西方化美学效果的现象，受到了学者们的广泛关注。然而,随着民族自信心的日增,亚洲人也开始逐渐接受具有种族特征的外貌。将令人满意的西方特征与亚洲人的外貌特征融合在一起,是公认的亚洲美的标准和形式。其核心观念是将具有吸引力、迷人的外貌特征与自身外貌特征融合在一起,而不是一味追求特定的模板化外貌。追求特定模板化外貌的观念已经遭受到了严厉的抨击,并且很快就被淘汰了。漂亮、帅气的外貌是那些符合自身面部结构、个性、个人整体气质的外貌。相比改变面部特征,使自身面部特征更加明显成为新的美容整形趋势。

数据显示,在韩国,约有58%的女性在50岁之前做过整形美容术[1, 8],而在男性中这一比例也在逐年增高。心理上的需求也会促使个人想要做美容整形手术。在这个看重外貌的社会,人们需要通过美丽的外貌来获得社会的认可,所以美容整形行业的快速发展在很大程度上是由人们的需求推动的。为了获得更高的社会经济地位且能够找到一个富有、浪漫的伴侣,拥有漂亮的外貌成为一种投资。于是,一种新的文化或趋势就出现了。过去的文化信仰和禁忌无法阻挡整形美容外科发展的脚步,而对于美好生活、富有、美丽的新定义也在推动其不断前进。随着这一新定义的发展,追求美容整形手术的人群变得越来越年轻。漂亮抑或是帅气的演员会出演英雄角色,很多人都幻想能通过改变自身的容貌使自己会变得跟他们一样帅气、漂亮。

在亚洲,美容整形的趋势是推动美容整形行业发展的重要推动力,而且能够使术者在发展中逐渐成长,从而使其对美容整形手术的理解达到一个新高度。然而,保持这个行业的神圣感只能依靠术者自身的职业操守和良知,术者需要针对求美者制订合理且科学的治疗方案,并且采用经过时间和实践验证的适合的手术方式,避免美容整形手术的不利方面会危害求美者和手术的实施。

## ■ 解剖差异及其影响

多数东亚人大致表现黄种人的面部特点。黄种人占全球总人口的1/3以上,是目前分布最为广泛的种族。同时,我们惊奇地发现居住于亚洲各处的人也有着类似黄种人的面部特征。黄种人的典型面部特征是内眦赘皮以及青春期与成年期的面部幼态延续(娃娃脸)。虽然在西方人中单眼皮和上颌后缩不太常见,但是在亚洲人中却很常见,因此美容整形手术中的重睑术在亚洲很常见(图1.3)。高颧骨、宽下巴、低鼻梁是很不受欢迎的亚洲人特征,人们经常将这些特点与攻击性气质联系在一起。通常来说,具有立体性的鼻部特征才是人们所喜欢的。低鼻梁不仅出现在黄种人,东南亚的菲律宾、马来西亚、泰国、印度尼西亚等国家的人也需要改变低鼻梁和肥厚鼻翼的特点(图1.4)。

因为黄种人的眼睑、鼻和面部骨骼的解剖构造明显不同于白种人,所以需要制订特殊的治疗方案,使黄种人的面部特征能够得到有效改善。治疗的目的应是解决亚洲面孔的解剖缺陷问题,如下所述:

1. 上睑皮肤没有附着于上睑提肌,造成上睑皮肤不能充分向内折叠形成褶皱。同时,符合亚洲人面孔的重睑与白种人的重睑是不同的。

2. 眼轮匝肌和上睑提肌之间有多余的眶隔脂肪。

3. 与西方人相比,亚洲人的眼眶小而突出,设计类似白种人的"欧式眼"是不合适的。符合亚洲人的重睑术应该是细微而非大刀阔斧的调整,否则会出现与小眼眶不协调、又宽又深的重睑。

4. 明显的内眦赘皮导致内眼角呈圆弧形。在内眦成形术章节会详细介绍开大眼角的多种技术与方法。

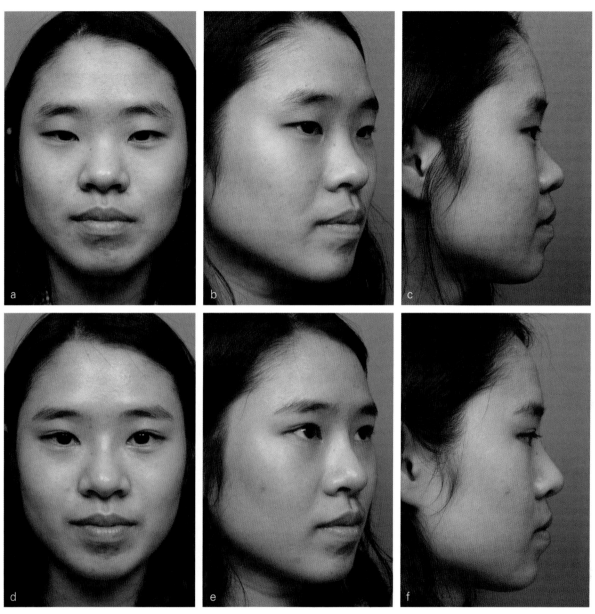

图 1.3　接受鼻成形术和重睑术的典型东亚女性。（a~c）典型的东亚人面孔。如图所示，求美者有宽大的下颌角，高颧骨，单眼皮，宽而低的鼻背，鼻尖不明显。（d~f）同一求美者在鼻成形术和重睑术后的状态。求美者的外观有了很大改善，对宽大下颌角的塑形使求美者看起来更加亲切和有魅力

5. 在过去的 20 年里，针对小而窄的眼裂，出现了可使眼裂变大的外眦成形术的改良或相关技术、方法。

6. 低鼻梁以及不够挺拔的鼻软骨会使鼻不够立体化。

7. 与其他种族相比，亚洲人有着较小的鼻骨。通过测量标本头颅的鼻骨长度，发现韩国人的鼻骨长度比美国印第安人、安那托利亚人、非洲裔美国人的短[9]。同时，亚洲人往往存在鼻中隔短小的情况，会增加鼻中隔软骨移植手术的难度。由于以上情况的存在，当鼻假体置入不适合或不被求美者所接受时，异体和自体肋骨移植的应用就变得越来越普遍。

8. 东亚人鼻部的皮肤厚且富含皮脂腺，这

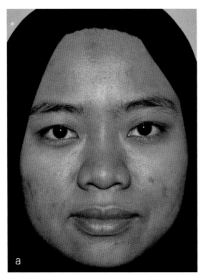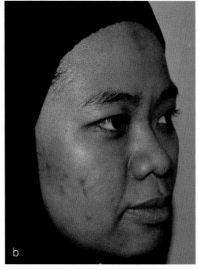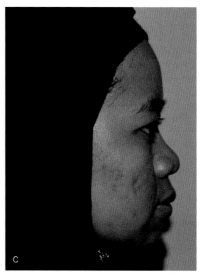

图 1.4 求美者为典型的东南亚面孔，自然的双眼皮，宽大鼻翼，低鼻梁且鼻头肥大，丰满的嘴唇。以上特点符合典型东南亚人的外观表现

样就使得在手术操作时有更多技术上的要求。

9. 亚洲人的面部皮肤角质层纤薄，毛孔细小，但毛孔中的水分和脂质成分含量却很高。而且，我们还知道亚洲人皮肤的化学屏障是比较薄弱的。所有上述亚洲人的皮肤特征意味着其局部药物渗透效果会是比较好的，并且更不容易形成皱纹。这使得在治疗亚洲人瘢痕和皮肤损伤时有所不同。

10. 颧骨体或颧弓的突出造成了颧骨的整体突出。

11. 下颌角宽大和咬肌肥厚。

12. 亚洲人的毛发浓密而粗糙，其横截面是圆形，并且生长很迅速。其中，拥有又厚又直的头发的人群主要分布于东亚。因为与白种人的毛发存在解剖异常，所以亚洲人毛发移植所需的设备、方案与其不一样。

为了能更好地处理以上问题，就必须先了解亚洲人面部独特的解剖结构，进而对美容整形教科书中的通用美容整形技术进行改进式调整。

## ■ 手术技术的改进和精细化

需要通过精细的技术操作来加强亚洲人的面部特征。精细的技术体现如下：通过内眦成形术来改善内眦赘皮，通过整形技术使下垂的上睑变得更大、更自然，通过外眦固定术让眼睛看起来更迷人而且有朝气。

传统的内眦赘皮矫正术，如"Y-V""V-W"和"W"成形术会形成明显的瘢痕。随着术者经验的积累，许多可减轻瘢痕的新技术得到了应用，如睑缘切口内眦赘皮矫正术、通过延长切口联合应用重睑术与内眦赘皮矫正术，来尽量减少瘢痕形成。越来越多的亚洲人选择外眦成形术来扩大眼裂，但术后可因瘢痕增生和挛缩，有眼裂再次变小的可能。另外，不可预知的瘢痕形成也可能会造成手术后的眼睑不对称。为了让眼裂最大限度地开大，需要切断外眦韧带，但是随着软组织和肌肉支撑的力度变弱，未来可能出现下睑外翻和上睑下垂。术者对此类手术非常重视，只有在充分权衡、评估后才会为求美者实施此类手术。

在重新构造鼻部的过程中，越来越多的假体材料如 Gore-Tex 和自体肋骨被广泛应用，同时我们也可以看到在鼻成形术中相关技术方法的细化和改进。西方人很少需要进行鼻成形术，而大部分东亚人都需要进行隆鼻术。在过去的 20 年里，由于比较高的并发症发生率和僵硬的鼻背外观，我们见证了硅胶置入物的使用从流行到减少，随后 Gore-Tex 作为通用假体材料被越来越多的人接受。对硅胶假体进行精细化雕刻，并与软组织结合使用，从而使鼻看起来更柔软、自然，这种可减少置入物外露并发症发生的术式正逐渐成为一种流行趋势。目前还使用自体肋软骨进行隆鼻术。由于自体移植有抗感染的优势，并且终生有效，所以近来自体移植物较人工合成物的使用变得越来越流行[10, 11]。

近期，在隆鼻手术中除了增高鼻背外，鼻尖成形术也成为标准步骤，将鼻背增高后适度对鼻尖进行塑形，以便让鼻看起来更加自然、立体、美观。隆鼻术大都通过开放性手术来实现。使用鼻中隔软骨、筋膜和肋软骨等多种自体材料，结合缝合技巧进行鼻尖塑形是目前常用的方法。人工合成假体容易使鼻尖部假体外露，使得求美者和术者尽量避免将其应用于鼻尖成形术。自体材料假体能够经得起时间考验，并且是目前并发症最少、手术效果较好的材料。物极必反，所以专家们告诫人们不要怀着偏激的心态过度进行鼻尖成形术。从长远的角度来看，过度的鼻尖保护和旋转与鼻尖畸形有一定的关系，因为随着一定程度的软骨吸收和软组织瘢痕形成，会造成鼻尖塑形的不稳定。另外，从我们经验来看，虽然在合理调整鼻背时进行鼻尖整形能够取得最好的效果，并且在手术中值得参考，但是在此类隆鼻术中应该进行限制。

充分理解亚洲人的特殊解剖差异，以便使我们能够将隆鼻术与一些辅助的手术和方法结合在一起，从而获得比单独行隆鼻术更理想的

效果。部分辅助步骤包括鼻翼切除、鼻小柱延长等，通过以上这些方法来分别解决诸如鼻翼肥大、鼻小柱短小等问题，而这些在亚洲人都是很常见的。与西方相比，就东方常见的手术如颧骨缩小术来说技术也已经非常纯熟。之前实施这些手术，可能会造成部分面部下垂、面部不对称以及颧骨下移的情况。对比西方，下颌角整形术在东方也是一类常见的整形美容手术，尤其是柔美的外貌和 V 形脸在亚洲受到广泛欢迎。亚洲术者对涉及此类的削骨手术都有丰富的经验。同时，其他改变面部骨骼的手术在亚洲也很盛行，如上颌增加/减少、下颌增加/减少的正颌术，这些手术原本是为了纠正先天性畸形，而这些畸形大多与牙齿咬合异常的功能问题有关，但是这些手术也可以用于整形美容。因为上颌前突、下颌后移的外貌不美观，所以求美者即使没有功能性问题，或术后风险大于获益，也愿意接受此类手术。

脂肪移植能够使面部年轻化的效果持久保持，越来越流行的脂肪移植极大地提高了求美者的满意度。虽然面部提升术对于求美者特别是年轻求美者来说创伤性比较大，但是在很多整形手术中面部提升术作为附加步骤起到了很重要的作用。随着脂肪移植技术的发展，粗糙脂肪小叶改进到微小脂肪粒，从而相应地提高了填充区脂肪的存活率。脂肪移植在改善面部轮廓方面很受推崇，可以根据想要的面部轮廓进行改变。

最近，在亚洲，毛发移植也成为一种流行的整形美容手段。不仅很多雄激素性脱发的男性选择进行毛发移植，而且一些想要重塑脸型或是通过改变发际线来使面部轮廓柔美的女性也会选择进行毛发移植。越来越多的女性选择毛发移植术来延长颞区的发际线，从而改变面部轮廓或变成受欢迎的"鹅蛋脸"。与白种人相比，亚洲人的毛发厚而粗糙，毛囊的基底比较宽，并且有较高的瘢痕疙瘩发生率，所以亚

洲人的毛发移植术有着很大的不同。与传统的"单条毛发获取术"相比，可以减少瘢痕形成和最大限度获取毛囊的"毛囊单位提取"和"微打孔"技术变得越来越受欢迎。在毛囊提取过程中，对毛发残根深度和方向的把握必须准确，并且需提取足够宽的基底，这样发根的原始单位才不会被破坏。与白种人相比，亚洲人卷发越来越常见，因此毛发移植的方向性应当受到重视，这样才不至于造成向各个方向生长的不自然毛发。在相应的章节中会介绍与亚洲人毛发移植相关的内容。

为了美观，我们也可以选择激光进行面部脱毛。前额的宽度是影响脸部形状的第三个因素。梵文经典著作中前额被称为第三只眼或是第六感。太窄的前额会凸显脸部的中下部分，并且与脸部缺乏精神有关。对于肤色绝大多数是暗色调的亚洲人来说，可以选择进行适当的永久性毛发移除来获得比较完美的额头，但是此种手术后会出现轻微的色素沉着。与传统的二极管激光相比，Nd: YAG激光对于进行脱毛的亚洲人来说是一种很好的选择，在脱毛方面具有很大优势[12]。考虑到脱毛后还会有细毛发生长的反效果，所以关于激光脱毛的很多研究还在进行中。关于此部分的更多细节将会在激光脱毛的章节中介绍。

## ■ 综合技术

面部年轻化方法不再简单局限于手术。为能达到更好的效果，求美者愿意选择激光、强脉冲光（IPL）和其他非手术方法。虽然这些方法并不总是能提供与手术治疗相比更长久的效果，但能使手术效果更理想化或适当延迟手术年龄。非手术治疗在很多方面都有应用：对于年轻的求美者来说，通过手术进行面部提升术损伤太大并且效果不自然，而埋线提拉术就是一种很好的非手术治疗方式；针对软组织下

垂，使用激光和高频超声进行面部提升；激光和高频超声还可以用于治疗各种瘢痕和皮瓣重建；注射填充物用于局部特定面部轮廓的塑形。面部填充物有很多类型，包括胶原蛋白、透明质酸、羟基磷灰石、聚左乳酸、富含血小板的血浆等，因为这些面部填充物安全性较高，在技术层面很容易操作应用，并且有着比较理想的非手术效果，所以越来越多的求美者开始应用、接触这些面部填充物。在编写此书时，与其他面部填充物相比，透明质酸面部塑形效果长久并且安全，所以是应用最广泛的面部填充物。另外，重要的是让求美者能够正确认识面部填充物注射的风险，包括最坏情况的发生，即视网膜血管栓塞造成失明[13]。其他并发症如注射区域皮肤坏死也不应当忽略，因为如果涉及较大区域就需要进行复杂的重建工作，而这将会是非常麻烦和困难的。当上述所提及的严重并发症的症状（如注射后的求美者疼痛难忍）首次出现时，我们不应该漠视，而是建议快速注射透明质酸酶以解除危机。

面部年轻化非手术发展历史短暂，所以很容易受到手术专家的忽视。与手术治疗相比，目前愿意选择非手术治疗的求美者人数越来越多，而且非手术治疗对手术治疗具有辅助作用。上述原因使得非手术治疗得以保留，并获得了迅速发展，由此产生了多种针对面部年轻化的治疗方案。虽然这些非手术方案需要更多的研究来支持和论证，但是术者应对目前存在的这些非手术治疗有所了解，毕竟那些最后接受手术的求美者，基本上都经历了非手术治疗效果不尽人意的过程。在特定的情况下，非手术方法可以与手术治疗方式有效地结合在一起，从而实现更好的效果。

## ■ 小结

亚洲人面部美容整形术的新趋势、新理念、

新技巧正不断地出现。我们不应当忽视这些趋势，因为随着我们经验的不断积累，这些发展趋势将会成为我们的优势。另外，我们应该理智而细致地对这些新技巧进行评估，并在使用过程中多加注意。本书将会在随后的章节中对亚洲人面部整形美容术进行介绍。

## 参考文献

1. Holliday R, Joanna EH. Gender, globalization and aesthetic surgery in South Korea. Body Soc 2012;18(2):58-81

2. Weeks DM, Thomas JR. Beauty in a multicultural world. Facial Plast Surg Clin North Am 2014;22(3):337-341

3. Rawlings AV. Ethnic skin types: are there differences in skin structure and function? Int J Cosmet Sci 2006;28(2):79-93

4. Rhee SC, Lee SH. Attractive composite faces of different races. Aesthetic Plast Surg 2010;34(6):800-801

5. Tempark T, Shwayder T. Chinese fortune-telling based on face and body mole positions: a hidden agenda regarding mole removal. Arch Dermatol 2012; 148(6):772-773

6. Wagatsuma H. Color and race: the social perception of skin color in Japan. Daedalus 96(2); 1967:407-443

7. Zhang L. Eurocentric Beauty Ideals as a Form of Structural Violence: Origins and Effects on East Asian Women, in Violence and Suffering in the Contemporary World (Spring 2013).4-11

8. 90% of Korean women would have plastic surgery, poll shows. Chosun Ilbo 2009 (October 26): 11

9. Asieh ZN, Mariyya PB. CBCT evaluation of bony nasal pyramic dimensions in Iranian population: a comparative study with ethnic groups. International Scholarly Research Notices 2014:1-5

10. Jin HR, Won TB. Nasal tip augmentation in Asians using autogenous cartilage. Otolaryngol Head Neck Surg 2009; 140(4): 526-530

11. Park JH, Jin HR. Use of autologous costal cartilage in Asian rhinoplasty. Plast Reconstr Surg 2012; 130(6):1338-1348

12. Wanitphakdeedecha R, Thanomkitti K, Sethabutra P, Eimpunth S, Manuskiatti W. A split axilla comparison study of axillary hair removal with low fluence high repetition rate 810 nm diode laser vs. high fluence low repetition rate 1064 nm Nd:YAG laser. J Eur Acad Dermatol Venereol 2012;26(9): 1133-1136

13. Carruthers JD, Fagien S, Rohrich RJ, Weinkle S, Carruthers A. Blindness caused by cosmetic filler injection: a review of cause and therapy. Plast Reconstr Surg 2014;134(6):1197-1201

# II

# 鼻整形术

# 2 硅胶假体隆鼻术

In-Sang Kim

**精 要**

- 在东亚人中，隆鼻术多用于增加鼻背部和鼻尖部高度。
- 硅胶假体移植术在亚洲国家应用广泛。其易于操作，便于塑形，性价比高，外观形态自然美观。
- 了解材料本身的特点，尽量避免技术操作上的失误。
- 感染是一种极少发生但后果严重的并发症，应积极避免。首先，术区须彻底消毒，包括鼻前庭和固有鼻腔。其次，应用防损伤技术尽量避免黏膜屏障的撕裂。再者，应尽量缩短手术时间以降低感染发生概率。另外，在进行任何操作前后，移植物均需在抗菌溶液中浸泡。
- 个性化雕刻鼻假体。术者对于所要雕刻的鼻假体形态应了然于心，考虑到个体解剖学特征，如鼻额角、鼻背轮廓、鼻尖投影位置等。
- 鼻尖整形手术方式的选择至关重要。假体的设计方式会随着手术方式选择的不同而发生变化。假体与鼻尖部的连接应是紧密而流畅的。
- 不要使用假体进行鼻尖整形。相对于活动度较差的鼻背部，鼻尖具有较高的可活动度。因此，鼻尖部手术最好选择自体组织移植，合适的手术将会避免假体脱出以及与皮肤相关的并发症的发生。厚度、大小不合适的鼻尖移植物会导致鼻尖外观形态不尽人意。
- 对于仅使用自体软骨鼻尖塑形的术式，应积极避免相关的皮肤并发症以确保更加自然美观的效果。
- 在亚洲，多层盖板移植物多用于增高鼻尖。翼状移植物和盖板移植物相结合，可以有效避免挤压畸形。
- 对于异体移植物隆鼻术，需谨慎应用。其并发症多为术者技术或判断差错所致，而不是材料本身的问题。

## ■ 引言

东亚人鼻部的外观形态在很多方面不同于白种人。亚洲人的鼻部通常宽大而低平，因此在亚洲地区隆鼻术是最常见的美容整形手术之一。然而，隆鼻术应保留种族特点，力求鼻外观形态更趋于自然且与面部其他部位融为一体。在亚洲各国，隆鼻术是一种简单而常见的美容手术，并不是一种技术复杂的修复手术。人们甚至认为隆鼻术是一种时尚的美容方式，求美者对外观的美学要求普遍较高。因而，人们要求术后恢复期短，以便能够较快地回归正常的工作生活。

在这种情况下，整形医生会偏向于选择一种有效且高性价比的隆鼻术式，即应用假体隆鼻。用于隆鼻的自体组织中，只有肋软骨组织量丰富，可用于更大程度地提升鼻尖度。然而，采取肋软骨对于求美者来说有一定的经济和生理负担。除此之外，利用自体肋软骨隆鼻的缺点包括：术后胸部遗留瘢痕，鼻尖部轮廓过于凸显，手术时间长，恢复期长。另外，利用肋软骨隆鼻可能存在较为严重的并发症：软骨的变形、吸收、感染。因此，利用肋软骨隆鼻通常是多数整形医生的最后选择。

与利用自体组织隆鼻相比，应用假体隆鼻便于操作，易于消毒，规格多样，外观形态自然，而且不易变形。用于隆鼻的假体材料主要有硅胶、多孔聚四氟乙烯（Gore-Tex，简称膨体）、多孔高密度聚乙烯（Medpor）。

在亚洲，硅胶是使用最多的假体材料。与其他两种材料相比，硅胶无孔隙，移植后不会发生组织生长或血管化。由于硅胶的无孔性，它在置入人体后，不会与周围组织发生粘连，其周围的纤维组织增生进而形成包膜。硅胶作为假体有以下优点：价格相对便宜，柔韧度适中，易于雕刻，置入后不会变形，需要时易于取出。

膨体（ePTFE）具有 $10\sim30\ \mu m$ 的微孔结构。这个特性使其可塑性强，置入体内后由于长期受到周围组织压迫，体积变小而发生形变。膨体的疏水性与多孔性增加了其使用消毒剂或抗生素溶液进行消毒灭菌的难度。对于需要二次修复的求美者，体内组织长入后的膨体较难取出，移植时间长者尤甚。一旦将周围软组织与膨体一起取出，将极难修复。

Medpor 由 $125\sim250\ mm$ 的孔隙相互交联形成的连续系统构成。置入体周围的血管和纤维向其内部生长，使得置入后的多孔聚乙烯具有良好的稳定性和整体性。不同于膨体，该种材料有较好的延展性。由于其不易弯曲的特性，在膜性鼻中隔和鼻尖部等可活动区域的整形中应慎用。

目前隆鼻术中应用的材料，特别是广泛应用于亚洲各国的硅胶材料，已成为世界性的争论话题[1]。亚洲人鼻部皮肤组织较厚，更适于利用假体进行隆鼻[2]，这在一定程度上是对的。然而，即使再厚的皮肤组织也不能承受日益变薄、长期的挤压、炎症和感染。因此，隆鼻术一定要采用合适的术式，使用设计适宜的移植体。

目前，假体隆鼻术后并发症发生率的相关研究表明，其术后并发症的发生率在可接受的范围内。这一结果得益于假体设计技术的提高，传统手术方式的改进，外科医生日益丰富的经验以及质地更软的硅胶假体的使用[3]。

## ■ 术前评估

下面我们将探讨求美者对鼻外形和轮廓的需求的可行性分析、异体置入物的优缺点和异体置入物材料的选择。

在全面分析面部特征后，应给予求美者专业性建议。面中部的鼻背、鼻尖、人中、唇部和颏部都应考虑在内。由于鼻整形术可能会加重术前存在的面部不对称，所以如果在术前分析求美者面部特征时发现这一现象，应告知求美者。当面中轴偏斜时，隆鼻将不能保证绝对垂直。对于伴有严重面部不对称的求美者，应当根据其鼻背解剖重新选择面部垂直轴。通常，这类求美者两侧的鼻骨往往不对称，具有不同的宽度和坡度。当鼻骨显著不对称时，雕刻假体底部时，应根据实际情况进行不对称雕刻。

通常情况下，面部不对称常伴随鼻翼的不对称。先天性鼻翼不对称会导致即使在正确的垂直轴上进行隆鼻后，鼻的位置看起来仍有偏斜。由于其多维立体特性，在该类求美者中，单纯进行鼻翼切除并不能获得满意的效果。与面部不对称相关的鼻翼不对称很难矫正。

自鼻尖到鼻底对鼻进行系统检查（图2.1）。前额与鼻根的关系，对于鼻背增高十分重要。亚洲人的前额相对扁平，没有明显的突起。总的来说，高加索人长脸更多，亚洲人方形脸较为常见。同样，亚洲人的眉峰不如高加索人突出。因此，亚洲人的鼻额角（nasofrantal angle）呈柔软优雅的曲线而不是成角。在亚洲人的隆鼻术中，必须保留从前额到鼻背这一柔软的曲线移行区，增高的鼻背必须与相对扁平的前额保持协调，也就是说，对前额扁平的求美者要避免鼻根部的过分增高。置入物近端应当逐渐变细，以适应这一区域，不应可辨识或可触及。尽管存在前额回缩，但如果求美者确实想隆鼻，可以考虑联合前额增高术。前额增高术在西方较少进行，但在亚洲国家是一种比较常见的手术，可以通过骨移植或自体脂肪微注射来进行。

如果眉间和鼻根区域有皮肤冗余和组织堆积，应当考虑行眉上提术。这是因为隆鼻术使此区域看起来更厚重，会对求美者的男性气质有所影响，可能会导致术后不满意。老年求美者可能会有眉下垂和眉间组织堆积，此时应当考虑联合眉上提术，同时对鼻根部的增高尽量要小，着重于鼻尖部的增高。但是，即使在鼻根点到眉间区域距离较短的年轻求美者中，鼻背的增高也会使此距离进一步缩短，使得鼻根区域不自然并显得扁平。因此，对于这类年轻求美者，也应当考虑联合眉上提术。考虑到对眉中间部的影响和最小化手术瘢痕，内镜眉上提术是最佳选择。

即使在亚洲人中，眉间和鼻根区域也有各种不同变化。因此，置入物近端应当根据个体的解剖学特点仔细雕刻，尽量适应个体的不同。术前 X 线检查有助于确认此区域内骨性结构与软组织结构的特点（图 2.2）。术前与术中的触诊也很重要。

在设计置入物前应对鼻背进行仔细检查，确认鼻骨的长度、宽度和是否有不对称。沿鼻背进行触诊，确认软组织厚度，以及是否有驼峰鼻或不规则。

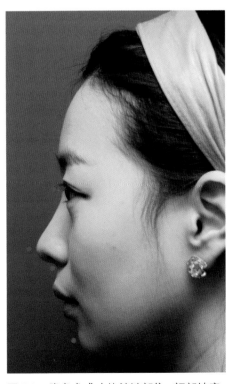

图 2.1 隆鼻术成功的关键部位：额部坡度，鼻额部过渡点，鼻尖部，前颌骨及下颏

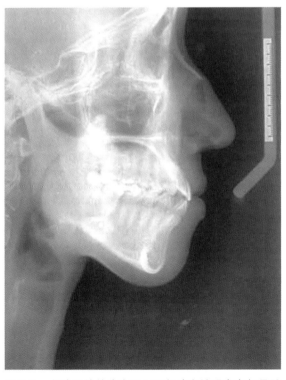

图 2.2 术前 X 线检查有助于更加清晰地观察鼻部骨骼解剖结构

亚洲人鼻尖部的皮肤厚度多变。皮肤菲薄的求美者，置入物或移植物可能会显形或被触及，这会产生问题。另一方面，在皮肤较厚的圆鼻尖求美者中，则很难获得鼻尖部的完美形态。

亚洲人通常鼻翼较宽。鼻背增高后，有时可能需要切除部分鼻翼。如有鼻翼或上颌骨不对称，应向求美者指出并进行讨论，因为即使通过手术也无法实现两侧的完全对称。在上颌骨或前颌骨发育不良的求美者中，可以考虑在行隆鼻术时辅以鼻周或前颌增高术。

比较锐利的鼻唇角在亚洲人中也很常见。有些亚洲人鼻外形很漂亮，即使鼻唇角比较锐利也是如此。

唇部突出的求美者会从鼻成形术、上颌骨增高术和隆颏术的联合应用中获益。这一联合术式会使特定求美者的面部轮廓增强。

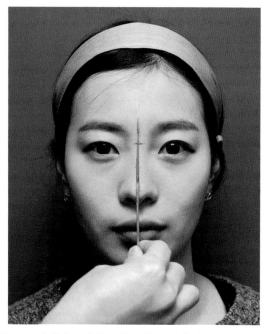

图 2.3　求美者取坐位，使用笔直的木签平行放置于求美者鼻背处以完成皮肤标记。图中已标记垂直线、鼻部起始点、鼻缝点（鼻背由骨和软骨二者构成，其中鼻骨与上外侧软骨的连接处被称为基石区或鼻缝点）及鼻尖

## ■ 手术技术

### 皮肤标记

应在坐位下进行皮肤标记。标记鼻背增高的垂线很重要，因为眉间、鼻背和鼻尖经常不在一条垂直轴上，隆鼻会使得这种偏离更明显。

因此，术者必须确认隆鼻的垂线，在这条直线上进行隆鼻（图2.3）。当鼻背和鼻尖不在一条垂线上时，通常沿鼻尖的垂线向上延伸的线而不是沿鼻背进行隆鼻更合适，尽管可能并不总是如此。

确认鼻背起始点并画一条水平线，通常在睑缘水平。总之，如果求美者想要增高鼻背则这条线应该在睑板下皱襞水平，如求美者想使得外观更自然则这条线应位于睑缘与瞳孔之间，具体应该根据求美者面部特点个体化。这条水平线也是骨膜下分离向头端延伸的终点。

### 麻醉与定位

在求美者仰卧位下进行麻醉，通常为全身麻醉或静脉麻醉。选择静脉麻醉时，密切关注呼吸状态是至关重要的。如手术需要，应维持口腔气道。在手术过程中，应使用吸引器将口腔中的血液和分泌物反复吸出。为了减少分泌物，术前可使用格隆溴铵注射液静脉注射；另外，经口给氧也可减少分泌物。

### 假体的术前准备

将假体放置于求美者鼻背处验证是否合适（图2.4）。观察是否符合预期的高度及鼻部形态，是否符合鼻额角度以及鼻背形态。然后使用15号刀片对鼻假体进行雕刻。

假体的设计至关重要。每一个假体的雕刻都需要根据求美者各自的解剖特点进行客观的设计。首先决定假体的厚度。在 2~10 mm 的厚度范围内，通常选择 4~5 mm。鼻假体的厚度并不是唯一的，根据求美者鼻部的解剖特征，鼻背的雕刻厚度会产生变化：通常，当鼻子较低、鼻尖突出时，假体应雕刻得下厚上薄；相反，当鼻背较高而鼻尖较低时，假体应雕刻得上厚下薄。当存在驼峰时，通常假体在该处要雕刻得薄一些（图 2.5）。

鼻假体的形状，尤其是远端部分，可随着所选择的鼻尖填充技术的不同而有所改变。

假体雕刻后立即浸入消毒液（如次氯酸）保存直到使用。由于次氯酸相对毒性较小、刺激性小而有效，可用于假体的消毒。

### 耳软骨的采取

一般通过耳后颅耳沟切口采集耳郭软骨。采集时要充分考虑美学标志和结构支撑，耳部的重要解剖标志都应尽可能保留，并且避免损伤耳部的血管神经系统。取下的耳郭软骨应保存于抗生素溶液中。

### 皮瓣的切口与高度

对于开放性鼻整形术，首先经鼻小柱旁设计小切口。通常，亚洲人的鼻翼软骨的尾部边缘通过前庭皮肤突出。因此，边缘切口应是一种精确且对称的切口。该切口位于鼻翼软骨前缘 1 mm 处，缝合后不会发生切口畸形。对于皮肤较薄的求美者，抬高鼻小柱皮瓣属于常规操作：于软骨膜平面，自鼻尖部抬高皮瓣。然而，对于皮肤较厚的亚洲求美者，为了更加突出鼻尖，应去除多余的软组织（图 2.6）。

鼻尖软组织解剖层次较为清晰，沿着软骨膜表面去除多余软组织，而不是在软骨塑形抬高后在皮瓣下去除软组织。若鼻尖上有较厚的软组织，可视实际情况酌情去除或保留。

### 骨膜腔的形成

在鼻骨部位应在骨膜下平面剥离（图 2.7）。从鼻骨确切地提升骨膜瓣极其重要。若假体未

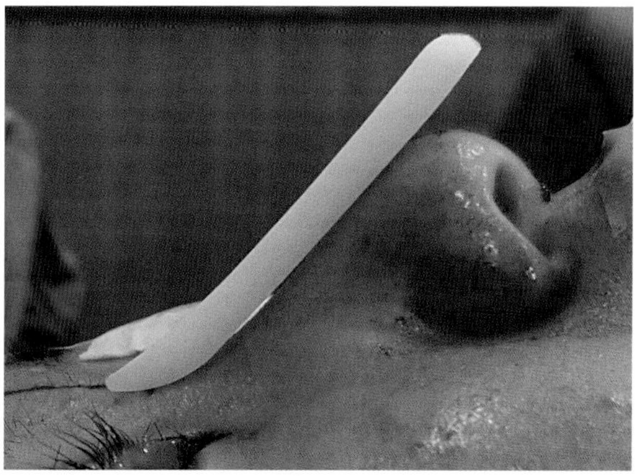

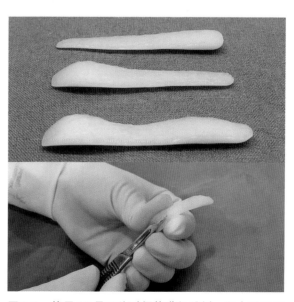

图 2.5 使用 15 号刀片对假体进行雕刻。图中显示了三种常见的假体形状（上方为近端细而远端粗的假体，中间为近端粗而远端细的假体，下方为解剖塑形的假体）。假体在手术过程中会被进一步塑形

图 2.4 将假体置于鼻背处拟置入位置，以便假体的初步雕刻

能正确置于骨膜下空间，将会造成鼻根部假体易于推移。为了精确地提升骨膜，最好采取尖而窄的剥离子，如开始用的 Joseph 剥离子。骨膜下空间被部分提起后，插入一个稍宽的剥离子，空间将会变宽。如果使用一个宽而钝的剥离子，骨膜将会很容易被剥离。

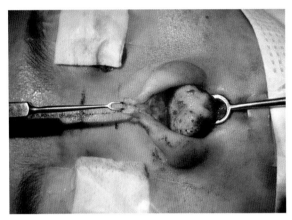

图 2.6　掀起皮瓣。"去脂"过程中，应保留鼻翼软骨上方的薄层软组织

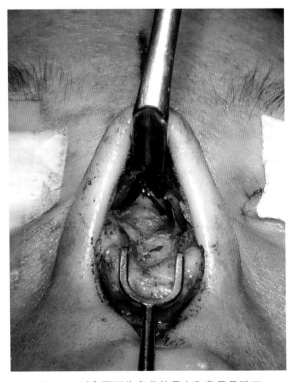

图 2.7　剥离平面为鼻背软骨上和鼻骨骨膜下

鼻根部血管丰富，较易发生出血。若没有正确止血，术后鼻根处将会发生血肿。血肿是一种严重的并发症，若没有及时治疗，可能发生细菌感染。假体的位置也随血肿而改变。因此，如果没有必要，不要进行过多的剥离。过多的剥离会导致假体游离。需要时，可向旁增宽骨膜下腔。为了便于假体紧密合适地置于其中，该腔隙应对称且具有充分的宽度。当骨膜下腔较小时，假体将不能合适地置于其中，随后可能会发生偏斜或移位。另外，腔隙过宽是导致术后早期假体移位的常见原因。

### 脂肪去除与韧带附着的释放

鼻背剥离完成后，开始鼻尖部手术。成功的隆鼻术与成功的鼻尖部修整密不可分。

皮瓣形成过程中保留的鼻翼软骨和鼻尖上的软组织现在可以去除了。在该阶段正确识别和区分软骨边缘十分重要（图 2.8）。原有切口可以向两旁延伸，尤其是预判鼻尖部张力过大的情况时。必要时梨状韧带也可被进一步松解。但是，这种剥离应慎之又慎，过多的剥离将会导致变形、瘢痕形成或其他不可预见的情况。

### 鼻中隔软骨的切取

接下来剥离鼻中隔软骨膜并确定鼻中隔尾

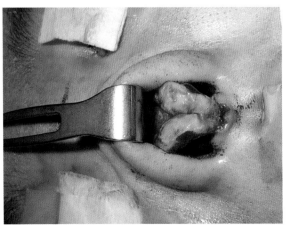

图 2.8　"去脂"后，可以清晰显露软骨边缘

部。留取 L 型支柱，切取鼻中隔软骨。亚洲人的鼻中隔软骨通常小而薄弱。一般情况下，应在鼻背及其上端保留 1 cm 的宽度；然而在鼻中隔软骨较为薄弱的求美者中，应保留更多的鼻中隔软骨，以便保持结构的稳定性（图 2.9）。因此，通常切取很少的鼻中隔软骨。当切取足够的鼻中隔软骨时，鼻中隔将会太过薄弱而不能为鼻中隔延伸假体提供长期的支撑。因此，在亚洲求美者中，使用鼻中隔软骨行鼻尖部手术的方式具有局限性。然而，尽管有如此缺点，对于亚洲人群来说，鼻中隔延长移植仍然是最为可靠的鼻尖手术技术之一。这种方式可使鼻尖高度稳定，同时也为复合移植物提供了强有力的支持。然而，过度填充的鼻尖的过大张力仅依靠鼻中隔延伸移植物，将会导致鼻中隔变形、鼻中隔下部的吸收或薄弱、鼻尖下垂。因此，考虑到鼻中隔软骨的个体化差异，应尽量减小张力。

切除鼻中隔软骨后，必要时可行截骨术。尽管截骨术不是假体隆鼻术的禁忌证，行截骨术时都应该尽可能防止黏膜撕裂，从而尽量减少发生细菌感染的可能性。

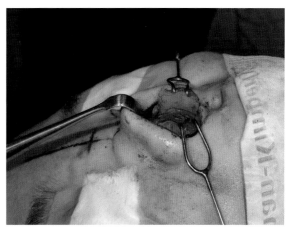

图 2.9　于鼻中隔上行鼻中隔软骨移植术

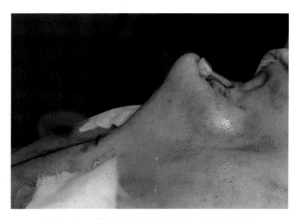

图 2.10　将雕刻后的假体置入鼻背处腔隙

### 假体置入

现在可将术前准备的假体置入鼻背处腔隙（图 2.10），将超出腔隙的假体截断。与术前设计的鼻外形仔细比较并观察鼻的形态，检测鼻背假体的顺应性。鼻根部假体不应该可见、移位。鼻背应平滑、笔直，女性的鼻背可呈现柔和的凹形曲线。为了获得理想的外形和鼻背部平滑度，可能需要反复雕刻假体。

对鼻尖部假体暂时形成的鼻尖高度需要仔细检查。假体可用于演示鼻尖手术。术者可根据鼻尖假体的厚度来预估鼻尖的高度。同样，术者还可以通过鼻尖假体的前后移动来评估其移动度。

### 盖板移植物的准备

根据对鼻尖高度的评估，利用鼻中隔软骨和耳郭软骨准备盖板移植物。由于亚洲人的鼻中隔软骨数量有限，因此多使用耳郭软骨。

由于亚洲人鼻尖整形术中所需要的移植物数量较大，经常需要多层盖板移植物[4]。一般需要 2~3 层耳郭软骨叠加，将其缝合在一起。3 层的耳郭软骨厚约 5 mm。

移植物应当足够长，以便放置于鼻翼软骨穹隆中。移植物的边缘需要仔细修剪，不能有任何锋利的边缘。

准备好多层盖板移植物后，从鼻尖假体远

端切除相同长度的假体（图 2.11）。该假体的移除部分被盖板移植物所取代，将断端缝合至假体上。通过缝合移植到假体上，确保从鼻背到鼻尖的无缝过渡。这样一来，鼻尖部的活动度可轻度减小。然而，使用鼻中隔延伸移植物时，要考虑鼻尖部活动度的降低。假体末端的厚度需要调节至与盖板移植物一致。根据鼻翼软骨外侧脚的倾斜度，假体的末端可有一定的倾斜。

盖板移植物一般由鼻中隔移植物支撑。缺乏内侧支撑时，移植物的效果将会随着鼻小柱与鼻中隔膜的坍塌而减小，将会需要更多的软骨组织，而且会破坏鼻小柱—小叶夹角。

## 假体—移植物混合体的置入

将假体—移植物置入鼻背处腔隙中，需要再次仔细检查其外形。由于皮肤张力的变化会影响鼻部形态，术者可将鼻小柱皮瓣下拉以临时关闭切口，来便检查鼻部外形。此时仍需要反复雕刻以力求完美。

获得预期的鼻部外形后，将盖板移植物缝合固定于鼻翼软骨上。鼻尖部最后的修饰是通过雕刻和附加移植物完成的，必要时在移植物前增加盾状移植物或额外的盖板移植物。

## 翼状移植物的放置

在获得最终的鼻尖形态后，应将所谓的翼状移植物用于盖板移植物的两侧（图 2.12）。雕刻翼状移植物使其类似于鼻翼软骨侧支，与堆叠盖板移植新形成的圆顶相对应。耳郭软骨由于其天然的弧度多应用于此。使用翼状移植物的目的是防止盖板移植物侧方的塌陷或变形。若没有翼状移植物，鼻尖会仅于靠近盖板移植物处突出，鼻尖旁小叶将会塌陷。翼状移植物为鼻尖到鼻尖下方的小叶提供了平滑的过渡，淡化了盖板移植物的边缘，并可作为对抗软组织塌陷的支撑结构。翼状移植物同样适用于鼻翼缘退缩的案例。与鼻翼缘移植相比，它牢固地固定于盖板移植物，可为对抗收缩提供强大支持。

在假体应用广泛的亚洲，假体的尖端（长直型或 L 型）被置于鼻翼软骨上方，然后将一条自体软骨置于假体远端的上方（盖板状）或前方（盾状），以此来降低发生皮肤相关风险的概率，如突出。这些技术可获得适宜的鼻尖高度，对特定案例效果较好。然而，这些技术也是有缺陷的：由于没有成比例地延长尖端，鼻尖更易发生过度旋转或看起来不自然；随着

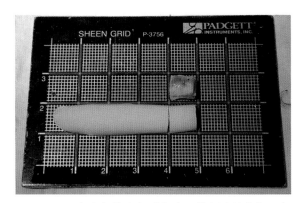

图 2.11　从鼻尖假体上切除与多层盖板移植物相同长度的硅胶假体

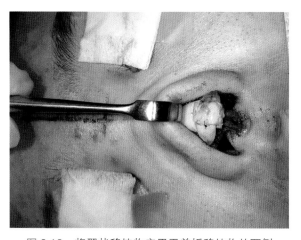

图 2.12　将翼状移植物应用于盖板移植物的两侧

鼻小柱—小叶夹角的减小，鼻尖旁小叶的厚度看起来不自然。应用这些技术仍不能很好地进行鼻尖部修饰，会导致尖而锐利的外观。另外，假体远端放置的软骨将会随着时间延长变得明显可见。

相反，之前描述的堆叠盖板移植技术更易于实现鼻尖的延长。良好的鼻尖形态需要精准的雕刻和移植。结合翼状移植物，鼻尖在形态上将会更加自然，并且随时间延长也不会发生可见的或明显的问题。

### 各种技术

上述手术也可以通过鼻内入路进行，但是这种方式使得对移植物的操作、皮肤张力的控制变得更加困难。为了更佳的可视术野，最大限度地减小张力，鼻孔边缘切口可向内延长至梨状韧带。

鼻尖与前鼻中隔角的高度差异明显、外侧脚的倾斜度较大时，可将假体远端雕刻成合适厚度的楔形，以弥补鼻翼软骨侧端的差异，随后将该假体缝合至鼻翼软骨侧缘（图 2.13）。

对某些求美者来说，他们所关心的问题是低鼻梁而不是鼻尖。因此，根据个性化的鼻背解剖正确雕刻假体就足够了。鼻背腔隙过于狭小或不对称都易造成假体受压变形，建议进行充分剥离，并且使分离的鼻背腔隙对称。假体远端逐渐削薄似纸状，以便平滑地连接至鼻翼软骨上部。假体过长、腔隙小而不对称，尤其是假体远端直接接触切口，都会使假体受到挤压。就此而言，鼻孔边缘切口更适用于假体置入。通过边缘切口，其他移植物的置入或鼻尖操作都是可行的。

### 缝合与夹板固定

最后的步骤即切口缝合，然后使用注射器灌注抗生素和消毒溶液进行冲洗。为了减轻水肿，减少假体及移植物的活动度，可轻微加压。随后，可将一热塑形夹板置于鼻背处。夹板固定对于假体固定、术后防止即刻水肿及血肿极为重要。夹板应放置于假体的垂直轴线上，至少保持 7 天。

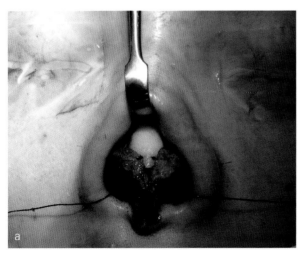
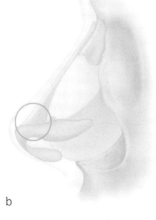

图 2.13 当鼻尖与前鼻中隔角的高度差异较大，并且外侧脚的倾斜度较大时，可将假体修整成楔形，并且将其缝合固定于鼻翼软骨边缘

## ■ 技术要点

1. 假体设计是首要且最为关键的一步。基于求美者个性化的解剖结构和预期的鼻部外形，正确雕刻假体。

2. 形成骨膜下腔隙。为了使假体合适且固定置于其中，该腔隙应对称且宽度适宜。

3. 对于鼻中隔延伸移植物，尤其当鼻中隔软骨较为脆弱时，移植物不应产生过大的张力。在亚洲人中，它通常可为鼻尖盖板移植物提供稳定的平台。

4. 术前雕刻的假体置于腔隙后，仔细检查鼻背形态，需要反复塑形直至满意。如需要远端移植物作为鼻尖替代物，应评估鼻尖的高度和活动度。

5. 盖板移植物的准备。通常鼻尖可用多层盖板移植物。在假体远端应切除与盖板移植物相同长度的假体，将盖板移植物缝合至假体断端。

6. 应用翼状移植物模拟鼻翼外侧。将其置于盖板移植物两侧，以防形成鼻尖的挤压畸形，并减轻盖板移植物的易显形性。

7. 获得良好的鼻尖形态，需要进行精细的雕刻，并结合其他移植物，如盖板移植物或盾状移植物。

8. 仔细关闭创面，并使用抗生素溶液和消毒溶液反复冲洗。使用热塑形夹板对固定假体和防止水肿、血肿尤为重要。

## ■ 并发症及其处理

假体隆鼻术的并发症在西方国家比较常见，可能与注射材料的应用有关，如液体石蜡、液体硅胶和早期过大的假体。有意思的是，目前的研究表明，与20世纪六七十年代相比，硅胶假体相关并发症显著减少。造成这一结果的原因可能是，假体塑形技术水平的提高，传统的

手术方法，丰富的手术经验，以及更加柔软的硅胶假体的应用。与西方国家的医生相比，亚洲医生意识到，硅胶假体隆鼻术的并发症在可接受范围内，多是因为术者的手术经验更加丰富。

硅胶假体隆鼻术的并发症可以分为两类：一类源自硅胶材料本身的特性，一类源自术者的技术或判断失误。为了达到理想的手术结果，至关重要的是尽量减少因为材料固有的特性所造成的不可避免的问题，并努力减少技术或判断失误[5]。

通常的并发症是可以避免的，如偏斜、鼻尖皮肤问题、感染，多与手术相关；而少数并发症源自材料本身特性。

### 假体材料相关问题

#### 包膜形成

如果不发生类似挛缩的并发症，纤维包膜可防止假体与皮肤粘连，防止皮肤损伤，保持皮肤和软组织有一定的厚度。另一方面，纤维包膜也有一个副作用，就是会使该区域易发生感染，阻止抗生素有效地穿透假体周围区域，并使硅胶假体在囊内移动时产生死腔。

某些情况下，纤维包膜的存在可导致严重的并发症，最引人注意的便是鼻挛缩[6]。细菌感染和过多的组织损伤等因素可造成宽而厚的包膜形成，从而导致挛缩。

因此，为了避免过度形成纤维包膜并引起相关并发症，术者应在手术前、后避免发生炎症或感染，术中尽可能减少出血与组织损伤。

#### 皮肤与黏膜损伤

皮肤刺激、皮肤损害、皮肤变薄、皮肤萎缩、毛细血管扩张等，都属于远期并发症。由假体造成的轻微但持续的损伤，会造成黏膜损伤，导致迁延不愈的慢性炎症。为了减少此类与硅胶假体相关的物理损伤，假体应当塑形为适宜的长度和宽度，使其不产生移位。另外，使用

材质更软的假体可减少物理刺激。对于皮肤较薄或行翻修手术的求美者，在假体表面缝合真皮及皮下脂肪层，可有效减少机械刺激，降低假体移位的可能性，使假体的外形不过于突兀（图2.14）。

### 钙 化

取出置入时间较长的假体时，会发现假体钙化。钙化的假体会形成坚硬且粗糙的表面，可增加对上覆皮肤的刺激，让不规则的表面通过皮肤显现出来。钙化程度随时间将会加重[7]。钙化同样与周围组织的机械刺激和损伤相关。

## 术者技术或判断失误相关并发症

### 假体脱出与鼻尖皮肤变薄

报告显示，硅胶假体外露发生率为0.48%~50%，原因可能是：手术技术、假体形状，以及术者的经验和水平[3]。当使用假体产生"帐篷效应"而使鼻尖部张力过大时，尤其是具有长鼻小柱的L型假体，发生皮肤损伤和假体受压的概率会增高。随着时间的推移，过长的鼻假体会使鼻尖皮肤变薄，最终会导致鼻尖部皮肤破溃和假体外露。鼻假体也可能会通过黏膜破溃进入鼻腔，可能的原因包括慢性炎症和感染。如若使用的假体大小合适，鼻尖处使用自体软骨组织，从而避免发生炎症和感染，假体

外露是可以避免的。

### 假体偏斜和移位

假体偏斜比较常见。为了避免其发生，应将假体置于骨膜下腔隙。与膨体相比，硅胶假体发生移位的可能性更大。因此，术后有必要使用夹板固定假体。为了固定假体，某些医生在假体上行楔形切除或制作孔洞，便于组织长入。但是，突发的创伤或假体的移动会使长入的血管破裂，会导致术后晚期出现突发血肿或出血。假体错位导致的不断移动，也可引起慢性皮肤刺激和慢性炎症。

### 感 染

假体置入易于发生感染，典型表现为局部红、肿和脓性分泌物。然而，亚临床感染造成的红疹与肿胀可反复发生。细菌量较少或在硅胶表面长期驻留时，便会发生亚临床感染。

术区的彻底消毒可有效降低感染发生率，特别是鼻腔前庭和鼻腔入口部分的消毒。手术中也要避免细菌通过黏膜侵入。手术时间过长会使血液流动减缓，增加感染风险。在整个手术过程中，假体必须浸泡于消毒液中[8]。

## ■ 实际案例

案例 1

22岁女性（图2.15），具有典型的亚洲人面部特征：额头平坦，鼻额角较浅，鼻梁低平，鼻尖低，上颌后缩。

考虑到其上述特征，硅胶假体被塑形为上厚下薄，并同时行双侧的内侧和外侧截骨术。鼻尖部使用三层盖板移植物，同时结合翼状移植物，均取自耳郭软骨。另外，联合使用鼻中隔延伸移植物。为了凸显鼻尖形态，将去除鼻尖部的多余软组织。

术后1年可见鼻尖突出、更清晰，鼻梁增大，变窄。在该案例中，如不自然的过渡假体轮廓

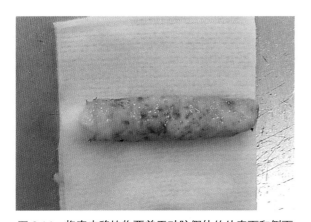

图2.14 将真皮移植物覆盖于硅胶假体的外表面和侧面

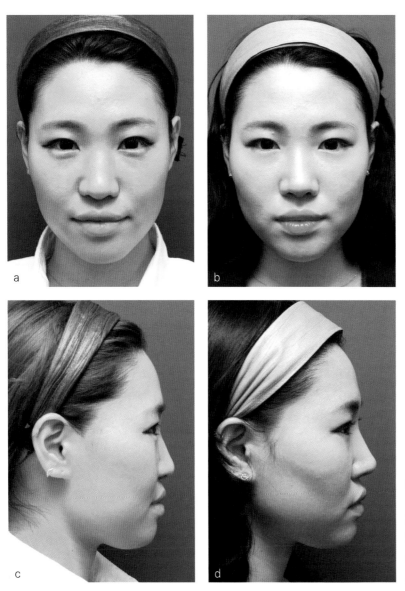

图 2.15　案例 1：隆鼻术及鼻尖整形。（a，c）术前正面和侧面观，显示扁平的额头，低鼻额角，较平的鼻梁，不突出的鼻尖以及上颌后缩。（b，d）术后 1 年照片，显示适宜高度的鼻尖，高而窄的鼻梁

可见、尖而锐的鼻尖等隆鼻术的术后不良形态均未出现。

### 案例 2

25 岁女性（图 2.16），硅胶假体隆鼻术后发生感染，表现为严重的鼻部挛缩、扁平的背部和低鼻根、偏斜的鼻尖，以及伴有凹陷瘢痕的不规则变形的鼻尖皮肤。在上次手中，使用了鼻中隔软骨进行鼻尖部整形。

使用肋软骨制作双侧延长移植，使用耳郭软骨堆叠盖板移植物和翼状移植物。对于盖板移植物、盾状移植物和翼状移植物，耳郭软骨由于其自然的曲度和相对较软的特性，比肋软骨更加适宜。鼻背部放置硅胶假体，假体上覆盖从耳后皮肤采取的真皮组织移植物。在二次手术中，使用硅胶假体也是安全的。与案例 1 相比，假体塑形为上薄下厚。隆鼻术后 1 年，效果仍然稳定。

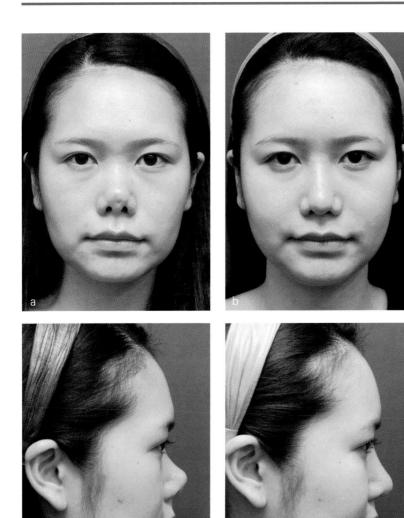

图 2.16 案例 2：术后鼻部挛缩矫正术。（a，c）术前照片，显示严重的鼻部挛缩，扁平的鼻背和低鼻根，鼻尖移动度较大，以及伴有凹陷瘢痕的不规则变形的鼻尖。（b，d）术后 1 年照片，显示鼻背变高，鼻尖位置适宜，鼻尖部皮肤凹陷得到明显改善

## 参考文献

1. Lee MR, Unger JG, Rohrich RJ. Management of the nasal dorsum in rhinoplasty: a systemic review of the literature regarding technique, outcomes, and complications. Plast Reconstr Surg 2011; 128:538e−550e

2. Lam SM, Kim YK. Augmentation rhinoplasty of the Asian nose with the " bird" silicone implant. Ann Plast Surg 2003;51(3) ÿ249-256

3. Peled ZM. Warren AG, Johnston P, Yaremchuk MJ. The use of alloplastic materials in rhinoplasty surgery: a meta−analysis. Plast Reconstr Surg 2008; 121(3):85e−92e

4. AhnJ, HonradoC, HornC. Combined silicone and cartilage implants: augmentation rhinoplasty in Asian patients. Arch Facial Plast Surg 2004;6(2):120−123

5. McCurdy JA, Lam SM, eds. Cosmetic Surgery of the Asian Face. London, UK: Thieme Medical Publishers; 2005

6. Jung DH, Moon HJ, Choi SH, Lam SM. Secondary rhinoplasty of the Asian nose: correction of the contracted nose. Aesthetic Plast Surg 2004;28(1): 1−7

7. Jung DH, Kim BR, Choi JY, Rho YS, Park HJ, Han WW. Gross and pathologic analysis of long−term silicone implants inserted into the human body for augmentation rhinoplasty: 221 revision cases. Plast Reconstr Surg 2007;120(7): 1997−2003

8. Jang YJ, ed. Rhinoplasty and Septoplasty. Seoul, South Korea: Koonja Publishing; 2014

# 3 肋软骨隆鼻与鼻尖手术

Victor Chung, Dean M. Toriumi

**精 要**

- 与白种人相比，东亚人鼻整形的美学诉求不同。数字影像转换软件的使用十分重要，有助于向求美者展示所需要的改变。

- 东亚人的鼻子在结构支撑方面存在不足。要达到理想的改善，必须行隆鼻术。医生通过改变鼻结构来达到目标。

- 尽管异体移植物已应用于东亚人鼻整形术，但自体肋软骨隆鼻和鼻尖整形术作为理想的选择，应用日趋频繁。

- 详细了解完整的病史，包括既往史、感染史、移植及注射充填病史，以及明确将会增加手术复杂性的因素。

- 为了安全和成功地采集肋软骨，医生必须熟悉胸部解剖，选择能够达到最佳手术效果的肋软骨。

- 肋软骨鼻整形的难点在于如何整体把握肋软骨移植物的正确分配和雕刻，将其应用于合适的位置。

- 雕刻肋软骨时，年龄是需要考虑的最重要因素。

- 成功进行肋软骨移植术的最重要的理念之一，是反复对雕刻材料进行雕刻、浸泡、干燥的循环操作，以确定它的自然弯曲倾向。

- 合适的术后夹板固定方法，远远没有正确选择和使用肋软骨来得重要。

- 东亚人隆鼻术通常不需要截骨。

- 对鼻背移植物来说，间断的雕刻、软骨膜掩盖边缘和牢固的缝合固定是关键。

- 应用盾状移植物或水平盖板移植物填充鼻尖，使鼻尖突出度增加并更精致；同时，需要一个稳定的底座来控制其长度和旋转。

- 东亚人的鼻翼外侧肥厚，很少需要翼板和鼻翼缘移植物。

- 在经过肋软骨隆鼻的结构性鼻整形后，可能还需要技术难度较大的鼻基底缩窄术来平衡鼻部形态比例。

## ■ 引言

同白种人相比，东亚人面部鼻整形术需要不同的方法。手术方法的不同基于两者在鼻部解剖，对手术效果的预期和手术技术特点方面的不同。除了方法之外，结构模式法鼻整形的原则仍旧是一致的：手术操作导致鼻结构脆弱，易于发生瘢痕挛缩。为了长期的美学和功能的预后，填充物必须能经受组织愈合所产生的扭曲力[1]。通过填充对鼻进行支撑，就需要相当数量的移植材料。自体肋软骨提供了充足的材料来源，能用于持续保持美学和功能效果。

## ■ 求美者评估

最初的求美者咨询始于完整的病史采集和

体格检查，据此分析评估导致求美者鼻部美学缺憾的结构性问题。另外，通过咨询明确是否存在鼻部阻塞，了解既往手术史、感染史，包括移植物和注射充填物使用。通过体格检查，确定东亚人鼻子的特点：眉间平坦，鼻背低平，鼻起点低，鼻尖和鼻尖上区厚实，皮脂腺丰富，下外侧软骨薄弱，软骨性鼻中隔短小，鼻小柱退缩、鼻翼小叶增厚并下垂（图3.1）[2]。

### 术前评估

采用正面、侧面、3/4斜面和基底面体位，能体现求美者鼻部解剖学要点的照片进行术前评估。三维立体摄影测量技术能为此提供基础，用于术后对比与测量[3]。

数字影像转换软件有助于求美者与手术医生进行充分交流。照片的使用，使得医患间关于期望值、优先目标和潜在隐患的交流变得直观。针对东亚人的鼻，典型的手术目标包括：鼻背隆起，鼻尖精致，鼻底缩窄和鼻小柱退缩的矫正。此外，这种软件能够显示此时求美者的主观愿望和客观指标，包括鼻长度、鼻背高度，以及鼻尖突出度、旋转度、宽度等情况。通过这种评估，术者应建议求美者优先考虑正面效果；对侧面和基底面也应改进，但这种改进不能以牺牲正面效果为代价。术前医患间应就治疗方案、预期结果达成一致。

### 术前讨论与咨询

进一步的术前咨询包括切口位置（鼻基底缩窄求美者取鼻小柱和鼻翼切口）、术后鼻部变硬、采集肋软骨使手术时间延长、并发症（气胸和肋软骨弯曲）以及术后过程（术后肿胀，随访时间表）。应使求美者充分了解，在鼻部皮肤较厚的情况下，要达到鼻背隆起和鼻尖精致的目标，需要大量的移植材料。在东亚人鼻整形中，这种咨询是必需的，因为初次就诊的求美者经常会被发现缺乏鼻中隔软骨。上外侧软骨和下外侧软骨也可见相似的情况，鼻中隔较薄弱。由于组织采集导致原本薄弱的软骨丧失稳定性，依据结构模式法鼻整形原则，将无法抵抗瘢痕挛缩，最终的结果令人失望。作者认为，在东亚人鼻整形中，自体肋软骨能达到

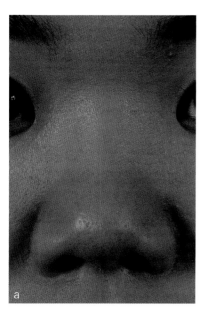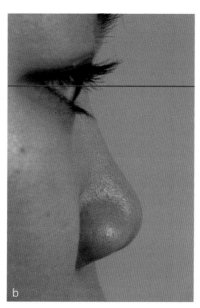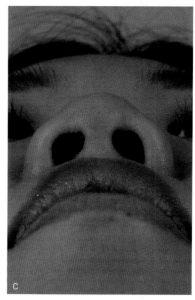

图3.1　东亚人鼻部特征：皮肤厚实，鼻背宽而低，鼻小柱退缩，鼻尖不突出，形态不明显。（a）正面观。（b）侧面观，瞳正中水平线。（c）基底面观

最佳的美容和功能结果。肋软骨支撑力较强，因此能够被雕刻得较薄，避免了鼻部臃肿；其血运要求低于耳郭软骨，从而降低了吸收率；其体积较大，往往一次取材就能提供所有的移植需求。与耳郭软骨相比，采集肋软骨较少需要电灼止血，术后供区疼痛也较轻[4]。同假体隆鼻的并发症相比，伤口感染、移植物外露、皮肤包膜挛缩等均很少发生（图3.2）。基于这些原因，自体肋软骨是东亚人鼻整形的理想材料，也是本章将要重点描述的。

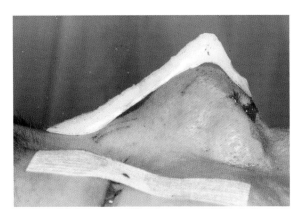

图3.2 修复手术中取出的L形硅橡假体

## ■ 手术技术

资深专家 Dean M. Toviumi 的手术方法，是在气管内插管全麻下，通过标准的鼻整形开放入路行隆鼻术。术前于胸部和鼻部注射含1∶100 000肾上腺素的利多卡因溶液，使血管的收缩达到最佳。于鼻中隔注射时，利用肿胀麻醉抬升黏膜软骨膜瓣。同时，通过针触法区分软骨性与骨性鼻中隔，以评估软骨与骨的分界。用浸有0.05%羟甲唑啉的棉拭子填塞鼻腔，可使血管进一步收缩。

### 鼻部剥离

先打开鼻部术区，术者应对完成手术所需软骨移植物的量有一个清晰的评估。通过预估

鼻尖突出度来确定鼻小柱正中倒V形切口的边界。如果计划增加鼻尖突出度，切口应位于鼻小柱正中之后（1 mm）。用11号手术刀片切开鼻小柱切口。用15号手术刀片切开双侧边缘切口和鼻小柱切口向两侧延伸部分，随后用 Converse 剪刀锐性剪开，使切口相连。应特别注意保留三角区软组织以及距鼻翼缘3 mm分离软骨下切口，以保留足够的软组织边缘，防止术后鼻翼缘夹捏畸形。应用三点收缩法，将皮肤软组织锐性分离掀起。尽量少用钝性分离，保留真皮下血管网，仔细止血避免术后血肿形成。随后，锐性分离下外侧软骨上方至鼻背软骨与骨—软骨连接处。关键是用 Joseph 剥离子谨慎进行操作，在准备放置鼻背移植物的范围内保留一个紧密的腔隙。该腔隙将限制移植物活动，有助于其固定以防卷曲变形[5]。另外，由于多数亚洲求美者无驼峰削减的诉求，故不建议进行广泛的骨膜下分离。

向两侧牵拉下外侧软骨，锐性分离鼻中隔前角，显露鼻中隔。于软骨膜下层对双侧黏膜软骨膜瓣进行分离，以降低鼻中隔穿孔的风险。由于多数亚洲求美者无驼峰修整的诉求，此时可施以黏膜下切除术，同时保留15 mm尾端和鼻背支撑。取少量鼻中隔软骨作为移植物备用，同时可降低鼻中隔偏曲的风险。

拆除鼻部框架之后，术者检查鼻部以及用于鼻部支撑、鼻背充填、鼻尖塑形的移植材料，然后更换手套，准备胸部术区实施操作。

### 肋软骨采集

在采集肋软骨前，必经考虑求美者因素，包括年龄、胸部解剖和瘢痕增生风险等。尽管鼻部解剖变异较多，但肋软骨的解剖在不同种族背景下相对一致。最重要的因素是求美者的年龄[6~8]。年轻求美者发生肋软骨变形的风险较高，求美者年龄较大者肋软骨采集和移植物操作过程中发生断裂风险较高。30~50岁求美

者总体上来说发生变形风险较低，断裂可通过精细操作处理来预防。在东亚求美者中，平均乳房体积（较小）迫使医生缩小切口的长度，因为切口不容易被乳房下皱襞隐藏（图3.3）。

随着隆胸术的逐渐流行，通过隐藏于乳房下皱襞切口操作有刺破或损伤乳房置入物的风险；同时，直接位于置入物下的肋软骨（通常是第6肋）对乳房假体提供了重要的结构性支撑作用。切取支撑肋软骨，可能会导致令人讨厌的乳房位置不对称，或者置入物重量压迫手术部位导致不适。增生性瘢痕和瘢痕疙瘩形成的风险，应在适当的术前咨询中从病史得以明确。胸部解剖异常和BMI增高也会增加肋软骨采集的复杂性。

选择采集肋软骨时，必须熟悉该肋软骨与其他肋软骨的联系。第5肋上、下缘游离，但位于乳房组织或胸肌下面，相对较短而又弯曲，没有隆鼻所需的足够尺寸。第6肋上缘一般游离，但其下缘与第7肋内侧连在一起。第6肋一般有理想的深度，但它有轻微的膝状弯曲，需要又长又直的材料时或许不够理想（图3.4）。

第7肋骨比较直，通常上、下缘都与周围的肋骨相接。第8肋及以下为非浮动肋，与周围肋骨连接在一起，因为较细而通常达不到鼻背移植物所需的宽度。同第6肋相比，第7肋与第8肋位置偏深。综上所述，应选择能为所需移植物提供最佳轮廓的肋骨，通常认为第7肋软骨符合这一要求。

评估后用手在取材肋软骨触诊胸壁。一旦触明方向，再应用3.75 cm（1.5 in）、27 G注射针穿刺，定位骨—软骨连接处并确立骨化程度。必须警惕的是，盲视下穿刺会造成胸膜和肺实质损伤，导致闭合性张力性气胸。

确定理想的肋骨位置，于其上方的皮肤进行标记并在周围注射含1∶100 000肾上腺素的利多卡因溶液。取材首选右侧肋软骨，以避免心包膜损伤和心绞痛引起的术后不适。此供区是独立的无菌区域，通过更换手套和应用手术隔离设施，以避免与鼻部术区交叉感染。

术者经验丰富时，开始可切取10 mm切口，通过拉伸最终至12~13 mm。缩小胸部切口是为了减少术后可见瘢痕。在熟悉这种分离方法前，为了求美者安全，可以应用较长切口[5]。切开皮肤，锐性分离皮下脂肪，显露肌肉筋膜。

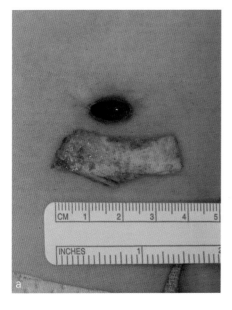
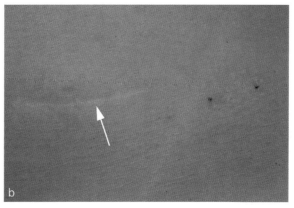

图3.3　瘢痕对比。（a）切取的肋软骨和术中胸部切口。（b）右侧两点标记是肋软骨采集5年后瘢痕，左侧是隆胸术后瘢痕（箭头所示）

可使用双极电凝止血，以减轻术后疼痛。通过小手术窗用 15 号刀片锐性切开筋膜，钝性分开肌肉以减少出血，减轻术后疼痛。用拉钩牵引，显露肋软骨。沿着肋软骨的走向拉开，能将手术观察窗转到内侧或外侧。肋骨走向不是一条直线，但正如其从外向内的弯曲一样，随着立体结构弧形倾斜，其深度也在改变。在显露软骨的过程中，应通过仔细触诊确认软骨边界。

完成显露后，用 15 号刀片沿肋软骨外侧界和上、下缘切开前方的软骨膜，用 Freer 剥离子将其游离并锐性切断。其余的软骨膜原封不动，以确保供区结构的完整。

采集的肋软骨应与原设计的移植物尺寸相符，通常切取 3~4 cm 肋软骨。为确保供区的完整和避免胸膜穿孔，应使用 Freer 剥离子的锐头开始剥离，从肋骨的上下缘切开 0.5 cm；穿透肋软骨深度的一半后，用 Freer 剥离子的钝头完成剥离。目的是保持软骨平面完整，保护软骨膜深面的胸膜。在肋软骨的内侧与外侧，先用 15 号手术刀锐性切开 10% 的厚度，继而用 Freer 剥离子锐头切开至 70%，最后 30% 用 Freer 剥离子的钝头完成。分离上缘、下缘、外侧缘和内侧缘后，用 Freer 剥离子以上撬动作游离肋骨底面（图 3.5）。用 Takahashi 钳将残留肋软骨的断面打磨光滑。

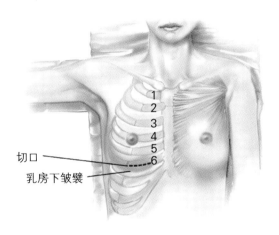

图 3.4　取材时切口位置

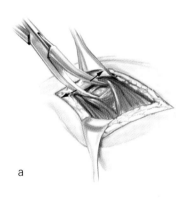

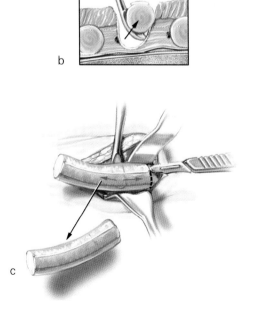

图 3.5　肋软骨采集技术。（a）于肋骨胸肋面自肌肉至软骨膜钝性分离。（b）用 Freer 剥离子上撬以保护后方软骨膜。（c）整块取出肋软骨

检查创面软骨膜和胸膜受累情况，以及有无潜在的肺实质损害或气胸。将创面注满生理盐水，然后嘱求美者做 Valsalva 动作，如生理盐水容量不变并且没有气泡出现，证明供区密闭。如有任何缺损，都应立即修复。修复缺损时，应先使肺萎陷，并在缺损处放置一导管，环绕缺损进行荷包缝合，在置入导管后再打结；用力吸气使肺最大限度膨胀，然后移除导管，闭合缺损。建议重复检查并行 Valsalva 试验，如有肺实质损伤，应留置胸腔引流管。

整个手术期间，胸部供区先不缝合以防需要更多移植物材料和软骨膜，但应用浸有抗生素的纱布海绵和蓝色毛巾对其加以保护。鼻整形结束后，再次更换手套，冲洗并检查肋骨供区。先用 3-0 PDS 缝线缝合肌肉及其筋膜。此层缝合应细致，确保肌肉及其筋膜与覆于其上的皮下组织呈分层状态。跨越两层的缝合，使覆盖组织与深部筋膜层形成束带，约束各层独立运动。皮下脂肪用 4-0 PDS 缝线缝合，皮肤深层用 5-0 PDS、表皮层用 6-0 PDS 单股缝线缝合。用 5-0 快速吸收线连续外翻缝合皮肤全层。最后，伤口表面应用腈基丙烯酸黏合剂封闭。

对于发生瘢痕疙瘩或增生性瘢痕的求美者，可在肋软骨取材区注射曲安奈德（10 mg/mL）。较好的预防方法是使用硅胶膜防止瘢痕过度增生。

### 肋软骨雕刻

手术至此，医生应聚焦于肋软骨雕刻这一关键性步骤。尽管在获取移植用肋软骨过程中，取材和处理并发症耗费了术者大量精力，但目前注意力仍不能放松。肋软骨移植的难点之一是如何整体规划使用肋软骨。在进行任何雕刻之前，应重复鼻部测量并规划所有需要的移植物，整体构思哪个部位需要雕刻，哪些则不需要。应将较厚的软骨片用于鼻背移植物。如果

肋软骨的选材、雕刻或固定操作不正确的话，可能会造成更大的潜在畸形，有时甚至比术前还严重。

需要再次强调的是，雕刻肋软骨时，年龄是需要考虑的最重要的因素。白色的软骨外层部分含有纤维成分。在年轻求美者，肋骨外层易于弯曲；年龄偏大的求美者，外层纤维成分不易断裂，应予以保留[9, 10]。中间部分没有周围部分容易弯曲，但在年龄偏大的求美者，因其较脆而易于断裂。了解中间与外部纤维成分的特质之后，就可以着手肋软骨雕刻了。

成功实施肋软骨移植术的最重要的理念之一，是对材料按顺序进行雕刻。雕刻期间，重复浸泡与干燥的循环过程，以促使软骨在 30~60 分钟内尽量显现任何弯曲的趋势。首先，将材料段沿长轴切成三片，制成前、中、后三部分。将其浸湿，然后雕成更细的片状。刚雕刻完的肋软骨会呈现自然弯曲，针对相应移植部分选择合适的片段。多数移植物需要某种程度的弯曲以达到最佳功能。因肋软骨的固有强度，可将其雕刻得非常薄，以减轻鼻部臃肿感；然而，厚度小于 1 mm 后变形风险也会相应增高。不建议将软骨分成直片状，这会导致固定后无法预计的变形。

对肋软骨变形而言，通过适当处理可以减少其发生概率。对此，目前有两种方法，即交叉线法和夹板法，可单独或联合使用。交叉线由弯曲软骨凹面的一系列半厚切开线组成，用以释放移植物的弯曲张力，但释放程度难以预测，过度会导致矫正过度和反向弯曲。凹面侧半厚切口会使原有弯曲加剧。夹板法表现为弯曲的总和，即将两片弯曲的材料的相对凹侧缝在一起，制成单独一条直的移植物（图 3.6）。尽管交叉线法和夹板法是有效的，但重要的是，这些技能应用还不如选择一片合适的肋软骨。

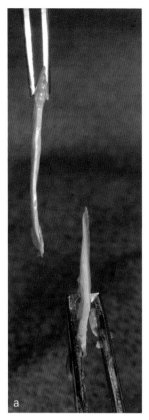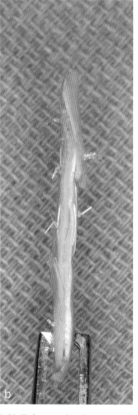

图 3.6 移植物处理。（a）将软骨条凹面相对，用 6-0 单乔缝线将移植物与软骨条缝合。（b）由多片软骨条制作的移植物

## 骨性穹隆的处理

就东亚人的鼻而言，骨性穹隆的重要性在于为鼻背充填奠定基础。骨性穹隆处理不当，就无法塑造外观自然的鼻背。乍看又低又宽的鼻背，不做截骨缩窄似乎有违直觉。实际上，当将鼻背填充移植物置于其上时，既有的宽骨性鼻背会被塑造成合适的锥体外形。当联合移植物隆鼻时，通过截骨缩窄骨性穹隆将会导致侧壁垂直，呈现不自然的管状外观（图 3.7）。另外，鼻上三分之一过度缩窄后，对照鼻底，会显得鼻子头尾部宽度比例失调。

保护低矮、宽大的鼻背，与针对鼻骨的操作不矛盾。某些鼻骨歪斜的情况需要通过截骨来处理。如果鼻背过宽，则需要谨慎进行截骨缩窄术，鼻骨凹陷则需在截骨后向外侧推。为防止鼻背过度缩窄，应避免内侧截骨。如果皮质骨较厚，无法通过外侧截骨制造骨折，就需要行内侧斜行截骨。外侧截骨以高—低—高的

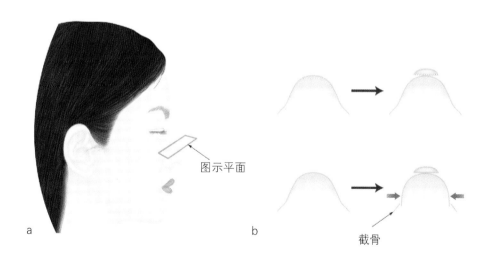

图 3.7 无截骨的移植物隆鼻。（a）图中所示之平面。（b）将隆鼻移植物置于宽的基底之上，自移植物至上颌骨形成流畅过渡，外形良好。截骨术缩窄了鼻基底，破坏了这种过渡，导致自移植物至颊部有垂直掉落感（引自 Toriumi DM, Pero CD. Asian rhinoplasty. Clin Plast Surg 2010; 37:335–352.）

方式进行。作者倾向于使用直的 3 mm 骨凿以减轻软组织损伤。同时，手动调整鼻背时，应限制优势手的应用，以避免出现所谓的"拇纹"征。

### 鼻中部三分之一的处理

确认骨性穹隆宽度合适后，工作转向鼻尾侧以解决鼻子中部三分之一的问题，继续为隆鼻术打下坚实的结构基础。撑开移植物是最常用的技术。在东亚求美者中，用撑开移植物撑开内鼻阀，形成并保持鼻长度和翘度。通过持续对抗作用于鼻尖复合体的头向牵拉作用，强大的撑开移植物能阻止过度鼻尖上旋和鼻部缩

短，同时能加强鼻背以防鞍鼻形成。撑开移植物能塞入人为骨折的鼻背下，防止术后鼻背再塌陷。

撑开移植物用可传统方法放置，也可将其置入黏膜下间隙（图 3.8）。保持上外侧软骨附于鼻中隔，就无须额外费时重建中部鼻拱，但应特别小心，以避免眉—鼻尖美学线上的触觉和视觉畸形。

除非制作鞍形或薄弱的 L 形支柱，撑开移植物一般由形态不够理想的软骨干制作、雕刻而成。通常将肋软骨的中央部分用于制作撑开移植物。对于年轻求美者来说，中央部分更适于制作鼻背移植物。测量从鼻背的骨—软骨结

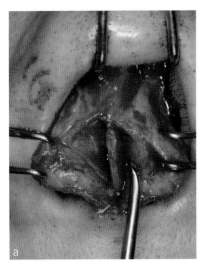
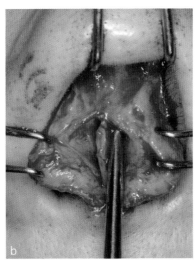
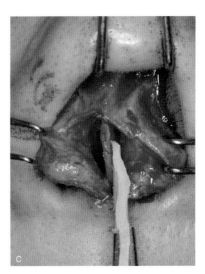
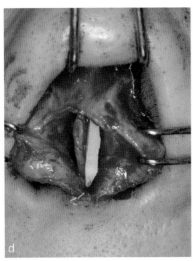
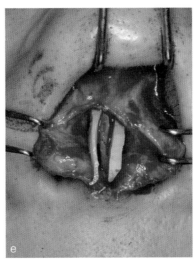

图 3.8 黏膜下支持移植。（a，b）正面观，无须分离中鼻拱，用 Cottle 剥离子制作黏膜下隧道。（c，d）将支持移植物置入隧道。（e）置入后的双侧黏膜下支撑移植物

合点至鼻尖表现点的距离，估计移植物长度。移植物大小因人而异，一般长 15~20 mm。撑开移植物在两端都逐渐变细。修薄下缘以避免鼻阀阻塞。鼻尖处的任何偏斜都需要进行微调。撑开移植物一般以凹面相对放置[11]。复合或不对称的移植物适用于中部鼻拱过宽或塌陷的情况。因软组织肿胀容易导致误判，评估时触诊比视诊更重要。建议在有凹陷的一侧应轻微过矫。

用 5-0 PDS 缝线将撑开移植物固定于鼻中隔背侧，加长型撑开移植物与鼻中隔尾侧延伸移植物或鼻中隔尾侧替换移植物进行缝合。鼻尖突出度、旋转度和鼻长度、宽度及鼻尖，可以通过调整加长型撑开移植与鼻中隔尾侧延伸移植物/替换移植物之间的关系来改变。操作应小心谨慎，以避免鼻尖过度突出、过长、过短或过度上旋。

将上外侧软骨与撑开移植物缝合，以避免倒 V 形畸形。仔细操作，避免裹入鼻黏膜导致鼻阀变钝，同时按顺时针方向调整倾角[12]。将撑开移植物固定于稳定的鼻底中线，建立强大的底座，在此基础之上，鼻背充填移植物才可以可靠安置。

### 鼻基底部的处理

鼻基底位于鼻尾部，是为所有鼻尖和鼻背抬高工作奠定基础的最后部分。如果鼻基底不够强壮，鼻尖可能逐渐塌陷，表现为鼻尖下垂、突出度降低，以及"鹦鹉嘴"样畸形。如鼻基底偏斜未处理，将导致整个鼻的偏斜。在处理鼻基底前，再次检查术前照片并评估有关标志非常重要，包括：鼻中隔尾侧端、鼻棘、齿列和上唇轮廓。平卧位是最佳检查体位，更容易发现鼻的偏斜和不对称。

体检中注意评估微笑时的状态。鼻基底改变会导致上唇僵硬、位置改变和皱褶形成。在东亚人中，手术后常存在鼻唇角变钝或移位的

现象。如果鼻基底下移，口角提升微笑时会有向内侧的束缚感，以及水平皱褶形成。应就所有这些潜在预后因素都应在术前与求美者充分交流。

一般来说，鼻基底位置或居中或偏移。如果居中，鼻基底仅需充填、延长或加强处理即可。如果有鼻中隔尾端偏曲，就要采用弹簧门方法或称为鼻中隔尾侧切除术，以及鼻中隔次全切除重建术来处理。轻微的鼻中隔偏曲能通过弹簧门方法来处理，这需要自鼻棘处切除鼻中隔，将鼻中隔尾段置于中线位置之后，用双针 4-0 PDS 缝线固定鼻基底，将鼻中隔锚定在骨膜上。如果骨膜不足，可用 16 号针在鼻棘钻孔以固定缝线。此外，小片状肋软骨能作为夹板移植物，进一步稳固新形成的中线结构。如果鼻棘发生偏斜，用 5 mm 骨凿于中线在鼻中棘处凿一切迹，再用双股 4-0 PDS 缝线固定鼻中隔尾端。

为了支撑鼻基底，作者用鼻中隔尾侧延伸移植物或鼻中隔替代移植物来加强力度，支持较大的鼻移植物而不致引起塌陷。这些鼻中隔移植物与加长型撑开移植物一起固定于鼻中隔，再用肋软骨薄片夹板或 0.25 mm PDS 板加以固定（图 3.9）。作为更高级的技术，作者的经验是用鼻中隔尾端替代移植物来代替严重的鼻中隔偏曲或毁损，即用少量软骨需求达到较好的预期效果。鼻中隔尾端移植物是唯一需要做直的移植物，这种认识很重要。在东亚人中，鼻中隔软骨弯曲的可能性很低，但该软骨一般较弱，很少作为移植材料使用。作为替代，经历多重浸泡—干燥循环确定弯曲趋势之后，可以使用肋软骨。用肋软骨薄片制成的交叉线和夹板可以抵消移植物的偏曲。

### 鼻背充填

在鼻基底、中鼻拱和鼻骨打下坚实的基础之后，下一步用鼻背移植物抬高鼻背。作者不用异体材料，也深知包括应用自体肋软骨在内

所面临的挑战。肋软骨移植物的复杂性在于无法避免的轮廓显形和弯曲。连续的雕刻、软骨膜的边缘覆盖和坚实的固定，是应对挑战的关键策略[5]。

作者认为，使用单片肋软骨能达到最佳的效果。软骨材料的中心部分不易弯曲；然而，如前所述，求美者年龄严重影响卷曲和断裂倾向性。重要的是，要通过伴随浸湿—干燥循环的连续雕刻，来充分完成弯曲的过程。由于其曲率不能真正得到控制，应利用其自然的弯曲，将凹面向下紧贴鼻背放置。通过坚实的固定，使术后卷曲得以控制。将软骨凸面雕刻成独木舟形状，以利移植物平滑过渡到鼻背（图 3.10）。在东亚人面部，这种独木舟外形理想的位置是

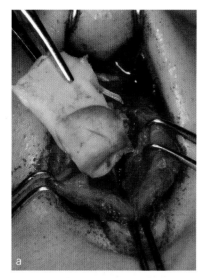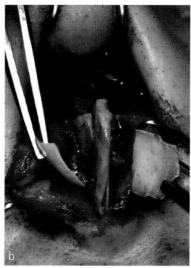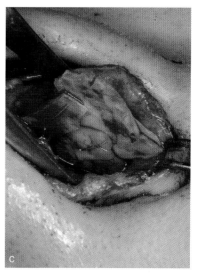

图 3.9 鼻中隔尾侧延伸移植物薄片夹板与固定。（a）正面观，开放入路鼻中隔尾侧延伸移植物。（b）正面观，有薄片支撑的鼻中隔尾端延伸移植物。（c）术者角度：有薄片支撑的鼻中隔尾侧延伸移植物固定于自身鼻中隔

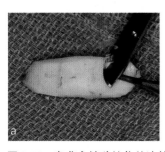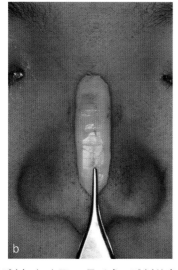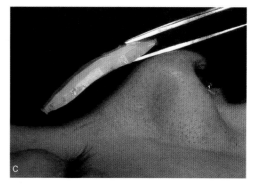

图 3.10 鼻背充填移植物的连续雕刻。（a）用 10 号手术刀雕刻的鼻背充填移植材料。（b）正面观，独木舟形移植物。（c）侧面观，凹面朝下的鼻背移植充填物

瞳孔正中，以与移植物的头端边缘匹配[13]。

在鼻背充填移植物中，随肋软骨材料切取的软骨膜有很多功能。单独应用时，其能实现 1 mm 的可靠充填。应将软骨面朝向骨—软骨结构，肌肉面朝向皮肤包膜。由于有软组织覆盖，软骨膜提供了自体移植物到鼻背的平滑过渡（图 3.11）。在鼻背充填移植物底面上，肋软骨膜与坚实的固定互补，能阻止移植物变形与偏斜。

手术开始后就应思考如何牢固固定。用 Josep 骨膜剥离子限制性分离鼻背皮肤包膜，形成一个紧密的间隙，这是鼻背移植物坚实固定的关键。在连续雕刻移植物的整个过程，都需要将移植物置入此间隙以衡量鼻背高度。将移植物放入间隙和取出时，应避免将间隙撑大。除了紧密的间隙外，还需要将移植物尾端固定。在移植物较低部分的双侧，用 5-0 PDS 缝线三点固定，在瘢痕收缩起作用之前，能发挥限制软骨移位的作用[14]。为了确保坚实的固定，用 3 号骨凿或窄小的骨锉将鼻背表面的骨皮质打磨粗糙。随着鼻背移植物与骨性鼻背结合处骨化形成，位于鼻背移植物底面的软骨膜与该骨质缺损处融为一体。

在分离范围过大、既往遗留假体、感染等情况下，如果没有紧密的间隙，就应在移植物头侧用 0.45 mm 克氏针临时固定，术后 7 天拔除。克氏针由鼻背移植物上部上方的针尖样切口置入，进入骨性鼻背 3~4 mm（图 3.12）。如果移植物厚度不够，不能承受克氏针，应实施经鼻贯穿缝合术，用 16 G 注射针贯通鼻背鼻骨形成一个隧道，通过隧道和鼻背移植物上的环状缝线，确保整体接触坚固和骨性固定（图 3.13）。鼻尖操作完成后进行最后固定，最终确定与鼻尖成适合比例的鼻背高度。

### 鼻尖塑形

东亚人的鼻子特征是外侧脚小而薄、皮厚多脂、球形鼻尖、鼻小柱退缩，以及鼻翼下垂等。一般来说，这些都需要通过鼻尖充填与缩窄来

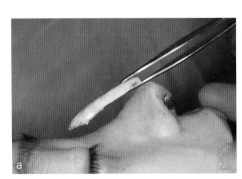

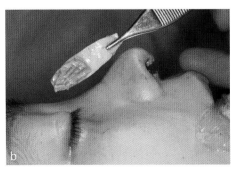

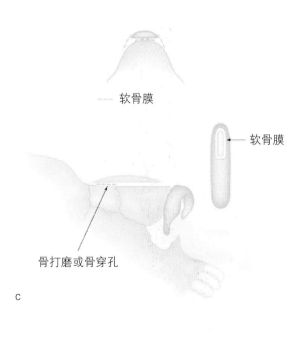

软骨膜

软骨膜

骨打磨或骨穿孔

c

图 3.11　用于固定在鼻背充填移植物底面上的软骨膜。（a）侧面观，凹面朝下。（b）侧面观，可见覆盖软骨膜的移植物底面。（c）图示软骨膜恰当的位置。鼻背充填移植物的底面紧贴鼻骨，以加强移植物固定

改变。应用自体肋软骨移植能形成外观良好的鼻尖轮廓。

用带 4-0 可吸收缝线的 Keith 针将内侧脚缝合于鼻中隔尾端延伸 / 替代移植物。确定鼻尖突出度和旋转度满意后，再用 5-0 PDS 缝线固定内侧脚与中间脚。由外侧脚凸起导致的球形鼻尖，可通过外侧脚支撑移植物来处理[16]，能将外侧脚拉平。除非患有鼻翼退缩，否则亚洲求美者很少需要重置外侧脚。由于亚洲人鼻子皮肤较厚，无论软骨的方向如何，一般都不需要重置外侧脚。鼻小柱—鼻尖小叶悬垂和鼻翼退缩常见于白种人，亚洲人情况则与之相反。东亚人鼻子常见的是鼻小柱退缩和鼻翼小叶悬垂。下外侧软骨复位术功能强大，可能会使求美者原有问题变得更糟。然而，如果鼻翼退缩或有切迹，可通过使用外侧脚支撑移植物的复位术加以改善。

游离外侧脚后，准备应用外侧脚支撑移植物。用含 1 : 100 000 肾上腺素的利多卡因溶液行局部浸润麻醉，可降低操作难度。分离平面向外侧至犁状孔，在此分离出容纳移植物的腔隙。雕刻后肋软骨的理想大小为（25~30）mm×（4~5）mm×（1~2）mm，有轻微弯曲。女性求美者移植物一般比男性略短。将理想的肋软骨凹面朝向前庭皮肤，内侧缘切成 45° 斜面，直接置于穹隆顶点下。用 5-0 PDS 缝线固定，所有线结远离前庭皮肤以防外露（图 3.14）。沿外侧脚方向行斜穹顶缝合从而使穹隆变平，保持尾侧缘高于头侧缘。

下外侧软骨复位术要求完全松解外侧脚的外侧部分。若该软骨较大，可以切取其最外侧部分用于软组织塑形。设计外侧腔隙以矫正鼻翼不对称：中间或水平腔隙用以矫正下鼻翼小叶，向下的腔隙用以矫正鼻翼小叶退缩。除此

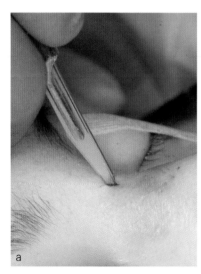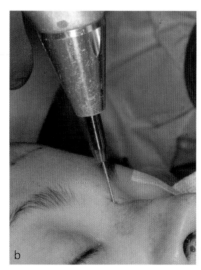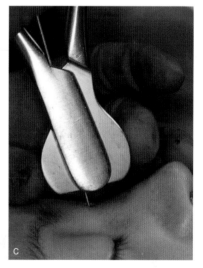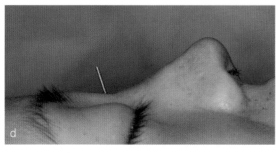

图 3.12 置入克氏针。（a）用 11 号手术刀垂直切开。（b）置入克氏针。（c）用钳子剪断克氏针。（d）侧面观，克氏针残留长度

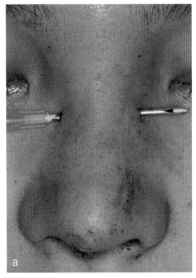
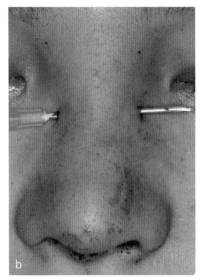
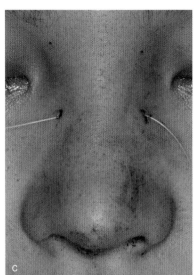
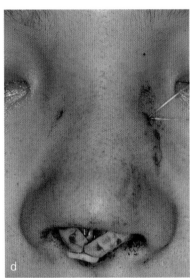

图 3.13　经鼻贯穿缝合。（a）16 号针贯穿鼻骨。（b）缝合针置入 16 号针内腔。（c）缝线从左向右经鼻贯穿。（d）缝线经皮肤罩之下，鼻背充填移植物之上穿回左侧

之外，如前所述，应用外侧脚支撑移植物处理。复位时，对外侧脚头端部分的切除应尽可能少，可应用鼻翼细板条状移植物来支撑鼻阀区。此前，该区域是由头端方向的下外侧软骨来牵开的。

应用自体肋软骨充填鼻尖，可提高鼻尖突出度和鼻尖的精致度。拉伸皮肤，突出鼻尖表现点，可通过盾状移植物、外侧脚移植物和支撑移植物来实现。盾状移植物可增加鼻尖突出度，而外侧脚支撑物和支撑移植物可保持鼻尖

移植物的稳定，防止由较厚的皮肤罩头侧牵拉导致的鼻尖上旋。盾状移植物的位置调整由鼻尖突出情况和鼻尖下充填的量决定。除了稳定性之外，外侧脚移植物和支撑移植物自移植物边缘斜行贴合盾状移植物，从而保持平滑过渡，以防移植物边缘显形。多数采用盾状移植物与外侧脚移植物充填的求美者无须其他任何外侧脚处理，因为盾状移植物的效果已足够。另一个创伤较小的方法是用 6-0 单乔缝线固定一个水平方向的矩形鼻尖盖板移植物（图 3.15）。

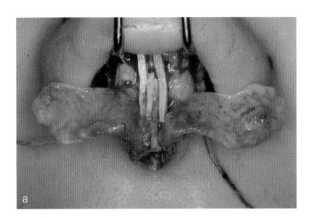

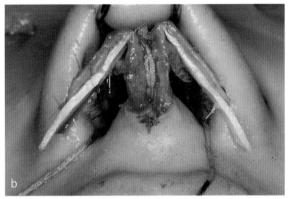

图 3.14 外侧脚支撑移植技术。（a）分离后游离的外侧脚。（b）缝合位置在外侧脚深面的外侧脚支撑物

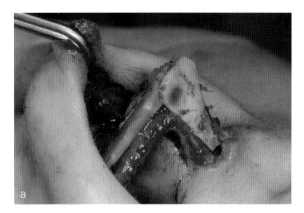

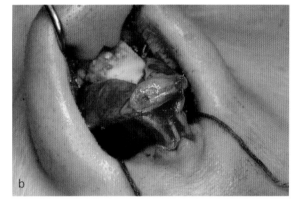

图 3.15 盾状移植物与水平盖板移植物的对比。（a）术者角度所见盾状移植物。（b）术者角度所见水平盖板移植物

移植物大小和位置变化影响鼻尖突出度、宽度，鼻尖上区转折和整个鼻尖的精致度。随着鼻尖充填量的增加，鼻孔—鼻小柱比例从 2 : 1 降到 1 : 1。

在展平外侧脚、增加突出度和修饰鼻尖后，置入鼻背移植物并拉伸皮肤，以评估鼻尖突出度与鼻背高度的关系。效果满意后，即可固定鼻背移植物

### 鼻翼板条移植物和鼻翼缘移植物

东亚人的鼻子气道宽，外侧壁厚，很少出现夹捏畸形或塌陷，鼻翼板条移植物和鼻翼缘移植物也不常使用。肋软骨是一种优秀的材料，即使雕刻得很薄，也能保持强度。如果将肋软骨用作上述移植物，须将其雕刻平滑，以防移植物边缘显形。

鼻翼板条移植物应准置于沿鼻翼上皱褶的精准间隙并固定缝合。如果用外侧脚支撑移植物已将外侧脚复位，鼻翼板条移植物则适用于矫正内鼻阈塌陷，也可矫正外侧壁不足以及外侧脚头端切除或其他手术引起的夹捏畸形。由于亚洲求美者气道相对较大，该移植物较少应用。

将鼻翼缘移植物沿鼻翼缘切口准确置入腔隙中，内侧止于鼻尖复合体后方，用以矫正外鼻阈塌陷、鼻尖夹捏畸形和鼻尖鼻翼之间的转折切迹。

### 切口缝合

医生应细致缝合鼻小柱切口，以防出现开放鼻整形入路的缺陷——可视瘢痕。从正中线开始，用 6-0 单乔缝线皮下缝合一针，对齐软组织罩并减轻皮缘张力。用 7-0 尼龙线对鼻小柱倒 V 形切口行间断垂直褥式外翻缝合 7 针。在尼龙线之间，用 6-0 快速可吸收线行单纯间断缝合，软骨下缘切口用 5-0 可吸收缝线缝合，同时观察鼻孔边缘。如果没有足够的前庭衬里，会导致鼻翼缘出现切迹，需要复合组织移植来处理。用带 4-0 普通肠线的 Keith 针连续褥式缝合黏软骨膜瓣，以关闭鼻中隔。

为了防止粘连畸形，如果实施鼻甲或鼻中隔操作，术后使用 0.25 mm 不透 X 线的鼻中隔夹板（路透双叶鼻中隔夹板，Medtronic，Jacksonville，Florida）缝合固定。如果在放置外侧脚支撑物的同时复位外侧脚，应使用外侧壁夹板。如果出现任何鼻孔不对称，应间断使用前庭夹板。作者术后不填塞鼻孔。术后鼻部包扎，外固定，所有切口涂抹抗生素软膏。

### 鼻基底缩小

切口闭合后，开始评估鼻基底宽度。经历自体肋软骨充填的结构性鼻整形，特别是应用外侧脚支撑移植物后，东亚人常需缩小鼻底，以与抬高的鼻背宽度协调。这些能通过联合使用鼻基底内切、外切或紧缩缝合术等技术来实现。需要注意的是，行鼻基底缩小术时，即使很小的错误也会导致明显的畸形，丑陋的鼻底瘢痕很难修复。为达到更好的效果，切口设计得应稍微靠近鼻翼—面部和鼻翼—前庭区域。避免应用局部麻醉，以防软组织轮廓变形。用 11 号刀片切开，切口微向外斜，以利于术后皮缘外翻。闭合切口时使用 5-0 PDS 缝线行深部缝合，用 7-0 尼龙线行垂直褥式缝合，用 6-0 快速吸收线行间断缝合。

### 眉间填充

为进一步平衡鼻部外观，通过侧面视角来评估东亚人的面部非常重要，在这个角度可以发现眉间凹陷。这种缺陷可以通过数字影像模拟软件于术前发现，并应与求美者进行商讨。作者采用内镜技术行眉间充填术。重点在前额区域，于此处做两个发际线切口，将内镜通过骨膜下平面置于眉间区。用 5-0 PDS 缝线将一条包裹软骨膜的平软的鼻中隔软骨双边缝合，缝线留长带针。移植物通过头皮切口置入，随后用 16 G 注射针在眉部凹陷部的外侧部分建立通道。连接移植物的缝针通过 16 G 注射针传至体外。在固定皮肤缝线前，用内镜观察对称性和移植物位置。头皮切口用 5-0 PDS 和 5-0 快速吸收缝线缝口。用于固定的缝线 7 天后拆除。另一观点是用自体脂肪充填眉间。

## ■ 术后护理

所有求美者术后第一天复诊，拆除前庭夹板，清洁鼻腔，涂抹抗生素药膏。肋软骨移植术求美者，除应用二代头孢菌素外，还应口服和鼻部浸渍氟喹诺酮类抗生素。外部采用石膏、绷带、侧壁夹板、克氏针及鼻小柱缝线术后 7 天拆除。如果实行了鼻基底缩小术，缝线在术后 10~14 天拆除。术后可应用轻度麻醉性止痛药，但鼓励早期过渡到对乙酰氨基酚。避免使用阿司匹林和非类固醇抗炎药。尽管术后有轻微不适，求美者常忍住不进行深呼吸以保护肋软骨供区。术后，鼓励求美者实施深呼吸和适当运动，以避免发生肺不张。

## ■ 技术要点

1. 采用胸部小切口以缩小瘢痕。在熟悉这种技术前，仍建议采用大切口。

2. 通过保留一条保护性的软骨膜带，肋软骨采集技术应确保供区完整，以避免损伤胸膜。所有肋软骨最终切取都应由 Freer 剥离子的钝头完成，操作方向应向上以保护其下的软骨膜和胸膜。

3. 鼻部切开时使用 Jospeh 骨膜剥离子，按鼻背充填移植物的预期大小，保留一个紧密的鼻背腔隙。

4. 使用将凹面相对放置撑开移植物或夹板时，应利用肋软骨移植物的自然弯曲。

5. 通过保持上外侧软骨紧附鼻背，可使用黏膜下层撑开移植物而无须额外费时重建鼻背。

6. 仅在所有鼻尖工作完成后，才固定鼻背移植物。

7. 鼻背充填移植物应坚实固定，以防扭曲。移植物上部由经鼻缝线或克氏针固定。

8. 用盾状移植物或水平盖板移植物构建鼻尖突出度。水平盖板移植物力量不强，不会引起鼻尖下小叶的改变。

9. 增大鼻尖突出度时，必经用稳固的基座以控制鼻尖旋转。鼻中隔延伸移植物能精确控制这些变化。

10. 鼻底缩小术的技术难点在于潜在的畸形。实施该手术时应避免电灼以及能引起轮廓改变的局部麻醉。

## ■ 实际案例

### 案例 1

接受隆鼻术的亚洲女性求美者，要求使用肋软骨充填。她喜欢轻度抬高，执意强调要"外观自然"。在术前计算机摄影中，我们一致同意轻度抬高鼻背，适度提高鼻尖突出度作为补充（图 3.16）。作为对鼻尖突出度和其他面部特征的补充，我们同样也探讨了隆颏术。通过 1.1 cm 长的胸部切口，我们采集了一段长 3.5 cm 的第 6 肋软骨。同时，也从肋骨表面采集了软骨膜。

将肋软骨雕刻成曲度合适的独立的 3 片（图 3.17）。几小时后，精准雕刻的有弯曲倾向的肋软骨鼻背移植物制作完成。经鼻外入路，沿鼻背正中线非常小心地分离骨膜下腔隙（图 3.18）。将两条加长型撑开移植物置于双侧上外侧软骨下方黏膜下隧道，随后与一条鼻中隔尾侧延伸移植物缝合一起。鼻背移植物有轻微的曲度，与鼻背曲度贴合。用 5-0 PDS 缝线将一条软骨膜缝合于鼻背移植物上部的下表面。用窄而细的骨锉将鼻背打磨粗糙，形成多孔的骨面，以便其与软骨膜融合为一体，并将鼻背移植物固定于其上。将鼻背移植物置入骨膜下隧道并固定。将盾状移植物置于原穹隆以上 3 mm 并缝合于内侧脚。将双侧外侧脚移植物先缝合于盾状移植物后表面，然后再缝合于外侧脚。为防止移植物外形显露，将软骨膜缝合于盾状移植物前缘上面。缝合鼻小柱切口，用 6-0 单乔缝线缝合皮下，用 7-0 缝线行垂直褥式缝合。

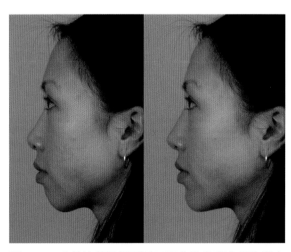

图 3.16　术前计算机摄影显示预定的鼻背高度和鼻尖突出度的变化。建议同时行颏部充填

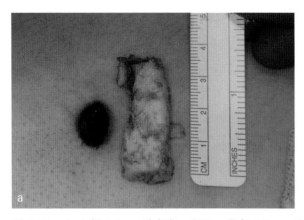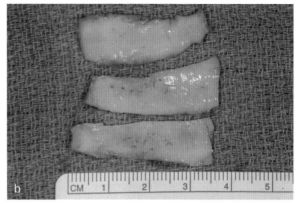

用 3.17 （a）经 1.1 cm 胸部切口切取一段长 3.5 cm 的第 6 肋软骨。（b）肋软骨被分成独立的 3 片，择其最合适者用于鼻背移植

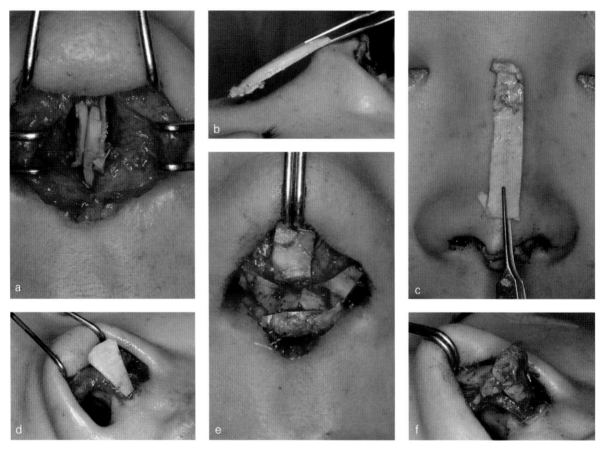

图 3.18 （a）双侧撑开移植物用于稳定鼻中隔尾端延伸移植物，放置尾端延伸移植物以控制鼻尖突出度和旋转度。（b）轻微弯曲的鼻背移植物，凹面朝向鼻背，软骨膜已缝合于鼻背移植物上端底面。（c）鼻背移植物，软骨膜已缝合于移植物上端底面。（d）缝合于内侧脚的盾状移植物，该移植物置于原穹隆上 3 mm。（e）双侧外侧脚移植物缝合于盾状移植物后表面，以防止鼻尖移植物过度上旋。（f）软骨膜缝合于盾状移植物前缘，以降低移植物外形显露的可能性

术后求美者恢复良好，术后照片显示外观明显改善（图 3.19）。颏部置入物平衡了鼻部的改变及其他面部特征。

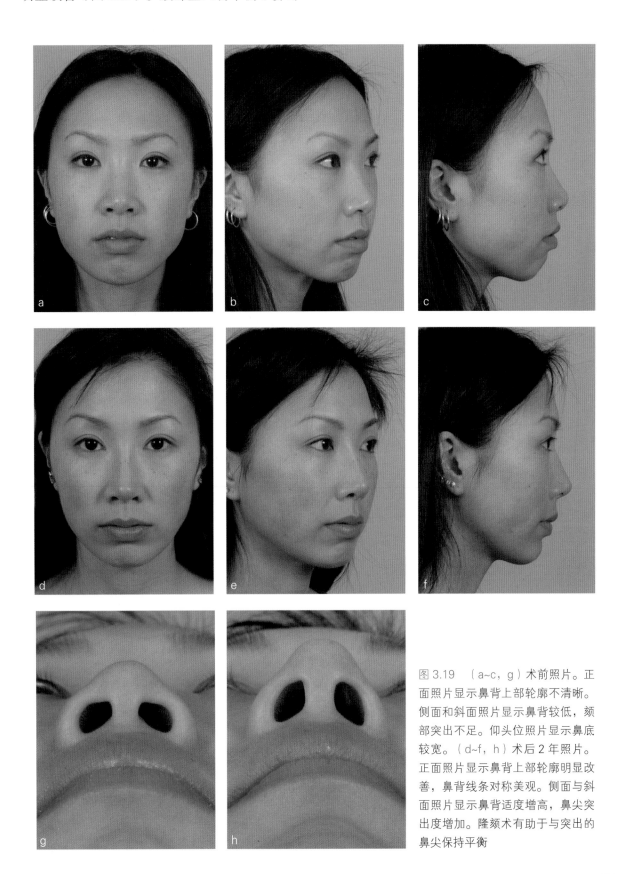

图 3.19　（a~c，g）术前照片。正面照片显示鼻背上部轮廓不清晰。侧面和斜面照片显示鼻背较低，颏部突出不足。仰头位照片显示鼻底较宽。（d~f，h）术后 2 年照片。正面照片显示鼻背上部轮廓明显改善，鼻背线条对称美观。侧面与斜面照片显示鼻背适度增高，鼻尖突出度增加。隆颏术有助于与突出的鼻尖保持平衡

案例 2

二次鼻整形术求美者。因为偶尔皮肤发红，求美者对鼻背充填物不满意。既往经历两次手术，希望取出移植物并用自体肋软骨代替，同时希望鼻根低一点并改善鼻尖轮廓。用计算机影像软件模拟其轮廓改变情况（图 3.20）。

术中发现一块较大的 Gore-Tex 鼻背充填物，有两层；鼻根区有两层，取出困难（图 3.21）。自求美者右侧胸部切取一段长 4.5 cm 的肋软骨（图 3.22）。对求美者施行鼻整形修复术（图 3.23）。既往手术中放置了鼻小柱支撑物，将其原位保留，再将肋软骨盾状移植物缝至内侧脚。将支撑移植物缝合于鼻尖移植物下方，以稳定盾状移植物。软组织和瘢痕组织沿着鼻尖移植物外侧缘缝合。鼻根稍低，设计肋软骨鼻背移植物。将软骨膜缝合于鼻背移植物下表面以利固定。将鼻背骨反复穿孔，以便其与（位于鼻背移植物下表面的）上述软骨膜迅速贴合。移除 Gore-Tex 鼻背充填物后形成较大的腔隙。用克氏针经鼻背小切口，将鼻背移植物与鼻背骨予以固定。自右侧耳甲耳舟处切取一块皮肤—软骨复合移植物，将其缝合于左侧软骨下缘切口内（前期手术在此处留有明显的皮肤缺损）。克氏针有助于将鼻背移植物固定于鼻背骨，并于术后 7 天拆除。求美者术后恢复良好，对术后结果表示满意（图 3.24）。

## ■ 小结

在东亚人中，作为可选择的移植材料，自体肋软骨能达到抬高鼻背和鼻尖塑形的目标。肋软骨是最好的鼻整形材料，但操作相对复杂。因此，如何正确选择、准备、应用，都需长期的实践经验。

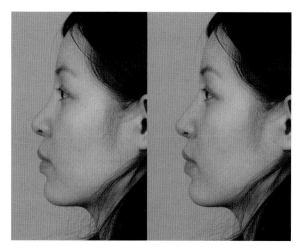

图 3.20　术前计算机照片显示需要降低鼻根

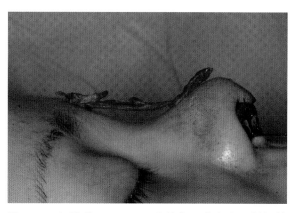

图 3.21　切除的 Gore-Tex 移植物。注意此双侧假体超出鼻根范围并延伸至眉间区域

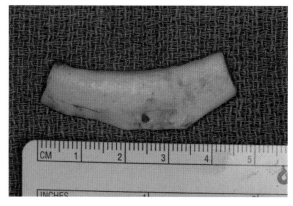

图 3.22　从第 6 肋采集的肋软骨

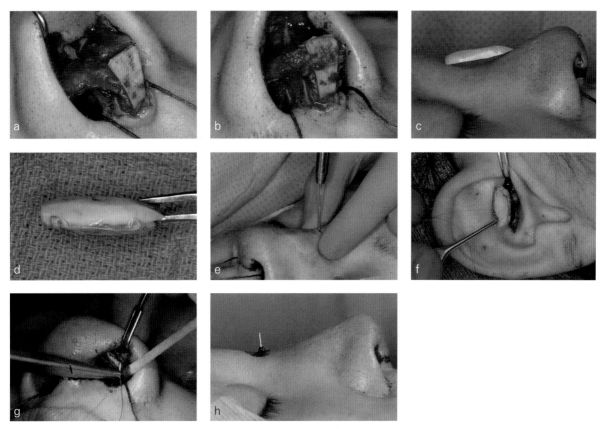

图 3.23 （a）缝于内侧脚的盾状移植物。（b）缝合于盾状移植物前缘下方的支撑移植物。软组织和瘢痕组织沿盾状移植物边缘缝合，以进一步塑形。（c）雕刻后的肋软骨鼻背移植物。（d）缝合于鼻背移植物下表面的软骨膜。（e）经鼻背上方小切口置入克氏针。（f）自右侧耳甲甲耳舟处切取的皮肤—软骨复合移植物。（g）复合移植物缝合于左侧软骨下缘切口内。（h）克氏针将鼻背移植物与其下鼻背骨固定

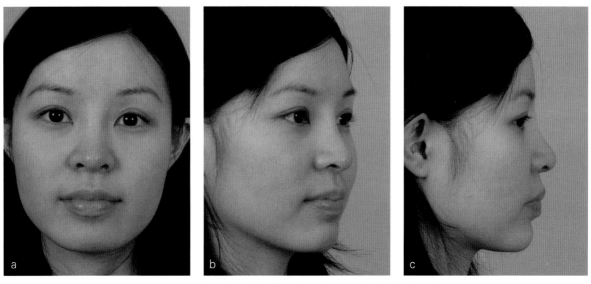

图 3.24 （a~c，g）术前照片。（d~f，h）术后 2 年照片

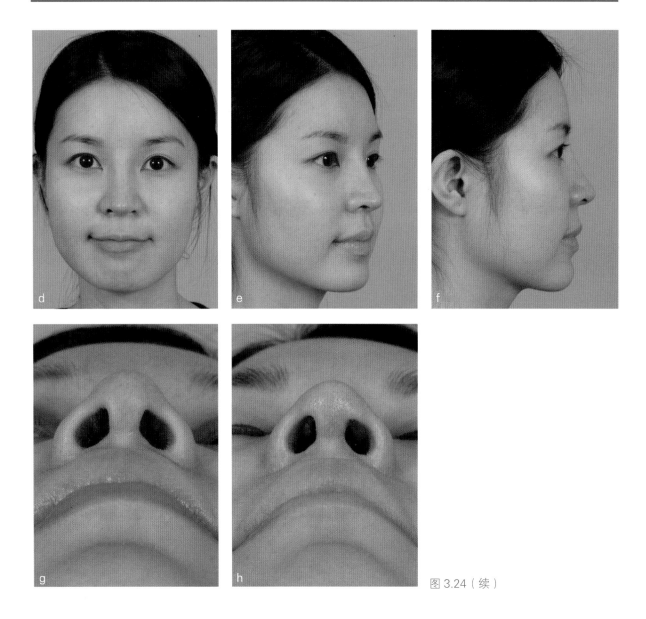

图 3.24（续）

## 参考文献

1. Toriumi DM. Structure approach in rhinoplasty. Facial Plast Surg Clin North Am 2002; 10(1): 1-22

2. Toriumi DM, Pero CD. Asian rhinoplasty. Clin Plast Surg 2010;37(2):335-352

3. Toriumi DM, Dixon TK. Assessment of rhinoplasty techniques by overlay of before-and-after 3D images. Facial Plast Surg Clin North Am 2011;19(4):711-723, ix

4. Anantanarayanan P, Raja DK, Kumar JN, et al. Catheterbased donor site analgesia after rib grafting: a prospective, randomized, double-blinded clinical trial comparing ropivacaine and bupivacaine. J Oral Maxillofac Surg 2013;71 (1):29-34

5. Toriumi DM. Discussion: use of autologous costal cartilage in Asian rhinoplasty. Plast Reconstr Surg 2012; 130(6): 1349-1350

6. Rejtarová O, Slízová D, Smoranc P, Rejtar P, Bukac J. Costal cartilages-a clue for determination of sex. Biomed Pap Med Fac Univ Palacky Olomouc Czech Repub 2004; 148(2):241-243

7. Balaji SM. Costal cartilage nasal augmentation rhinoplasty: study on warping. Ann Maxillofac Surg 2013;3(1): 20-24

8. Sunwoo WS, Choi HG, Kim DW, Jin HR. Characteristics of rib cartilage calcification in Asian patients. JAMA Facial Plast Surg 2014;16(2):102-106

9. Lopez MA, Shah AR, Westine JG, O'Grady K, Toriumi

DM. Analysis of the physical properties of costal cartilage in a porcine model. Arch Facial Plast Surg 2007;9(1):35-39

10. Kim DW, Shah AR, Toriumi DM. Concentric and eccentric carved costal cartilage: a comparison of warping. Arch Facial Plast Surg 2006;8(1):42-46

11. Ahmed A, Imani P, Vuyk HD. Reconstruction of significant saddle nose deformity using autogenous costal cartilage graft with incorporated mirror image spreader grafts. Laryngoscope 2010; 120(3):491-494

12. Guyuron B, Uzzo CD, Scull H. A practical classification of septonasal deviation and an effective guide to septal surgery. Plast Reconstr Surg 1999; 104(7):2202-2209, discussion 2210-2212

13. Toriumi DM, Swartout B. Asian rhinoplasty. Facial Plast Surg Clin North Am 2007;15(3):293-307, v

14. Gunter JP, Clark CP, Friedman RM. Internal stabilization of autogenous rib cartilage grafts in rhinoplasty: a barrier to cartilage warping. Plast Reconstr Surg 1997; 100(1):161-169

15. Sarifakioglu N, Cigsar B, Aslan G. K-wire: a simple and safe method for internal stabilization of costal cartilage in Lstrut grafts. Ann Plast Surg 2002;49(4):444

16. Gunter JP, Friedman RM. Lateral crural strut graft: technique and clinical applications in rhinoplasty. Plast Reconstr Surg 1997;99(4):943-952, discussion 953-955

# 4 亚洲人鼻尖调整：填充和旋转度控制

Hong Ryul Jin, Jong Sook Yi

**精 要**

- 突出度、旋转度和体积，是东亚人鼻尖手术需要考虑的最重要的三个因素。
- 由于亚洲人鼻尖先天性支撑薄弱、鼻尖皮肤相对较厚，鼻尖充填多应用软骨移植而不是单独应用缝合调整技术。
- 求美者喜好、鼻尖特征、医生经验与喜好，是选择鼻尖手术入路时应该考虑的因素。
- 对典型的亚洲求美者而言，开放式入路调整鼻尖能提供更好、更多样化的选择，而闭合式入路仅适用于有限的案例。
- 经鼻内入路或开放式入路，应用帽状移植物（有或没有鼻小柱支撑）和穹隆间缝合能有效提升鼻尖突出度和旋转度。
- 鼻中隔延伸移植物是调整鼻尖外形的重要工具，应该用强固的鼻中隔尾端对其支撑，

或者通过板条状、加强型撑开移植物将其强化。
- 设计鼻中隔延伸移植物时，依照新穹隆的位置仔细设计其外形，并用其调整鼻尖突出度与旋转度。
- 避免用硬骨制作鼻中隔延伸移植物或过于积极地应用该移植物，以防术后鼻尖疼痛、僵硬和不适感。
- 即使鼻尖皮肤较厚的求美者，鼻尖移植物仍应仔细雕刻，以防术后随时间延长而外形显露。
- 作为调整鼻尖外形的补充手段，头端切除、盾状移植物、切牙骨前移植物、外侧脚移植物和鼻翼缘移植物也经常应用。

## ■ 引言

鼻尖整形的目标一般是构建外观自然的鼻尖，与鼻背保持协调，与所有的面部特征保持协调一致。该基础理论不仅适用于亚洲求美者，也同样适用于其他种族的求美者。对特殊种族的求美者，应充分了解其文化背景，不断与之接触与交流，才能达到和谐美。因此，每个手术都必须根据种族背景而高度个体化。

就亚洲求美者鼻尖手术而言，鼻尖突出度、旋转度和大小是需要考虑的最重要的三个因素。充填后鼻尖得以调整，突出度与鼻背高度和谐

匹配，外形柔和圆润而不是棱角分明，这就是当代亚洲人鼻尖手术希望达到的理想状态[1]。应牢记的一个重要观点是：很多亚洲求美者需求的是在改善鼻尖突出度的同时没有过度上旋。突出度和旋转度，因求美者个人喜好、年龄、性别、职业及所有的面部特征而有所不同。一般来说，多数求美者需要并且接受鼻背充填，因此鼻尖突出也相应与此保持平衡。鼻尖宽度应在面部解剖的背景下评估，而不是仅通过单一特征来决定。如果面部相对较宽，狭窄的鼻尖就会很显眼，有明显的手术痕迹。

在亚洲人中，要想得到更加赏心悦目的鼻

尖，需经历很多的手术步骤。通常应用的是软骨移植技术，包括各种鼻尖盖板移植术和鼻中隔延伸移植术。理论上来讲，单独运用某一技术就足够了；但实践中为了达到理想的效果，多需要联合应用不同的技术。由于亚洲人鼻尖支撑力量先天性薄弱和皮肤相对较厚，除了少数求美者外，鼻尖充填很少能通过单独的缝合技术来完美实现[2]。

## ■ 求美者评估

行鼻尖手术前，应观察并分析当前的鼻尖形状和支撑情况。下垂、尾端旋转、突出不良但软骨支撑良好的鼻尖相对容易处理，而鼻尖朝天、突出度不足、下外侧软骨非常薄弱并且伴有鼻中隔缺陷的求美者最难处理（图 4.1）。对此类案例要小心处理，如方法不正确，试图增加鼻尖突出度时会使鼻尖更上旋而呈现短鼻外观。

通过触摸鼻尖、尾侧鼻中隔和鼻部皮肤来评估鼻尖支撑情况，因为上述结构对鼻尖形状最为重要。下外侧软骨较大和鼻中隔支撑力量较强的鼻尖相对容易控制。然而，许多的亚洲

求美者都合并有若干不利条件，如鼻尖软骨未发育、鼻部皮肤较厚及鼻中隔缺损、后移。

术前需要与求美者讨论具体要求和预期效果。鼻尖外形的轮廓受限于诸多因素，其中以皮肤和软骨最为重要。应让求美者充分阐明愿望，以防讨论时发生误解。对于敏感的求美者，就连自下方观察时鼻孔外形存在的细微差异也会导致不满意。术前必须拍照并加以分析。提高鼻尖突出度会使之前就存在的鼻翼缘高度的细微差异或鼻小柱的倾斜变得更明显。

求美者喜好、鼻尖特征、手术医生的经验与喜好，是选择合适的鼻尖手术入路时需要考虑的因素。许多求美者强烈要求采用鼻内入路，以避免开放入路造成的鼻小柱瘢痕。对此类案例，在咨询时对鼻内入路的优点和局限性事先都要进行充分讨论。

除了鼻尖特征之外，选择正确的手术入路时，还有两个因素应该考虑。第一，鼻尖支撑情况。当下外侧软骨大小和力度足够时，鼻内入路是一个较好的选择。然而，当软骨薄弱支撑力不足时，鼻内入路鼻尖整形术是无效的[3]。第二，鼻尖突出和旋转度的状态。置入鼻小柱支撑移植物、聚拢下外侧软骨以及应用帽状移

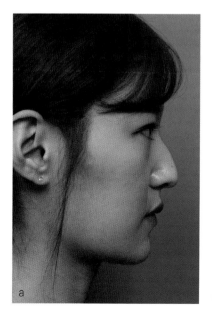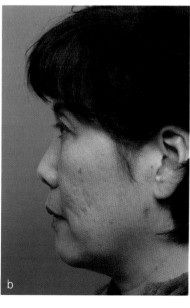

图 4.1　鼻尖外形与支撑评估。（a）驼峰鼻求美者，鼻尖略向尾侧旋转，突出度不理想，但软骨支撑力量较强。这种类型的鼻尖形状，无论是鼻内入路或开放入路，都比较容易改善。（b）鼻尖略向上旋，突出度不足，支撑力量较弱。如果没有阻止上旋的特殊措施，这种鼻尖在提高突出度后更倾向于上旋

植物，都会使鼻尖突出同时轻微上旋。对那些已经处于短鼻临界状态的求美者而言，这种旋转度的提升会导致外观上的过度上旋。对于此类求美者，通过开放式入路应用鼻中隔延伸移植物则非常合适。因此，鼻内入路最适用于那些下外侧软骨强大、鼻尖轻微低垂的求美者，同样也适用于那些皮肤不厚、没有鼻尖软骨严重畸形或不对称的求美者。

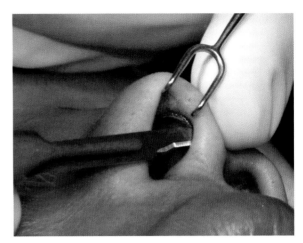

图 4.2　经鼻内入路置入帽状移植物。应于穹隆下缘做切口，建立略大于置入物的充填腔隙

## ■ 手术技术

### 经鼻内入路增加鼻尖突出度

#### 鼻内入路帽状移植物

在鼻尖皮肤标记置入物放置点。自鼻中隔或耳甲艇切取软骨之后，参考需要充填的程度和目前鼻尖的大小，将 2~3 片软骨重叠缝合。设计置入物的大小不超过正常穹隆间距离，一般为 6~8 mm，并仔细修剪边缘。打 2~3 个结，带线的针留下不剪。修剪移植物边缘使其与周围软骨平滑过渡，或者用 Brown-Adson 钳将其夹碎。此步骤操作失败会使移植物外形显露。经穹隆下边缘切口分离腔隙，使其略大于移植物（图 4.2）。用带 5-0 PDS 缝线的缝针自切口进入，于鼻尖事先标记点出针。通过牵拉缝线，将移植物置入腔隙正中（图 4.3）。缝合切口，缝线保持轻微张力。穿出的缝线用胶布固定于皮肤，1 周后拆除。

#### 鼻内入路应用鼻小柱支撑、穹隆间缝合和盖板移植物

按照计划步骤（如帽状移植、盾状移植或鼻小柱支撑），设计取自鼻中隔或耳部的软骨。切口可根据移植物的大小和特性进行调整，但通常应自双侧自穹隆下缘扩展至鼻小柱外侧。该切口有利于暴露和分离下外侧软骨穹隆和内侧脚。经下外侧软骨的穹隆内缝合能轻微增加突出度。该缝合始于内侧脚内侧上部，穿行中

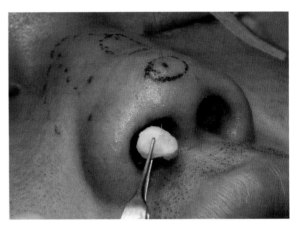

图 4.3　用 5-0 PDS 缝线缝合双层耳甲软骨，自切口进针，自皮肤上事先标记的置入物正中点出针。轻轻牵拉缝针，直到置入物被置于腔隙正中

间脚至外侧脚穿出。

然后，反向缝合，从外侧缝向内侧脚，在内侧脚的内侧打结。仔细操作，保持双侧穹隆对称，避免外侧脚过度内侧化或者外侧脚递进。此时如操作不当，会引起下外侧软骨畸形和/或内侧脚与外侧脚角度过度狭窄等。为了加强鼻尖支撑，在内侧脚之间分离腔隙，随后置入鼻小柱支撑物（图 4.4）。取自鼻中隔的鼻小柱支撑物应有足够的长度和力度，要挺直。作为鼻中隔支撑的辅助手段，行双侧穹隆间缝合（图 4.5）。另外，根据需要，可将双侧穹隆拉

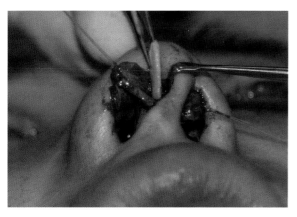

图4.4 经鼻内入路应用鼻小柱支撑和穹隆间缝合技术抬高鼻尖。自双侧穹隆下缘至鼻小柱外侧切断，暴露双侧穹隆和内侧脚。于内侧脚间分离腔隙，置入鼻小柱支撑物。为保持稳定，将双侧穹隆与支撑物缝合

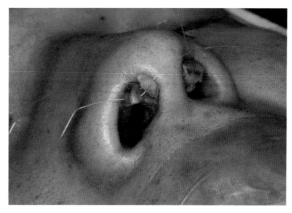

图4.5 实施该操作时，从内侧脚向外侧脚方向开始，然后再从外侧脚缝回内侧脚。仔细操作以保持穹隆对称，避免外侧脚过度内收

至一侧鼻孔外并予以缝合。修剪突出于穹隆的过多的鼻小柱支撑物部分。如前所述，于穹隆上放置帽状移植物（如有需要）。重置穹隆于自然位置，鼻尖复位，通过侧面观和基底面观交叉检查鼻背高度。

### 应用鼻中隔延伸移植物控制鼻尖突出度和旋转度

#### 基本概念

鼻中隔延伸移植物是亚洲人鼻尖整形术的重要工具。将鼻基底构建坚实，才能在其上对下外侧软骨重新定位，鼻尖突出度和旋转度才能得以有效控制。通过改变外形和位置，移植物能被有效用于填充，控制上旋、下旋，或鼻延长，或矫正鼻唇角[4]。

设计鼻中隔延伸移植物时，应考虑鼻尖突出和旋转的程度。将下外侧软骨重新定位并与新的鼻中隔尾端缝合，能即刻提升鼻尖及其旋转度；由于鼻尖得到了强力支撑，该方法适用于短鼻求美者，或者那些希望增加鼻尖突出度而支撑薄弱的求美者。然而，如其他增加鼻尖突出度的方法（如鼻小柱支撑或软骨性鼻尖移

植）可有效应用时，应用该方法应慎重，不要过度。因为，与其他方法相比，该技术涉及许多侵袭性操作，需要分离的软组织较多。缺点之一就是鼻尖弹性降低导致鼻尖僵硬，术后需要很长时间才能恢复。另一个缺点是当张力过大时，延伸移植物会发生弯曲[5]。当鼻中隔尾端支撑力量比较薄弱，或者在新的鼻尖部位，重新复位的下外侧软骨与外覆的皮肤软组织产生过大张力时，这种情况经常发生。因此，医生有责任于术前将所有可能的情况告知求美者。

#### 鼻中隔延伸移植物类型

鼻中隔延伸移植物有两种类型：重叠型和端对端型。根据软骨强度、鼻中隔尾端完整性、可利用软骨的量以及预期的鼻尖形状，重叠型鼻中隔延伸移植物又可分为多种类型。常见的是，该移植物与整个鼻中隔尾端重叠并延伸至前鼻棘。由于稳定性增加，该移植物能用于主要的鼻尖充填，可将其放置并固定于鼻中隔尾端部分。其主要应用于要求鼻尖中等程度突出和鼻中隔软骨相对较厚的案例。无论任何类型，该移植物都要用鼻中隔软骨或骨予以加强，以防其上方的组织张力过大而可能致其弯曲或扭曲。

与重叠型相比，由于有加强型撑开移植物将其强化，端对端型鼻中隔延伸移植物的优点显著：避免了鼻中隔尾侧端的增厚或扭曲，从而很少发生鼻塞。

### 鼻中隔延伸移植技术

1. 鼻中隔延伸移植术多通过开放式入路进行。大而平整的软骨通常取自鼻中隔后部。参照鼻尖最终的外形和稳定性来设计鼻中隔延伸移植物。例如，为了矫正鼻小柱退缩，设计的鼻中隔延伸移植物对应鼻小柱的部分应突出于鼻小柱，并且将下外侧软骨内侧脚以舌榫结构方式缝合于由移植物形成的新的鼻中隔尾端。

2. 当鼻中隔原本就比较厚实时，可以重叠形式将鼻中隔延伸移植物应用于鼻中隔尾端（图4.6）。应精细雕刻，避免尾侧端过厚，这对保持呼吸通畅非常重要。移植物可适当弯曲，以保证末端居中。

3. 一侧（鼻中隔黏膜，译者注）分离之后，除非另外需要，对一侧的分离应尽量少，仅延伸至能将移植物安全缝合于鼻中隔尾端即可（图4.7）。

4. 当鼻中隔尾端支撑力量薄弱时，有两种方法可予以加强。第一，将鼻中隔后角缝合固定于前鼻棘。第二，用撑开移植物或板条移植物支撑鼻中隔延伸移植物。将薄骨用作板条支撑是好的方法，但将其用作鼻中隔延伸移植物并不可取。如果切取的软骨足够大，就将其设计为突出于鼻中隔尾端的板条移植物，可同时达到强化与延伸鼻背的目的。

5. 在端对端型，鼻中隔延伸移植物通过2~3点固定保持稳定：鼻中隔后角固定于前鼻棘，应用8字缝合将鼻中隔延伸移植物固定于

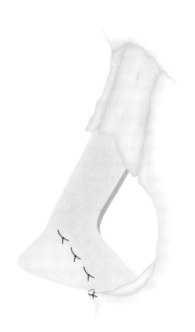

图4.6 重叠型鼻中隔延伸移植物，仅依靠鼻中隔尾端来支撑

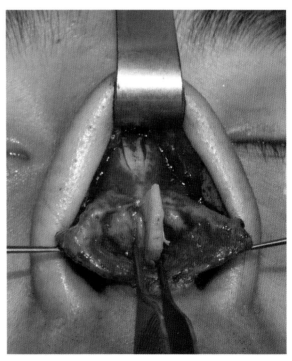

图4.7 固定于鼻中隔尾端左侧的重叠型移植物。用5-0或4-0 PDS 缝线将其固定于鼻中隔尾端。注意，左侧鼻中隔黏膜已完全分离，但右侧仅部分分离，能够容纳移植物即可

尾端鼻中隔末端，以及将鼻中隔延伸移植物与单侧或双侧加强型撑开移植物固定在一起（图4.8）[6, 7]。

6. 用5-0 PDS缝线或6-0透明尼龙线将下外侧软骨缝合于鼻中隔延伸移植物，使其重新定位，以形成新的穹隆（图4.9）。下外侧软骨

与鼻中隔延伸移植物之间另外缝合以加强固定。用4-0普通肠线将鼻中隔膜部与鼻中隔延伸移植物贯穿缝合，以进一步加强。如果需要，在新穹隆上放置帽状移植物或盾状移植物，以进一步细化鼻尖外形（图4.10）。

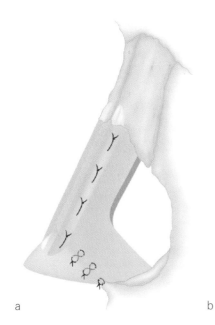
a

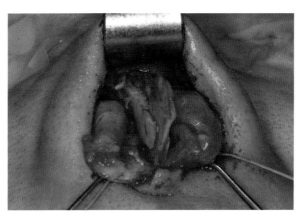
b

图4.8 端对端型鼻中隔延伸移植物，由双侧加强撑开移植物予以加强。在两种类型中，根据鼻尖突出度和旋转的程度来决定移植物形状

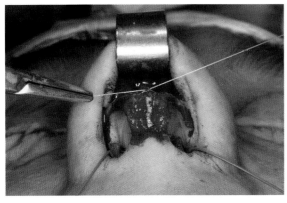

图4.9 应用鼻中隔延伸移植物调整鼻尖。移动下外侧软骨并将其固定于新的穹隆（由鼻中隔延伸移植物形成）上

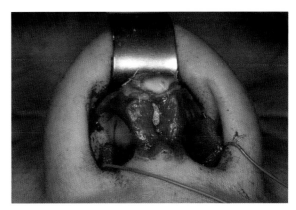

图4.10 增加鼻尖加突出或增强鼻尖表现点，另外应用盖板移植物（取自耳部软骨）

## 调整鼻尖外形的其他实用技术

### 盾状移植物

将盾状移植物置于鼻尖前下部（内侧脚浅面）能够增加鼻尖突出度，强化鼻尖上区转折与鼻尖下区转折的外形。盾状移植物通常用鼻中隔软骨制作，偶尔用肋软骨。其上方部分设计为 6~8 mm，形态模拟鼻尖表现点。边缘必须修薄。为保持稳定，其与内侧脚之间至少缝合 4 针（图 4.11）。在该案例中，应将支撑移植物放置于盾状移植物后，以防其歪斜和意外的头侧旋转[8]。

### 下外侧软骨外侧脚头侧切除术

当下外侧软骨较大、穹隆间距离较宽时，鼻尖看起来又圆又方（盒形或球形鼻尖），外侧脚头侧切除和中间脚内收能够减小鼻头、缩窄鼻尖。由于术后继发瘢痕收缩，该操作容易导致术后鼻尖轻微向头侧旋转。对于鼻部皮肤相对较厚的求美者，这种操作并不能显著缩小鼻尖；而对于薄皮肤的求美者，该方法是有效的。无论鼻内入路还是开放入路，都能完成该手术。切除后下外侧软骨应保留 7~8 mm 宽度，双侧相等。仔细操作，不要切除形成鼻尖表现点的中间脚。操作时用 15 号手术刀，切入不可过深，以防损伤下外侧软骨下方的黏膜。然后，用虹膜剪自黏膜分离软骨（图 4.12）。手术后鼻尖即刻变窄。随时间延长，术后发生继发性瘢痕，鼻尖变得更窄。

### 外侧脚移植物

外侧脚移植物能防止下外侧软骨塌陷，并能塑造流畅的鼻翼—鼻尖轮廓。该移植物有两种类型：外侧脚盖板移植物和外侧脚支撑移植物。

当外侧脚毁损或变形时，用外侧脚盖板移植物将其恢复；鼻尖充填时，用外侧脚盖板移植物加强鼻翼软骨。当下外侧软骨严重毁损、鼻尖支撑力丧失时，鼻尖支撑应首先在中间脚和内侧脚得到恢复（通过应用鼻中隔延伸移植物或鼻小柱支撑）。设计与外侧脚形状相匹配的移植物，并将其置于外侧脚上（图 4.13）。用 5-0 铬制肠线，将软骨移植物与前庭皮肤反

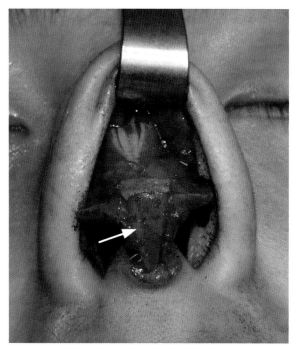

图 4.11 盾状移植物（箭头所指），开放入路。置入盾状移植物，用 5-0 PDS 或 6-0 透明尼龙线至少缝合 4 个位点。斜行修剪边缘。如有需要，使用支撑移植物增加稳定性

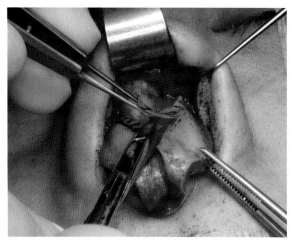

图 4.12 头端切除，缩小鼻尖体积。外侧脚应保留至少 7~8 mm，并保持双侧对称

复贯穿缝合。移植物对称与缝合对称都很重要，有助于避免术后出现鼻翼不对称。如有需要，可同时行帽状或盾状移植。

外侧脚支撑移植物通常用于矫正外侧脚外形或用于外侧脚复位（图4.14）[12]。当外侧脚太凹或太凸时，鼻尖外形看起来就不自然。将直的软骨放置于外侧脚下面，可使其平坦或变直，并能使外侧脚和中间脚之间的过渡更加自然[12]。分离外侧脚下底面的前庭皮肤后，置入一片取自鼻中隔的平直软骨。然后用5-0铬制肠线将软骨移植物与前庭皮肤反复贯穿缝合。如有需要，可多缝几针以固定移植物。经此步骤，外侧脚即恢复平坦。

有些案例，外侧脚汇聚于鼻纵轴（异位），鼻尖看似球形，外观不自然。该类型鼻尖可以通过改变外侧脚附着方向来改善，将垂直方向更多地改为水平方向。外侧脚自前庭皮肤彻底分离后，置入一条长的支撑移植物，延伸至整个外侧脚；随后将外侧脚旋向尾端，向梨状孔

方向固定（该区域事先分离）。该外侧脚复位方式在高加索人中已有完美的描述和应用，因亚洲人皮肤和皮下组织相对较厚，该方法未必如此奏效。

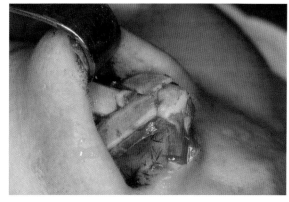

图4.13 外侧脚覆盖移植物。修剪间隔软骨或肋软骨使其与外侧脚相匹配，将其置于双侧外侧脚上，作为外侧脚覆盖移植物

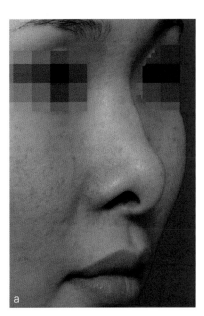
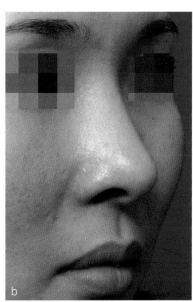
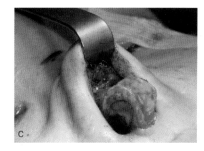
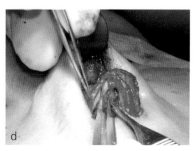

图4.14 鼻翼—鼻小柱不协调的矫正。（a）术前照片显示：鼻背不足，鼻小柱低垂，鼻翼缘轻微退缩。（b）术后6个月，鼻背充填良好，鼻翼与鼻小柱外观自然协调。（c）掀起皮瓣之后，由于内侧脚与外侧脚之间缺乏角度，下外侧软骨外观呈圆形。（d）自外侧脚与前庭皮肤之间分离，置入取自鼻中隔软骨的平板移植物。将中间脚固定于鼻中隔延伸移植物。术后鼻尖外形改善，内侧脚与中间脚之间形成角度，外观满意

### 切牙骨前移植物

在亚洲人中，切牙骨前区域通常发育不全，致使鼻下点后移、鼻唇角锐利，以及鼻小柱退缩。在前鼻棘或切牙骨前附近置入自体（软骨，骨）或人造（Gore-Tex，硅橡胶，聚酯纤维）移植物，能改善鼻小柱退缩，使鼻基底自然抬升与旋转[11, 13]。

将自体或合成移植物置于上颌骨前方，恰好位于前鼻棘下方。移植物材料通常要有一定数量，常用易于定形的合成材料，如 Gore-Tex 或聚酯纤维网。肋软骨能提供足够多的自体移植材料。可通过在内侧脚之间进行分离或唇下切口方式进入切牙骨前区域。分离并建立稍大于移植物的腔隙，随后置入移植材料。小片软骨的聚合体可直接塞入腔隙，大片的软骨置入后应与周围软组织或前鼻棘固定，以防下滑或移位。重要的是，设计的移植物应适合切牙骨的外形和曲度。另一个较好的选项是将软骨切碎外包自体筋膜。对于切牙骨发育不良、鼻尖突出度不足的案例，可以联合应用切牙骨前移植物与加强型鼻小柱支撑杆。

### 鼻翼缘移植物

鼻翼缘移植的操作是，将一薄片软骨移植物自鼻面（软组织三角）开始沿鼻翼缘放置，从鼻尖小叶至鼻翼小叶形成平滑过渡。当发生鼻翼退缩时，该方法能加强鼻翼边缘并使其轻微降低[14~16]。采用开放入路，用锐性虹膜剪自鼻尖开始沿鼻翼缘分离软组织。靠近鼻翼缘边缘实施分离，仔细操作，腔隙不应分离过大。自鼻中隔切取宽 2~3 mm、长 12~15 mm 的薄平软骨[16]。用 Brown-Adson 钳夹碎尖端后，将移植物置入腔隙，缝合入口。

## ■ 技术要点

1. 经鼻内入路，盖板移植通过适当的腔隙分离、仔细雕刻、经导引线缝合置于确切位置

可完美实现。

2. 经鼻内入路，联合应用穹隆间缝合、鼻小柱支撑和鼻尖盖板移植，能使鼻尖轻中度提升并伴有轻微头侧旋转。

3. 需要参考充填或旋转鼻尖的程度来设计鼻中隔延伸移植物。

4. 重叠型鼻中隔延伸移植物应仔细雕刻并准确置于中线，以防鼻尖偏曲。

5. 将端对端型鼻中隔延伸移植物置于内侧脚之间，应用 8 字缝合以端对端的形式与鼻中隔尾端对齐。可通过加强型撑开移植物或薄板移植物予以加强。

6. 诸多的鼻尖调整技术，包括盾状移植、头侧切除、外侧脚移植、切牙骨前移植及鼻翼缘移植，都应与鼻中隔延伸移植适当联用，以进一步调整鼻尖。

## ■ 并发症及其处理

### 突出度丧失

随着时间的延长，由鼻小柱支撑杆和鼻尖盖板移植物提升的鼻尖会慢慢降低。肿胀消退和移植物吸收是突出度丧失的主要原因。为预防该并发症，应以前鼻棘为支点，用鼻中隔延伸移植物以加强支撑。

### 过度上旋

过度上旋比较常见，发生在不考虑鼻尖旋转因素而过度增加突出度的情况下。没有合适的预防措施，单纯应用各种鼻尖移植物和支撑物提高突出度，最终会使鼻尖旋向头侧。参考鼻尖突出度和旋转度，恰当设计鼻中隔延伸移植物能够预防该并发症的发生。

### 鼻尖不对称或偏曲

鼻尖的自然外形调整后，经常发生不对称

或偏曲。在中线，将鼻中隔尾端精准复位或将鼻中隔延伸移植物精准放置，是预防该并发症的关键措施。另外，鼻尖盖板移植物放置与缝合也需精准、对称。在很多案例中，又薄又小的下外侧软骨的非常轻微的不对称，很容易被厚厚的鼻部皮肤所掩饰。然而，为防止鼻尖不对称或倾斜，在移植物雕刻和放置时应小心谨慎。

### 移植物显形

在皮肤较薄求美者中，移植物显形并不少见。在皮肤厚度适中或较厚求美者中，仔细雕刻移植物并避免过度提升鼻尖也能预防该并发症。然而，在鼻尖皮肤特别薄的求美者，对于移植物外形显露，上述措施也可能无效。在移植物边缘上极其细致地覆盖软骨膜、筋膜或软组织，可能有助于防止其显形。

### 疼痛或不适

随着时间的流逝，鼻尖疼痛或不适通常会消失，但偶有术后疼痛持续很久的情况。病因包括：应用鼻中隔延伸移植物使鼻尖过度突出导致鼻尖张力过大，应用较硬的材料如骨性鼻中隔或 Medpor 制作鼻中隔延伸移植物或鼻小柱支撑杆，或粗暴操作使鼻尖软组织过度损伤。操作必须谨慎，应用鼻中隔延伸移植物提升和旋转鼻尖时不可挑战极限，也不应在新的穹隆上额外放置盖板移植物，以期达到最大限度的鼻尖调整。通常取出移植物后疼痛与不适也会消失。

### 鼻　塞

当置入的鼻中隔延伸移植物 / 鼻小柱支撑杆或控制鼻中隔延伸移植物的加强型撑开移植物过厚时，前鼻孔会变得狭窄，导致鼻塞发生。鼻中隔延伸移植物或鼻中隔尾端的弯曲、移位，是导致鼻塞的另一个原因。仔细设计移植物，避免鼻小柱或鼻中隔尾端过厚，在前鼻棘正中稳妥固定鼻中隔，是防止鼻中隔尾侧端弯曲或移位的重要举措。

## ■ 实际案例

### 案例 1：鼻内入路盖板移植物调整鼻尖

40 岁女性求美者，要求改善鼻外形。体检发现鼻背低而宽，鼻尖突出度轻微不足（图 4.15）。经过咨询，求美者决定用硅橡胶假体充填鼻背，用耳部软骨调整鼻尖（图 4.16）。经软骨下切口行皮下分离，置入 3 mm 厚柳叶形硅胶假体。于同一切口置入双层耳软骨盖板移植物充填鼻尖。术后 6 个月照片显示鼻尖突出度改善，鼻背隆起自然（图 4.17）。

### 案例 2：开放入路调整鼻尖

39 岁女性求美者，要求改善鼻尖和鼻背外观。该求美者鼻背较低而鼻尖较宽，形态怪异，并且突出度不足，鼻翼—鼻小柱关系不协调（图 4.18）。用肋软骨充填鼻背，用端对端型鼻中隔延伸移植物调整鼻尖，同时用双侧加强型撑开移植物、帽状移植物、外侧脚移植物和鼻翼缘移植物予以加强（图 4.19）。术后 1 年照片显示鼻尖突出度、旋转度和体积改善良好，鼻翼—鼻小柱关系协调，鼻背隆起充分，鼻外观自然（图 4.20）。

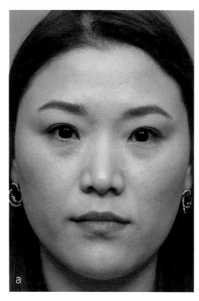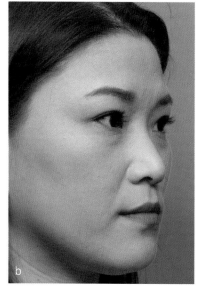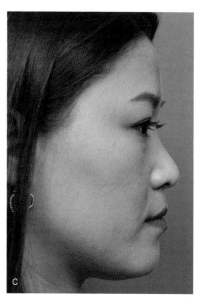

图 4.15　案例 1。术前照片显示鼻背略低，鼻尖突出度不理想

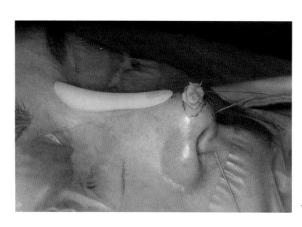

图 4.16　案例 1。术中照片显示雕刻后的柳叶形硅橡胶假体和双层耳甲软骨帽状移植物（置入前）

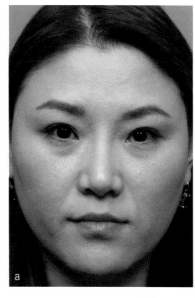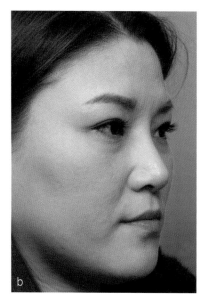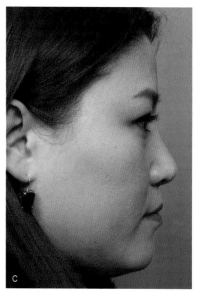

图 4.17　案例 1。术后 6 个月，充填后的鼻背与鼻尖形态协调

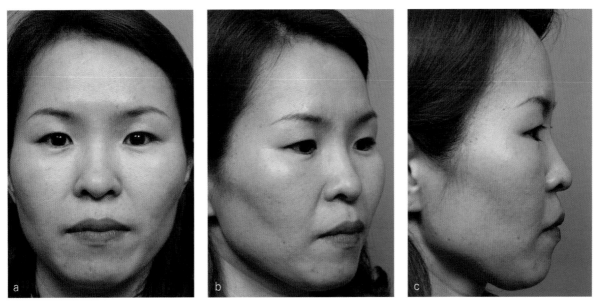

图 4.18　案例 2。术前照片，可见术前鼻背较低，鼻尖突出度不足

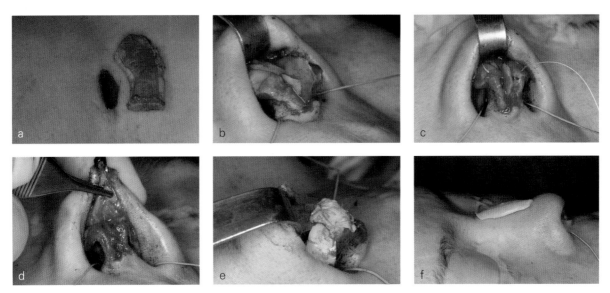

图 4.19　案例 2。术中照片。（a）肋软骨采集。（b）用鼻中隔软骨制作鼻中隔延伸移植物，并用肋软骨予以加强。
（c）下外侧软骨复位。（d）鼻翼缘移植物。通过软组织三角外侧切口沿鼻翼缘分离隧道，将事先设计好的软骨置
入腔隙。（e）帽状移植物，外侧脚盖板移植物和软骨膜覆盖。（f）用肋软骨雕刻的鼻背盖板移植物

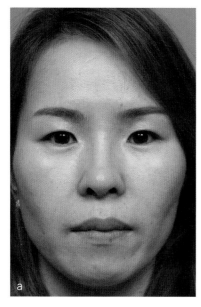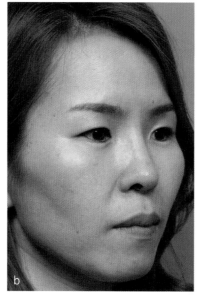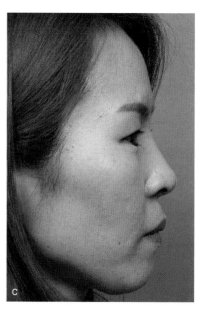

图 4.20 案例 2。术后 1 年照片显示鼻背隆起自然，鼻翼—鼻小柱关系良好

## 参考文献

1. Park SS, Jin HR. Non-Caucasian rhinoplasty. In: Flint PW,ed. Cummings Otorhinolaryngology-Head and Neck Surgery. Vol. 1, 5th ed. Philadelphia, PA: Saunders Elsevier;2010:568-579

2. Won TB, Jin HR. Nuances with the Asian tip. Facial Plast Surg 2012;28(2):187-193

3. Sheen JH. Closed versus open rhinoplasty-and the debate goes on. Plast Reconstr Surg 1997;99(3): 859-862

4. Ha RY, Byrd HS. Septal extension grafts revisited: 6-year experience in controlling nasal tip projection and shape. Plast Reconstr Surg 2003;112(7): 1929-1935

5. Kim MH, Choi JH, Kim MS, Kim SK, Lee KC. An introduction to the septal extension graft. Arch Plast Surg 2014;41(1):29-34

6. Guyuron B, Varghai A. Lengthening the nose with a tongue-and-groove technique. Plast Reconstr Surg 2003;111(4):1533-1539, discussion 1540-1541

7. Han K, Jin HS,Choi TH, Kim JH, Son D. A biomechanical comparison of vertical figure-of-eight locking suture for septal extension grafts. J Plast Reconstr Aesthet Surg 2010;63(2):265-269

8. Whitaker EG, Johnson CM Jr. The evolution of open structure rhinoplasty. Arch Facial Plast Surg 2003;5(4):291-300

9. Zijlker TD, Vuyk H. Cartilage grafts for the nasal tip. Clin Otolaryngol Allied Sci 1993;18(6):446-458

10. Daniel RK. The nasal tip: anatomy and aesthetics. Plast Reconstr Surg 1992;89(2):216-224

11. Brenner MJ, Hilger PA. Grafting in rhinoplasty. Facial Plast Surg Clin North Am 2009; 17(1):91 - 113, vii

12. Gunter JP, Friedman RM. Lateral crural strut graft: technique and clinical applications in rhinoplasty. Plast Reconstr Surg 1997;99(4):943-952, discussion 953-955

13. Gunter JP, Landecker A, Cochran CS. Frequently used grafts in rhinoplasty: nomenclature and analysis. Plast Reconstr Surg 2006;118(1): 14e-29e

14. Rohrich RJ, Raniere J Jr, Ha RY. The alar contour graft:correction and prevention of alar rim deformities in rhinoplasty. Plast Reconstr Surg 2002; 109(7):2495-2505, discussion 2506-2508

15. Boahene KD, Hilger PA. Alar rim grafting in rhinoplasty: indications, technique, and outcomes. Arch Facial Plast Surg 2009;11(5):285-289

16. Toriumi DM. New concepts in nasal tip contouring. Arch Facial Plast Surg 2006;8(3): 156-185

# 5 驼峰去除术

Tae-Bin Won, Hong Ryul Jin

## 精 要

- 亚洲人驼峰鼻有三个共同特征：鼻子小，鼻根/鼻背较低，鼻尖突出度不足。
- 处理策略应着重于达到理想的鼻部轮廓而不是去除驼峰。
- 正面观达到自然的眉—鼻尖美学线与侧面观达到理想的鼻部轮廓同样重要。
- 基于鼻背预期隆起量和鼻尖突出情况，个性化决定驼峰去除量。
- 通过鼻根和鼻尖充填，可较少或无须去除驼峰。

- 在众多治疗驼峰鼻的技术中，辅以鼻根和/或鼻尖充填的保守的骨性和/或软骨性驼峰去除术是应用最普遍的方法。
- 如果驼峰较大，建议应用分段驼峰去除术，并用撑开移植物重建鼻缝点。
- 驼峰去除术的并发症包括：倒 V 形畸形，鼻背不规则和鼻塞。保守的驼峰去除术以及应用撑开移植物或修饰移植物，能防止这些并发症发生。

## ■ 引言

鼻整形术是亚洲人最常见的面部整形术之一。同西方人相比，尽管手术原则和目标相似，但实际操作大不相同。亚洲人鼻部解剖特征和美学标准不同，相应手术方法也独一无二。已经发表了很多的文章强调了不同的方法与技术[1-4]。亚洲人鼻整形术有别于高加索人种的特殊性。

在多数西方鼻整形教材中，驼峰鼻手术通常视为降低术，也被认为是鼻降低整形术。一般来说，驼峰鼻手术的目标是尽量降低鼻背，处理开放的顶板，达到自然的鼻部轮廓。尽管有的亚洲人驼峰鼻较大，但多数亚洲人与西方人不同，表现在驼峰的尺寸不大，鼻背相对较低，鼻尖突出度或旋转度不足。自然，矫正亚洲人

驼峰鼻在理念和技术上都有明显的不同。

当驼峰较小或另外需要鼻背和鼻尖充填时，经常将驼峰去除的量最小化，有时甚至不实施驼峰去除。处理亚洲人驼峰鼻时，用"轮廓成形术"（profloplasty）代替"鼻缩小术"（reduction rhinoplasty）或许最为恰当。本章将阐明亚洲人驼峰鼻的特征，重点强调常用的能达到可靠效果的外科技术。

## ■ 求美者评估

术前设计的关键是确定理想的鼻部轮廓，这在某些方面与隆鼻操作有些相似。此处有两个重点。第一，确定鼻根点的水平线和高度。鼻根点水平，即鼻起点。我们一贯强调，人种不同，鼻起点也不同[5]。传统认为，高加索人

的理想鼻起点是重睑皱褶水平，亚洲人则为瞳孔正中线水平。然而，目前对亚洲人有抬高鼻起点的趋势。作者认为，针对求美者个体情况，鼻起点应介于重睑皱褶与瞳孔正中线之间（图5.1）。鼻根高度通常由鼻额角来确定。亚洲人鼻额角，在男性为135°左右，女性则为140°左右。

随后，参考鼻尖突出度和旋转度（鼻唇角）确定预期的鼻尖形态。自鼻根至鼻尖画线确定理想的鼻部轮廓，去除驼峰和/或必要时充填鼻背。

其他需要考虑的内容包括：皮肤厚度，驼峰性质，歪鼻程度以及鼻骨长度。通过仔细视诊、触诊来评估鼻部驼峰的情况。

驼峰可以广泛的，也可以局限的。通常广泛的驼峰由骨性和软骨性成分组成，而局限性驼峰则是由鼻骨和/或上外侧软骨突出所致。假性驼峰是一种鼻缝点看似较高的错觉（类似于驼峰鼻），由鼻根点较深和/或近鼻尖上区处下鼻拱扁平所致（图5.2）。处理策略应该是强调恢复鼻部支撑，用充填替代切除。

评估驼峰鼻求美者时，我们通常强调鼻部轮廓或侧面观情况。然而，正面观也有显著的特征，为了达到良好的术后效果我们不得不正视它、矫正它，毕竟该视角是最重要的视角。正面观驼峰特征包括：眉—鼻尖美学线不自然（如过窄、过宽、中断等），驼峰区域反光，皮肤薄且经常充血或皮肤颜色改变。正面观获得自然的眉—鼻尖美学线与侧面观获得理想的鼻部轮廓同样重要。

## ■ 手术技术

再次强调，亚洲人的驼峰去除手术技术与西方人在操作上并无本质的不同。然而，亚洲人驼峰鼻处理的关键是决策，确定是缩小、充填还是重新布局。

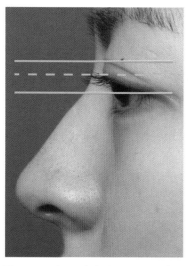

重睑皱褶水平
理想的鼻起点水平
瞳孔正中水平

图5.1 亚洲人鼻起点。亚洲人鼻起点或鼻根点水平在重睑皱褶线和瞳孔正中线之间

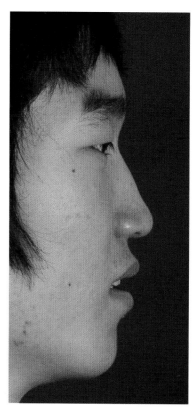

图5.2 假性驼峰。该求美者近鼻尖上区处下鼻拱扁平，鼻背凸出，类似驼峰鼻

### 解剖分析与临床应用

鼻背皮肤在鼻根处最厚,在鼻缝点区域最薄(图5.3)并形成轻微而自然的凸度。与此鼻背解剖特征相关的临床应用有两个:第一,分离鼻缝点区或驼峰附近时,弯曲的骨膜剥离子使用起来比较方便;第二,去除驼峰后,如果出现平坦的鼻背,即意味着切除过度。

实施驼峰去除术时,另一个需要理解的重点是骨软骨拱的鼻缝点区的解剖,其上是广泛交叠的鼻骨,其下是鼻中隔和上外侧软骨(ULC)(图5.4a)。通常,去除骨性驼峰,显露其下方的软骨就够了。从骨软骨重叠区的头端至尾端,鼻中隔鼻背端的外形及其与ULC的关系逐渐发生变化,由大的"T"形变成"Y"形,再成为"I"形(图5.4b)。实施驼峰去除术时,切除鼻中隔鼻背部会破坏这种自然的解剖结构。依据该处的自然厚度进行修复重建,能预防美学和功能性并发症,如倒V形畸形和鼻塞。

## 手术入路:开放式入路与闭合式入路

无论闭合式入路或开放式入路,都同样能够完成鼻驼峰去除术。因此,通常依据相应鼻背和鼻尖手术的需要来选择手术入路。对于除了充填(如撑开移植物)外不需要其他鼻背操作和仅需少量鼻尖操作的局限性驼峰,作者多应用闭合式入路。对鼻背操作,优先选用单侧或双侧软骨间切口,联合部分贯通或半贯通切口;对鼻尖操作,则采用单独的软骨下缘切口。

驼峰广泛,需要切除鼻背中隔软骨的求美者,伴有相应鼻部畸形如不对称或鼻偏斜,需要进行的鼻尖部操作较多。对于这种求美者,大多需要采用开放式入路。尽管这些情况能够通过鼻内切口解决,但作者仍倾向于开放式入路。因为开放入路视野清晰,放置和缝合移植物时求美者感到舒适,能确保达到比较稳定可靠的手术效果。只要贯彻基本的缝合原则,开放式入路的部分缺点(如鼻小柱可视瘢痕)即可降到最低限度。

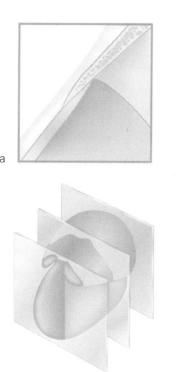

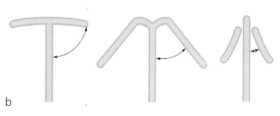

图5.4 骨性鼻背与软骨性鼻背的关系。(a)在鼻缝点区域,上方的鼻骨与下方的鼻中隔和上外侧软骨广泛交叠。(b)自骨联合向尾侧推移,鼻中隔形状渐渐变化,由"T"形到"Y"形,再到"I"形

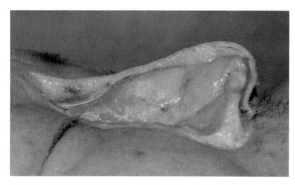

图5.3 鼻背皮肤厚度。鼻根最厚,鼻缝点最薄,在鼻缝点区形成轻微自然的凸度

### 分离与切取鼻中隔软骨

不管采用何种入路，应在软骨膜上和黏膜下平面将组织分离提起。显露鼻中隔前角，从而显露整个鼻背区域。

鼻中隔偏曲明显或需要采集软骨时，应先实施鼻中隔成形术。通常在鼻中隔软骨采集后，鼻背侧、尾侧都应保留 10 mm 的软骨。计划大量去除驼峰时，应保留更多的鼻中隔软骨，或者先行驼峰去除然后再采集。

### 手术顺序与鼻尖整形术

在鼻背操作之前，我们通常先进行鼻尖手术，完成约 90% 预期的鼻尖塑形工作（包括突出度、旋转度的调整和鼻尖重现）。鼻背工作完成后，进行最后的微调。著者应用这种顺序，经常能最大限度地减少或者避免鼻背降低术。偶尔会发生这种糟糕尴尬的情况：为了达到预期的鼻背高度，在鼻背降低术后又需再次进行鼻背充填。鼻尖手术操作不在本章范围，另有章节讨论。简言之，对于鼻部支撑薄弱、突出度与旋转度不足的典型的亚洲求美者，通常采用两步法操作。第一步是鼻尖的稳定性，也是亚洲人鼻尖整形的关键步骤。目的是建立一个坚固的底座，为进一步的移植物充填奠定基础。鼻尖的稳定能通过鼻小柱支撑移植物或鼻中隔延伸移植物来实现。二者中，鼻中隔延伸移植物功能最为强大，对鼻尖支撑非常薄弱并且需要鼻尖突出度实质性提升的求美者效果可靠，能够在改善突出度的同时控制旋转度。第二步是对鼻尖进行精雕，应用不同的移植物的缝合操作来到达预期的效果（图 5.5）。外置移植物，如帽状移植物或盾状移植物是主要的手段。

### 亚洲人大驼峰鼻降低术

降低驼峰有很多手术方法，包括整块切除、分段切除和 Skoog 鼻背切除术[6-9]。经典的"组

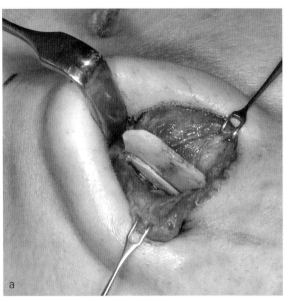

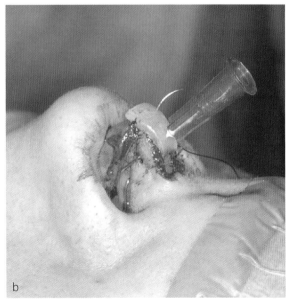

图 5.5　鼻尖手术。鼻尖支撑不足的亚洲人鼻尖整形术常规步骤。鼻尖支撑的恢复通过（a）应用鼻中隔延伸移植物，再经（b）额外的盖板鼻尖移植物精细雕刻来实现

合式驼峰整块去除术"是将驼峰的各区域（鼻骨、鼻中隔、双侧上外侧软骨）一起移除（整块），留下开放的顶板。这种方法通常应用于广泛的骨软骨性驼峰鼻，西方人常见。简而言之，在鼻背骨—软骨交界处，用 15 号手术刀片水平沿着切除平面向头侧推进，切入驼峰的软骨部分，横断上外侧软骨和软骨性鼻中隔，

保持其与鼻骨连接。在软骨段下方置入 10 mm Rubin 骨凿沿设计的平面切除鼻背骨，整块移除全部骨软骨性驼峰。仔细触诊鼻背，谨慎锉平骨面，修剪软骨。

在分段驼峰去除术中，依次切除驼峰各段，精准操作并保护鼻黏膜。在驼峰去除之前，将上外侧软骨自鼻中隔分离。适当切除鼻中隔，然后去除骨性驼峰（图 5.6）。最后，修剪上外侧软骨，将其置于鼻中隔之上，或用作自体撑开移植物撑开皮瓣（图 5.7）。对大驼峰的亚洲求美者，作者更倾向于应用该方法。

鼻内或经皮外侧截骨术适用于那些顶板开放畸形，鼻背宽大，或伴有鼻偏曲的求美者。

### 支撑移植物

对那些在鼻缝点区切除了大部分鼻中隔的求美者，支撑移植物最好双侧放置（图 5.8）。驼峰去除术后置入支撑移植物的原因如下：

1. 为了支持并再次加强鼻缝点（基石区），防止倒 "V" 形畸形。这对鼻骨较短的求美者尤其重要。鼻骨短意味着上外侧软骨与鼻骨之间的连接也短，去除驼峰后这种连接经常破坏，导致中鼻拱坍塌[10]。

2. 为了控制中鼻拱宽度，形成流畅的眉—鼻尖美容线。鼻中隔越靠近鼻背越厚，切除较厚的鼻中隔会导致中鼻拱缩窄。

3. 为了防止鼻塞。这是中鼻拱狭窄的功能性结果，由内鼻阀狭窄所导致。

4. 矫正中鼻拱歪曲或不对称（如需要）。

5. 没有关于软骨切除量和应用撑开移植物的研究；但当对术后效果没把握时，作者推荐应用支撑移植物。

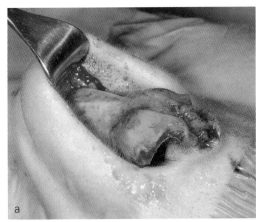
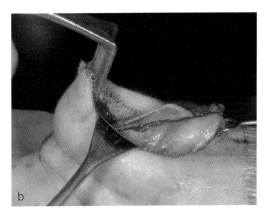
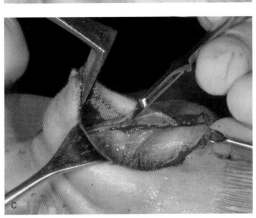
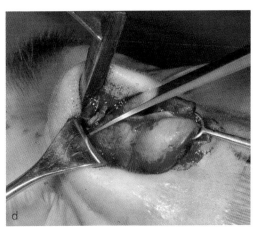

图 5.6　驼峰分段去除术 1。（a）显露驼峰。（b）将上外侧软骨自鼻中隔分离。（c）用 15 号刀片切除软骨性驼峰。（d）用 Rubin 骨凿切除骨性驼峰

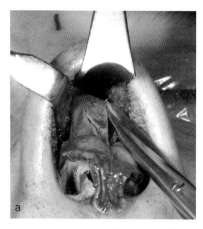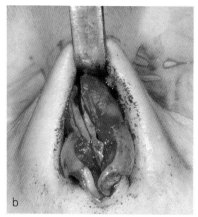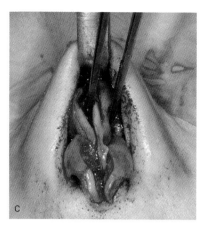

图 5.7　驼峰分段去除术 2。上外侧软骨可以（a）用剪刀修剪或（b，c）用作自体撑开移植物

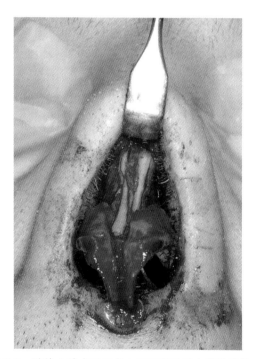

图 5.8　驼峰去除术后于鼻中隔双侧放置支撑移植物

### 亚洲人小驼峰鼻的保守驼峰去除术

因为多数亚洲人的驼峰相对较小，组合式驼峰去除术未必是一个合适的方法。通常单纯的锉骨配合鼻中隔软骨轻微修剪就足够了，能达到预期鼻背高度，或者形成鼻背平台为进一步隆鼻做准备。用小而直的骨凿代替大的Rubin骨凿，继而在直视下用小锉刀或小钻头

锉骨。骨性驼峰去除后，其下交叠的软骨性鼻拱会显露出来，随后对其进行精准的部分切除（图 5.9）。作者们应用所谓"保守"驼峰去除术的方法，其过程适用于多数小的、孤立的亚洲人驼峰鼻。在驼峰上和 / 或下用盖板移植物填充相应鼻背，并结合鼻尖手术，使得保守驼峰去除术应用频繁。

尽管在鼻缝点鼻骨底面能看到交叠的上外侧软骨，但顶板开放畸形还是比较少见的，也就不需要进行外侧截骨术。鼻基底宽大能够通过随后的鼻背充填来弥补，这也是外侧截骨术不常应用的另一个原因。尽量少切除软骨性驼峰能降低对撑开移植物的需求，同时也很少损伤鼻黏膜。这在应用异体内置物充填鼻背时，能降低感染的风险。

当预期的鼻背高度超过驼峰高度时，有两个选择：不管它；或者在其上实施充填。作者更喜欢在实施充填之前去除驼峰，使鼻背变得平直、流畅。此时，驼峰去除量由鼻背充填所用材料类型而定。使用硅胶材料时，鼻缝点区的底面应予以刻掉，以掩饰较小的遗留凸度。使用其他材料，如软骨、膨体聚四氟乙烯（ePTFE）和异体筋膜时，就要完全去除驼峰。因为，均匀一致的充填能减少鼻背不规则及遗留凸度的机会。

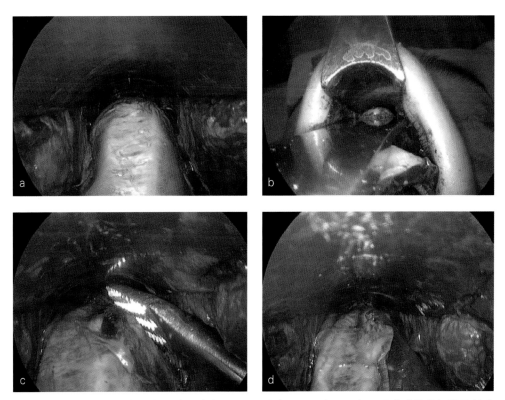

图 5.9　亚洲人小驼峰鼻保守驼峰去除术。（a）驼峰视野。（b，c）用骨凿或骨锉切除骨性驼峰、骨性驼峰、暴露鼻缝点交叠的软骨性鼻拱。（d）软骨性驼峰去除（鼻中隔和上外侧软骨）

### 最后的微调：鼻背充填与鼻尖细化

通过鼻背充填能获得理想的鼻背高度，并弥补任何残留的不规则部分，有鼻根充填和鼻根鼻背充填两种形式（图 5.10）。后者的优点在于在皮肤较薄的鼻缝点区能形成光滑无间隙的过渡。戴湿手套仔细触诊，对于检查驼峰去除术后的不规则非常重要。塑造鼻部和谐美观的最后步骤是鼻尖细化。为了和谐的鼻子与良好的面部保持平衡，建议对颏部退缩的求美者实施颏成形术。

### ■ 技术要点

1.分段驼峰去除适用于大而广泛的驼峰鼻。依次去除驼峰各段，仔细操作，并保护鼻黏膜和上外侧软骨。

2.保守驼峰去除适用于多数小而孤立的亚洲人驼峰鼻，通常伴随驼峰上和 / 或下的鼻背充填，并辅以鼻尖手术。

3.驼峰去除术后实施鼻背充填时，鼻根和鼻背联合充填有利于在皮肤较薄的鼻缝点区形成光滑无间隙的过渡。

4.应用软组织或夹挤过的软骨充填鼻根，因为固体软骨充填此处易于显形。

5.当术中对手术效果没把握时，应使用撑开移植物或皮瓣，以减少倒 "V" 形畸形的发生。

### ■ 并发症及其处理

#### 倒 "V" 形畸形

导致倒 "V" 形畸形的原因包括：中鼻拱塌陷，骨性开放性顶板缝合失败以及上外侧软

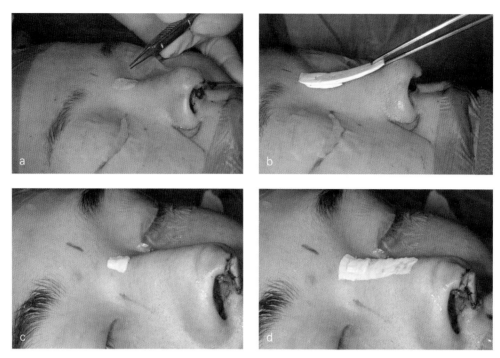

图 5.10　鼻根和鼻背充填。（a）用夹挤过的软骨充填鼻根。（b）用 ePTFE 充填鼻根和鼻背。（c）用骨外膜充填鼻根。（d）用软骨膜充填鼻根和鼻背

骨自鼻骨滑脱。尽管这种情形在小驼峰的亚洲人并不常见，但在鼻骨短的求美者容易发生。鼻骨短意味着软骨性骨拱和鼻骨之间的交叠较短，这些连接在去除驼峰时被一并切断。为防止中鼻拱塌陷及随之而来的倒"V"形畸形，可应用撑开移植物、捆绑式缝合，以及掩饰性盖板移植物。

### 功能性问题（内鼻阀塌陷）

西方文献经常强调驼峰鼻切除术后保护内鼻阀。鼻背降低术本身会导致内鼻阀狭窄。另外，鼻外侧截骨术和闭合顶板开放畸形的鼻外侧壁骨折，都使上外侧软骨相应地塌向内侧，导致内鼻阀塌陷，引起明显的鼻塞。在去除驼峰的情况下，保护并重建中鼻拱和内鼻阀的技术包括：应用经典的撑开移植物，"下推"技术[9]、撑开移植物，或自体撑开皮瓣[11]。因为亚洲人鼻部皮肤和软组织罩较厚，内鼻阀角宽大[12]，

哪怕是在鼻外侧壁向内塌陷之后，由内鼻阀塌陷引起的鼻塞也很少发生。先前的研究表明，亚洲驼峰鼻求美者经历鼻骨外侧截骨术后无鼻塞发生，不管是否应用撑开移植物[2]。

### 凸痕残留

凸痕残留的原因包括驼峰去除过于保守，鼻背充填不足或鼻根置入物再次吸收，以及鼻尖低垂。驼峰去除量估计不足，加上手术过程中一步或多步操作失误，会导致真正的驼峰残留。"反正鼻背需要填充，驼峰就尽量少去点"的想法，也会导致驼峰去除不足。

### 鼻背不平整畸形

长期随访发现，鼻背，特别是皮肤较薄的鼻缝点区，容易出现不平整畸形。明显的鼻背不平整畸形是再次鼻整形术的常见原因。亚洲人鼻背皮肤相对较厚，加之驼峰去除术后即刻

进行鼻背充填，有助于减少此类畸形的发生。皮肤复位后必需仔细触诊，以验证鼻背是否光滑。鼻背连续性充填（从鼻根到鼻尖上区）能减少这种问题。整块软骨置入后容易显形，在鼻根充填时应尽量避免使用。作者喜欢使用软组织移植材料，如筋膜（自体或异体）或ePTFE。当需要的充填量较大时，就在软组织移植物下方置入夹挤过的软骨。

## ■ 实际案例

### 案例 1

35 岁女性驼峰鼻求美者（图 5.11）。鼻部特征为鼻根较低，中度驼峰，轻微鼻尖突出度不足，皮肤厚度中等。手术操作如下：

1. 开放式入路。
2. 行鼻中隔成形术并切取鼻中隔软骨。

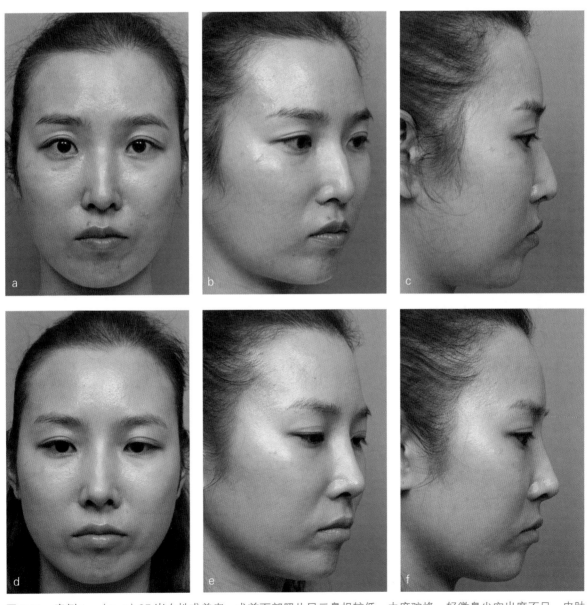

图 5.11　案例 1。（a~c）35 岁女性求美者，术前面部照片显示鼻根较低，中度驼峰，轻微鼻尖突出度不足，皮肤厚度中等。（d~f）术后 1 年面部照片显示鼻根和鼻尖隆起，鼻部轮廓均衡

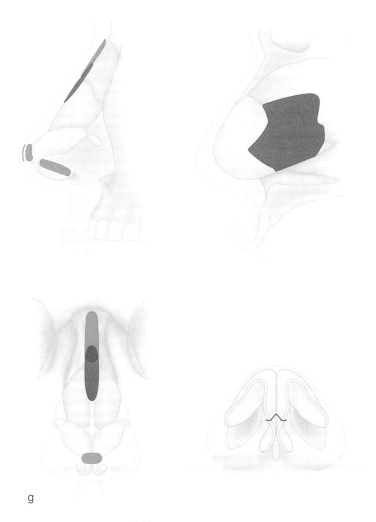

图 5.11（续） （g）手术过程图解

3. 应用鼻小柱支撑和帽状移植物进行鼻尖整形。

4. 用骨锉将骨—软骨性驼峰整块切除（保守法）。

5. 用夹挤过的鼻中隔软骨充填鼻根。

术后 1 年照片显示，正面观可见眉—鼻尖美学线改善；侧面和斜面观显示鼻部轮廓均衡，鼻背流畅，鼻尖突出度和旋转度提升。

**案例 2**

23 岁女性求美者，纠结于鼻部美容问题（图 5.12），要求去除驼峰鼻。鼻部分析显示，驼峰广泛，鼻尖较低，鼻尖肥大伴轻微低垂，皮肤厚度中等。手术方法如下：

1. 经改良 Killian 切口切取鼻中隔软骨。

2. 采用开放式入路，掀起皮瓣，自鼻中隔分离上外侧软骨。

3. 分段驼峰去除术：用 15 号手术刀片去除鼻背软骨性驼峰，用 Rubin 骨凿 / 骨锉去除突出的骨性驼峰，用剪刀修剪上外侧软骨。

4. 双侧撑开移植物矫正鼻背偏斜，控制鼻背宽度。

5. 下外侧软骨头端切除,鼻小柱支撑,帽状移植物精致塑形。

6. 双侧外侧截骨以闭合开放的顶板,缩窄骨性鼻锥。

术后 1 年,侧面观显示鼻部轮廓均衡,鼻尖细化。正面观显示鼻背平直,眉—鼻尖美学线流畅,宽度适合。

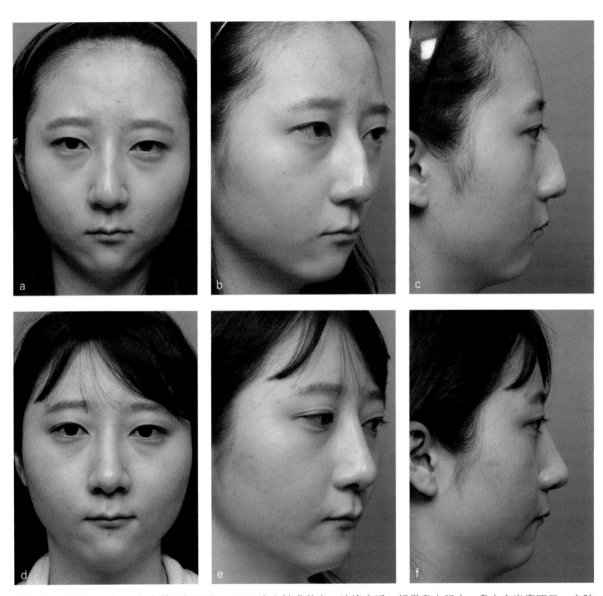

图 5.12　案例 2。(a~c)术前面部照片,示 23 岁女性求美者,驼峰广泛,轻微鼻尖肥大,鼻尖突出度不足,皮肤厚度中等。(d~f)术后 1 年,面部照片显示驼峰去除,鼻尖细化,鼻部轮廓均衡。正面观显示鼻背直,宽度适合,眉—鼻尖美学线流畅

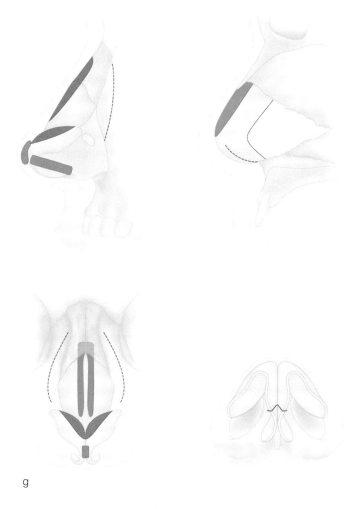

g

图 5.12（续）　（g）手术过程图解

## 参考文献

1. Toriumi DM, Swartout B. Asian rhinoplasty. Facial Plast Surg Clins North Am 2007;15(3):293-307, v

2. Jin HR, Won TB. Nasal hump removal in Asians. Acta Otolaryngol Suppl 2007;558:95-101

3. Jin HR, Won TB. Nasal tip augmentation in Asians using autogenous cartilage. Otolaryngol Head Neck Surg 2009; 140(4): 526-530

4. Won TB, Jin HR. Nuances with the Asian tip. Facial Plast Surg 2012;28(2): 187-193

5. Jin HR, Won TB. Recent advances in Asian rhinoplasty. Auris Nasus Larynx 2011;38(2):157-164

6. IshidaJ, Ishida LC, Ishida LH,Vieira JC, Ferreira MC. Treatment of the nasal hump with preservation of the cartilaginous framework. Plast Reconstr Surg 1999;103(6):1729-1733, discussion 1734-1735

7. Rohrich RJ, Muzaffar AR, Janis JE. Component dorsal hump reduction: the importance of maintaining dorsal aesthetic lines in rhinoplasty. Plast Reconstr Surg 2004;114(5):1298-1308, discussion 1309-1312

8. Skoog T. A method of hump reduction in rhinoplasty. A technique for preservation of the nasal roof. Arch Otolaryngol 1966;83(3):283-287

9. Hall JA, Peters MD, Hilger PA. Modification of the Skoog dorsal reduction for preservation of the middle nasal vault. Arch Facial Plast Surg 2004;6(2):105-110

10. Sheen JH. Spreader graft: a method of reconstructing the roof of the middle nasal vault following rhinoplasty. Plast Reconstr Surg 1984;73(2):230-239

11. Gruber RP, Park E, Newman J, Berkowitz L, Oneal R. The spreader flap in primary rhinoplasty. Plast Reconstr Surg 2007;119(6):1903-1910

12. Suh MW, Jin HR, Kim JH. Computed tomography versus nasal endoscopy for the measurement of the internal nasal valve angle in Asians. Acta Otolaryngol 2008;128(6):675-679

13. Won TB, Jin HR. Revision rhinoplasty in Asians. Ann Plast Surg 2010;65(4):379

# 6 歪鼻畸形的矫正

Hun-Jong Dhong

## 精 要

- 对内鼻与外鼻构造进行精确的术前分析，是鼻成形术获得成功的基础。
- 术前，手术医生与求美者之间应对术式选择与矫正部位进行充分讨论，这点十分有必要。
- 术前充分评估面部不对称程度，并将评估结果应告知求美者。
- 术者应充分考虑鼻偏曲的美观改善，也应该考虑其功能恢复程度。
- 鼻背畸形常伴有鼻中隔偏曲畸形，鼻成形术中最关键的一步便是沿中线建立一个直立的鼻中隔。
- 重建鼻部的稳定性是由矫直后的鼻中隔的力量大小决定的，该力量大小源于基石区的完整性、L型结构的加强、前鼻棘的固定。
- 术中对每个骨软骨框架的细致操作，来评估并消除所有内源性和外源性的致畸因素。
- 精确的截骨术应以对每块骨锥的评估为基础，这才可使骨性偏曲得以充分纠正。
- 对于矫正歪鼻畸形的下 2/3 处，应优先使用鼻翼撑开物和鼻中隔延伸移植物。
- 在一定程度上，变形的骨软骨框架应以保守的方式处理。
- 术后护理与定期复查和手术一样重要。

## ■ 引言

在鼻整形术中，歪鼻或鼻偏曲的矫正术依然是最具挑战性的手术之一。鼻偏曲与求美者的容貌吸引力、自我满足感和生活质量息息相关[1, 2]。畸形不仅包括美学问题，还包括功能学后果，因此这些并存的问题应该同时纠正。鼻偏曲求美者的鼻部解剖结构可能与骨锥体畸形、鼻中隔偏斜、上/下外侧软骨不对称或这些畸形的各种组合有关。这个问题可能是先天性的，也可能是后天性的，还可以是创伤或以前的手术造成的。此外，求美者通常有面部基线不对称，影响了矫正性鼻成形术的结果。由于解剖重建存在重建支撑骨和软骨的风险，因此彻底了解鼻部解剖和生理学，进行准确的术前和术中分析，了解手术的知识和技巧，以及进行精细的术后处理，对矫正扭曲的鼻子都是必不可少的。此外，也需要手术医生熟练的操作。

## ■ 求美者评估

应向求美者索取详细的社会经历和病史，并将其列入病历之中。获得的信息应包括吸烟状况、职业、对面部外观的关注程度、鼻外伤史、以前的鼻部手术史以及有无过敏性鼻炎和慢性鼻窦炎等。

## 体格检查

### 外鼻检查

对歪鼻进行矫正的第一步是进行系统的体格检查，分析存在的美学问题和潜在的解剖畸形。从眉间中点到颏部画一条直线，理想鼻子的鼻梁和鼻尖应该对称。此外，鼻背轮廓应该用两条对称的眉尖美学线条来勾勒，从内侧睑上嵴延伸到鼻尖的定义点（图 6.1），用这种方法可以评估鼻偏斜的程度和类型。

如果偏斜不明确，应用光照有助于更清楚地识别任何细微的畸形（图 6.2，图 6.3）。然后，对每个解剖元素，包括骨锥、上外侧软骨、软骨背和鼻小柱，进行细致的触诊，以评估其大小、形状、对称性和恢复力。面部不对称在鼻歪斜求美者中并不少见，多数求美者在手术后对自己的面部外形变得非常敏感[3]。因此，任何轻微的不对称都应在术前描述，以防止求美者将其归因于手术。面部不对称列的常见原因出如下所示。

**面部不对称的常见原因包括：**

- 面部宽度的差异
- 眉毛不对称
- 眼眶水平的差异
- 鼻前棘偏离
- 梨状孔的侧向定位
- 鼻翼点非水平
- 上颌骨或下颌骨增生 / 发育不全
- 颧骨突出 / 凹陷

### 内鼻检查

歪鼻求美者应进行鼻阻塞的评估。通过鼻内镜检查鼻腔和鼻咽部，确定瓣膜区内外开放情况、鼻中隔有无偏曲、下鼻甲状况以及腺样体有无肥大，所有异常都必须在术前进行评估[4]。这些畸形都可在术前通过检查来发现，如超声鼻测量和鼻旁 CT 扫描。如果有可能引起鼻塞的问题，应该在行鼻整形术时进行处理。

### 对鼻部皮肤和软组织封套进行检查

外鼻畸形的临床分析应包括对皮肤软组织封套（SSTE）的评估。如果求美者 SSTE 较厚，水肿消退所需时间较长，会影响术后效果[5]。相比之下，较薄的 SSTE 可能出现皮下小的残留畸形。

## 医学摄像

在术前的面部评估中，标准化照片是必不可少的，用于鼻子和脸部的临床分析。正面、侧面、倾斜、底面和俯视是应该获得的基本照相方位[6]。

面部基本分析包括测量和评估眉、内眦、鼻根、鼻翼侧壁、鼻翼面部结合部、鼻小柱、鼻小柱—唇结合部、眼轴—唇侧结合部、人中、嘴角和颏下点（图 6.4）。

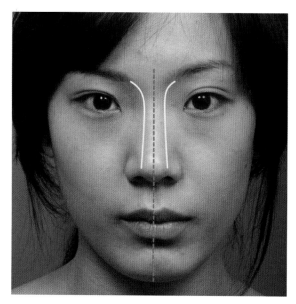

图 6.1 面部中线和眉尖美学线。眉尖美学线从眉内侧开始，沿背侧缘向下弯曲，并与轮廓点柔和汇合。它应该是并行的、无连接的和对称的

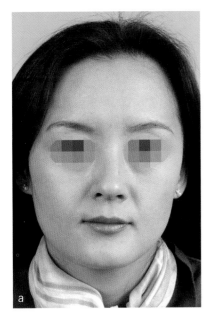
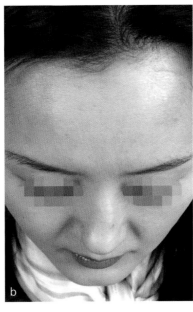

图 6.2　俯视图（鸟眼观）：由于鼻尖和嘴唇之间的距离以及嘴唇和下巴之间的距离变小，鼻背部的不规则更加明显

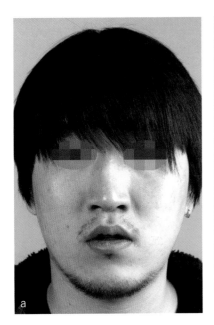
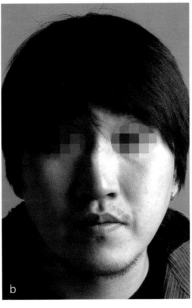

图 6.3　斜光的影响：明暗对比会使眉尖的美感线条的变形增强

### 手术计划

下一步是根据临床分析来决定手术方式。手术计划可以包括矫正畸形和巩固框架两个部分。根据各解剖部位的畸形情况，选择合适的入路和手术方法。如果想要使用移植技术，手术医生应在手术前了解手术所需要的移植材料[7]。必须告知求美者每种移植材料的优缺点，包括自体移植物（鼻中隔、鼻甲或肋软骨）、异体移植物（阔筋膜、异体皮）和人造材料（Gore-Tex、硅橡胶）[8]。

### 求美者的面诊和选择

手术医生制订手术计划后，就应该与求美者就手术细节和预期的手术结果进行充分讨论。

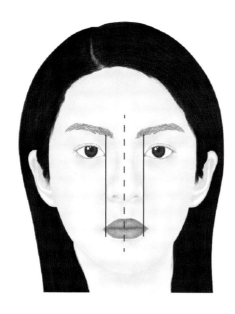

面部分析
· 眉
· 内眦
· 鼻根点 / 鼻缝点
· 鼻翼侧壁
· 鼻翼面结合部
· 鼻小柱
· 鼻小柱—唇结合部
· 人中
· 嘴角
· 颏下点

图 6.4　面部分析：鼻根、鼻尖和人中应全部位于中线。双侧标记点到中线的距离也应该相同。面部不对称的评估，对于歪鼻症的诊断具有重要意义

由于手术医生和求美者在对最佳结果的判断上可能存在差异，因此手术医生应使用照片向求美者解释手术的预期结果。另外，手术医生应该解释手术预期和最终结果之间的潜在差异。

术前评估的最后一步是选择求美者，而这与临床评估同样重要。对手术有一个现实的期望和对手术局限性的充分理解的求美者，是很好的手术候选人。手术医生应特别注意那些过分关心轻微畸形或有不切实际期望的不良手术候选人。

## ■ 手术技术

### 选择入路

虽然术前的临床分析可能有助于选择一种特定的手术入路，但必须告知接受内鼻入路的求美者有可能改用外部入路以进行更全面的矫正，这取决于手术计划和手术医生的偏好。一般来说，鼻内入路可用于中上穹隆的轻微畸形和瘢痕疙瘩求美者，需要避免与开放入路相关的不可预测的挛缩[9]。同时，对于鼻骨下 2/3

和严重不对称的偏斜，应采用外部入路进行治疗，在某些情况下需要最大限度的显露、活动和整形。经双侧边缘切口与经鼻小柱内翻 V 形切口连接，可完全显露鼻尖和软骨上平面的中裂。要处理骨锥体畸形时，必须在骨膜下平面进行广泛的解剖。

### 歪鼻矫正

虽然对歪鼻有不同的分类，但分类都是出于手术的需要[3, 4, 10, 11]。需要根据每个解剖领域（上、中、下）和相互关系，从调整到中线的角度进行分析。

#### 鼻部上三分之一歪斜

上三分之一部的偏斜是由骨锥体的不对称和驼峰造成的。通过细致的触诊和 CT 扫描，评估每个骨锥的大小、形状和对称性。在畸形轻微的情况下，骨背可以通过伪装或锉骨技术进行矫正。仅有骨背偏斜的求美者可能有鼻外伤病史[12]。一般来说，多数骨锥体偏斜导致鼻背的中三分之一偏斜。

掩盖

这项技术可用于具有骨锥局部压扁或不对称的求美者。挤压的鼻中隔软骨是首选的移植材料。材料放置在骨膜瓣下，以减少活动度和可见度。骨背的皮肤比较薄，因此手术医生必须确保移植物的外形被皮肤所掩盖[13]。

锉骨术

在某些情况下，对于骨锥体畸形，锉骨术可能是一种比较方便的手术方式。如果骨锥双侧弧度对称，但背侧轮廓变形，可以单独应用此法矫正畸形。在许多情况下，在骨锥体重建不对称鼻骨之前，通过锉骨术来修整背部轮廓。应该注意的是必须仔细操作，考虑如何定位骨锥重建。

截骨术

截骨术是矫正鼻整形手术中最基本也是最困难的技术之一，包括切割鼻锥骨以矫正畸形。没有截骨术，斜向的骨背就不能被完全矫正。截骨术是一种盲视手术，无法看到截骨，其学习是有挑战性的。因此，手术医生应该具有扎实的手术技能。

为了避免不必要的并发症发生，在行截骨术之前，必须对骨背的解剖有充分的了解。骨背由上颌骨额骨、鼻骨和额突构成，这些结构是连接在一起的。应该了解骨骼的特征，尤其是在厚度上的变化。一般来说，男性的鼻骨比女性的厚[14, 15]。骨背侧壁由鼻骨和上颌骨的额突构成，侧突厚度小于 2.5 mm，在鼻额连接处最厚，向下缘逐渐变薄。骨背外侧壁由鼻骨和上颌骨的额突构成，侧突的厚度小于 2.5 mm。截骨术有多种类型，包括内侧（斜行、旁正中）、外侧、横向、中间和双重截骨等（图 6.5）。虽然截骨术通常在软组织包膜下进行，但经皮外入路手术可以用于外侧和横向截骨。经皮截骨术后穿刺部位的遗留痕迹可以忽略。尽管有解剖上的困难，要产生一条准确的骨折线，骨凿应该保持锐利。

侧位截骨术

侧切术的目的是将鼻背从侧壁截断，之后术者可移动鼻骨，然后在中线重新复位。如图 6.6 所示，外侧截骨术是在骨锥侧面用骨凿和锤子形成一条连续的骨折线。使用前庭切口入路

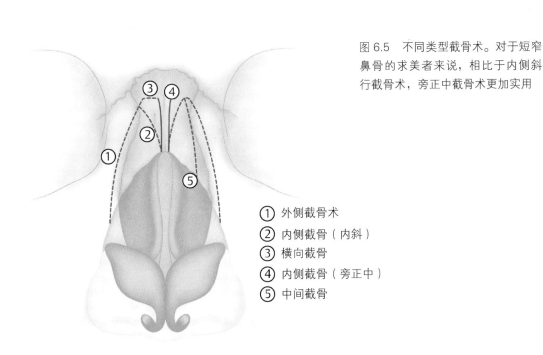

图 6.5 不同类型截骨术。对于短窄鼻骨的求美者来说，相比于内侧斜行截骨术，旁正中截骨术更加实用

① 外侧截骨术
② 内侧截骨（内斜）
③ 横向截骨
④ 内侧截骨（旁正中）
⑤ 中间截骨

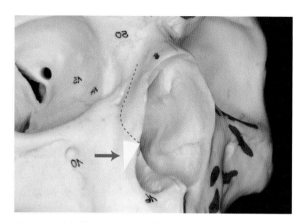

图 6.6 外侧截骨术。为避免鼻腔过窄，建议保留鼻底水平梨状孔的小角区（黄色区域）。外侧截骨术通常始于下鼻甲与鼻侧壁的交界处或其上方

行鼻内切骨术。首先，在下鼻甲前缘的鼻内侧壁上做线状小切口，然后用虹膜剪沿梨状孔外侧缘解剖骨膜下平面的软组织。解剖需足够宽以插入骨凿（弯的或直的）。在确定侧切术的起始点时，Webster 三角是上颌骨额突的一个小三角形部分，应该保留，因为下鼻甲由此穿过，否则内瓣可能会受损（图 6.6）。可以通过在梨状孔边缘稍前上方开始截骨来保留 Webster 三角[17]。通过谨慎地触诊骨凿的指示尖端，可以沿指定的截骨线继续进行侧切术。截骨应止于内眦连线的水平面，接近内侧截骨的上缘。

在部分轮廓严重不对称或外侧骨壁过度凸出的求美者中，单一的外侧截骨术不足以使鼻完全对称。在这些案例中，在畸形的侧骨壁上再行截骨术有助于形成对称的、自然的外鼻壁凹陷（双重截骨术）。骨折线应平行于外侧截骨线，并接近于鼻颌缝合线。

内侧截骨术

内侧截骨术是一种将鼻骨内侧与骨性鼻中隔分离的技术。在各种内侧截骨术中，通常首选斜行截骨术和旁正中截骨术。使用 2 mm 或 4 mm 骨凿，内侧截骨术应该从鼻骨与背侧骨性鼻中隔交界的下缘开始，沿着外侧截骨术的上缘进

行。当进行内侧截骨术时，应该注意骨背的厚度在不同的区域有很大的不同，因此，保持骨折线可控是非常具有挑战性的。由于鼻骨向额骨方向逐渐增厚，内侧截骨的上缘过高会限制鼻骨的内侧移位。

最后，可在内眦线水平使活动性鼻骨向内侧移位形成骨折，可以是青枝骨折。在斜行截骨术向上斜方向延伸后，鼻骨的内侧移位可造成移动鼻骨所需的鼻骨内侧和上部的青枝骨折。然而，此类青枝骨折位置并非总是那么理想，并有可能导致不良的结果。为了避免内、外侧截骨术之间的不完全连接，可以行经皮横向截骨术，特别是亚洲人有比较平坦和厚的骨背[18]。由于这些解剖特征，亚洲人采用经皮横向截骨术治疗背部骨折比高加索人要多。部分骨背太窄的求美者可能也需要进行内侧截骨术。截骨术应该完整，以充分移动骨锥，同时尽可能减少组织损伤，以达到视觉上的一致性。

对于安全可靠地实施截骨术，作者有以下几点建议：

1. 不要将骨膜提升到离鼻骨太远的侧面。骨膜附着于骨骼，可提供稳定性。

2. 尽可能用小的骨凿，这将最大限度地减少附着在内部表面的软组织的损伤。

3. 仔细体会在敲击时出现的突破感。

4. 避免损伤上外侧软骨（ULC）和鼻骨之间的连接处。

5. 采用"低到高"或"高—低—高"侧切术，以避免并发症。

**中鼻拱与鼻尖部偏曲**

鼻下三分之二的畸形是最复杂的情况。软骨支架的许多改变可能会共存并相互影响。手术医生在术中应该对解剖异常进行评估。主要的操作包括沿中线伸直鼻中隔，前鼻棘重建，下外侧软骨向复位的鼻中隔固定，形成对称的鼻拱，重建坚固而直立的鼻小柱。

鼻中隔

矫正鼻扭曲或歪鼻的最重要和最基本的手术步骤是矫正鼻软骨隔[19]。引起鼻中隔偏曲的变形力可以是内在的，也可以是外在的。外力的释放是矫正软骨畸形的关键，可防止手术失败或复发[20]。外力可能来自上外侧软骨、骨隔、鼻棘、鼻中隔黏膜、下外侧软骨和鼻小柱软组织。通过逐个消除相应的外力的作用，可使偏斜的鼻中隔得到矫正。如果自由活动的鼻中隔显示任何变形，必须处理和纠正内力。内力可以通过削弱软骨或通过缝合和移植加强来释放。

鼻中隔应该拉直，同时最大限度地保留鼻背。考虑到这两个目标，在至少保留 8~10 mm 背侧和尾侧 L 支架的同时，切除鼻中隔的偏离部分（图 6.7）[21]。切除可包括上颌骨嵴、筛窦垂直板和犁骨。在拱顶区域，L 支架应保持与垂直板的连接。此外，应尽可能保留鼻棘与 L 支架尾端之间的附着体。如有鼻中隔半脱位，应对鼻中隔要进行解剖矫正，从鼻棘和下外侧软骨分离，然后用 8 字缝合技术进行固定（图 6.8）。

各种手术方式可用于鼻中隔的矫形，包括楔形切除、板条移植、扩张器移植、切割和缝合技术以及压痕缝合技术[22~26]。复杂案例中，

体外鼻中隔成形术可能是一种有效、安全和可靠的技术，尤其适用于偏曲明显的鼻[27, 28]。

中三分之一

在鼻中隔到达正中线后，需要对鼻拱进行重建以改善形态和功能。采用多种鼻中隔支持移植物和精确缝合技术，使鼻中隔伸直牢固。通过在软骨膜对鼻拱进行仔细解剖，可以对鼻背显露的程度进行评估。术中在评估所有致畸因素后，剥离双侧鼻中隔软骨膜并跨上外侧软骨延伸至鼻背，同时保持黏膜软骨完整。解剖范围应足以使鼻中隔得到充分矫正。随后，将鼻背中隔从上外侧软骨释放出来，这样就可以

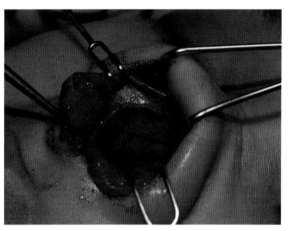

图 6.7　鼻中隔软骨 L 支架。重要的是，保持 L 支架至少宽 8~10 mm，以防止马鞍鼻畸形。L 支架的大小取决于剩余鼻中隔软骨的强度和刚度

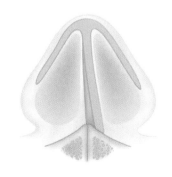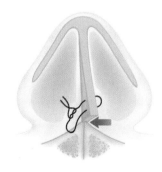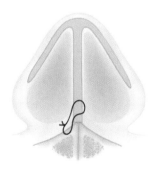

图 6.8　移位的鼻中隔复位术。当鼻中隔半脱位时，通常需要使软骨隔与下面的骨分离，然后用缝线将关节软骨固定在前鼻棘上

对鼻中隔的任何内在畸形进行评估和处理。在鼻中隔偏曲的情况下，可选用单侧或双侧移植物（图6.9）。

撑开移植物将鼻背中隔固定于直立方向，防止畸形的复发。此外，移植物可以保持或恢复内鼻瓣膜的完整性。理想的移植材料是鼻中隔软骨，尤其是后下段，其宽度最为一致。移植物用几根平行于鼻背中隔的5-0 PDS褥式缝合固定。在鼻背凸面的中鼻拱向外突出的案例中，可在中段和上外侧软骨的交界处放置撑开移植物。如图6.10所示，通过上外侧软骨和鼻背中隔缝合，可以使鼻背得以矫正[29]。同样，这种缝合技术也可以用于纠正置入撑开移植物后的偏斜[30]。

下部三分之一

和中部三分之一一样，对下部三分之一畸形的矫正是建立在如何使鼻中隔直而有力的基础上的。由于鼻拱的致畸力经常影响鼻尖，因此有时需要进行解剖以将下外侧软骨从上外侧软骨中分离出来。如果鼻中隔不在正中位置，则应仔细地将其从上颌嵴和前鼻棘分离出来并固定在中线上。此外，如果有先天性畸形或外伤导致的前鼻棘或上颌嵴改变，那么这些畸形应该优先得到矫正。使用软骨和骨性鼻中隔的延伸移植物，可以有效矫正鼻中隔的尾端偏斜[31]。

下一步是在中线建立坚实的垂直支撑。鼻尖薄弱或偏离时，鼻中隔延伸移植物有效，有助于形成笔直的尾端并改善鼻尖突出度。然而，必须谨慎操作，避免鼻中隔增厚造成鼻塞，并应告知求美者膜性鼻中隔失去弹性的情况。鼻中隔延伸移植物的末端应该磨成斜面，并以多

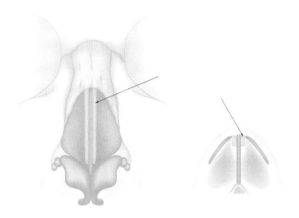

图6.9　撑开瓣。将上外侧软骨从鼻中隔软骨分离出来后，用4-0 PDS缝合并固定于植骨器，有利于拓宽气道，矫正鼻中间三十分之一的偏斜，提高手术成功率

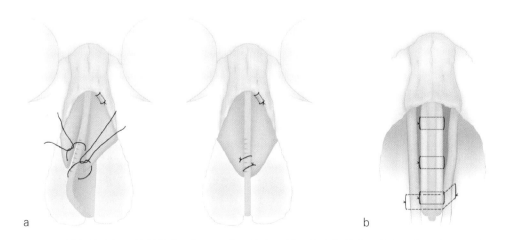

a　　　　　　　　　　　　　　　　　b

图6.10　斜行缝合矫正软骨偏曲。相比于水平缝合，斜行缝合将偏曲的鼻中隔软骨拉向中线。此法可用来纠正软骨偏曲。无（a）或有（b）支撑移植物

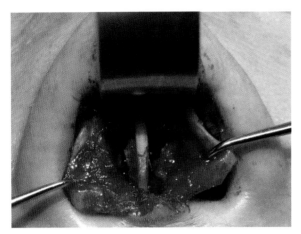

图 6.11 鼻中隔延伸移植物纠正尾端偏曲。这种方法非常有效，尤其是当鼻尖薄弱而有弹性时

况下，夹板保持在原位的时间较长（长达3周）。软性鼻腔填塞物（如鼻孔填塞物、明胶海绵）足以控制出血并支持皮瓣或移植物，术后1~2天被取出。用酒精和皮肤黏合剂擦拭皮肤后，用四分之一英尺胶带将鼻背贴在一起。对称长条带应沿鼻孔的尾端用于骨背，以支持鼻尖。对于骨质疏松求美者应使用外部夹板，以支持重新定位的结构和控制骨出血。夹板被置于鼻背上三分之二处并向内侧压迫，下缘不应该延伸到鼻尖，以避免鼻尖皮肤与底层框架之间形成死角。5~7天后，鼻小柱缝合线、胶带和外部夹板应被轻轻取出。

重锚定缝合线固定于鼻中隔。鼻中隔延伸移植物不仅可对下外侧软骨形成可靠的支撑，也可有效控制鼻尖位置（图6.11）。鼻尖的投影和旋转程度、鼻小柱的形状和强度，都可以通过移植物的大小、形状和位置来决定。将中、内侧脚紧密固定到鼻中隔延伸移植物上，可以使鼻柱重建更稳定。

应评估外侧脚和穹隆的对称性，并适度矫正。穹隆间韧带应缝合至鼻中隔的穹隆段或延伸移植物处。连接处应调整至符合对称性。对外侧脚的头端进行适度修剪，从而符合延伸移植物的侧面轮廓。

### 伤口缝合与敷料

如采用开放式入路，则应首先缝合鼻小柱切口。皮下使用5-0可吸收缝线，并用6-0尼龙线缝合。解剖的黏膜皮瓣需要缝合，如果需要的话，可以在鼻中隔黏膜的一侧做小的黏膜切口，以防止隔膜血肿。内部夹板，如硅胶片，可用于避免在软骨膜皮瓣之间形成血肿，并稳定重建的结构，促进愈合，防止黏膜出现问题。单纯贯穿缝合足以将夹板固定到鼻中隔面膜处。放置夹板后，需要预防性应用抗生素。通常于门诊手术1~2周后去除夹板。在广泛重建的情

## ■ 术后处理

使用鼻部夹板后应预防性应用抗生素，可在术中和术后使用大剂量短效糖皮质激素，以减轻水肿。通常来说，应在术前一周指导服用抗凝剂的求美者停止用药，术后5~7天重新开始用药。术后按需服用止痛药。求美者应避免因紧张导致便秘或呕吐，按需预先给予缓解紧张的药物。每日在伤口处涂抹抗生素软膏。每日应用3~4次盐水鼻部喷雾剂，从而保持鼻黏膜表面潮湿和清洁。求美者们应注意面部伤口的防晒，防止色素沉着。求美者应至少在术后1周、1个月、3个月和6个月时复诊，并且收集术后照片。此后，求美者应每1~2年进行复查，来评估远期效果。

## ■ 技术要点

1. 歪鼻由骨性的上三分之一骨和软骨性的下三分之二组成，根据不同外科理念和技术对各部分结构进行评估。

2. 以准确的术前临床分析为基础制订手术计划，进而选择入路。

3. 在软骨膜上层的平面分离中鼻拱，骨背

需要在骨膜下分离。

4. 精确的截骨术是矫正骨锥畸形的关键。

5. 在矫正歪鼻鼻塞时，矫直和加强鼻中隔软骨是最重要的部分。为此，鼻中隔应该去除作用于鼻中隔的外在致畸形力，随后评估内在畸形，同时保留 L 支架。

6. 保持重点区域的完整，通过 8 字缝合将 L 支架的尾端固定于前鼻骨。如果前鼻骨错位，应重新复位。

7. 撑开移植物是加固和矫直软骨背的有效工具。

8. 中线上笔直和坚固的鼻中隔作为可靠的垂直框架，这是矫正鼻尖的基础。

9. 下外侧软骨的固定应进行调整，使双侧穹隆相对于中线完全对称。

10. 鼻小柱切口应仔细进行无张力缝合。

## ■ 并发症及其处理

### 出 血

轻微渗血在鼻成形术后 48 小时内很常见。纱布覆盖有助于减轻求美者的不适感，抬高头部可通过降低血管压力来减少出血。如有持续出血，医生应立刻检查伤口。鼻填塞术不能控制流血时，医生应考虑完全去除敷料，重新评估鼻腔。求美者反映有难以控制的鼻部疼痛时，应该考虑有否鼻中隔出血。不论什么位置，术后血肿应立刻引流。鼻中隔血肿可导致毁灭性的并发症，如鼻中隔脓肿和穿孔。在血肿部位插入硅胶管引流有助于避免复发。

### 持续水肿

术后水肿通常发生在术后前 4 周。可用不同方法减轻水肿，包括冷敷、抬高头部和围术期激素处理等。迟发性水肿可在术后几个月发生，多是由瘢痕组织重塑引起的。多数迟发性

水肿在术后 1 年左右自愈，因此应告知求美者，使其安心。对部分瘢痕较大的求美者，局部注射激素（曲安奈德）可能有效。应避免过于浅表的注射，以免发生色素沉着。值得注意的是，注射激素可以导致真皮萎缩及一系列其他问题，包括鼻背轮廓畸形和表皮透明化。

### 鼻背不规则 / 偏曲

部分案例术后可能出现鼻背偏曲或不规则。应评估畸形原因及其程度，以决定是否需要再次手术。术后骨性弯曲的常见原因如下所示。术后即刻发生的偏曲应尽快重新评估，术后早期用手按压可纠正轻微的畸形。如果确实需要修复，可在第一次手术后 6~12 个月进行。

> **引起骨锥偏曲的常见原因包括：**
>
> - 截骨不完全：内侧和外侧截骨术的不完全连接。软组织记忆效应可将鼻骨拉回原位。
> - 对骨性鼻中隔向后上偏曲的矫正不完全。
> - 下部三分之二软骨结构畸形的矫正不完全。

## ■ 实际案例

### 案例 1

22 岁男性，鹰钩鼻，鼻中隔呈 C 字形，向右侧弯曲，伴右侧鼻腔阻塞。眉尖美学线不对称，骨性和软骨性鼻背偏离中线（图 6.12）。

此案例需要矫正骨性鼻背与中鼻拱，因此应实施开放式鼻整形术。作者喜欢用开放式入路矫正下部三分之二的偏曲，通常需要使用撑开移植物。通过开放手术，作者可以评估解剖学异常并有效应用移植物。就手术顺序而言，完成皮肤软组织瓣分离后，首先应进行鼻中隔成形术，随后通过移植物和缝合技术矫正下三分之二的畸形，然后是鼻尖整形术，主要目的

是使鼻外观美观、好看。内、外侧截骨术通常在手术结束时进行，从而避免手术期间的软组织水肿。对宽鼻翼基底的矫正是最后的步骤。

　　在这些案例，手术技术包括内侧和外侧截骨，外上侧软骨与鼻中隔软骨分离，左侧支撑移植物，鼻中隔成形术，使用8字缝合法、鼻小柱板条重建和加固鼻中隔尾部 L 支架，下外侧软骨头侧端修剪，鼻尖鼻拱部缝合。求美者对术后鼻部的功能和外观都很满意。

　　术后1年，鼻背轮廓对称，无任何术后偏曲。

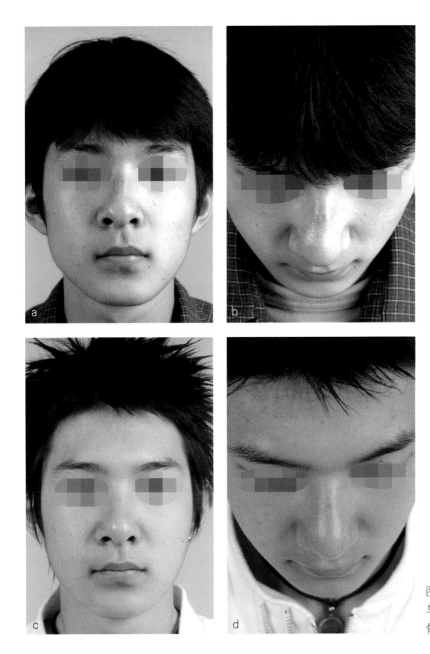

图 6.12　案例 1。（a，b）术前正面与俯视照片显示 C 形弯曲的骨性和软骨性鼻背。（c，d）术后示鼻背挺直

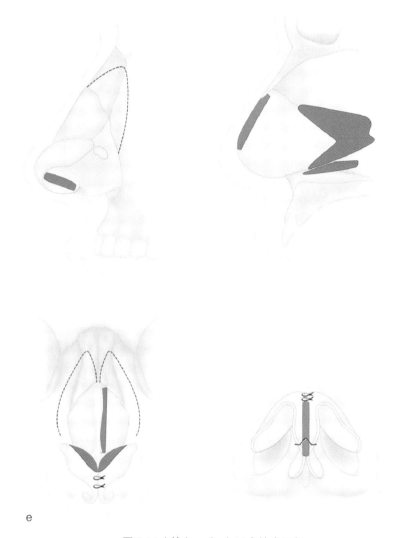

e

图 6.12（续） （e）手术技术图解

## 案例 2

27 岁女性，鼻畸形，无任何外伤史或手术史。她的主诉为鼻偏曲伴右侧轻度鼻塞。如术前照片所示，她的骨性鼻背直立，但却有轻度驼峰，中鼻拱向右偏曲（图 6.13）。采用开放入路手术，通过锉骨术去除驼峰鼻，使用左侧支撑延伸移植物和穹隆内缝合使中鼻拱和鼻尖变直。通过在鼻中隔楔形切除尾部使偏曲鼻中隔矫正。

术后 14 个月照片示眉梢美学线对称，鼻背居正中。

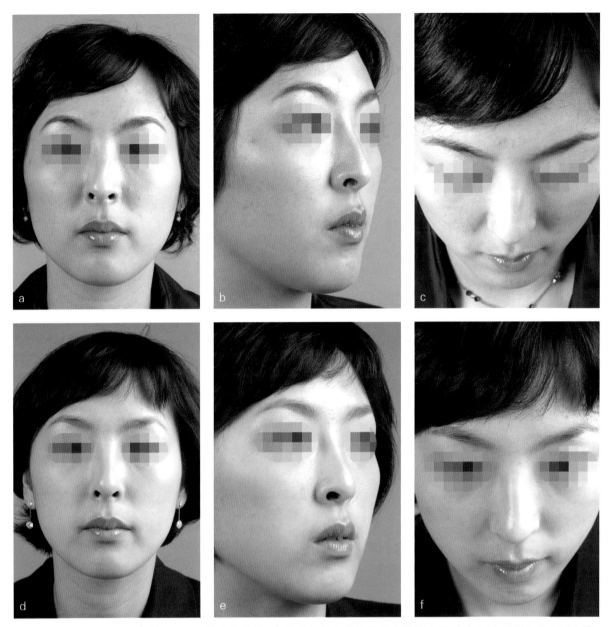

图 6.13 案例 2。(a~c)术前照片显示笔直的骨锥,但是软骨性鼻背偏曲伴有轻微驼峰。(d,f)术后照片鼻背呈直线,驼峰被去除

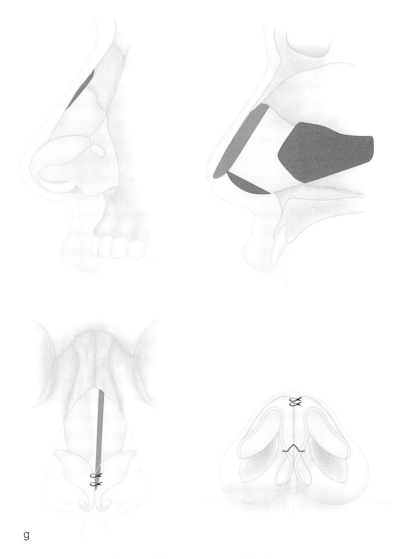

g

图 6.13（续）　（g）手术技术图解

## 参考文献

1. Roxbury C, Ishii M, Godoy A, et al. Impact of crooked nose rhinoplasty on observer perceptions of attractiveness. Laryngoscope 2012;122(4):773-778

2. Cingi C, Eskiizmir G. Deviated nose attenuates the degree of patient satisfaction and quality of life in rhinoplasty: a prospective controlled study. Clin Otolaryngol 2013;38(2): 136-141

3. Hafezi F, Naghibzadeh B, Nouhi A, Yavari P. Asymmetric facial growth and deviated nose: a new concept. Ann

Plast Surg 2010;64(1):47-51

4. Potter JK. Correction of the crooked nose. Oral Maxillofac Surg Clin North Am 2012;24(1):95-107

5. Cho GS, Kim JH, Yeo NK, Kim SH, Jang YJ. Nasal skin thickness measured using computed tomography and its effect on tip surgery outcomes. Otolaryngol Head Neck Surg 2011;144(4):522-527

6. Stepnick D, Guyuron B. Surgical treatment of the crooked nose. Clin Plast Surg 2010;37(2):313-325

7. Dini GM, Iurk LK, Ferreira MC, Ferreira LM. Grafts for straightening deviated noses. Plast Reconstr Surg

2011;128(5):529e-537e

8. Shipchandler TZ, Papel ID. The crooked nose. Facial Plast Surg 2011; 27(2):203-212

9. Bagheri SC, Khan HA, Jahangirnia A, Rad SS, Mortazavi H. An analysis of 101 primary cosmetic rhinoplasties. J Oral Maxillofac Surg 2012;70(4):902-909

10. Jang YJ, Wang JH, Lee BJ. Classification of the deviated nose and its treatment. Arch Otolaryngol Head Neck Surg 2008; 134(3):311-315

11. Bohluli B, Moharamnejad N, Bayat M. Dorsal hump surgery and lateral osteotomy. Oral Maxillofac Surg Clin North Am 2012;24(1):75-86

12. Higuera S, Lee EI, Cole P, Hollier LH Jr, Stal S. Nasal trauma and the deviated nose. Plast Reconstr Surg 2007;120(7, Suppl 2):64S-75S

13. Toriumi DM. Structure approach in rhinoplasty. Facial Plast Surg Clin North Am 2005; 13(1):93-113

14. Harshbarger RJ, Sullivan PK. The optimal medial osteotomy: a study of nasal bone thickness and fracture patterns. Plast Reconstr Surg 2001;108(7):2114-2119, discussion 2120-2121

15. Harshbarger RJ, Sullivan PK. Lateral nasal osteotomies: implications of bony thickness on fracture patterns. Ann Plast Surg 1999;42(4):365-370, discussion 370-371

16. Gryskiewicz JM. Visible scars from percutaneous osteotomies. Plast Reconstr Surg 2005;116(6):1771-1775

17. Bloom JD, Immerman SB, Constantinides M. Osteotomies in the crooked nose. Facial Plast Surg 2011;27(5):456-466

18. Jang YJ, Alfanta EM. Rhinoplasty in the Asian nose. Facial Plast Surg Clin North Am 2014;22(3):357-377

19. Sykes JM, Kim JE, Shaye D, Boccieri A. The importance of the nasal septum in the deviated nose. Facial Plast Surg 2011; 27(5):413-421

20. Rohrich RJ, Adams WP Jr. Nasal fracture management: minimizing secondary nasal deformities. Plast Reconstr Surg 2000; 106(2):266-273

21. Rohrich RJ, Gunter JP, Deuber MA, Adams WP Jr. The deviated nose: optimizing results using a simplified classification and algorithmic approach. Plast Reconstr Surg 2002;110(6):1509-1523, discussion 1524-1525

22. Jang YJ, Yeo NK, Wang JH. Cutting and suture technique of the caudal septal cartilage for the management of caudal septal deviation. Arch Otolaryngol Head Neck Surg 2009; 135(12): 1256-1260

23. Pastorek NJ, Becket DG. Treating the caudal septal deflection. Arch Facial Plast Surg 2000;2(3):217-220

24. Sheen JH. Spreader graft: a method of reconstructing the roof of the middle nasal vault following rhinoplasty. Plast Reconstr Surg 1984;73(2):230-239

25. Rohrich RJ, Hollier LH. Use of spreader grafts in the external approach to rhinoplasty. Clin Plast Surg 1996; 23(2): 255-262

26. Byrd HS, Salomon J, Flood J. Correction of the crooked nose. Plast Reconstr Surg 1998;102(6):2148-2157

27. Lee SB, Jang YJ. Treatment outcomes of extracorporeal septoplasty compared with in situ septal correction in rhinoplasty. JAMA Facial Plast Surg 2014; 16(5):328-334

28. Gubisch W. Extracorporeal septoplasty for the markedly deviated septum. Arch Facial Plast Surg 2005;7(4):218-226

29. Pontius AT, Leach JL Jr. New techniques for management of the crooked nose. Arch Facial Plast Surg 2004;6(4):263-266

30. Guyuron B, Behmand RA. Caudal nasal deviation. Plast Reconstr Surg 2003;111(7):2449-2457, discussion 2458-2459

31. Byrd HS, Andochick S, Copit S, Walton KG. Septal extension grafts: a method of controlling tip projection shape. Plast Reconstr Surg 1997; 100(4):999-1010

# 7 鞍鼻矫正

Keng Lu Tan, Chae-Seo Rhee

## 精 要

- 在鞍鼻畸形求美者的术前准备中，最重要的就是评估鼻中隔支撑程度，因为鞍鼻通常是由鼻中隔软骨破坏所致。
- Ⅰ度鞍鼻有较好的鼻中隔软骨支撑，仅表现轻微的鼻尖上区凹陷，通过美容手段很容易进行矫正。
- Ⅱ度鞍鼻有中等程度的鼻中隔软骨支撑缺失和鼻背凹陷，通过加强或重建鼻中隔、鼻背能够得到矫正。
- Ⅲ度鞍鼻有重度的鼻中隔软骨支撑缺失和鼻背凹陷，需要采用肋软骨进行次全鼻中隔重建才能矫正。
- Ⅳ度鞍鼻畸形有严重的鼻中隔软骨支撑缺失，并且骨性和软骨性鼻背都有明显的凹陷。这种类型的鞍鼻需要采用肋软骨对鼻背框架结构从鼻根到鼻尖进行完全重建。
- 矫正鞍鼻畸形常需要加强或重建鼻中隔的L形支撑结构。向下附着于上颌骨前鼻棘的鼻中隔L形结构支撑着上、下外侧软骨。因此，修复鼻中隔的L形支撑结构能够最大限度地有助于获得外形笔直、功能良好的鼻子。

## ■ 引言

鼻中隔高度和鼻尖支撑的缺失导致鼻部下三分之二的凹陷，称为"鞍鼻"畸形（图7.1）。鞍鼻最先于1887年由约翰-奥兰多-罗斯描述为"哈巴狗鼻"，而哈巴狗是几乎完全没有鼻子的犬科动物。因这种鼻背的凹陷形似马鞍而被称为鞍鼻。

复杂的鼻中隔畸形对求美者同时有美学和功能两方面的影响。如鼻中隔软骨支撑减弱、鼻中隔完整性严重缺陷，会表现鼻背凹陷并继发鼻尖形态异常和其他相关的鼻部细节改变（图7.2，图7.3）[1, 2]。这一类鼻畸形往往非常明显，外形十分不美观而且使求美者感到心理痛苦；功能方面，这类畸形通常导致内鼻阀的塌陷而使求美者容易出现鼻塞、通气困难。

鞍鼻畸形是由鼻中隔支撑的缺失引起的，表现为鼻背高度的真性缺失；而假性鞍鼻是由驼峰鼻导致鼻尖上区的相对凹陷。在矫正方面，鞍鼻要求对鼻背支架结构（如鼻中隔）进行重建，但假性鞍鼻需要去除驼峰，重新让鼻尖上区看起来正常、协调。

## ■ 解剖因素

鞍鼻畸形是由鼻中隔对鼻背的支撑缺失所导致的。软骨和骨性结构提供对鼻背的支撑，影响外鼻的突出度。外鼻被分为上、中、下三个部分，分别被称为上、中、下鼻拱。

上鼻拱由骨性鼻锥构成。四边形软骨与鼻

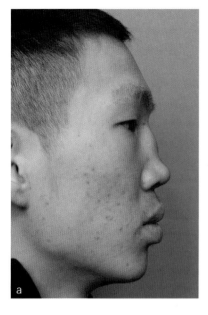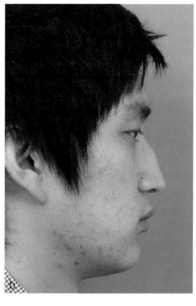

图 7.1　鞍鼻与假性鞍鼻。（a）鞍鼻表现为鼻背高度和鼻中隔支撑结构的缺失，同时伴有鼻尖过度上旋。（b）与鞍鼻结构相反，此区域的凹陷是由于不正常的鼻背过度突出（驼峰）导致的，并非真正的凹陷

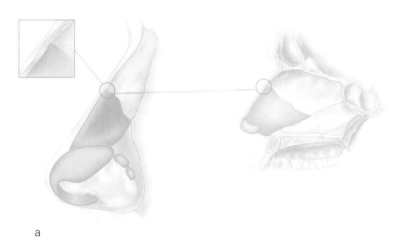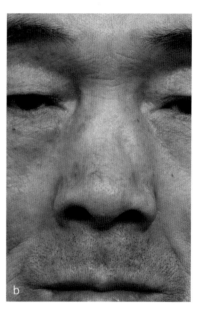

图 7.2　基石区和鞍鼻。（a）如图所示，四边形的鼻中隔软骨形成了鼻背最重要的支撑。鼻骨与上外侧软骨重叠区域被称为基石区，应该被特别重视。（b）基石区被破坏会导致四边形的鼻中隔软骨不稳定，从而继发鞍鼻畸形并表现为鼻背倒"V"形畸形

骨的重叠部分称为基石区，这个区域应该被重点保护以免鼻背出现鞍鼻样塌陷，形成倒"V"形畸形（图 7.2）。四边形的鼻中隔软骨是支撑鼻背以及由双侧上、下外侧软骨构成的中、下鼻拱最重要的软骨结构。上述结构的病理性改变会破坏软骨的完整性，从而导致鞍鼻畸形。

因此，矫正鞍鼻畸形的核心通常在于重建鼻中隔软骨的形态和支撑力。

双侧的上外侧软骨构成了中鼻拱的外侧壁，而上外侧软骨与鼻中隔的夹角构成内鼻阀。由于对上外侧软骨的支撑主要来自鼻中隔，因此鼻中隔缺失会导致内鼻阀塌陷。矫正鞍鼻畸形

时如果忽略了内鼻阀区域，将导致鼻功能方面的问题，如通气功能障碍等。下外侧软骨由鼻中隔软骨支撑，决定了鼻尖形态。鼻中隔软骨高度和宽度的丧失都可影响下外侧软骨，使其走行出现异常，导致鼻尖突出度丧失、鼻尖下垂、鼻尖向头侧旋转和鼻小柱退缩等（图7.3）。

## ■ 鞍鼻病因学

近年来，大部分鞍鼻畸形是由外伤和鼻部手术（鼻整形术和鼻中隔整形术）导致的。过去，炎性疾病是常见的病因[2, 3]。

### 外 伤

外伤会导致鼻背和鼻中隔的骨性和软骨性结构毁损。鼻中隔创伤后出现血肿，血肿的机化、吸收或感染，以及继发性脓肿都可导致鼻中隔穿孔。创伤导致的鞍鼻畸形通常伴有歪鼻、鼻中隔偏斜和鼻阀塌陷。

### 医源性因素

鞍鼻畸形也可继发于鼻中隔或鼻背重建时使用的移植物被吸收或出现问题，特别是鼻中隔成形术或鼻整形术中基石区受到破坏时。过度切除四边形的鼻中隔软骨会削弱鼻中隔支撑强度，从而导致鞍鼻畸形发生。因此，在切取鼻中隔软骨时，非常重要的一点是于其背侧和尾侧需要至少保留 10 mm 的宽度，以免过度切取。有时，鞍鼻畸形不会在鼻整形术后即刻出现，而是在手术一段时间后逐渐显现。

### 系统性疾病

系统性疾病（如结缔组织病和自身免疫性疾病）中的慢性炎症可能破坏鼻支撑结构的完整性，从而导致鞍鼻畸形。这些疾病包括结缔组织病（如 Wegener 病）、感染（如麻风和梅毒）和自身免疫性疾病（如复发性多软骨炎、肉瘤样病和克罗恩病）等。

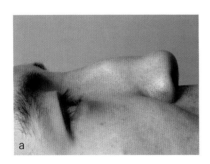
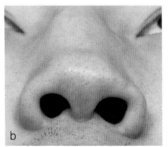
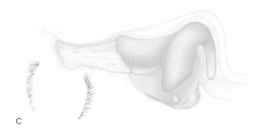
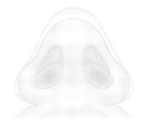

图 7.3　失去鼻中隔的支撑会导致上、下外侧软骨扭曲变形。（a，b）明显的鼻中隔支撑缺失导致上、下外侧软骨扭曲变形。（c）中鼻拱呈马鞍样改变，鼻尖下垂并向头侧旋转，鼻小柱退缩

### 恶性肿瘤

NK-T 细胞淋巴瘤、嗜铬细胞瘤、黏膜黑色素瘤、腺癌、小的唾液腺肿瘤和转移瘤等，都可破坏鼻背支撑结构，从而导致鞍鼻发生。

### 鼻中隔缺血

鞍鼻发生的一个典型病因是可卡因的滥用，因为反复持续吸食可卡因可导致鼻中隔穿孔。

鼻中隔缺血最终导致鼻中隔软骨出现大的穿孔和鼻背塌陷。相似的损害因素还包括羟甲唑啉鼻喷雾或者其他血管收缩剂的过度使用。

## ■ 求美者评估

### 求美者评估

外伤史，手术史，系统性疾病、局部使用血管收缩剂和可卡因的滥用等病史，需要着重记录。既往手术和操作细节可帮助分析残余软骨的可利用度，以及造成鞍鼻畸形的结构特点。

彻底分析、全面评估影响鞍鼻畸形的解剖学因素。通过仔细的体格检查，能够发现鼻中隔、软骨性和骨性鼻背、鼻尖、鼻阀和鼻甲等处的畸形及其相互关系。软骨的弹性可通过鼻尖以及鼻中隔软骨尾侧的强度和形态进行评估。应该全方位准确地描述外鼻形态。在拍照时，应该详细标记鼻长度及其凹陷的程度、鼻小柱回缩度、鼻尖上/下旋的程度。

通常来说，鞍鼻畸形表现为鼻背和鼻基底过宽，并且在基石区被破坏的案例中，正面观会看到倒 V 形畸形。侧面和斜面观可看到鼻背突出度明显降低和马鞍样改变，以及鼻尖突出度降低、鼻小柱退缩等，严重案例表现为"朝天鼻"畸形。基底观可见鼻尖低平，鼻孔浑圆而外张，鼻小柱过短和鼻基底过宽等（图 7.3）。部分鞍鼻畸形可伴有鼻背驼峰，此时鼻背马鞍样外观更加明显，需要与假性鞍鼻（单纯的驼峰鼻）仔细鉴别。

术前对鼻腔的情况也应该进行评估。在外伤导致的鼻畸形案例中，对鼻中隔的评估相当重要。重叠的软骨碎片、出现在软骨或骨破裂处的增生性瘢痕，会使对鼻中隔黏膜的分离变得困难。临床上，可应用鼻超声或鼻通气阻力检测对鼻阀堵塞程度进行评定。在通过鼻内镜检查制订手术方案时，应该仔细记录可利用的鼻中隔软骨量、鼻中隔是否存在穿孔或偏斜等情况。如果内镜检查发现是非外伤因素导致的鼻中隔软骨缺失，在制订修复方案时就需要明确该求美者是否有潜在的自身免疫性疾病或感染性疾病。

在鼻腔内外的检查后，应讨论移植物最佳供区。每一个方案的利弊均需告知求美者，根据求美者具体情况选择自体、异体或人工材料移植物。如果选择肋软骨作为移植物，术前必须确认求美者胸廓没有异常。

多数求美者想同时解决形态和功能方面的问题。有些情况下，求美者可能会要求比术前更高挺的鼻背、更精致的鼻尖。因此，谈话应强调现实基础，不可对手术效果预期过高。

### 鞍鼻畸形的分类

鞍鼻畸形的分类决定了修复的方式[3]。理解分类方法是获取良好手术效果的第一步。

Ⅰ度：具有良好的鼻中隔软骨支撑，仅有较小的鼻尖上区凹陷。可通过修饰性手段进行矫正（图 7.4a）。

Ⅱ度：中等程度的鼻中隔软骨缺失和鼻背凹陷，能够经调整、重建、加强鼻中隔得到改善（图 7.4b）。

Ⅲ度：重度的鼻中隔软骨缺失和中到重度的鼻背凹陷，需要次全鼻中隔重建（图 7.4c）。

Ⅳ度：重度的鼻中隔软骨缺失并伴有骨性和软骨性鼻背的凹陷，这种情况需要使用肋软骨移植物重建鼻背和扩大的鼻小柱支撑，可以

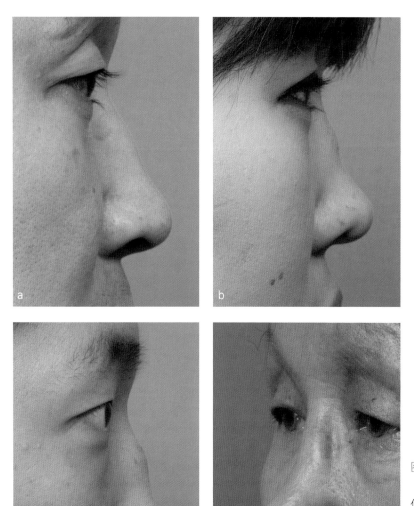

图 7.4 四种类型的鞍鼻畸形。（a）Ⅰ度：具有良好的鼻中隔软骨支撑，仅有较小的鼻尖上区凹陷。（b）Ⅱ度：中等程度的鼻中隔软骨缺失和鼻背凹陷。（c）Ⅲ度：重度的鼻中隔软骨缺失和中到重度的鼻背凹陷。（d）Ⅳ度：重度的鼻中隔软骨缺失，并伴有骨性和软骨性鼻背凹陷

避免重建鼻中隔；扩大的鼻小柱支撑移植物需要被固定在鼻前棘（图 7.4d）。

## ■ 手术技术

制订鞍鼻修复计划始于详细的术前评估。潜在的病因应该在术前被完全纠正，或者至少保证鼻的骨性和软骨性结构的畸形已经处于稳定状态。前述鞍鼻的分类对手术治疗方法的选择具有指导意义。

### Ⅰ度鞍鼻

这类鞍鼻的修复仅需要采用鼻中隔软骨、耳软骨、软组织或筋膜对鼻尖上区进行简单修饰即可，能够通过鼻内入路完成。在皮肤较薄的案例中，应该将移植的软骨碎片化以避免其显形。在皮肤较厚的案例中，为了取得理想的效果，应该使用鼻尖细化移植物，或者修剪软

组织罩上的部分皮下组织使皮肤变薄。软组织罩分离的间隙应该大小适合，以使移植物被准确置入；如果软组织罩间隙大小不合适，将导致移植物移位或变形。

## Ⅱ度鞍鼻

Ⅱ度鞍鼻通常有软骨性鼻中隔稳定性缺失，这种稳定性需要添加支撑结构进行重建。因此，需要通过开放入路重建鼻背框架结构。

支撑结构包括撑开移植物、鼻中隔板条状移植物、鼻中隔延伸移植物（包括鼻中隔尾端加强型与非加强型）。应根据鼻中隔尾端是否需要加强，而采用单侧或双侧撑开移植物。在鼻中隔软骨组织量充足的前提下，撑开移植物通常从鼻中隔软骨获取。亚洲人在取鼻中隔软骨时应该格外小心，因其强度明显低于高加索人，过度切取鼻中隔软骨只会进一步破坏鼻中隔的稳定性。因此，切取鼻中隔软骨时，在其背侧和尾端尤其是在基石区，保留 10 mm 的支撑非常重要。有时，筛骨垂直板能被用于加固或代替鼻中隔软骨。

切取软骨以后，制作 2 条撑开移植物（宽约 3 mm，长 15~20 mm）并置于鼻背两侧。先用注射器针头初步定位和固定，然后用 4-0 或 5-0 可吸收线缝合固定（图 7.5）。当鼻中隔尾端强度不够而需要额外支撑时，应该使用延伸型撑开移植物，也可以联合使用鼻中隔延伸移植物和鼻中隔板条状移植物。制作的鼻中隔延伸移植物应超过上外侧软骨的下缘，能够起到增加鼻中隔尾端的作用，对整个鼻背直到鼻尖都能提供支撑[4]。

Ⅱ度鞍鼻合并鼻尖上旋的案例，经常伴有鼻中隔尾侧的不足或缺损。在这些案例中，需要使用鼻中隔延伸移植物来加强鼻尖强度，增加鼻尖突出度（图 7.6）。鼻中隔延伸移植物常取自鼻中隔软骨和肋软骨，并将其制作成宽板条状，重叠固定于原有的鼻中隔软骨上。如果

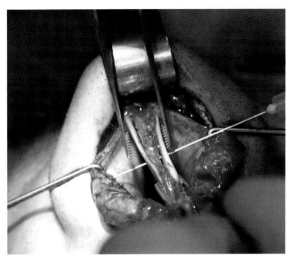

图 7.5 鼻中隔两侧的撑开移植物用空针临时固定，用 4-0 或 5-0 的可吸收缝线行水平褥式缝合固定

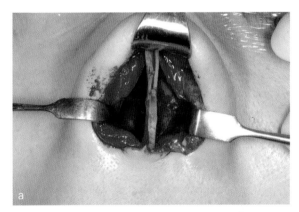

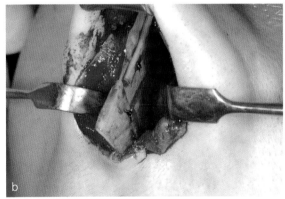

图 7.6 鼻中隔延伸移植物是支撑鼻中隔尾侧的主要力量。在鼻尖上旋的鞍鼻案例中，它可以加强和调直鼻中隔尾端，升高下外侧软骨的中间脚，增加鼻尖突出度，下旋鼻尖

鼻中隔软骨存在陈旧性骨折线或弯曲，重叠固定的区域应该包括骨折和弯曲部分。如果需要，可以用另一块延伸移植物固定在鼻中隔另一侧，进一步加强鼻中隔。鼻中隔延伸物上边固定于双侧撑开移植物，下边固定于前鼻棘，并通过有效的缝合使鼻部下三分之一被固定于中线结构上，在恢复期不易发生塌陷和弯曲。

### Ⅲ度鞍鼻

建议行鼻中隔次全重建。在这种类型的鞍鼻中，可以发现鼻中隔软骨不仅是力量不足，还有部分缺失或者完整性不足。鼻中隔次全重建需要通过L形支撑结构来重建鼻背的高度、鼻尖突出度和旋转度，常需要充足的肋软骨。首先用1~2片较厚的板条状肋软骨或鼻中隔软骨制作L形支撑移植物。L形支撑移植物向下应该固定到前鼻棘的顶部，向上被牢固的两侧撑开移植物所固定（图7.7）。

雕刻一块厚度和强度较大的鼻背移植物，将其与一块更短但截面匹配的软骨固定成L形，也可达到稳定的目的。用1 mm的钻头或16 G的针尖在前鼻棘上钻孔，把L形支撑物用4-0 PDS线固定在前鼻棘，或者用8字缝合法把L形支撑物固定在骨膜，前后各固定一针。缝合

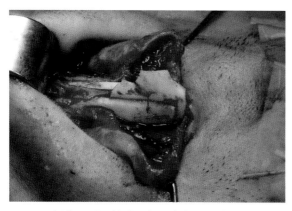

图7.7　制作L形支撑移植物。鼻中隔尾端用一条肋软骨片代替，并使用延伸型撑开移植物。L形支撑被固定于前鼻棘。L形支撑应该为下外侧软骨提供支撑力，而不是让下外侧软骨依靠周围其他结构

前应确保前鼻棘位置居中且直立。在放置延伸型撑开移植物前，必须保证L形支撑已稳固固定。

撑开移植物形成的新的鼻背应该是坚固而竖直的，当鼻骨足以耐受截骨术时，与鼻骨做部分重叠可让移植物更稳固。两侧的上外侧软骨应该用5-0 PDS线与撑开移植物固定2~3针。需要特别注意的是，在缝合时需保持两侧上外侧软骨的对称性，以免导致医源性偏斜。

移植物固定在位后，两侧下外侧软骨的中内侧脚应该固定在新的L形支撑物上。调整缝合的角度或应用修饰性移植物，可达到进一步塑形的目的。

### Ⅳ度鞍鼻

当鼻中隔支撑结构大部分缺失和骨性鼻锥缺失时，需要从鼻根到鼻尖全面重建鼻背。鼻骨的完全重建也需要使用肋软骨。然而，对伴有鼻骨缺失、不可能或不需要进行鼻中隔重建的严重鞍鼻畸形案例，可以选择完整的鼻背移植物和扩大的鼻小柱支撑移植物。鼻小柱延伸移植物应该固定在前鼻棘，以加强稳定性。鼻背盖板移植物可用肋软骨制成"船"形，应将其置于从鼻根到下外侧软骨的区域。鼻背覆盖移植物的尾端可以制作一沟槽，利用该沟槽与鼻小柱延伸移植物固定，并间接固定于前鼻棘（图7.8）。这样的处理可以支撑鼻背而不用重建鼻中隔。上、下外侧软骨也重新固定到稳定的鼻小柱—鼻背支撑移植物复合体上。最后但也非常重要的是，在恢复鼻背高度和鼻尖突出度后，鼻尖形态需要更加细致的处理，这一部分将在独立的章节中讲述[5]。

### ■ 技术要点

1. 矫正鞍鼻畸形的手术方法需要根据鞍鼻的类型来确定。对病因和分型的合理评估是选

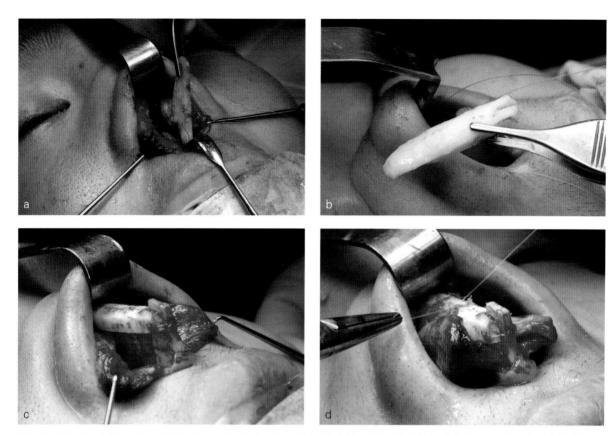

图 7.8　代替鼻中隔重建的全鼻背重建。雕刻肋软骨移植物重建从鼻根到鼻尖的整个鼻背，可以代替重建鼻中隔。（a）扩大的鼻小柱支撑移植物固定在前鼻棘上。（b，c）船形鼻背移植物用一块肋软骨雕刻而成，通过舌榫结构把扩大的鼻小柱支撑移植物和鼻背移植物接合在一起，鼻中隔可以用雕刻的肋软骨移植物部分取代。（d）上、下外侧软骨重新固定到鼻背移植物上

择正确手术方案的基础。

2. 修饰性移植物是修复Ⅰ度鞍鼻最主要的手段，手术成功的关键是分离适当层次和范围的软组织。

3. Ⅱ度鞍鼻需要行鼻中隔和鼻背的（部分）重建。

4. Ⅲ度鞍鼻需要行鼻中隔次全重建，通常需要用肋软骨重建鼻背和 L 形支撑，这两个结构是鼻背重建的支柱。

5. 重建的 L 形支撑尾端需要坚实固定于前鼻棘，以免远期变形、移位或鞍鼻复发。

6. Ⅳ度鞍鼻畸形需要行全面重建来恢复从鼻根到鼻尖的整个鼻背。同时重建骨性和软骨性鼻背，并与鼻小柱支撑相嵌合，这样可替代缺失的中隔支撑。

## ■ 实际案例

### 案例 1

31 岁女性求美者，因鼻中隔成形术后的医源性鞍鼻畸形就诊（图 7.9）。2 年前行中隔整形后逐渐出现鞍鼻畸形。体格检查发现鼻背从鼻缝点到鼻尖出现凹陷。触诊鼻尖和鼻背发现丧失中隔支撑。鼻内镜检查发现，鼻中隔后部偏向左侧，但同时触诊没有发现软骨性支撑。

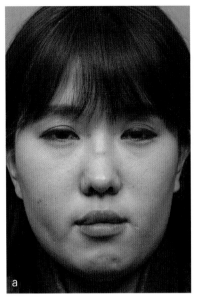
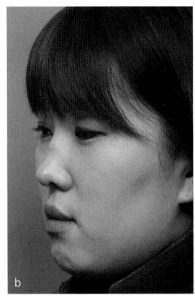
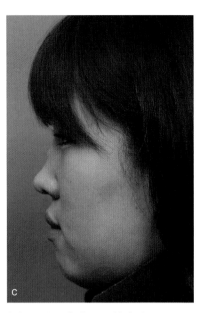

图 7.9　案例 1。求美者在鼻中隔成形术后逐渐出现鞍鼻畸形，可见明显的中鼻拱凹陷，鼻中隔支撑力太弱，不足以支撑盖板软骨移植物。用肋软骨雕刻一个鼻背盖板移植物。鼻小柱延伸移植物向下与前鼻棘固定，向上与鼻背移植物形成的沟槽固定

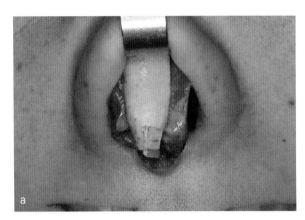
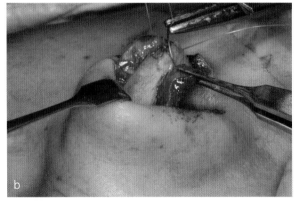

图 7.10　案例 1。术中照片。（a）肋软骨雕刻的鼻背移植物与鼻小柱延伸移植物固定。（b）两侧的下外侧软骨重新连接到由移植物构成的穹隆部位

选择鼻外入路，然后掀起鼻中隔黏膜（图7.10）。采集肋软骨及其软骨膜，并用肋软骨制作船形鼻背移植物。该移植物支架覆盖从鼻骨鼻缝点到鼻尖的鼻背区域，在其尾部制作一个沟槽，通过这个沟槽与固定在前鼻棘上的鼻小柱延伸移植物相固定。将上、下外侧软骨复位并与鼻背移植物缝合固定。肋软骨膜用于覆

盖从鼻根到鼻背移植物的鼻背区域。

术后 6 个月的随访显示鼻部形态明显改善（图 7.11）。

### 案例 2

22 岁男性求美者，因鼻部畸形和通气障碍就诊（图 7.12）。求美者有童年鼻部外伤史。

体格检查中发现其鼻部下三分之二呈马鞍样改变，鼻尖突出度降低，鼻尖轻度上旋，双侧鼻甲肥大。采用自体肋软骨、鼻小柱延展移植物，辅以双侧微型撑开移植物，用于加强鼻尖和鼻尾端支撑（图7.13）。应用外侧脚和鼻尖盖板移植物加强鼻尖塑形。雕刻成鼻背移植物用以增高鼻背。

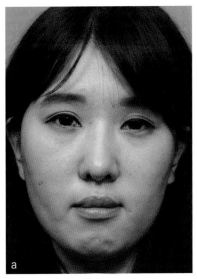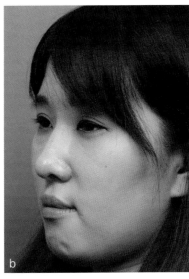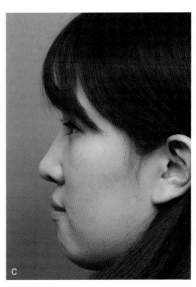

图 7.11　术后 6 个月的三个角度照片显示鞍鼻畸形的改善

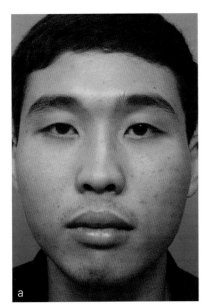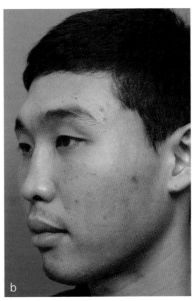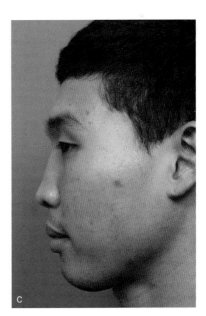

图 7.12　案例 2。术前照片显示典型的重度鞍鼻畸形，伴有中鼻拱塌陷、鼻尖下垂伴轻度上旋

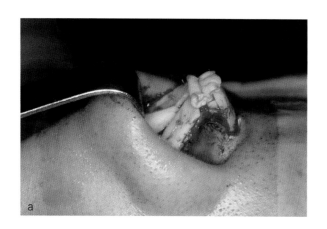

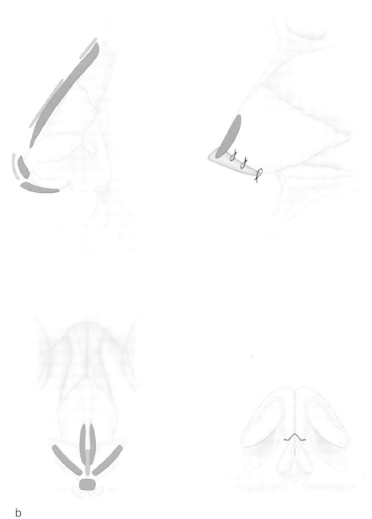

图 7.13　案例 2。（a）照片显示表面覆有软骨膜的鼻背盖板移植物、双侧外侧脚盖板移植物、鼻尖盖板移植物和软骨膜。（b）术中操作图解

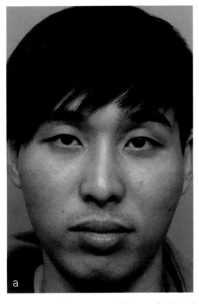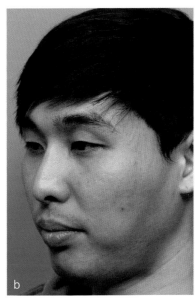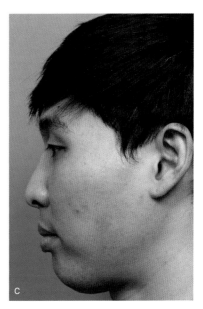

图 7.14　案例 2。术后 3 年照片显示鼻背挺拔、自然，比术前有更协调的鼻尖突出度和旋转度

术后 3 年随访，各个角度照片显示鼻外观正常（图 7.14）。

## ■ 小结

鞍鼻畸形的修复手术过程可繁可简，从简单地利用鼻背移植物进行修饰性的掩盖到完全的鼻重建。鞍鼻在亚洲人中很常见，具有先天性的低鼻背外观，并伴有质地柔软、发育较差、易受破坏的鼻中隔。笔者所在的中心有大量不同程度的鞍鼻求美者，从而使得作者在鞍鼻修复方面获得了得较多的临床经验。为确保最好的效果，应针对各种可能性仔细评估求美者情况并制订手术计划。最佳效果出现于初次手术完成时。也就是说，许多鞍鼻畸形的重建在不同阶段可能需要多次调整。

## 参考文献

1. Young K, Rowe-Jones J. Current approaches to septal saddle nose reconstruction using autografts. Curr Opin Otolaryngol Head Neck Surg 2011;19(4):276-282
2. Kevin Brenner JC. Saddle nose deformity. In: Murphy M, Azizzadeh B, Johnson CM Jr, Numa W, eds. Master Techniques in Rhinoplasty. 1st ed. Saunders; 2011:293-298
3. Durbec M, Disant F. Saddle nose: classification and therapeutic management. Eur Ann Otorhinolaryngol Head Neck Dis 2014;131(2):99-106
4. Tardy ME Jr, Schwartz M, Parras G. Saddle nose deformity: autogenous graft repair. Facial Plast Surg 1989;6(2):121-134
5. Daniel RK. Rhinoplasty: septal saddle nose deformity and composite reconstruction. Plast Reconstr Surg 2007;119(3):1029-1043

# 8 鼻翼基底部修整

Ian Loh Chi Yuan, Hong Ryul Jin

**精 要**

- 调整鼻背与鼻尖形态的同时会改变鼻翼的宽度，这是客观存在的视觉变化。
- 鼻翼基底的整形应是鼻综合整形操作中最后进行的。
- 在鼻翼基底手术中，如果想达到预期的结果，恰当的设计、对称性的保持、细致的软组织处理极为重要。
- 改良 Weir 切除术是东亚人最普遍适用的设计方案，因为东亚人通常需要减轻鼻翼外张、缩小鼻孔大小与鼻基底宽度。
- 使用基底贯穿缝合的方法可保持皮肤无张力闭合，是鼻翼基底手术的一个重要组成部分。

- 保留鼻孔的弯曲部分是最重要的，应避免对其进行过度切除，以免造成泪滴形鼻孔。
- 切除过程中应当趋于保守，因为过度切除纠正起来非常困难。
- 鼻翼基底手术的并发症包括泪滴形鼻孔形成、鼻孔不对称、瘢痕相关并发症及伴有鼻塞的前庭狭窄。
- 良好的设计和操作，可以避免鼻翼基底手术后的多数并发症。
- 鼻翼基底手术必须权衡手术的益处与可能的并发症，尤其对东亚人，因其皮肤更容易出现瘢痕相关的并发症。

## ■ 引言

鼻翼基底就是鼻翼侧壁附着在面中部的部分，对此部位的修饰可以改变鼻翼基底宽度、鼻翼外扩度、鼻孔形态和大小。鼻翼基底的种族差异已比较清楚，多数东亚人（尤其东南亚人）的鼻不符合白种人描述的那种理想的解剖关系。东亚人的鼻基底比白种人宽大，非洲人与亚洲人（包括菲律宾、马来西亚、印度尼西亚和越南人）的鼻基底都存在明显的外扩趋势[1]。

鼻翼形状和外张的程度取决于鼻翼软骨形状和弹性、下外侧软骨外侧脚和面部的连接、鼻尖突出度等。除了鼻翼外张和鼻翼过宽，其他异常还包括鼻翼缘下垂、鼻小柱后缩，鼻小柱基底过宽和鼻翼缘过厚也应注意[2]。必须考虑鼻翼与整个面部的比例关系、综合评估上述参数，选择鼻翼手术的具体方法。

因为人种的差异，鼻翼基底的手术是东亚人鼻整形最常见的手术之一。

鼻翼基底手术可能的适应证包括：①鼻翼基底过宽；②鼻翼外侧壁过度外张；③鼻孔过大；④鼻翼外侧壁过厚；⑤鼻翼外侧壁悬垂与膨隆；⑥唇裂鼻畸形或鼻孔不对称。

## ■ 求美者评估

在问诊中仔细询问病史，了解求美者最关注的方面。检查鼻翼基底重点在于鼻孔的形状、尺寸和对称度，鼻翼扩张度，鼻基底宽度。如术前存在的任何情况的鼻孔不对称，在术前应告知求美者并在术中尽可能矫正，以免增加术后无谓的担忧和焦虑。

### 体格检查

正面观上，鼻翼缘弧度和末端应高于鼻小柱，形成一种海鸥展翅飞行的外观。海鸥飞行的弧线过大意味着鼻翼退缩或鼻尖下小叶下坠。侧面观对鼻翼与鼻小柱的关系的评估最佳，鼻翼缘常位于鼻小柱上2~3 mm，鼻小柱清晰可见。鼻小柱不可见时，则提示鼻小柱退缩或者鼻翼悬垂。鼻翼基底的宽度正常情况下等于两侧内眦点的直线距离。对鼻翼扩张度、厚度和鼻面连接鼻翼插入的转向度亦应注意。理论上来讲，仰头位观下鼻形态应该是一个等腰三角形：顶端呈圆形，两鼻翼侧壁略微凸出，鼻孔长轴与中线的夹角为30°~45°，呈梨形；鼻小柱和鼻尖下小叶的比例应为2∶1；下外侧软骨内侧脚起始部将鼻翼基底部分成两半（图8.1）。

### 鼻翼基底错觉效应

虽然要求改变鼻翼基底常作为一个独立的诉求，但必须告知求美者鼻翼基底的外观受鼻尖和鼻背部改变的影响，不能孤立地考虑手术对这个区域的影响。抬高鼻尖和鼻背都可以造成鼻翼基底宽度减小的视觉效果；相反，缩小鼻翼基底宽度可以造成鼻尖变宽的视觉效果。如果除鼻翼基底以外的部分也需要手术，应让求美者采纳此意见。

在某些案例中，单纯调整鼻尖和鼻背可能足以造成鼻翼底部宽度和鼻翼外扩度降低的视觉效果，此时鼻翼基底手术不必进行。

因此，必须告知求美者，对这些其他部分的调整会影响鼻翼基底的形态，并可使鼻翼基底手术变为非必须操作项目。在有疑问的情况下，可先行鼻尖、鼻背手术，待恢复后让求美者根据鼻翼基底视觉上的效果变化来决定是否再次手术改善鼻翼基底。

### 皮肤质量

鼻翼基底手术主要是鼻翼基底部皮肤的切除。皮肤质量是决定手术效果的重要因素。鼻翼基底部的皮肤一般较厚且皮脂腺丰富。另外，东亚人比高加索人皮肤更厚且色素沉着更重。这些因素导致东亚人鼻翼基底手术更容易出现

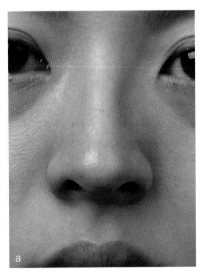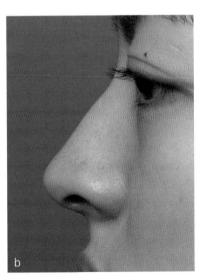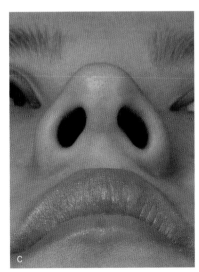

图8.1 理想的东亚人种的鼻翼。（a）正面观。（b）侧面观。（c）基底观

增生性瘢痕、瘢痕疙瘩和炎症后色素沉着过多等[3]。

对于皮肤厚、皮脂腺体丰富并且有瘢痕相关病史的求美者，应告知其鼻翼基底手术后出现并发症的可能性。术后的细心护理可以减少这些并发症的发生。

### 功　能

任何静态和动态的外鼻阀塌陷都必须引起注意。鼻翼基底手术会减小鼻孔的直径，可能导致外鼻阀狭窄。可要求求美者快速经鼻腔通气，判断鼻翼侧壁有无任何塌陷。对鼻孔小的求美者，在设计切除范围时要避免缩小鼻孔的直径；对鼻翼侧壁动态性塌陷的求美者，应考虑同时改善功能，以加强下外侧软骨，如鼻翼基底手术联合使用板条状移植物。

### 摄　影

使用高像素相机、人像镜头和照明补光，拍摄合适的照片是临床上鼻整形和医学法律所要求的。正面观、侧面观、基底观照片经常用于评估鼻翼基底手术。计算机模拟有助于分析鼻背长度、鼻尖突出度、鼻尖圆润度与鼻翼基底宽度间的复杂关系，并可通过其将求美者的想法详细记录下来。

正位照片可以评估鼻翼基底的宽度，东方人理想值应为面部宽度的五分之一。基底增宽出现在鼻翼过度外扩或鼻翼间距（两侧鼻翼内侧壁之间的距离）过大的情况下，可通过切除正确的目标区域来解决。

仰头位照片可以客观地评估鼻孔的尺寸和外扩的程度。画出经过鼻翼—面颊沟的垂线，鼻翼侧壁超出垂线外侧的部分为鼻翼外张的程度，可被准确测量。基底位照片有助于确认切除的范围（图8.2）。

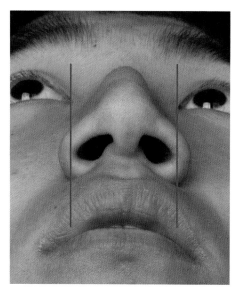

图 8.2　鼻翼外扩的定义。在基底观上，根据经鼻翼沟绘制的垂线，确定鼻翼外扩的程度

侧位观上经鼻孔长轴画线有助于医生评估鼻翼悬垂或缺损的程度，以及纠正鼻翼下垂需要提升的量[2]。

## ■ 手术技术

### 解　剖

鼻翼基底的手术是鼻整形操作中最后的步骤，使得术者可以在充分评估鼻背与鼻尖调整后对鼻翼基底的改变后，判断是否需要行鼻翼基底手术或具体术式（图8.3）。如果是开放入路的鼻整形手术，鼻小柱切口用单丝线缝合并恢复皮肤的张力，然后从基底、正面和侧面观察，对鼻翼基底进行评估。

鼻翼基底区包括外侧的油性厚皮肤区、内侧有毛发的前庭皮肤区，以及它们之间纤维脂肪组织。鼻翼基底区没有软骨结构，鼻翼外侧壁与中面部连接，在鼻孔下外侧形成自然的弧形弯曲。在手术中必须保护好这个弯曲，以免形成泪滴形鼻孔。

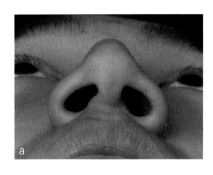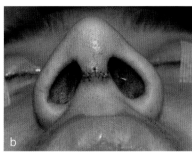

图 8.3 增加的鼻尖高度使鼻翼外扩减轻。（a）术前基底位观，可见鼻翼外扩明显。（b）鼻尖抬高后，在鼻翼基底没有行任何处理的情况下鼻翼外扩减轻

鼻翼外侧壁与面部和鼻背的连接形成鼻面沟，任何时候应该保护好。设计鼻翼下部切除时，应保留鼻翼—面颊沟上方 1 mm 的软组织，有利于缝合和伤口愈合。

## 切除设计

1892 年，Rober Wier 提出缩窄鼻翼基底的概念，并提出可通过鼻翼侧壁的楔形切除矫正不美观的鼻翼外张。Weir 鼻翼基底切除方法有多种变化，根据不同手术目的设计不同的切口（图 8.4）。鼻翼外张是通过沿鼻面沟呈新月形的楔形切除术获得矫正的。鼻翼基底缩窄可以通过滑行鼻翼瓣或鼻槛切除获得改善。另一方面，宽鼻翼基底合并鼻翼外张可以通过鼻翼楔形切除和鼻槛切除获得改善。

### 鼻翼楔形切除联合鼻槛切除

这在东亚人中应用最为广泛，是用于减轻鼻翼外张、降低鼻翼基底宽度和缩小鼻孔尺寸的改良 Weir 切除术（图 8.5）。切除区域可使用亚甲蓝牙签或者细记号笔标记，鼻翼楔形切除的切口位于鼻翼与面部交界处上 1~2 mm，这样可以保留自然的鼻翼—面颊沟形态，并且便于缝合，可以最大限度地隐藏瘢痕。鼻孔内的切口必须避开鼻孔下外侧的弧线，并且仔细检查两侧的对称性。

鼻翼楔形切除时，切口不应超过鼻翼内侧壁；鼻槛切除时，靠近鼻小柱的部位应注意保

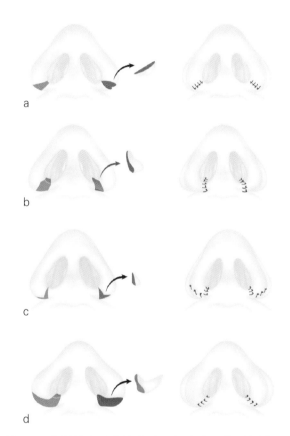

图 8.4 鼻翼基底手术的类型。（a）鼻翼楔形切除，减少鼻翼外扩。（b）鼻槛切除，缩小鼻翼基底的宽度。（c）滑行鼻翼瓣，减小鼻翼基底宽度。（d）鼻槛与鼻翼楔形切除联合，纠正鼻翼外扩并缩小鼻翼基底宽度

留，这样可保护鼻翼沟的自然弧度并预防出现帐篷杆样外观。

然后行局麻浸润麻醉。作者喜欢使用含肾上腺素和利多卡因的溶液行少量浸润。浸润量应小，可避免周围组织变形。注射浸润液后等

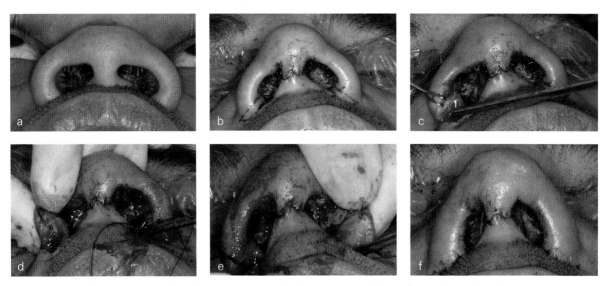

图 8.5 鼻槛切除和鼻翼楔形切除联合。（a）求美者术前照片示低平的鼻尖和鼻背，鼻尖圆钝，鼻基底过宽。（b）使用鼻小柱支撑与盾状移植物抬高鼻尖、鼻背。鼻尖抬高导致了鼻翼间距变短的视觉变化。鼻翼基底拟被切除的部分已被标出。同时标记了需保留鼻孔的弧形部分，以免出现泪滴形鼻孔。右侧还标记了需保留的小块垂直皮肤，以便切口缝合。（c）右侧楔形切除已经完成。（d）8 字缝合从右到左通过上颌前深部软组织。注意针头如何挂住鼻翼侧壁切口游离缘的纤维脂肪组织。（e）反向进针，用以类似的方式通过，挂住另一侧的纤维脂肪组织。（f）缝线打结并埋于伤口内，切口缝合采用精细的单丝尼龙线

待 10 分钟再切开，使血管充分收缩。

选择新的 15 号刀片，先切开楔形的上翼，然后切开下翼。切口应平滑地倾斜，以确保每侧切除软组织的对称性。仅需切除皮肤和皮下组织，注意不要损伤深层的肌肉组织。

通常通过缝合来控制出血，很少需要电凝止血。如果需要，应使用双极电凝。然后将缝合线穿过前上颌骨软组织，用 3-0 PDS 缝线配合大号缝针穿过右侧的切口，横行通过深部的前上颌骨软组织，然后通过对侧切口穿出。在鼻翼侧壁的游离切缘挂住纤维脂肪组织，缝针回转之后用同样的方式挂住右鼻翼侧壁的纤维脂肪组织。然后将缝合线打结，控制到足以减轻切除部位的张力，但不会引起前上颌骨软组织的堆积。随后将线结埋在软组织中。最后使用单丝线（6-0 尼龙线）精细缝合切口。作者常使用可吸收缝线缝合鼻孔内侧的切口。缝线于术后第 5 天拆除。

此方法也适用于分离的鼻槛（图 8.4b）和鼻翼侧壁切除（图 8.4a）。如果不需要缩小鼻孔，楔形切除的顶点则不应延伸到前庭皮肤。

### V-Y 推进在鼻翼楔形切除中应用

进行较大的楔形切除时，上、下切口之间的直径差异将破坏自然的鼻面沟。V-Y 推进可解决这个问题，但这样会增加一条新的瘢痕，最好将它放在鼻唇沟内，这样可以更隐蔽。

### 鼻翼悬垂的矫正

鼻翼悬垂的矫正于本书第 9 章。

### 鼻基底手术治疗鼻裂

唇裂鼻畸形的完全矫正需要重新定位并重建下外侧软骨，重新定位鼻小柱，填充上颌骨前部组织和鼻翼基底的调整（图 8.6）。对这些复杂技术的详细描述不在本章的范围内。

### 矫正超宽的鼻小柱基底

当两侧内侧脚过于分散或过于突起时，会出现鼻小柱底部过宽，有时可阻塞鼻孔引起鼻塞。为了纠正这一点，可做双侧鼻小柱外侧切口，显露内侧脚（图 8.7），将两侧分离的内侧脚缝合收拢。若此操作不足以缩小鼻小柱基底，则需要去除两侧内侧脚间的少量软组织或切除部分内侧脚，以达到缩小鼻基底宽度的目的。

## ■ 技术要点

1. 切除组织应保守。切除简单，但恢复过度切除的组织是非常困难的。

2. 在切除时应保留鼻孔内的弯曲部分，防止形成泪滴形鼻孔。

3. 鼻翼楔形切除的切口应标记在鼻翼—面颊沟上方 1~2 mm 处。

4. 楔形截面的上缘应尽可能低地保留在鼻面沟中。这个区域的皮肤厚且皮脂较多，发生瘢痕相关并发症的可能性更大，且此处产生瘢痕多较显眼，不易隐蔽。鼻外侧动脉在鼻槛上方 4 mm 处走行，应注意保护[4]。

5. 在前颌软组织下的减张缝合（8 字缝合），有助于皮肤切口无张力闭合和切口愈合。

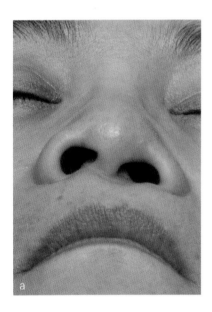
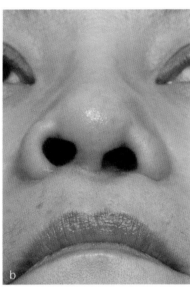

图 8.6 单侧鼻裂鼻畸形。（a）术前照片显示典型的单侧鼻裂鼻畸形，鼻翼、基底不对称。（b）术后 3 个月照片显示通过抬高左侧鼻翼基底，使对称性明显改善

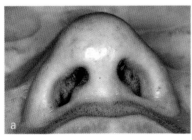
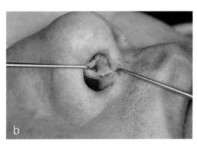
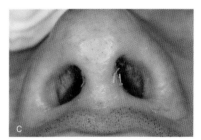

图 8.7 缩窄鼻小柱基底。（a）分散的内侧脚导致鼻小柱基底过宽，鼻腔堵塞。（b）经鼻小柱外侧切口分离、切除与收紧分散的内侧脚。（c）术后即刻，鼻小柱基底明显缩窄

## ■ 并发症及其处理

### 瘢 痕

获得美学上可接受的瘢痕，需要适当的切口设计、精细的软组织处理与缝合以及术后护理。切口应尽可能低并靠近鼻翼与面部交界的沟，以较好地隐藏瘢痕；垂直于鼻翼沟的小块皮肤切除可以使鼻翼楔形切除的切口缝合更方便。随着瘢痕的收缩，这类切口最终隐藏在鼻翼与面部交界的沟中。

直接在鼻翼沟做切口，从鼻翼侧壁的皮缘到面部的皮缘进行缝合时将会比较困难。在鼻翼侧壁与面部交界处呈直角闭合的部位，缝合张力导致的上皮撕裂会引起切口延迟愈合、肉芽肿形成和增生瘢痕形成（图8.8）。

设计于鼻面沟内的切口也应尽可能地靠下。切口位置偏高会使瘢痕很容易显现，特别是面部皮脂腺聚集区域，从正面、侧面和基底面均可看出明显的瘢痕，导致求美者不满意。

抗生素软膏可以应用于切口部位，直至术后新生上皮形成和缝合的针眼完全消除。此后3个月内，外用硅酮胶预防瘢痕增生，建议求美者注意手术区域防晒。如有增生性瘢痕形成，建议使用类固醇激素注射。

### 泪滴形鼻孔

如在鼻翼基底切除术过程中鼻孔的弧形部分没有被保护好时，就会形成泪滴形鼻孔。在缝合楔形切除伤口时，鼻翼侧壁和鼻槛呈锐角汇合，从基底面看鼻孔就失去了正常的菜豆形状，形成的鼻孔形态与泪滴相似（图8.8）。

避免形成泪滴形鼻孔需要正确设计切口，保留鼻孔的弯曲部分。

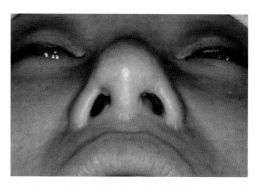

图8.8　鼻翼基底手术的并发症。此求美者存在鼻翼基底手术的若干并发症，包括鼻翼沟的明显瘢痕、鼻孔不对称、右侧泪滴形鼻孔

### 不对称

任何术前存在的鼻孔不对称必须被识别并记录（图8.8）。鼻孔不对称的矫正在鼻整形中技术难度很大，务必在术前将已存在的鼻孔不对称向求美者指出。可用非对称性切除来矫正鼻基底不对称；但如果不对称发生在鼻翼侧壁较高的位置，如轮廓问题导致的鼻翼缘退缩不对称，需要通过调整下外侧软骨、鼻翼缘和（或）复合移植物来矫正，应该事先与求美者沟通。

### 鼻翼与鼻尖、鼻背不协调

鼻翼与鼻尖、鼻背这三个区域的紧密关系已经在之前详细阐述过，术前需要认真评估，以避免在鼻翼基底手术后造成鼻外形不协调。鼻翼外张与鼻翼过度切除，可能会造成鼻尖圆钝或长鼻外观；如鼻小柱抬高不充分，在基底面也可出现夹捏畸形或盒形鼻尖。

发生这种情况的原因是正面观上鼻翼间距与鼻尖宽度、鼻长度不协调，基底观上鼻小柱抬高的量与鼻翼间距不协调。因此，缩小鼻翼间距将导致鼻尖宽度增加、鼻背延长和鼻尖降低的视觉效果。在鼻整形术设计时，考虑这些因素之间的相互作用是很重要的。

鼻 塞

过度缩窄鼻翼基底和鼻孔大小可能导致鼻塞。鼻孔是外鼻阀的前界，当其绝对值过度减小时，可导致外鼻阀静态阻塞。如求美者术前存在下外侧软骨薄弱，就可导致鼻翼的动态塌陷。

对小鼻孔的求美者，切口设计应保留充足的前庭皮肤。术前应发现存在任何下外侧软骨薄弱的求美者，告知其鼻翼基底手术后有鼻孔阻塞的潜在风险，并建议其在手术过程中用板条状移植物来加强下外侧软骨[5]。

## ■ 实际案例

### 案例1：鼻槛与鼻翼联合楔形切除

25岁女性求美者，希望消除驼峰鼻，改善鼻尖形态（图8.9）。查体检查发现其鼻背呈轻度反C形歪斜，鼻背部有小驼峰；鼻尖圆钝、突度不足，鼻基底宽；无鼻中隔偏曲，皮肤完整、厚度中等。

采用开放入路鼻整形，切取鼻中隔软骨。行截骨术以矫正鼻背偏斜，用鼻中隔延伸移植物抬高鼻尖。部分切除鼻尖软组织，将切除的

软组织用作鼻根移植物，将鼻中隔软骨用于抬高鼻背。

手术的最后一部分通过改良Weir切除术来切除鼻翼侧壁和鼻槛，以减轻鼻翼外张，缩小鼻孔和鼻翼基底宽度。

术后2年照片显示，鼻尖明显缩窄，鼻翼基底宽度和鼻翼外张明显缩小（图8.10），鼻根、鼻背和鼻尖均明显抬高，鼻背驼峰消失。

### 案例2：鼻槛与鼻翼联合楔形切除

18岁男性求美者，希望能改善鼻尖，矫正歪鼻，抬高鼻背（图8.11）。查体检查发现鼻背向左侧偏斜，鼻尖圆钝、突度不足，鼻翼基底过宽，鼻孔不对称；鼻内窥镜检查显示鼻中隔右偏；求美者的皮肤很厚，皮脂分泌旺盛。

采用开放入路鼻行整形术，切取部分鼻中隔软骨。截骨术用于矫正鼻背骨性偏斜部分。通过鼻小柱支撑和双层帽状移植物来抬高鼻尖。使用多层的鼻中隔软骨抬高鼻背。最后，通过改良Weir切除术切除鼻槛和鼻翼侧壁，以减轻鼻翼外张，缩小鼻基底宽度和鼻孔。

术后1年照片显示，鼻背增高变直，鼻尖抬高，鼻尖细化（图8.12）。鼻翼基底宽度，鼻孔大小和鼻翼外扩均已缩小。

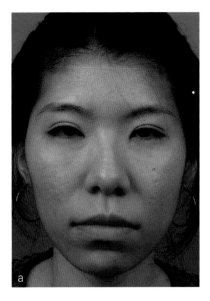
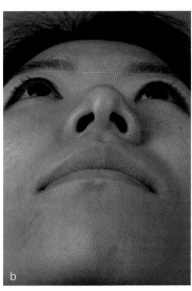

图8.9 案例1，鼻槛与鼻翼楔形联合切除。术前照片显示轻微的鼻背轻度C形反转歪斜，带有少量驼峰。她的鼻尖圆钝、凸度不足，鼻翼基底过宽

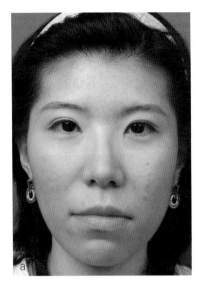
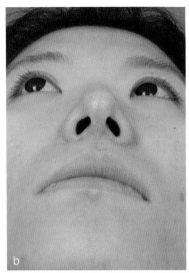

图 8.10　案例 1，术后 2 年。可见鼻翼外张与鼻翼基底宽度减少，鼻尖明显细化

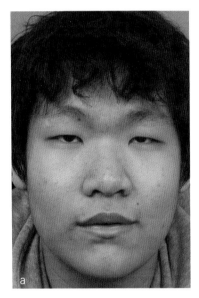
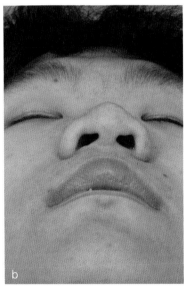

图 8.11　案例 2，鼻槛与鼻翼楔形联合切除。术前照片显示低平且歪斜的鼻背，鼻尖圆钝，鼻翼基底外扩，鼻孔不对称

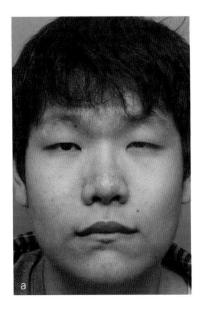
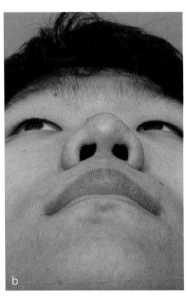

图 8.12　案例 2，术后 1 年。鼻背抬高、变直，圆钝的鼻尖变细，鼻尖高度增加，鼻翼基底宽度、鼻孔大小及外扩的鼻翼均缩小或降低

## 参考文献

1. Farkas LG, Hreczko TA, Deutsch CK. Objective assessment of standard nostril types-a morphometric study. Ann Plast Surg 1983;11(5):381-389

2. Yap E. Improving the hanging ala. Facial Plast Surg 2012;28(2):213-217

3. Rawlings AV. Ethnic skin types: are there differences in skin structure and function? Int J Cosmet Sci 2006;28(2): 79-93

4. Jung DH, Kim HJ, Koh KS, et al. Arterial supply of the nasal tip in Asians. Laryngoscope 2000;110(2 Pt 1):308-311

5. Ballert JA, Park SS. Functional considerations in revision rhinoplasty. Facial Plast Surg 2008;24(3):348-357

# 9 东南亚人的鼻整形术

Eduardo C. Yap

**精　要**

- 东南亚人鼻骨—软骨结构在各方向偏小，使得皮肤和软组织相对充足。我们需要坚韧的框架对抗伤口的愈合过程产生的张力和肥厚的皮肤软组织的牵拉，以获得持久的效果。
- 不同程度的鼻翼外悬常被提及，并易于通过帆式切除矫正。这一方式亦可改善鼻小柱外观。
- 鼻中隔延伸移植物（SEG）是为鼻尖提供坚强支撑的结构。
- 在某些案例中，鼻中隔延伸移植物（SEG）或许仍不足以作为支撑物。额外的移植物可用于辅助支撑（如延伸移植物和尾端延伸移植物）。由于鼻中隔切取量的限制，通常使用折叠的耳郭软骨置于 SEG 下作为补充。
- 鼻尖成形术在鼻背延长术后进行。按要求调整鼻尖后，鼻背移植物被用于连接新成型的鼻尖与鼻根。
- 在人造隆鼻材料中，膨体聚四氟乙烯（ePTFE，即人们熟知的 Gore-Tex）因其由组织黏附愈合而不形成包膜备受青睐。虽然它存在一些如移位、可见、感染等潜在并发症，但能展现更为自然的外观。
- 片状 ePTFE 更适于较浅的鼻根低平者，而预成形 ePTFE 更适于鼻根严重低平者。
- 雕刻移植物的形状应与鼻轮廓一致。我们将移植物尾端缝合至穹隆部以获得鼻背和鼻尖的连续结构。
- 通常在置入移植物后，上侧鼻软骨与下侧鼻软骨连接处通常留有空隙。这一空隙应用软骨填塞以避免术后鼻尖下陷。

## ■ 引言

东南亚人的鼻普遍偏小偏短，鼻尖圆润、上翘，皮肤软组织层厚实，鼻背低平，在与上侧软骨交界处的鼻骨宽阔。这些人往往存在一定程度的鼻翼外悬，鼻小柱外观缺陷。鼻的整体框架通常较小，鼻中隔偏小。下侧鼻软骨也偏小、薄弱。穹隆部因为偏短的鼻翼软骨内侧脚显得不美观。此外，东南亚人前鼻棘和前颌骨通常发育不充分。

由于以上特点，鼻整形术为了呈现更好的鼻小柱外观和鼻翼—鼻小柱间的关系，需要涉及鼻尖延长和前移、鼻背抬高、鼻翼提升、鼻小柱重建等步骤，术者可行前颌骨延长术以增大鼻唇角。其中，最具决定性的步骤则是对鼻尖的适当旋转和向前的位置调整。由于鼻中隔是最为稳定的结构，其中部常被切除用于延长鼻中隔支撑结构的移植，以固定鼻翼下外侧脚来形成全新的鼻尖。这一方法也能延长鼻小柱，获得更好的鼻小柱外观。术者通常通过开放入路进行手术，皮肤软组织被广泛剥离并延伸至梨状孔边缘、鼻棘下方和眉间以上。游离平面应位于上外侧和下外侧鼻软骨处的 SMAS 层以下，鼻骨骨膜层以下。

新的鼻部应与术前原始鼻部对比，而不是与其他人做比较[1]。

## ■ 求美者评估

"医生，谢谢您为我的鼻子进行了漂亮的手术，但是我不喜欢在镜中看到的自己，因为我看到了另一个人！"一位鼻整形术后 1 个月的女性说。

鼻整形术仍是东南亚地区最为普遍的面部美容手术。求美者应向可能为其手术的多位外科医生充分咨询后，自己选择最心仪的外科医生。在讨论手术计划前，医生应了解求美者的鼻外形改善的具体诉求。计算机模拟技术因其可能导致求美者远期的不满而为医生招致纠纷，因而有一定危险性。求美者应被充分告知手术对外观的改善主要依赖于求美者目前的鼻结构，鼻美容整形手术目的是改善目前的外观而不是追求完美，多数情况下结果较好并且达到了求美者和医生的预期，但也有一部分结果让人大失所望。这较常见于一些多种鼻缺陷（如小鼻、低鼻、鼻尖上翘的蒜头鼻、鼻小柱后缩、上颌骨后缩、鼻翼外悬、鼻翼基底宽大等）同时存在的求美者。

求美者应被告知鼻整形术后鼻部会发生一些可能的改变，与求美者经常见面的人（如家庭成员、同事）也许会发现明显的变化，偶尔相见的人群（如高中或大学校友）则发现不了变化。这些人对求美者的整体评价都是较以前看起来更美了。术前未见过求美者的人甚至根本观察不到求美者做过鼻整形手术。

求美者在术前应了解手术细节：手术范围，手术时长，麻醉方式，供区，供区组织切取后可能的后果以及其他相关的要点。双方也应充分讨论手术相关风险。设立切合实际的手术目标非常重要。建议求美者随身准备自己原来的照片以表明身份并提醒自己以前的外貌。他们

## ■ 手术技术

### 耳郭软骨切取

由于可切取的鼻中隔软骨量有限，多数东南亚人鼻整形术需要切取耳郭软骨进行移植。这一过程在鼻整形之前进行。在组织结构上，鼻中隔软骨是比较坚韧的透明软骨，因此被视为支撑移植物。耳郭软骨是较为柔软的弹性软骨，主要用于塑形、填充、遮盖。

手术可在全身麻醉或静脉镇静下进行，脸部和耳部遵循无菌原则整体铺巾。术中使用含有 1 : 100 000 肾上腺素的 2% 利多卡因溶液进行局麻。医生需要注意含肾上腺素的利多卡因的安全剂量为 7.0 mg/kg（体重）。

如果只需要少量耳甲艇和耳甲腔处软骨，耳郭软骨切取可经耳前路进行；但如果所需软骨量较大，则应经耳后入路进行。耳前切口应选择在耳甲腔后外侧部。在软骨膜上层分离耳甲腔处皮肤，游离至耳甲艇部。在靠近皮肤切缘处保留 2 mm 软骨，切断耳郭软骨。此后进行耳后剥离，确保保留软骨膜，使其附着于软骨。耳甲腔软骨切取应保留双面软骨膜以维持其强度。在移植前，取下的耳郭软骨应全程浸泡于生理盐水中备用。

耳后入路切取耳郭软骨时，切口位于耳轮与耳轮脚沟间。在软骨膜上层进行剥离，出血较多时可行电凝止血。为尽可能多地切取耳甲艇和耳甲腔软骨，用 2~3 枚皮下注射针先沿耳郭软骨边缘完全穿透软骨，在耳前面软骨膜上层分离软骨后切断，保留外耳道附近 5~8 mm 的耳郭软骨。

切口关闭各有不同。对于耳前切口所致的耳甲腔供区缺损处需保留切口下方 2 mm 的耳

郭软骨，作为皮肤伤口愈合的平台。使用 5-0 尼龙丝线单纯间断缝合关闭切口。将软骨缝合固定以避免术区出现褶皱影响外观。包堆缝合被用于预防皮下血肿形成。对于耳后切口，使用 5-0 尼龙丝线褥式缝合关闭。有时为了避免术后耳甲艇和耳甲腔区塌陷、挛缩，特别是对于耳郭较大的求美者，我们会保留两者间的软骨带。

### 通过帆式切除术提升鼻翼

鼻翼外悬在东南亚人中很常见。术前将鼻尖拉至理想的位置来模拟手术计划。医生应关注鼻翼—鼻小柱的关系。如果求美者需要提升鼻翼，这应该作为首选方式。因为在标记、牵拉、分离和缝合过程中整体鼻下部分是可活动的，这尽可能多地为鼻翼塑形提供了灵活度。

在鼻内侧前庭处切除三角形组织，可提升鼻翼边缘（图 9.1）。不规则三角形皮肤组织块就像帆船上的帆。在两侧鼻翼边缘内侧都做好标记，同时标记侧鼻前庭区前庭沟皮肤。正面

观上三角的头部位于"海鸥翅膀"顶点。鼻翼边缘皮肤相当于一个朝向头端的皮瓣，以提升整个鼻翼外缘。使用 6-0 尼龙线单纯间断缝合关闭缺损部位（图 9.2）[2]。

某些情况下鼻翼基底低于鼻小柱基底，这时就需要在行鼻翼提升术的同时尽可能地提升鼻翼基底。这一过程包括通过沿鼻前庭沟向下后方扩大切口的帆式切除术。扩大的帆式切除实际就是帆形图案下方的小三角形，尖端指向下后方（图 9.3）。鼻槛部可用 6-0 可吸收缝线单纯间断缝合关闭，边缘用 6-0 尼龙线间断缝合关闭切口（图 9.4）。

### 入 路

由于大部分东南亚人鼻整形时鼻结构需要调整，术者更偏爱开放入路以获得良好的手术视野。首先做一个小切口。中间脚的鼻小柱切口位于毛发生长区前、皮丘后。另一个切口位于下外侧鼻软骨边缘尾端 2~3 mm 处。随后连接中部切口与尾部边缘切口，保留 2~3 mm 宽

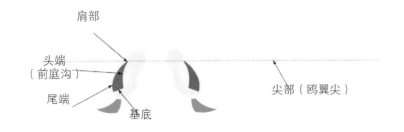

图 9.1　为提升鼻翼设计帆形切口。三角形切口的两边分别为鼻翼内面尾端边缘和鼻侧面前庭沟的头端边缘。底部标记于鼻槛前方。顶点由正面观上"翱翔的海鸥"的侧翼最高点决定

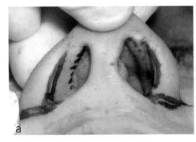
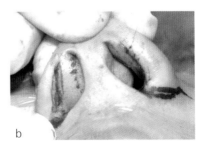
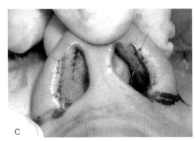

图 9.2　帆式切口的关闭。（a）标记三角形的帆式切口。若需要行鼻基底手术，则应提高标记。（b）切除皮肤和皮下组织后的缺损。（c）使用 6-0 尼龙线在双侧尾端开始关闭切口，尾侧边作为皮瓣与头侧边和基底紧密相接

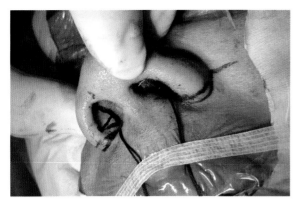

图 9.3 通过扩大帆式切除术矫正外悬的鼻翼缘和鼻基底。以鼻槛下后方的前庭沟为参照，在帆形切口下方设计一个小三角形。切除标记的鼻前庭皮肤和皮下组织，缝合关闭缺损后鼻翼基底将得到最大限度的提升

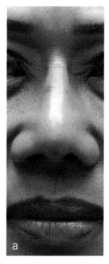
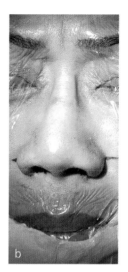

图 9.4 扩大的帆式切口。（a）术前。（b）术后即刻矫正的外悬鼻翼和鼻翼基底。这一操作作为手术的最初步骤，此时尚未进行其他操作。注意鼻翼基底的提升和更好的鼻翼—鼻小柱关系

的皮肤。鼻前庭处保留 2~3 mm 宽度，可使关闭切口时连接更为自然。

下外侧鼻软骨剥离有三个入路点：首先剥离中间脚；其次剥离下外侧鼻软骨；最后剥离穹隆部。在中间脚处进行软组织分离，于软骨膜上分离下外侧鼻软骨。此时可取横跨鼻小柱的切口，从过多的皮肤软组织结构处分离拱顶结构。向上外侧分离下外侧软骨，向上至上外侧鼻软骨卷曲处，向外至其外缘。

上外侧鼻软骨处的鼻背剥离应于 SMAS 层下进行。采用钝性与锐性分离相结合的方式，在鼻背前角附近进行分离。确认分离鼻背平面后向双侧钝性分离直至达到上颌骨梨状孔边缘。这时为重新定位鼻尖，下外侧鼻软骨应具有足够的活动度。

上鼻背由鼻骨构成，分离应在骨膜下层进行。使用锋利的骨膜剥离子进行操作，注意避免损伤位于鼻骨与上外侧鼻软骨间中线外侧 5~6 mm 处的鼻背神经（图 9.5）。

### 鼻中隔剥离：平面上的两点决定一条线

鼻中隔剥离需要延伸至尾端，剥离过程中也可游离中间脚和底板，以便无张力地重置鼻

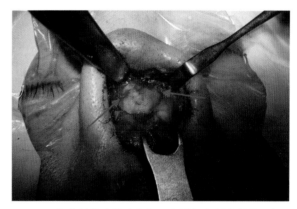

图 9.5 鼻背神经（箭头）位于鼻骨与上侧鼻软骨之间，术中应注意保护。置入鼻背移植物前，应在神经走行处的骨膜下进行分离

尖并显露鼻小柱。

根据几何学原理"平面上的两点决定一条线"的原则，劈开鼻中隔的过程可安全进行。点 A 为鼻中隔的前角，点 B 为底板，鼻中隔作为平面。辨别前角后，钝性分离鼻翼软骨中间脚之间的纤维组织至前鼻棘。这一过程可显露底板。这时锐性分离鼻中隔尾部前角（点 A）与底板（点 B），直至鼻中隔尾端[3]。

### 鼻中隔切开：重点不是你拥有多少而是你保留多少

辨别鼻中隔尾端后，锐性分离黏膜的纤维性附着以显露软骨膜，进行双侧软骨膜下分离直到中隔骨性结构。切取中部四边形的鼻中隔软骨，保留至少 10 mm 尾部和背部支架。有多种方法可矫正偏离的剩余鼻中隔组织（图 9.6）。使用咬骨钳去除骨刺并矫正偏曲[3~5]。

分离上外侧鼻软骨和鼻中隔软骨的连接，如果整体出现偏差，则可通过软骨移植来矫正。置入鼻背侧的移植物可掩盖小的偏差。

### 设计鼻中隔延伸移植物：获得力量和对称性

由于东南亚人鼻中隔偏小，所有鼻中隔软骨切取后都主要用作支撑移植物［如 SEGs（鼻中隔延伸移植物）和延伸移植物］。因此，医生通常需要切取耳郭软骨作为轮廓和盖板移植物。在手术开始前应计划好鼻尖重置的过程以获得理想鼻尖部位。当将皮肤软组织（SSTE）重新覆盖到重塑的鼻时，需要注意其多变的厚度，因为整体框架会向前和向尾部延长，SSTE 也会受到拉伸。通常较厚的基底皮肤会向尾端平铺，鼻尖区域的带有厚脂肪结缔组织的皮肤则会被重新向头端移动（图 9.7）。术中对 SSTE 塑形有助于实现 SEG 和鼻背移植物的最终设计。

切取四边形软骨后，检查其边缘，尤其是与下方腭嵴衔接处是否有偏差，并将各边削刮成光滑的平面。靠近背侧的软骨通常更厚，因此最适用作 SEG。下方的软骨用作额外的支撑移植物[5~8]。

SEG 需要缝合 3~4 针进行固定：一针固定于中间，一针固定于前方，一针固定于下方，最后局部环形缝合加固（图 9.8）。环形缝合可避免 SEG 摆动所致的鼻尖扭曲。SEG 可能有薄

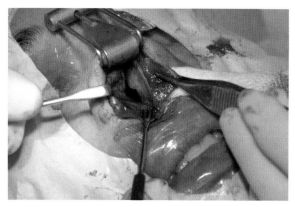

图 9.6　鼻背和尾部支架。保留至少 10 mm 宽的支架结构。在需要更大的鼻中隔软骨做支撑的情况下，可从尾端切取更多，随之保留近 8 mm 宽的支架

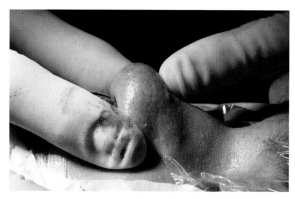

图 9.7　用手拉伸皮肤软组织进行模拟。在鼻整形术中鼻背会变长，鼻尖处皮肤软组织重新覆盖新建的鼻尖时，较厚的鼻根处皮肤向尾端牵拉。会将鼻尖上带有较多纤维脂肪组织的皮肤将向头端移动，低平的鼻根会显得更高

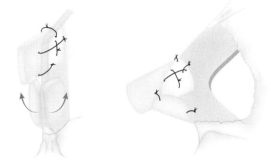

图 9.8　SEG（鼻中隔延伸移植物）与折叠的耳郭软骨间行四点缝合固定。前三针固定 SEG（鼻背、中部、尾部），环形缝合防止鼻尖偏离和扭曲。刮花耳郭软骨凹面并折叠，将其固定于 SEG 和鼻尾部支架之间

弱处或发生移位，可通过使用其他支撑移植物来加强（如支撑移植物或尾部边缘延伸移植物）。尾部延伸移植物的使用改善了鼻小柱外观，增高了前颌。折叠的耳郭软骨用于支撑 SEG 效果较好。一般将耳郭软骨置于 SEG 下缘与尾部结构之间（图 9.8，图 9.9）[9，10]。

### 鼻尖突出和反向旋转：东南亚人鼻整形的必要步骤

由于下外侧鼻软骨不一定总是对称的，可先用甲紫标记穹隆部，然后使用 25 号皮针将其固定至 SEG 前角。注意避免对下外侧鼻软骨过度施压。用 5-0 聚二噁环酮缝线（PDS）缝合 2 针固定穹隆部。用 5-0 可吸收缝线（薇乔）以前庭皮肤—内侧脚 -SEG- 内侧脚—前庭皮肤的顺序将内侧脚后缘与 SEG 缝合固定[11]。

遮盖移植物和支撑移植物被用于进一步反向旋转使鼻尖突出。使用 5-0 PDS 将移植物缝合于穹隆尾端突出部（图 9.10）。鼻尖移植物一旦固定，即可用 5-0 薇乔线自下方鼻尾部结构开始连续褥式缝合鼻中隔黏膜，确保鼻中隔黏膜和鼻中隔良好贴合。此时可以滑动鼻尖部皮肤软组织（SSTE），检查鼻尖前突和逆向旋转后的情况。一旦术者对重建的鼻尖形态满意，就可使用鼻背移植物连接鼻根与鼻尖[9]。

### 截骨术：为了安全，指引和平滑

鼻尖结构重建完成后，鼻部截骨会形成倒 V 形缺损。倒 V 形缺损通常在鼻背移植物放置后即可消除。当然，有时仅行侧方截骨即可。

鼻中部截骨从中线旁开 5~6 mm 开始，直接向上外侧延伸并不超过内眦连线，需要形成较宽的平台以容纳鼻背移植物。截骨应遵循"指引平滑"原则，术者使用骨凿指引，向预计较薄弱的方向滑进。使用锤子凿进，当到达坚固的骨质时会有一种阻力感或坡度变化感。侧方

截骨可直接经皮或于鼻内进行。经皮入路使用 3 mm 骨凿。鼻内入路始于下鼻甲上方的上颌骨鼻突旁孔隙。在下鼻甲附着处无毛发区做小切口，然后在辅助手的保护下用骨凿行弧形截骨。辅助手沿侧方截骨线隔着皮肤触摸以进行保护。截骨线沿上颌骨鼻突薄弱的骨质延伸。部分术者通过龈颊沟处口内入路进行截骨[12]。

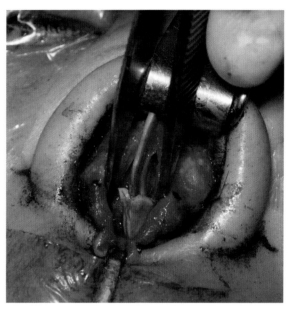

图 9.9 折叠耳郭软骨作为 SEG（鼻中隔延伸移植物），可预防 SEG 塌陷并可增高前鼻棘，提升前颌

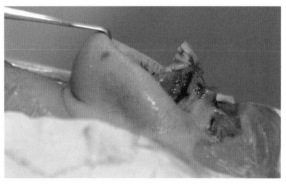

图 9.10 塑造鼻尖移植物的轮廓。一旦下外侧鼻软骨与 SEG 固定，可置入多种托架、盾状和覆盖移植物，以进一步逆向翻转并突出鼻尖

## 设计鼻背移植过程

大部分东南亚人鼻整形需要增高鼻背。总而言之，移植物越厚则更易于显形。鼻背移植物通常厚 2~4 mm。根据设计的不同，移植物可以是自鼻根到鼻翼上外侧软骨的一整片，或稍向头部延伸直至下外侧软骨。

几种不同材料可用于鼻背移植。自体材料仍然是最佳选择，包括软骨、真皮、筋膜和脂肪。然而，由于增高鼻背需要一定的组织量，人工合成材料更受青睐。人工合成材料包括硅胶、膨体聚四氟乙烯（Gore-Tex）和多孔聚乙烯（Medpor）等。还有一些同种移植物，如加工处理过的真皮、筋膜和肋骨。

在上述材料中，鼻背移植物最常用的是硅胶、膨体聚四氟乙烯和软骨。这些材料各有优点和风险。硅胶的优点之一是相对便宜，在感染时易于移除；但是，局部愈合后会形成包膜，数年后随着皮肤软组织区皮下脂肪的萎缩，鼻部会显现手术痕迹。尽管经过精细的设计并置于骨膜下腔隙，但硅胶仍然是可移动的，鼻尖有向鼻根部或头端移动的倾向，可能导致局部组织慢性压力性坏死和随后的假体挤出。移植物形状通常为"I"或"L"形。"I"形移植物从鼻根延伸到鼻尖，而"L"形移植物有一个位于内侧脚和鼻中隔软骨边缘的支柱。"L"形移植物维持鼻尖的前突并可防止移植物上移，但常与鼻尖皮肤压力性坏死有关。

另一方面，膨体聚四氟乙烯在愈合时会出现粘连并且不形成包膜。它会紧紧附着于鼻骨和鼻软骨，形成较为自然的外观。然而，发生慢性炎症反应和感染时，这种移植物较难取出。据报道，膨体聚四氟乙烯感染的概率在全世界各不相同，但如果严格灭菌并且进行规范操作，感染的概率是较低的。

软骨移植最适于轻度鼻背缺损的处理。鼻中隔软骨主要作为支撑移植物，耳郭软骨主要作为鼻背移植物。如果需要更多的组织，可切取双侧耳郭软骨。软骨被切成宽 5~8 mm 的条状，刮花软骨条凹面并相互折叠，用尼龙或 PDS 缝线缝合。折叠的耳软骨效果较好，但是软骨条会随时间推移而吸收或卷曲，触诊鼻背时可能会有异物感[13]。

对这三种鼻背增高的常用材料的优缺点进行比较，医生因其自然的外观和较低的异物反应和挤出风险而更偏好使用膨体聚四氟乙烯假体。这种材料是预成形的片状物。即使膨体聚四氟乙烯片状物可堆叠和缝合在一起，很多人因为污染物嵌卡于片状物缝隙中所致感染的风险而建议尽可能使用单层片状物。鼻根低平的案例需要更多的增高移植材料，所以预成形的移植物较为适宜。鼻根稍浅的案例也许只需要较薄的片状材料。缝合片状物时可以使用单丝，尽量不使用可吸收编织缝线，以免将残余物埋于膨体聚四氟乙烯材料中。

### 设计预成形的膨体聚四氟乙烯移植物

预成形的膨体聚四氟乙烯移植物在置入前才从无菌包装袋中取出，插入移植物是一个反复试验的过程。首先，皮肤软组织应该从鼻根到鼻尖重新覆盖，然后通过触诊确定移植物腹侧的形状。移植物腹侧随之被雕刻。随后再次插入移植物，在穹隆部再次检查其长度。如果移植物过长，应对其进行裁剪（图 9.11）。

随之需要注意的是新成形的鼻根、鼻尖、鼻宽度和鼻缝点。由于鼻缝点凸起处被牵拉的皮肤软组织再覆盖后局部定位会发生变化，术者应避免置入移植物后外观膨胀。有两种方法可确定移植物鼻缝点处的形状，一种是通过鼻背侧向外的压力促使移植物凸面成形；另一种方法是通过使用 Brown-Adson 整形镊（一个面置于移植物下方触及骨软骨连接处，另一面置于移植物上方），定位骨软骨连接处后钳夹做标记（图 9.12），然后取出移植物进行雕刻[13]。

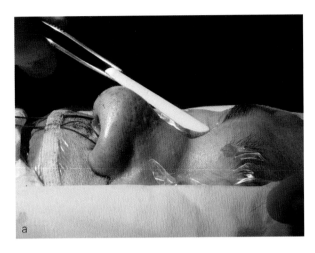

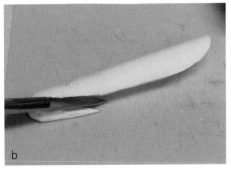

图 9.11 预成形膨体聚四氟乙烯移植物。（a）分析鼻背形状匹配移植物腹侧面。（b）使用 10 号手术刀片雕刻移植物腹侧面

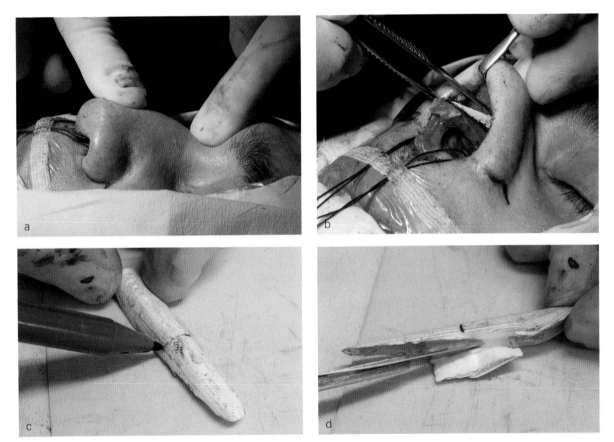

图 9.12 两种定位鼻缝点的方法。（a）从外部两端加压，使得 ePTEE 形成凸度。（b）更好的方法是将整形镊置于上外侧鼻软骨和鼻骨连接处，钳夹移植物作为鼻缝点的标记。（c）找到整形镊的齿印并做标记。（d）切除标记区域

鼻整形手术长期随访中，大部分求美者会出现鼻尖变低。因此，建议将移植物尾端缝合于穹隆处，使整个鼻背单元与鼻尖协调，即使鼻尖在远期会有部分吸收。缝合固定还可有效预防移植物向尾端移位。

在上层鼻软骨和移植物腹侧可能留有一个空隙，应予以填塞。使用软骨比 ePTEE 更好。因后者可能造成上外侧鼻软骨和下外侧鼻软骨间的黏膜的慢性压力，随之导致感染（图 9.13）。

**设计片状 ePTEE 移植物**

片状 ePTEE 厚度不同，通常小幅度的增高术使用厚 2~3 mm 的材料，而大幅度的增高手术则使用预成形移植物。根据薄片的规格，可将其裁成长 50 mm、宽 13 mm 的条状。这些条状薄片分别被包装在双层袋中，使用气体或蒸汽灭菌。在术中将一整片薄片分给多个求美者使用是不允许的，以防止交叉污染。

在设计片状移植物时，首先把它放在鼻上估计需要的长度，用 10 号刀片修整边缘，中间部分保留 5~6 mm 宽，对头端和尾端转折处进行修整。然后插入片状移植物。特别要注意凹的地方一般会出现在鼻中部 1/3 处。小片 ePTEE 或薄片、软骨被用来提升移植物以得到更好的外观。软骨比 ePTEE 更为适宜，因为后

者可能将移植物推挤到上外侧软骨和下外侧软骨间的软组织中，以致形成慢性压力、磨损和感染。

最后检查时将皮肤软组织重新覆盖。此时触诊十分重要，可从鼻根至鼻尖确定鼻背光滑与否。确认 ePTEE 移植后的新鼻背平滑没有凹陷后，使用 6-0 尼龙线将尾端移植物缝合于穹隆部。如果需要进一步的前突和逆向翻转，则需要额外的覆盖物或遮盖移植物[13]。

## 切口关闭

跨鼻小柱切口应分两层进行关闭，首先用 6-0 薇乔线缝合皮下组织，再用 6-0 尼龙线简单间断缝合。关闭皮肤时为获得对称性，术者可以沿切缘在左右侧对称缝合。

## 鼻翼基底手术

尽管此时鼻尖前突，鼻翼基底仍可能表现得较宽，可在手术最后行鼻翼整形。使用 Weir 技术切除鼻槛处椭圆形皮肤组织，捏住鼻翼使修整的鼻翼缺损处接合，在无张力状态下进行关闭。捏鼻翼不宜过紧，以免导致鼻尖不自然和扭转的外观。使用 5-0 尼龙线间断缝合关闭切口。

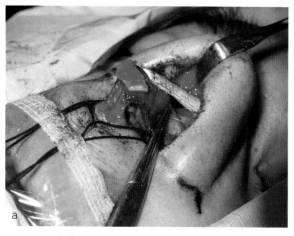
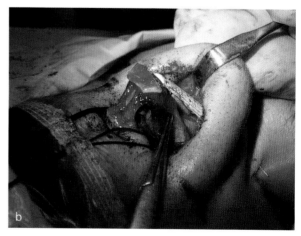

图 9.13　膨体聚四氟乙烯和上侧鼻软骨间的空隙。（a）上外侧鼻软骨区域经常会遗留空隙，尤其是经过鼻尖前突重新定位后。（b）使用软骨填塞空隙，预防移植物塌陷和鼻尖下沉

## ■ 技术要点

1. 在鼻翼外悬的案例中，以帆式切除作为第一步进行鼻翼提升，因为整个鼻尖和鼻翼可以充分移动，使预切除部位的精确标记、切开和关闭成为可能。

2. 在下外侧鼻软骨和上外侧鼻软骨处，分离平面位于软骨膜以上；在鼻骨处，则位于骨膜下。分离范围要够广，使皮肤软组织无张力重覆盖。

3. SEGs（鼻中隔延伸移植物）的固定需要通过 4 针缝合固定来获得稳定。如果必要，可使用额外的移植物支撑 SEG。

4. 无张力状态下固定穹隆与 SEG。检查 SEG 是否内扣或鼻尖是否偏斜。

5. 在每一面仔细雕刻移植物，以获得移植物与下方结构的协调。

6. 缝合移植物尾端和穹隆，以形成一致的结构。如果远期鼻尖不再前突，整个鼻尖——包括移植物——会作为一个整体下移，但是仍然会有清晰的鼻尖轮廓。缝合固定两者亦可防止移植物半脱位和偏离。

7. 移植物与上外侧鼻软骨之间可能出现空隙，应用软骨将其填塞。

8. 移植物尾部边缘应该离开切口线一段距离。

9. 切口关闭应该极其仔细，鼻中隔至少缝 7 针。

10. 鼻翼整形应作为最后一个步骤。

## ■ 并发症及其处理

多数东南亚人鼻整形手术包含鼻部结构框架的改变，手术相关并发症也与框架重建密切相关。多数情况下，切取鼻中隔仅作为 SEG（鼻中隔延伸移植物）是足够的，通常都需要使用耳郭软骨作为轮廓移植物（如盾状移植物和帽状移植物）。可靠判断鼻背和鼻尾处所需保留的组织量是非常重要的，这些组织结构应足够容纳结构移植物和轮廓移植物，并可承受皮肤软组织关闭时产生的张力。总而言之，鼻中隔小而坚固的鼻只需要 8 mm 厚的支架，而鼻中隔薄弱的鼻则需要 10~12 mm 厚的支架[10]。

手术医师应能够想象新鼻尖的成形方向从而准确地置入 SEG。下外侧鼻软骨不应被过度牵拉，因为这样可能会使 SEG 内扣，随后将导致鼻尖扭转和对内鼻阀的挤压[4]。双侧下外侧鼻软骨应对称地固定于 SEG。如果鼻尖前突和逆向翻转后仍有不足，可分别使用耳郭软骨作为覆盖或盾状移植物来矫正。穹隆部与 SEG 固定时，不应有太大的张力。

如果在术中注意到有鼻尖扭转，需要取出所有移植物，对整个结构进行重组。如果出现术后出现，迟发性鼻尖扭转，应用最小创伤的方式以尽可能小范围的结构调整来修正。通常可以通过置入遮盖移植物（如碎软骨、颞肌筋膜或真皮脂肪瓣）来获得对称性。如果同时伴有内鼻阀阻塞，则可进行黏膜下切除或缝合 SEG。

在检查鼻根和鼻尖区移植物与其下方结构是否存在空隙时，触诊非常重要。视觉上要很好地确认鼻尖形态，在关闭切口前需要反复触诊确认[13]。

术者在处理鼻背移植物时应坚持严格的操作规范，避免感染。术后 2 个月内出现的感染可能由治疗引起，而术后 2 个月后出现的感染则通常与免疫反应相关。早期感染迹象通过使用抗生素来处理。鼻背增高整形术后持续的水肿，可能需要取出移植物并换成自体移植物来解决[13]。

东南亚人因其鼻尖皮肤较厚而很少发生可以见到鼻尖软骨的情况。但是在大范围鼻尖前突和逆向翻转延长鼻尖的案例中，软骨可见可能是预料之外的并发症。因此，建议最后在鼻尖移植物置入后于其周围置入碎软骨和软组织[8]。

术中重建的鼻最终外观会在术后完整呈现。术中触诊是帮助感知重建术后几个月的鼻子形状的重要步骤。

## ■ 实际案例

### 案例 1

25 岁女性求美者，希望通过鼻整形改善面部外观（图 9.14）。查体见鼻背和鼻中隔平直居中，但鼻背低平、鼻骨宽阔，鼻尖呈球形并轻微上翘，鼻小柱因为后移的前颌而轻度后缩，鼻翼基底宽阔而鼻翼缘外悬。

鼻翼提升术以帆式切除术作为第一步。事先切取耳郭软骨。此手术采用开放入路，行将鼻中隔延伸移植物置于尾端支持物右侧的鼻中隔延长术。将折叠的耳郭软骨置于 SEG 下作为支撑并延长前颌（图 9.15）。下外侧软骨的穹隆与 SEG 固定后，使用耳郭软骨作为鼻尖移植物。使用 3 mm 厚 ePTEE 片状物增高鼻背，与

鼻尖和鼻根调整协调。将一小片耳郭软骨置于移植物底部和下外侧软骨之间。用足量的耳郭软骨插入前颌中。最后使用折叠方式进行鼻翼基底缩小手术（图 9.16）。

### 案例 2

28 岁男性求美者，想改善鼻形，尤其是鼻尖部分（图 9.17）。查体见鼻背和鼻中隔平直，但是鼻背低平而眉间前突；鼻骨宽阔，鼻尖低而呈球形；鼻小柱也因为前颌后缩而回缩；鼻翼基底宽阔，鼻翼缘外悬。

帆式切除术提升鼻翼作为手术的第一步。首先切取耳甲腔和耳甲艇耳郭软骨，经开放入路行鼻中隔延长术，将 SEG 置于尾部支撑物右侧，同时使用了边缘延伸移植物。穹隆处软骨与 SEG 固定后，使用耳郭软骨作为鼻尖移植物（图 9.18）。用 4 mm 厚的预成形 ePTEE 片来增高鼻背，其下方与上外侧软骨间的空隙用一小片耳郭软骨填充。再用软骨片作为膨胀移植物。关闭切口后，继续进行鼻翼基底缩小术（图 9.19）。

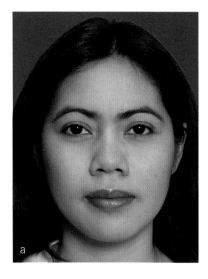
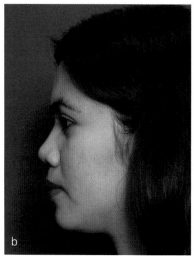

图 9.14　案例 1。典型的东南亚人鼻部。（a）术前正面观示鼻背低但平直；鼻尖上翻、宽阔，呈球形；鼻骨宽阔，鼻翼基底宽阔，鼻翼缘外悬；鼻小柱内收。（b）侧面观提示低鼻和前颌后缩，鼻小柱不可见，鼻翼缘外悬

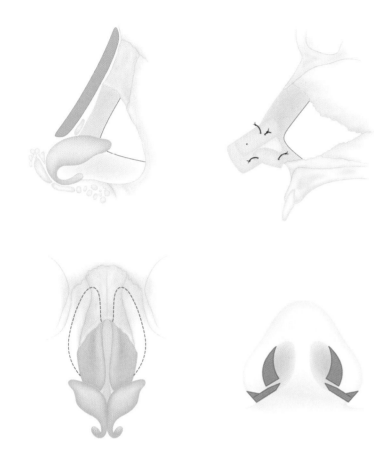

图 9.15 案例 1。图示软组织调整和移植物置入。主要的支撑移植物是鼻中隔延伸移植物，它可进一步支撑其他延伸移植物和折叠的耳郭软骨。鼻尖成形移植物包括盾状、托架形和表面碎片移植物。进行中部和侧方截骨，使用 3 mm 厚 ePTEE 片来增高鼻背。软组织调整包括提升鼻翼的帆式切除术和鼻翼基底手术

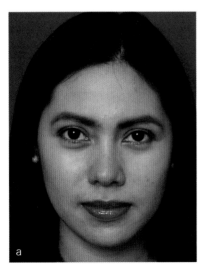
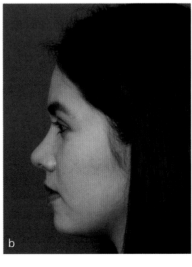

图 9.16 案例 1。（a）术后正面观示更好的鼻背美学线条，鼻尖变窄并逆向翻转，鼻翼宽度也变窄，鼻翼—鼻小柱关系更佳。（b）侧面观示鼻尖恰到好处地翻转和前突，鼻背增高，前颌更为饱满；鼻小柱可见，鼻翼缘提升

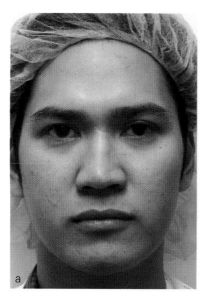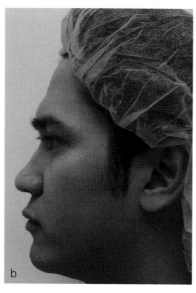

图 9.17 案例 2。（a）术前正面观示鼻翼宽阔，鼻小柱回缩，面中部欠缺。（b）侧面观提示低鼻，球形鼻尖，前颌骨后缩，面中部有所欠缺

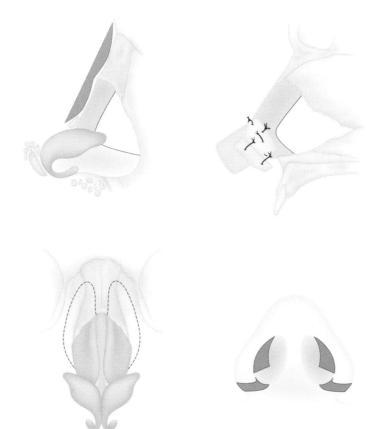

图 9.18 案例 2。图示软组织调整和移植物置入。主要的支撑移植物是鼻中隔延伸移植物，进而支撑尾端的边缘延伸移植物。鼻尖成形移植物包括盾状、托架形和表面碎片移植物。进行了中部和侧方截骨。使用 4 mm 厚预成形 ePTEE 移植。软组织调整包括 5 mm 的帆式切除以提升鼻翼，以及 2 mm 的鼻翼基底切除

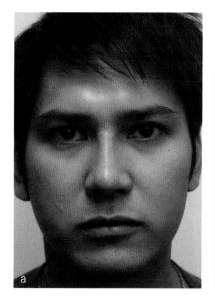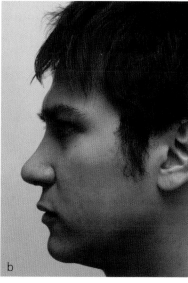

图9.19 案例2。（a）术后正面观示鼻背有较好的美学线条，鼻翼—鼻小柱关系改善，鼻翼基底变窄。（b）侧面观示鼻背增高，鼻尖前突；前颌更为饱满，鼻小柱可见；鼻翼缘提升满意

## 参考文献

1. Akkus AM, Eryilmaz E, Guneren E. Comparison of the effects of columellar strut and septal extension grafts for tip support in rhinoplasty. Aesthetic Plast Surg 2013;37(4):666-673

2. Baladiang DE, Olveda MB, Yap EC. The "sail" excision technique: a modified alar lift procedure for Southeast Asian noses. Philipp J Otolaryngol Head Neck Surg. 2010;25:31-37

3. Byrd HS, Andochick S, Copit S, Walton KG. Septal extension grafts: a method of controlling tip projection shape. Plast Reconstr Surg 1997; 100(4):999-1010

4. Choi JY, Kang IG, Javidnia H, Sykes JM. Complications of septal extension grafts in Asian patients. JAMA Facial Plast Surg 2014;16(3):169-175

5. Jang YJ, ed. Rhinoplasty and Septoplasty. Seoul, Korea: Koonja; 2014

6. Kim JH, Song JW, Park SW, Oh WS, Lee JH. Effective septal extension graft for Asian rhinoplasty. Arch Plast Surg 2014;41(1):3-11

7. Koch CA, Friedman O. Modified back-to-back autogenous conchal cartilage graft for caudal septal reconstruction: the medial crural extension graft. Arch Facial Plast Surg 2011;13(1):20-25

8. Lin J, Chen X, Wang X, et al. A modified septal extension graft for the Asian nasal tip. JAMA Facial Plast Surg 2013; 15(5):362-368

9. Pernia NE, Galvez JA, Victoria FA. The dimensions of the nasal septal cartilage: a preliminary study in adult Filipino Malay cadavers. Philipp J Otolaryngol Head Neck Surg.2011;26:10-12

10. Toriumi DM, Bared A. Revision of the surgically overshortened nose. Facial Plast Surg 2012;28(4):407-416

11. Yap E. Improving the hanging ala. Facial Plast Surg 2012;28(2):213-217

12. Yap EC. Principles of structural rhinoplasty in South East Asian noses. Philipp J Otolaryngol Head Neck Surg. 2014;29:41-44

13. Yap EC, Abubakar SS, Olveda MB. Expanded polytetrafluo-roethylene as dorsal augmentation material in rhinoplasty on Southeast Asian noses: three-year experience. Arch Facial Plast Surg 2011;13(4):234-238

# 10 短鼻矫正

Hong Ryul Jin

## 精　要

- 反复进行的鼻整形会导致皮肤、软组织和软骨的创伤，下外侧软骨上方的置入物会导致压迫、坏死，软骨切除过多会继发瘢痕挛缩和短鼻。
- 尽管尽力纠正畸形，但术后所致短鼻畸形常使手术效果无法达到求美者的预期效果。术前与求美者充分的谈话十分重要。
- 矫正继发性短鼻畸形的策略包括广泛分离皮肤组织，鼻尖的延长和反转矫正，鼻背增高，以及使用复合移植物填充于延长的皮肤组织与其下的前庭皮肤之间。
- 在多数短鼻畸形矫正中，需要肋软骨提供支持和填充。
- 由肋软骨制备的双侧延伸移植物可稳固支撑鼻中隔延伸移植物，这是下外侧软骨能

够重新调整位置的关键结构基础。
- 与重叠式方法相比，端对端型鼻中隔延伸移植物能使中部结构置于中线位置，避免尾端鼻中隔偏移。
- 覆盖在下外侧软骨上的多种嵌入移植物有助于延长和增大鼻尖。
- 延长的皮肤皮瓣和前庭黏膜之间的空隙，常需用由耳甲艇提取的软骨皮肤复合移植物填充。
- 在某些鼻严重短缩和损坏的案例中，如果皮肤极其缺少，则需要分期手术，甚至是需要前额皮瓣。
- 通过恰当的技巧可以最大限度地减轻鼻背移植肋软骨的翘曲，但是无法完全避免。发生完全翘曲后，可以通过修复手术纠正。

## ■ 引言

短鼻，或称狮子鼻，其客观的定义是鼻长度缩短和正面观异常升高的鼻孔（图 10.1）；侧面观上，鼻尖向头侧旋转，鼻唇角圆钝。敏锐的外科医生应注意到，较深的鼻额角主观上会导致短鼻外观，尤其是合并鼻唇角圆钝的情况下。

短鼻可以是先天性的，但多继发于外伤或前次鼻整形术。在术后（手术导致短鼻）案例中，下外侧软骨切除过多是高加索人鼻整形术的常见诱因。另一方面，在东亚求美者中，术后鼻

畸形可因不同机制导致。

使用异体移植物的鼻整形术后发生短鼻的明确病理机制尚不清楚，但是用于隆鼻的移植物周围的囊性收缩、移植物长期压迫所致下外侧软骨坏死、慢性炎症，以及多次鼻整形所致的瘢痕收缩均为可能的病因。这种情况尤其多见于多次行硅胶鼻整形术的下外侧软骨薄弱的求美者。

在鼻中隔尾端添加软骨移植物，从尾端旋转鼻尖，将延伸移植物固定于鼻小柱支撑，多种形状的鼻尖移植物，以及放置鼻根移植物以抬高鼻根，都是延长鼻尖的技术[1]。多数术后

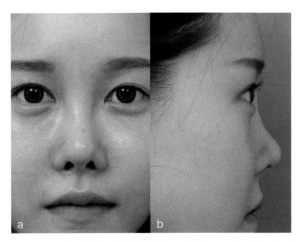

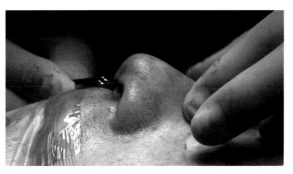

图 10.2　皮肤活动度评估。术中通过牵拉分离的皮肤和软组织到软骨支架，来评估皮肤活动度

图 10.1　典型的术后短鼻畸形。（a）正面观为高度异常的鼻孔外观和显著的短鼻。（b）侧面观显示鼻尖过多地向头端旋转，低鼻背，鼻额角较小，鼻唇角圆钝

鼻收缩同时伴有结构性问题，如鼻翼软骨薄弱和皮肤软组织受损所致的皮肤顺应性减低。因为这些特征，短鼻矫正已成为鼻整形中最难的术式之一。

## ■ 求美者评估

必须仔细询问求美者手术史。手术日期和次数，术者姓名，所用材料、技术，多次手术的特殊原因，包括并发症等均应得到评估。翔实的资料对制订手术计划十分重要。

仔细触诊外鼻以评估皮肤、骨骼和软骨。皮肤过韧或有瘢痕而致活动度降低时，则鼻尖缩短的程度可有所限制。可以通过按压并牵拉皮肤，来获得对皮肤移动度的感性认识（图10.2）。极端菲薄而粘连的皮肤可能会导致剥离困难，增加皮肤损伤的可能。这种情况下须尽量避免皮肤损伤。

鼻腔，尤其是鼻中隔，必须全面评估。在术后矫正的案例中，鼻中隔软骨被用于前次手术的可能性非常大，鼻中隔穿孔也不罕见。看上去完整的鼻中隔也应用棉签仔细触诊，常可

触及软骨缺失的菲薄膜性后鼻中隔。在极端的案例中，尾侧鼻中隔缺如，可导致鼻尖严重挛缩。在这些案例中，可能只能通过重建后侧鼻中隔才能延长鼻部。

延长短缩鼻难度很大，即使有充足的结构基础，也只能延长 3~4 mm。因此，应反复向求美者解释手术的难处，确认合理的手术目标。求美者常会有不实际的期望，如鼻子外观看起来正常或比术前更漂亮。考虑到鼻子状态的合理手术目标以及术者经验，务实的求美者预期是手术成功最重要的因素。

## ■ 手术技术

### 矫正策略

如果向头端旋转程度轻微且鼻尖支撑较强，在鼻尖和鼻背上方放置软骨移植物，可以在一定程度上使鼻尖向尾端旋转，鼻背增高也可带来鼻子延长的视觉效果。如果鼻尖点向头端旋转导致严重短鼻，仅仅在鼻背放置移植物提高鼻根，或在鼻尖上放置移植物稍拉下鼻尖点，对于长度改善的效果有限。此时，需要对鼻下部框架和皮肤组织进行更加彻底的结构重组，须考虑到既往手术史、求美者预期、鼻头的旋转程度、皮肤活动度，以及可用于移植的软骨量，

来选择正确的手术方式。

在多数术后短缩鼻案例中，从鼻尖定位点向尾端旋转和上提鼻根是两个关键的手术目标。通过将下外侧软骨向尾端重置于鼻中隔延伸移植物上（有时需要添加鼻尖移植物），能够实现鼻尖定位点的尾端旋转（图10.3）。为了向尾端旋转鼻尖而同时不失去突起的外观，就需要坚固的结构支持以加强鼻尖"三脚架"。

当鼻中部（即小柱和鼻尖小叶）通过鼻中隔延伸移植物延长后，外侧脚和鼻翼就会垂直上移。置入鼻中隔延伸移植物后，鼻翼边缘同样需要下调以创造更平衡的鼻孔外观。轻度不平衡可以通过调整外侧脚或支撑移植物来矫正。高加索人皮肤较薄，将长的外侧柱移植物—外侧脚复合体置于梨状孔内可以降低鼻翼，但此操作在皮肤较厚的东亚人则效果欠佳。多数情况下，坚韧而缺乏弹性的皮肤和前庭皮肤不足，是鼻翼降低操作中最常见的限制因素。本书作者更倾向于使用耳甲艇软骨复合移植物来填充延长的皮肤和缺失的前庭黏膜皮肤之间的空隙，同时降低鼻翼（图10.3c）。

多数东亚求美者希望在纠正短鼻的同时，鼻尖能够挺拔；然而，同时提升和向尾端旋转鼻尖并不容易。鼻尖提升足够时，鼻尖常会向头端旋转；与之相反，鼻尖向尾端旋转纠正短鼻，常又导致提升不足。因此，在鼻尖提升和向尾端旋转之间需要找到一个理想的平衡点。

### 移植物获取

多数情况下，仅有鼻中隔软骨或耳软骨是不够的，所以常需要采用肋软骨。采肋软骨之前，检查肋软骨是否有钙化十分重要。年轻女性肋软骨严重钙化并不少见[2]。钙化会使肋软骨的获取和雕刻变得十分困难。如果肋软骨完全钙化，那么就难以作为移植材料。

鼻整形常使用第六或第七肋的软骨。在女性求美者中，应沿下乳房皱襞做手术切口，则

术后整形效果更好（图10.4）。男性求美者中，则在所选肋上之做切口。触诊确定合适的肋软骨，用26 G针头连续穿刺确定肋骨—软骨交界处。对皮肤薄的求美者标记长1.5~2.0 cm，皮肤厚的求美者标记长2.0~2.5 cm。切口处进行局麻。注射10 min后，以10号刀片切开皮肤和皮下脂肪，之后换用Senn拉钩分离牵拉皮下脂肪，直到显露筋膜和腹外斜肌。切开筋膜层，用Kelly或蚊式钳分离肌纤维。为了充分显露术野，减轻术后疼痛，应使用Army-Navy拉钩牵开，而不是使用Boive切开。牵拉软组织和肌肉后可以充分显露软骨膜和肋骨。

沿肋骨上、下两缘各做一平行切口，使其间的肋软骨膜保持完整。之后，垂直于纵切口进行切开，便于显露软骨膜，然后用Freer剥离子将其从肋骨上分离下来。隆鼻时，肋软骨连续笔直部分的长度是不够的，所以需要向上从肋骨软骨结合部位进行切开，以获得充足的长度。

完成肋软骨后表面分离前，在肋软骨内侧末端的前表面做切口更易于获取移植材料。用弯曲剥离子尽量分离肋软骨后表面软骨膜。辨认骨软骨结合部处，直视下或使用26 G针头切下软骨。如果使用15号刀片完全切除，则损伤胸膜的风险极大；所以，最后应使用Freer剥离子以避免这种损伤。在外侧切断软骨后，使用双耙拉钩拉起肋软骨显露其后表面，在中部继续分离。后表面软骨膜分离完成后，在中部切口处分离并取出肋软骨。

一般分离3~4 cm的肋软骨，软骨膜中间分离并保留待用。获取的肋软骨浸泡于温盐水中，在塑形前评估。盐水灌入剥离的腔隙，并开启正压通气以检测是否有胸膜漏气。如果没有气泡等气体泄漏征象，则用抗生素纱布包裹供体术区直到手术结束。其余的肋软骨可以在手术过程中获取，或者保留在肌层下供未来修复手术使用。如果有气体泄漏，则应在泄漏的地方

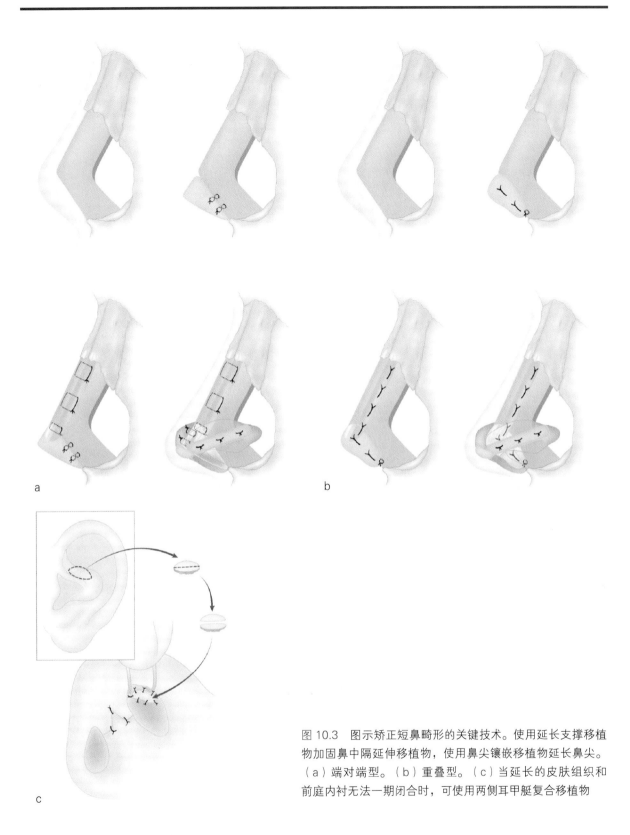

图 10.3 图示矫正短鼻畸形的关键技术。使用延长支撑移植物加固鼻中隔延伸移植物，使用鼻尖镶嵌移植物延长鼻尖。（a）端对端型。（b）重叠型。（c）当延长的皮肤组织和前庭内衬无法一期闭合时，可使用两侧耳甲艇复合移植物

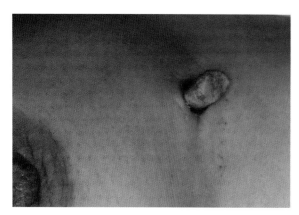

图 10.4　肋软骨的获取。从一个小的乳房下切口移除肋软骨。用 26 号针头定位肋骨软骨交界处，可以最大限度地缩小切口

插入软管并荷包缝合。紧密缝合真皮下和表皮切口后，在加大正压通气的同时拔出软管。

　　紧密缝合分开的肌肉以减轻术后疼痛，用 4-0 缝线分层缝合伤口。不放置引流。皮缘常因牵拉挫伤，应修剪皮缘，用 6-0 缝线缝合，并使用加压敷料包扎。术后 7~10 天拆线。如果术中确定没有气胸，则术后无须立即复查胸片。如果求美者表现气胸症状，可以预约胸片检查。少数情况下，即使术中确认没有气体泄露也会发生气胸。轻度气胸可以在术后系列胸片中看到自发性吸收；不可吸收时或情况严重时，应置胸腔引流管促进肺复张。

## 肋软骨塑形

　　根据移植物用途将获取的自体肋软骨塑形为不同的形状：鼻背延长，以板条状或鼻中隔延长物的形式加强鼻中隔，延伸移植物加固鼻中隔延伸移植物，鼻尖镶嵌移植物，或下颌前移植物。

　　肋软骨由一个核心和包围核心的周围部分组成，两个相互制约的部分产生的内在应力维持肋软骨的平衡与稳定[3]。中央切割的肋软骨比外周切割的肋软骨更容易翘曲，但外周切割的肋软骨比中央切割的肋软骨翘曲的速度更快[4]。两边翘曲在临床上更为常见，因为这一部分的软组织保留得更少[5]。为鼻背准备不弯曲的移植物，应该对称切除肋软骨的周围部分，保留肋软骨的核心部分。肋软骨的核心部分使用 10 号手术刀塑形并作为鼻背移植物使用。首先，为鼻背移植设计合适的形状。理想情况下，获取的平直肋软骨要有足够的长度。多数情况下会获取轻微弯曲的肋软骨，需要有策略的设计以获得平直的肋软骨。根据设计将肋软骨周围部分切除后，将中间部分塑形成目标形状（图 10.5）。

　　定期将肋软骨浸泡于生理盐水中，每次 10~20 min，然后仔细观察弯曲情况并取出肋软骨继续雕刻。一旦有弯曲出现，残留的周围凹

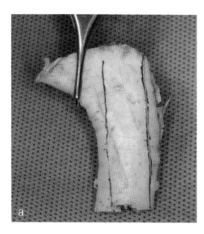

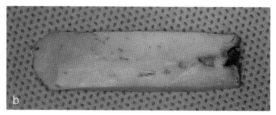

图 10.5　鼻背移植物的设计。（a）选取软骨的平直部分。（b）切除周围部分后，中间部分留待进一步塑形

陷部分需要被切除。以这种方式对移植物进行处理，可以最大限度地减轻术后弯曲[6]。以这种方式对获取的每一片肋软骨进行塑形，大概需要 1 小时。完成塑形后的肋软骨具有圆滑的边缘和渐渐变窄的上、下两部，正面观类似独木舟。从外侧看，移植物轻微凹陷以贴合鼻背，背侧则轻微突起（图 10.6）。然而，尽管努力对移植物进行合理塑形，仍会有极其轻微的翘曲发生。在移植物上切几下可以进一步减轻翘曲，尽管这可能会导致潜在的翘曲畸形。

鼻中隔延伸移植物和支撑移植物需要软骨保持平直。为达到这一目的，移植前将软骨切割塑形成扁平小片，浸泡于温盐水中检查是否存在任何弯曲。为了最大限度地减轻翘曲，应沿长轴或以四边形的方式切割肋软骨，使肋软骨中央部分的两侧周围部分厚度相同（图10.7）。只要两侧周围部分厚度相同，这一扁平的长条软骨就能抵抗弯曲变形。

### 皮肤游离

广泛游离皮肤软组织的重要性，在于将皮肤牵拉至延长的支架时能够最大限度地伸展。

厚瘢痕，尤其是在下外侧软骨和下外侧软骨与上外侧软骨连接处，需要切除或松解，以使皮肤更加富有弹性，更好操作。在瘢痕严重的情况下，上面的皮肤可能会受损，这种情况下应与下层软组织如筋膜仔细缝合，对瘢痕愈合很有帮助。

### 延长框架

继而开始构建固定下外侧软骨的支撑结构。分离下外侧软骨，并上提鼻中隔软骨片，然后放置鼻中隔延伸移植物。在重叠的情况下，鼻中隔延伸移植物向下可以达到前鼻棘，可以使鼻尖在向尾端旋转的同时向上突出。余下的鼻中隔软骨和移植物应妥善固定于前鼻棘。尤其是在鼻中隔软骨与前鼻棘分离的情况下，需要细致地缝合固定。因为再次牵拉的皮肤张力高，鼻中隔和鼻尖容易扭曲。

使用鼻中隔板条或者延伸支撑移植物加固鼻中隔延伸移植物以防止扭曲。在同一平面分离鼻中隔软骨和上外侧软骨，使用 Freer 剥离子的锐头或者虹膜剪。向上分离黏膜软骨膜直至上外侧软骨，保证鼻中隔—上外侧软骨联合的精准分离。延伸支撑移植物的尾端必须削细，避免鼻中隔上端变厚而造成鼻堵塞[7]。沿鼻

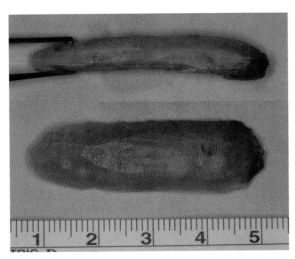

图 10.6 鼻背移植物的最终形状。正面观显示完成塑形的软骨移植物呈独木舟形。侧面观上，轻微凹陷的一侧与鼻背贴附，背侧则轻微外凸。软骨膜贴附于头端，防止移植物活动

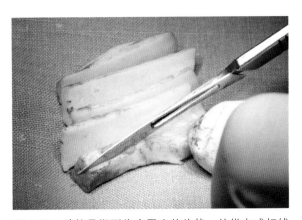

图 10.7 肋软骨塑形为扁平直的片状。从纵向或切线方向将肋软骨塑形为扁平直的片状。中间部分两侧的外周部分，能相互中和、抵消两侧的扭曲

中隔上部，在上外侧软骨和鼻中隔之间放置移植物，使用针头暂时固定（图 10.8b）。5-0 或 4-0 PDS 可用于将支撑移植物固定于鼻中隔，以及分离的上外侧软骨与鼻中隔—支撑移植物复合体上，可使用间断垂直褥式外翻缝合法（图 10.8c）。缝合过程中必须注意两侧上外侧软骨长度要相同。

### 鼻尖重置和鼻尖移植物

从上外侧软骨和梨状孔分离出下外侧软骨并重置于延长的新鼻中隔上（图 10.9a）。降低鼻尖并将其向尾端旋转可以获得增长的效果。

在延伸的下外侧软骨处使用多种移植物，可以获得额外的延长效果。盾状和帽状移植物最为常用。如果外侧柱支撑力量弱，可以使用外侧柱嵌入移植物来加强（图 10.9b）。如果矫正鼻尖旋转或过度突出，则鼻翼会显得很不自然，会出现轻微收缩或坍塌。

使用鼻翼移植物可以提供从鼻尖到鼻翼环更平滑的连续性，并且轻微降低鼻翼（图 10.9c）。使用尖锐的虹膜剪从鼻内侧面开始沿鼻翼缘分离软组织。自靠近鼻翼环开始剥

离，小心不要使腔隙过大。移植物应设计为菲薄扁平状，宽 2~3 mm、长 12~15 mm；使用 Brown-Adson 钳轻轻夹住移植物内侧并将其塞入腔隙中。

### 鼻背延长

不像硅胶移植物，塑形后的船形移植物有移动超过鼻根和下鼻点的趋势，因为其形状并不完全符合鼻骨和上外侧软骨（图 10.10）。为了降低移植物的移动度，打磨移植物鼻根端底面后将一条肋软骨膜缝在上面。将获得的软骨膜用于鼻根和鼻背，避免形成台阶，使鼻背移植物和眉间的过渡柔顺自然。用 5-0 PDS 或 6-0 单丝尼龙缝合将肋软骨固定于上外侧软骨的尾端和鼻中隔。在鼻根部紧密的骨膜下腔隙里固定移植物。鼻背嵌入移植物延伸至鼻根，可以使鼻子看起来更长。

不同个体的软骨质量不同。微硬、没有任何钙化的中年人的软骨是最好的材料。在年轻人中常无法完全控制弯曲，因为他们的肋软骨通常比较短且薄，过分软弱或柔软。另一方面，钙化软骨塑形困难，并且骨化部分可能随时间

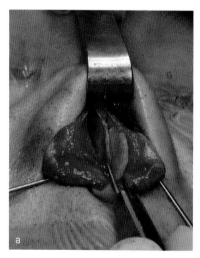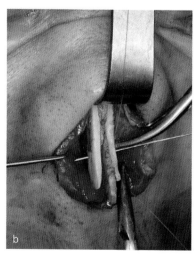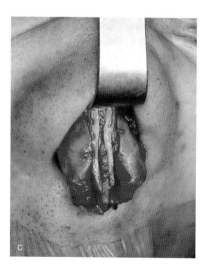

图 10.8　框架延长。（a）重叠式鼻中隔延伸移植物固定于鼻中隔尾端。鼻中隔延伸移植物被设计成向前延伸至前鼻棘下并且向尾端旋转时会使鼻尖向前延伸。可将其固定于前鼻棘上进一步提高稳定性。（b，c）两侧延伸支撑移植物加固鼻中隔延伸移植物。4-0 PDS 缝合固定移植物，并将上外侧软骨重新固定于移植物复合体上

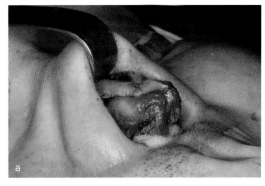

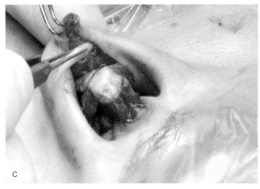

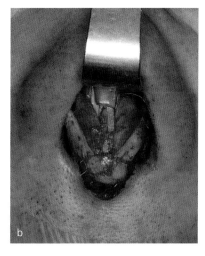

图 10.9 下外侧软骨和其他鼻尖移植物的重置。（a）从上外侧软骨和梨状孔分离下外侧软骨，并将其重置于延长的新鼻中隔上。（b）可以通过帽状移植物和外侧柱嵌入移植物实现进一步延长。（c）鼻翼环移植物可以行沿着鼻翼环制成的间隙置入

进展而再吸收，导致鼻部外观不规则[2]。在这种情况下，可以将软骨切成许多小片，包裹在颞肌筋膜里，然后移植于鼻背。这种被称为"Turkish delight"的方法，优势在于没有软骨扭曲，以及鼻背外观自然[8, 9]。然而，颞肌筋膜需要单独获取，导致移植物完全符合鼻背形状十分困难。重吸收很少见，但其程度很难准确预测。与术后体积相比，一年后有 10%~20% 的体积发生吸收。如果原来的软骨特别软，这种现象的发生率可能会更高。

### 复合移植和皮肤缝合

拉长的皮肤和前庭皮肤不能一期缝合时，首选从耳甲艇获取的软骨皮肤复合移植物填充腔隙，尤其是软组织三角区。从耳甲艇提取的软骨的自然弯曲程度恰好和想要移植的区域相匹配，而提取耳甲艇软骨的瘢痕在术后通常不明显。在皮肤上标记好想要的移植物形状，然

后沿这些标记和软骨一起切除，但保留对侧的软骨膜和皮肤。为了提高移植物的活力，要避免在获取移植物的部位直接行局部浸润麻醉。从耳甲艇后部分离软骨膜，完成耳甲艇软骨移植物的提取。一期缝合供体区域小伤口；如果伤口过大，可能需要从耳郭后提取全厚皮肤移植物[10]。提取耳郭后皮肤移植修补缺损时，提取的面积应该比实际伤口稍微大一些，因为供体区域的皮肤通常在分离后会收缩。移除皮肤移植物上的皮下脂肪和软组织，可以提高移植后的活力。加压包扎耳甲艇 3~4 天，使用抗生素药膏保持创口湿润。

一期缝合鼻小柱前，耳甲艇移植物复合体的头端与前庭皮肤缝合，尾端缝合于切口边缘（图 10.11）。把复合移植物缝合在受区后，移植物与受区的固定要使用打包或缝合硅橡胶板来适当加压。

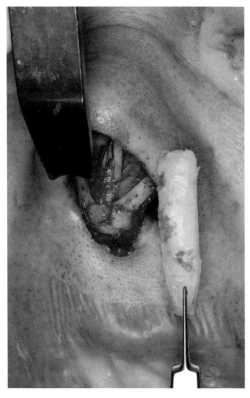

图 10.10　鼻背延长。塑形好的肋软骨移植物被塞入鼻背

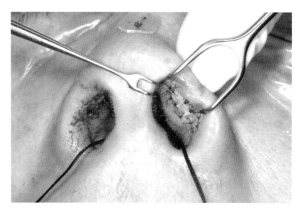

图 10.11　添加皮肤软骨复合移植物。当鼻前庭皮肤和延伸的鼻部皮肤不能实现一期缝合时，可以使用皮肤软骨复合移植物填补的缺损

## ■ 技术要点

1. 为了构造稳固的平台来延长鼻，需要提取足够的软骨，通常使用肋软骨达到此目的。

2. 根据移植物使用区域的要求，对肋软骨进行塑形。鼻背移植物可采用肋软骨的中间部分；延伸支撑移植物或鼻中隔延伸移植物可采用直角切割的肋软骨。

3. 重新牵拉皮肤覆盖延长的平台，需要广泛分离皮肤组织。

4. 端对端或重叠式的鼻中隔延伸移植物能延长鼻中隔，并且可作为平台使下外侧软骨重新改变位置。

5. 设计鼻中隔延伸移植物时，必须考虑鼻尖的延长和旋转，并且需要两侧延伸支撑移植物的稳固支持。

6. 必须将下外侧软骨与上外侧软骨和瘢痕组织分离，以使其重置于新的穹隆。

7. 通过在低鼻背上添加鼻背嵌入移植物将鼻根点上移。其余的鼻尖嵌入移植物可以用来加大鼻尖向尾端旋转和突出程度。

8. 外侧柱嵌入移植物和鼻翼移植物有助于降低和支撑鼻翼缘。

9. 来自耳甲艇的软骨皮肤复合移植物，可用来填充皮肤组织和前庭皮肤、黏膜的缺损。

## ■ 并发症及其处理

### 皮肤损伤

如果皮肤组织与其下的瘢痕组织黏附紧密，分离时可能会意外损伤皮肤。鼻背皮肤紧密贴附于其下的瘢痕组织，有时难以分离。皮肤破损需要小心缝合，下层软组织或筋膜会为损伤的修复支持。

### 气胸

小心采取肋软骨，保留其下方的软骨膜，可以避免提取肋软骨时造成气胸。多数情况下，如果采取肋软骨后做 Valsalva 动作没有发现漏气征象，则无须术后胸片检查，除非求美者主诉胸闷，检查发现氧饱和度降低。紧密缝合皮下和皮肤伤口后，在加大正压通气的同时移除Nelaton 管。

### 移植软骨的翘曲

使用肋软骨替代异体鼻背移植物后可能会发生翘曲（图 10.12）。尽管作者采用了一切方法防止翘曲，如使用肋软骨核心部分，术中反复浸泡并检查弯曲程度，建立一个紧密的腔隙以插入移植物，鼻背缝合固定，但所有这些仍然不可能完全防止肋软骨翘曲的发生。此时，作者的处理方法是取出移植物并塑形使其变直，再将其插回原位，常可解决问题。如果这种方法不可行，作者会将弯曲软骨切片并包裹在颞肌筋膜里。以作者的经验，自体软骨移植物可以在数年后仍保持原有体积。添加一些软组织如乳突骨膜可以精细调整鼻根。

### 肋软骨移植物的移位

修整后的肋软骨移植物发生移位非常罕见。

移植物移位的可能原因包括：为了移除鼻根周围较大的、坚固的异体移植物而进行剥离，形成了较大间隙；硅胶移植物移除后遗留的囊腔；固定肋软骨不合理，尤其在鼻根区域。为了避免移植物移位，需要完全移除其下方的囊袋，用锉使鼻根部变粗糙，并在移植物上方、鼻根点皮肤下面使用软骨膜。极少数情况下，移植物在鼻根点部分可用钢缆固定。

### 鼻堵塞

如使用的鼻中隔延伸移植物过厚，尤其是采用重叠式时，可以造成鼻孔入口过小，导致鼻堵塞。端对端型鼻中隔延伸移植物和菲薄扁平的软骨片可以防止这一并发症的发生。同时，将延伸支撑移植物固定于延伸鼻中隔的部分切削和打薄，对于防止尾端鼻中隔变厚也十分重要。如果鼻中隔延伸移植物比较脆弱，尾端鼻中隔可能会变弯，从而导致歪曲和鼻堵塞。

### 鼻尖问题

皮肤张力过大，尤其是使用鼻中隔软骨或

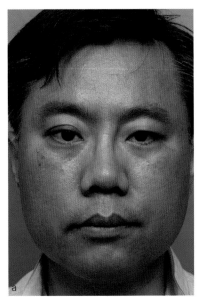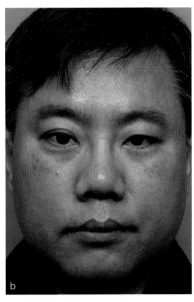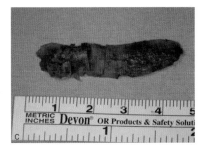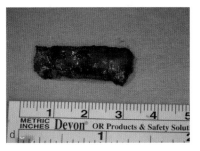

图 10.12　鼻背嵌入移植物弯曲。（a）放置自体肋软骨做鼻背移植物后发生的弯曲。（b）修复后 6 个月，鼻子变直。（c）修复手术中，一片一片地取出鼻背移植物。（d）弯曲的部分重新塑形并用颞浅筋膜包裹后重新塞入

异质材料如人工骨制作鼻中隔延伸移植物时，可能会导致鼻尖压迫感或疼痛。多数情况下，这种不适会随时间而逐渐消失；然而，有时需要取出移植物。如果鼻中隔延伸移植物不完全在中线上，或者鼻尖嵌入移植物不对称，可能会造成鼻孔不对称。

## ■ 实际案例

### 案例 1：反复鼻整形术后挛缩短鼻的矫正

28 岁女性，短鼻，左鼻堵塞（图 10.13）。她经历了 4 次鼻整形术，两次使用 Gore-Tex，一次使用硅胶，还有一次是在 9 年前使用自体肋软骨，最近的手术是 2 年前。正面观表现为典型术后短鼻、萎缩鼻，鼻孔夸张；侧面观表现为严重的鼻尖向头端旋转，低鼻根。

她的手术图提示使用辐照同源肋软骨设计的鼻中隔延伸移植物、鼻背嵌入移植物、两侧延伸支撑移植物、外侧脚移植物、盾状移植物和帽状移植物，两侧耳甲艇皮肤软骨复合移植

物填充延伸的皮肤和前庭内衬之间的腔隙。

手术 2 年后的外观显示短鼻改善，鼻尖向尾端旋转，鼻唇角减小，鼻背高度提高，鼻外观比术前显著延长（图 10.14）。

### 案例 2：分期修复矫正术后短鼻

26 岁女性于门诊就诊，主诉鼻部畸形（图 10.15）。之前做过 3 次鼻整形手术，包括硅胶鼻背延长和硅胶移植物取出。查体发现鼻子较直，但是鼻背高度较低；正面观上有过多鼻孔露出，鼻尖向头端旋转明显，鼻尖小叶皮肤严重凹陷。

对她采用分期手术进行治疗：第一次修复，开放操作下取自体肋软骨延长鼻背，使用鼻中隔延伸移植物、鼻背移植物、两侧延伸支撑移植物、外侧柱嵌入移植物、耳甲艇复合移植物制作的鼻尖镶嵌移植物；第二次修复，通过鼻腔内操作，使用耳甲艇软骨嵌入移植物延伸鼻尖。再次修复 1 年后，从正面观和侧面来看她的鼻外形都有所改善（图 10.16）。

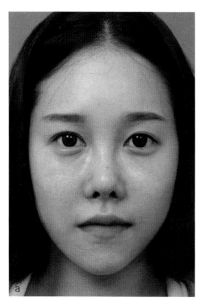
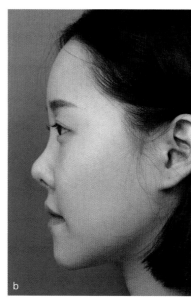

图 10.13　案例 1。多次鼻整形术后短小、收缩的鼻，正面观和侧面观上都很明显

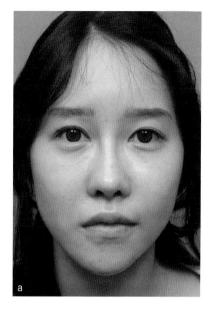
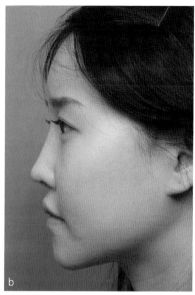

图 10.14 案例 1。使用肋软骨修复
2 年后，鼻外观较前明显改善，鼻背
抬高良好，鼻尖向尾端旋转

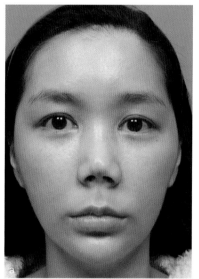
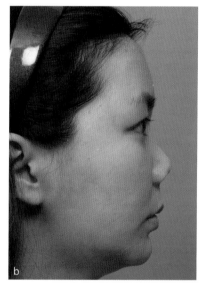

图 10.15 案例 2。第一次修复术前
（a）正面观和（b）侧面观，可见过
多的鼻孔显露，鼻小柱收缩，鼻尖皮
肤凹陷，鼻背有明显的短勺状外凸

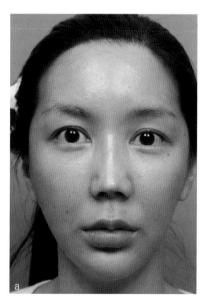
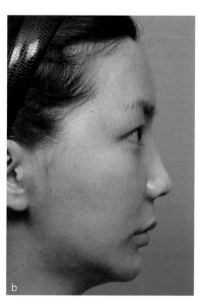

图 10.16 案例 2。第二次修复术后
1 年，正面观和侧面观上鼻形改善明
显

## 参考文献

1. Naficy S, Baker SR. Lengthening the short nose. Arch Otolaryngol Head Neck Surg 1998; 124(7):809-813

2. Sunwoo WS, Choi HG, Kim DW, Jin HR. Characteristics of rib cartilage calcification in Asian patients. JAMA Facial Plast Surg 2014;16(2):102-106

3. Fry H. Nasal skeletal trauma and the interlocked stresses of the nasal septal cartilage. Br J Plast Surg 1967;20(2):146-158

4. Harris S, Pan Y, Peterson R, Stal S, Spira M. Cartilage warping: an experimental model. Plast Reconstr Surg 1993 ;92(5):912-915

5. Kim DW, Shah AR, Toriumi DM. Concentric and eccentric carved costal cartilage: a comparison of warping. Arch Facial Plast Surg 2006;8(1):42-46

6. Adams WP Jr, Rohrich RJ, Gunter JP, Clark CP, Robinson JB Jr.The rate of warping in irradiated and nonirradiated homograft rib cartilage: a controlled comparison and clinical implications. Plast Reconstr Surg 1999; 103(1):265-270

7. Park JH, Mangoba DC, Mun SJ, Kim DW, Jin HR. Lengthening the short nose in Asians: key maneuvers and surgical results. JAMA Facial Plast Surg 2013; 15(6): 439-447

8. Erol OO. The Turkish delight: a pliable graft for rhinoplasty. Plast Reconstr Surg 2000;105(6):2229-2241, discussion 2242-2243

9. Daniel RK, Calvert JW. Diced cartilage grafts in rhinoplasty surgery. Plast Reconstr Surg 2004; 113(7):2156-2171

10. Daniel RK. Grafts. In: Daniel RK. Mastering Rhinoplasty: A Comprehensive Atlas of Surgical Technique. New York, NY:Springer; 2004:225-267

# 11 异体移植物相关并发症的处理

Eunsang Dhong

**精 要**

- 在复杂鼻中隔鼻成形术中，异体移植材料的使用与在单纯隆鼻术中的考虑是完全不一样的。求美者的鼻根位置从假体置入时就发生了变化，相对于原始位置可能更高或更低，并且一般从原位向头端移位。
- 长期存在的置入物不仅会破坏骨性鼻背，还破坏鼻背软骨。
- 即使硅胶假体已被取出，其周围的包膜也不会消失。所以，如果求美者之前有多次的手术修整史，术中能在相应部位看到多层包膜。
- 在二次鼻整形手术中，健康的包膜如果粘连良好，能作为软组织的替代物再利用。
- 涂层周围的组织挛缩会将鼻尖向头端牵拉，导致短鼻畸形。所以这些挛缩组织和

包膜都要去除，以纠正畸形。
- 因为鼻中隔延长术常会造成鼻中隔穿孔，所以需要用 Medpor 材料支撑或延长鼻中隔。
- 多层异体真皮（活细胞）的中心可形成无血管的瘢痕组织。
- 因为鼻整形术中置入的异体使用期有限，所以应告知求美者使用异体内置物的受益也有限。
- 把异体内置物置于顶板打开的鼻中隔或切开的上鼻翼软骨，可能导致灾难性的后果。
- 大部分内置物相关并发症都源于软组织覆盖不足。内置物常从隐蔽的黏膜裂口外露到鼻孔。

## ■ 引言

在亚洲，鼻整形中最流行的异体置入材料有聚合硅、膨胀性聚四氟乙烯（ePTFE 或 Gore-Tex）、多孔高密度聚乙烯（pHDPE 或 Medpor）和无血管异体真皮（AlloDerm）[1]。硅胶用得最多，其次是 ePTFE。Medpor 更多地被用作鼻尖支撑物，而 AlloDerm 则被用作多种软组织的补充材料。近几十年来，东亚地区传统的首次鼻整形术都是用这些异体材料内置物来垫高鼻梁。大家一致认为，用硅胶或 ePTFE 置于鼻背是低鼻根 / 低鼻梁隆鼻术的一种新技

术。在许多二次隆鼻的案例中，除了可能有异体材料置入相关并发症外，求美者的鼻中隔软骨和耳甲腔软骨也多在之前就被作为供体用掉了。所以，通常能作为自体移植供处的只有肋软骨。有时候，外科医生为了满足求美者的要求而不得不选择异体移植材料，甚至有求美者在多次修复手术后仍然遗留无法矫正的鼻畸形。

据报道，硅胶假体隆鼻的并发症发生率为 2%~7%。另有报道指出，ePTFE 和 Medpor 的取出率为 3.1%，而硅胶假体的取出率为 6.5%[2, 3]，后者明显更高。这个数据可能更符合简单鼻整形（包括 1 小时内在鼻背部置入异体材料）。

"简单隆鼻术"的概念在韩国已经消失很久了。在东亚地区，切开法鼻中隔鼻成形术的复杂手术方式更多见。随着该种复杂手术方式的普及，严重并发症的发生率也在不断上升。在东亚地区，短鼻畸形的矫正常需要使用移植物来延长鼻中隔，从而增加了平均手术时间。近期，那些做过复杂鼻中隔手术并置入假体的求美者发生了更严重的并发症（图 11.1）。

所以，通过之前的报道分析异体材料置入并发症的发生率是没有意义的。各种异体材料置入术后并发症的发生率要根据所行手术的复杂程度来分类。

在复杂鼻中隔成形术中使用异体移植材料，与在单纯隆鼻术中的考虑是完全不一样的。在这一章中，我们将讨论异体置入物相关的各种并发症及其处理，特别关注东亚以外的医生和鼻整形专家们的处理方法。

## ■ 求美者评估

二次手术前需要进行详尽的评估，特别是对于使用过异体置入物的求美者。隐藏的瘢痕组织下可能存在一些被破坏的结构，而这些结构的破损往往是不可预测的。二次鼻整形术从开始就应根据求美者鼻内是否有异体置入物而有所不同，大部分之前置入的移植物都需要在二次手术时取出。因为移植物下的组织解剖都已经被破坏，所以重建需要的自体组织量往往比预计得多很多。在东亚地区，大部分首次鼻整形都会用异体置入物和自体组织共同填充鼻尖。所以，二次手术时，手术医生可能会遭遇自体组织供区不足的情况。

以下是作者对求美者的评估要点：

1. 不要忽略任何既往手术史。

2. 通过仔细观察，列出存在问题。如果求美者术前与手术医生关于存在的问题达成一致，他们将会对结果更满意。

3. 术前需要认真触诊评估鼻尖附近的瘢痕硬度和软组织弹性，必要时可以挤拉鼻孔。

4. 解剖剥离腔隙大小，需要根据瘢痕组织的硬度和范围决定。

5. 鼻内尾端的情况则可用简易鼻内镜来评估。

6. 需要进行鼻内检查，包括用内镜检查评估确定下鼻甲以及上次鼻中隔软骨切除术入路等鼻内情况。

7. 头颅侧位 X 线片（鼻骨像）有助于确认鼻根的原始位置，测量置入物及其上的皮瓣的厚度。

8. 长期存在的置入物不仅破坏鼻骨，还破坏鼻软骨。CT 及三维重建有助于评估置入物下骨性结构的破坏，对于有鼻塞或行二次鼻中隔成形术、鼻甲成形术的求美者也有帮助。

9. 即使接受了 CT 评估，预测移植物周围的瘢痕组织量和上、下软骨旁组织破坏的严重性还是很困难的。术前的预测可能跟术中实际情况完全不同。

鼻根置入物模糊了求美者原来鼻根的实际位置。置入物周围的包膜厚度也影响了对置入物上皮瓣厚度的估计（图 11.2）。求美者的鼻根在置入假体后就发生了改变，相对于原始位置可能更高或更低，并且一般从原位向头端移位。

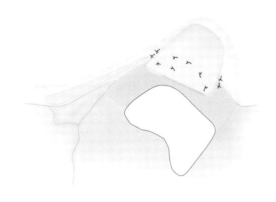

图 11.1　东亚地区流行的隆鼻和鼻尖整形术的方法。从黏膜下分离并切取部分鼻中隔软骨，用以移植延长鼻中隔，并在鼻背置入硅胶假体垫高鼻梁

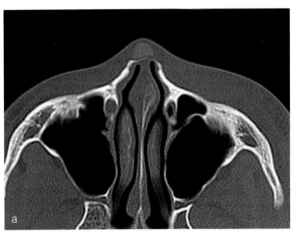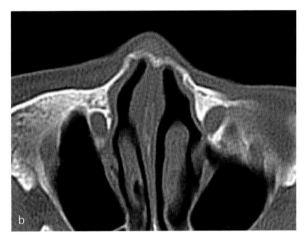

图 11.2 鼻根置入物长期作用下的骨破坏。（a）硅胶假体置入 5 年后的鼻尖。（b）另一例硅胶假体隆鼻术后 14 年的求美者

鼻尖的异体置入物破坏了周围的软骨，一旦去掉，鼻尖将失去支撑。由于剩下来的下鼻翼软骨强度不够，鼻尖的挺立很难在没有置入物支撑的情况下维持。

处理硅胶假体时，一个棘手问题就是假体周围包膜的处理。一般硅胶假体外有两层包膜：上包膜和下包膜（图 11.3）。多次手术的求美者能看到多层包膜。硅胶假体去掉后，其外层包膜不会自行消失（图 11.4）。

健康的包膜如果粘连良好的话，能在二次鼻整形手术中作为软组织替代物再利用。为了不影响鼻背皮瓣的灵活性，上包膜一般都被完整保留，甚至下包膜在状态良好的情况下也能被重新利用，以加强软组织。

当置入物钙化或包膜收缩时，整个包膜则要被去除。包膜周围的挛缩将导致置入物向头端移位，从而造成短鼻畸形（案例 1）。去掉这些包膜或周围挛缩组织，则会导致软组织缺损（图 11.5）。

Gore-Tex 假体周围不形成或极少形成包膜。在去除置入物时，我们发现在软组织的破坏度方面，Gore-Tex 比硅胶或 Medpor 明显更轻。由于软组织长入 Medpor 假体上的细孔

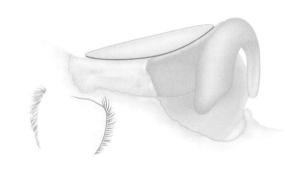

图 11.3 鼻根硅胶假体移植后的包膜。假体前（橘黄色）、后（红色）分别有两层包膜

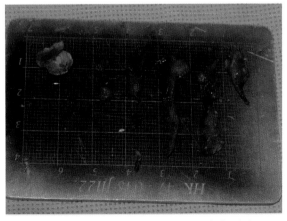

图 11.4 多次修整所致的多层包膜。哪怕超过术后 10 年，包膜都不会自行消失

并与假体形成一体，所以对 Medpor 的解剖相对更困难。然而，相对于将 Medpor 假体置于软骨膜下间隙，去除软骨膜下的 Medpor 支架更容易。在鼻中隔前端或尾端用 Medpor 支架移植延长鼻中隔，经常会导致鼻中隔穿孔（图 11.6），因为鼻中隔黏膜相对薄弱。甚至仅利用它在黏膜隔膜处做鼻小柱支撑，操作也非常复杂。鼻尖是整个鼻活动度最大的部分。频繁移动的膜性隔膜无法承受 Medpor 支架本身的硬度，哪怕术后成功也不能保证。

鼻尖区经常能看到僵硬的瘢痕组织，大部分案例都是由多层假体包膜的存在所致。这种瘢痕组织的中心缺乏血供，因此形成了一块无血管的瘢痕组织（图 11.7）。

同时行复杂鼻中隔手术和假体置入的求美者，假体周围组织收缩往往比较严重。在黏膜下去除软骨（SMR）的同时，也失去了鼻中隔的支撑结构，而在鼻中隔或解剖游离上鼻翼软骨放置异体移植物所带来的重力与张力，处理起来可能会很棘手。黏液囊肿就是在这种情况下比较常见的一种病理变化，可能发生在鼻内或鼻外（图 11.8）。大部分黏液囊肿都与鼻内侧缺少软组织覆盖有关：假体下鼻道暴露或者

鼻骨截骨术后存在隐性鼻黏膜破口。

## ■ 手术技术

### 无感染的情况下

#### 假体移位

如果剥离的腔隙比假体实际所需要的宽的

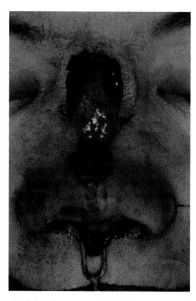

图 11.5　去除包膜及周围挛缩软组织。去除包膜导致鼻背部软组织缺损、皮瓣过薄

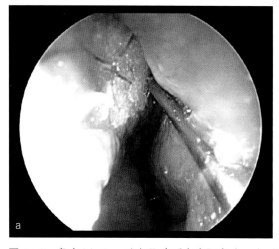
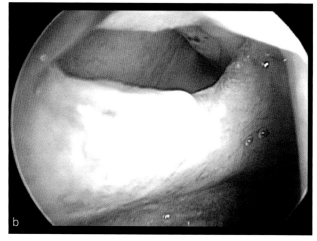

图 11.6　鼻内 Medpor 支架取出后鼻中隔穿孔。（a）假体取出前左侧鼻道内外观。（b）鼻中隔上部一个巨大缺损

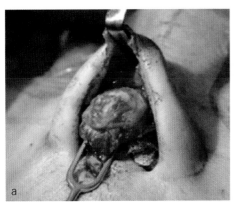
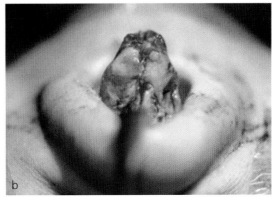

图 11.7 鼻尖修复术的常见问题。（a）鼻尖部内含耳甲腔软骨的巨大瘢痕组织，其下有多层无血管真皮样组织。（b）去掉异体置入物后，下层的下鼻翼软骨会有一定程度的破坏

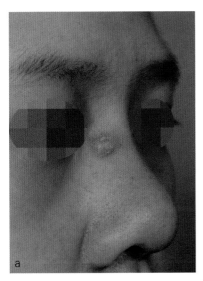
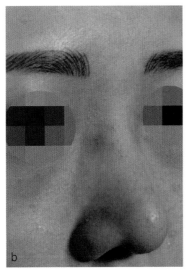
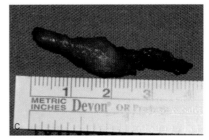

图 11.8 硅胶假体移植后黏液囊肿的形成。（a）术前，可见右侧鼻根处表皮囊肿样隆起物和僵硬、圆钝的鼻头。（b）术后，可见彻底切除囊肿，保留了鼻背部菲薄的皮肤，同时用耳甲腔软骨和耳后真皮移植做了鼻头整形术。（c）移除硅胶假体后，移除包膜周围及其内的囊肿

话，假体很容易偏向一侧的鼻腔侧壁。另外，当假体比剥离的腔隙更长时，假体就会因为轴位张力而变形。哪怕是仔细雕刻过的假体底面，也可能会因为鼻骨与鼻软骨轴线的不同而移位。

矫正术中，当包膜形成良好时，从包膜两侧入路重新调整移植物位置是一种高效的方法。对于鼻骨与加高的鼻中隔软骨轴线不一致的求美者，我们需要行一侧的鼻骨截骨术和鼻中隔延长移植术。对于这些案例，我们强烈推荐用

真皮脂肪组织替代假体。术后即刻的固定和包扎也非常重要。

**鼻背皮肤发红与假体显形**

对于皮肤很薄的求美者，在阳光直射的情况下，假体可能能被看出来。特别是那些用Gore-Tex 的求美者，能透过鼻背的皮肤看见假体背部的轮廓。因为 Gore-Tax 很少有包膜形成，所以假体有钙化和收缩的倾向。

皮肤薄的求美者，可能在术后很长一段时间内会有鼻背皮肤发红。大部分案例都需要用真皮脂肪移植替代假体。用自体颞浅筋膜组织包裹假体能有效防止该并发症。然而，由于同种异体置入物置入术后的低血管化和感染高风险性，用其包裹假体有争议。

### 假体活动

当剥离的皮下腔隙在鼻背骨外表面时，硅胶假体则有活动的可能。重新放置假体需要精确地在骨膜下剥离腔隙。相比而言，Gore-Tax不易发生移动。

### 假体钙化

陈旧性的异体置入物及其包膜有时会看到营养性障碍导致的钙化（图 11.9）。此种钙化的形成机制仍在讨论中，但包膜周围退化的组织（如高密度瘢痕）可能在钙化形成过程中发挥一定作用[4]。应完整切除上、下层包膜，并且用真皮脂肪组织替代假体。

### 假体上翘

大部分假体上翘是由于使用了过多异体置

入物，以致超出皮肤弹性所能承受的最大限度所致。一旦发现，应立即取出假体。如果假体只是比较明显透出但没有上翘，则可通过一期手术修复。然而，如果假体已经上翘，则应另行手术重建。

### 鼻尖僵硬

异体真皮作为软组织填充的一个选择已在面部整形外科的许多领域得到应用[5, 6]。但是，鼻尖部多层叠加的异体真皮经常形成无血管的瘢痕组织，切开后可见其中心部分没有血管。这样内含瘢痕组织的鼻尖质感非常僵硬。但是去掉这些瘢痕组织后，又需要大量的软组织来替代填充。

### 黏液囊肿

剥离腔隙后，可能会有少部分的鼻黏膜外露，破口处黏膜向内生长则形成黏液囊肿（图 11.10）。内皮的内向性生长或化生机制仍然不清楚，需要进一步研究[7]。一旦确诊黏液囊肿，则需要完整切除。

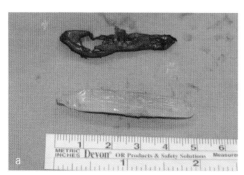
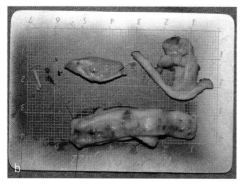
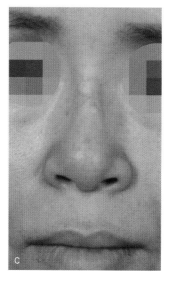
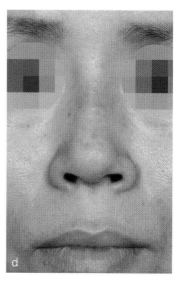

图 11.9　假体钙化。（a）去除钙化的硅胶假体和全部包膜。（b）双层真皮移植充填鼻背，耳甲艇软骨充填鼻尖。（c）术前，透过变薄和毛细血管扩展的皮肤能看到明显的假体。（d）术后照片

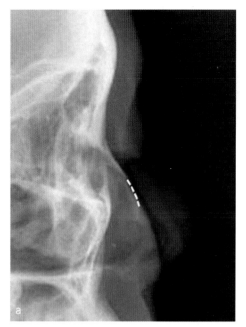

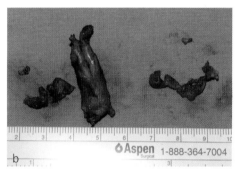

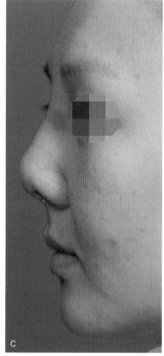

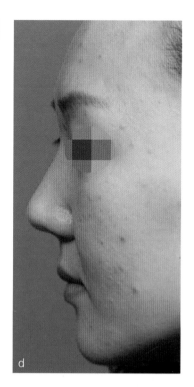

图 11.10　鼻背硅胶假体驼峰鼻整形术后黏液囊肿形成。（a）术前X 线片发现之前驼峰的痕迹（打点处）以及较厚瘢痕组织的 L 形假体移位。（b）切除的黏液囊肿及其较厚的包膜。（c）经历过再发水肿及鼻腔内引流的求美者，术前合并黏液囊肿，伴短鼻畸形。（d）完整切除假体和自体组织（真皮脂肪组织联合耳甲腔软骨）移植填充术后鼻背照片

## 感染的处理

### 感　染

　　术后即刻的感染再发并不少见，一般都推荐完全摘除异体置入物；然而，对并发症的处理应因人而异。部分案例中，鼻根处的延迟性血肿可能被误诊为感染性积液，但是不同于感染，血肿可以通过针刺抽吸处理。

　　很多再发水肿是由假体周围不稳定性瘢痕（包膜）形成导致的。短期的水肿可能是由包膜内、外环境之间的微循环障碍导致的。亚临床感染再发时，如果没有排尽脓液，应用广谱抗生素可能有效。对于此时是否需要去除假体仍有争议。尽管保守治疗对轻症求美者有效，但多效果不好。再发感染最终多会导致包膜挛缩。

### 假体感染

　　鼻中隔鼻成形术后急性感染很少表现为中毒性休克、败血症、脑（脊）膜炎或心内膜炎，切口处溢脓并不少见。

　　使用异体置入物是很复杂的手术且容易发生感染，所以术前预防性使用抗生素是很有必要的。术中对剥离的腔隙进行冲洗比使用抗生素更有效。区分鼻腔内使用与剥离腔隙时使用的器械也很重要。与皮肤接触过的硅胶假体需要用生理盐水和酒精清洗干净。Gore-Tax 假体可用碘附、碘酒等含碘制剂浸泡。

　　化脓的假体无法保留，只能完整取出。若假体取出不及时，结构畸形会更严重。假体取出后至少 6 个月到 1 年，直到完全康复后才能进行重建。

### 矫正短鼻畸形

严重挛缩会导致短鼻畸形,此时腔隙需要剥得更大一些(图11.11)。同时,需要将假体周围的包膜和挛缩的软组织一起去除。

对于去除包膜,有两种不同意见,即先除去上层包膜或先除去下层包膜。作者认为,对于完整去除上层和下层包膜来说,先除去上层包膜更容易些。

先去除上层包膜时:

1. 分离皮瓣和上层包膜。

2. 尽量保证上层包膜的完整性,直到头端。

3. 切除上层包膜后再去除假体。

4. 如果头端包膜未被清除完全,则需从包膜两侧入口切除所有可能在鼻根侧面与假体粘连的任何不寻常的软组织。

5. 解剖下层包膜的底层间隙,此平面经常与骨膜粘连。

为了能重新利用上层包膜,在去除现存假体后应先解剖下层包膜:

1. 在尾部切开包膜,取出假体。

2. 严格冲洗腔隙。

3. 解剖下包膜的下层,该层面一般是骨膜下层。

4. 从侧面纵向打开全长包膜,以免在侧面形成堤样畸形。

## ■ 技术要点

1. 首先考虑皮瓣的轮廓。如果皮瓣太薄,最好能重新利用上包膜。如果假体两侧有相对较厚的堤样瘢痕,则需行包膜切开术。

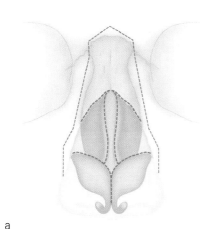

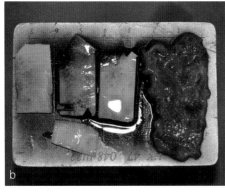

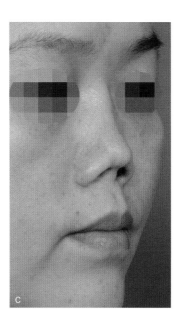

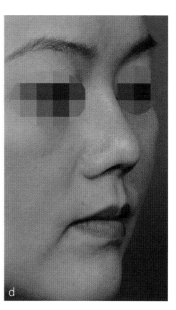

图11.11 短鼻畸形的矫正。(a)解剖图解:切断双侧鼻横肌,沿骨膜下层解剖鼻骨两侧,分离鼻中隔与上鼻翼软骨、鼻尾骨和上鼻翼软骨、上下鼻翼软骨(卷曲部分)。(b)为鼻中隔重建雕刻好的肋软骨以及用来包裹切片状软骨的腹横筋膜。(c)术前照片。(d)术后照片

2. 需要通过解剖建立骨膜下腔隙以供再移植。

3. 对于有假体钙化或黏液囊肿的求美者，须完整去除包膜。

4. 准备自体移植物时，要充分考虑其下骨或软骨结构破坏，以保证备用移植物合适充足。完全切除包膜并对挛缩进行松解所需自体移植组织往往比预估量要多很多。

5. 处理完包膜后重新调整皮瓣分布。如果皮瓣无法自由移动，可行双侧鼻横肌切开术，或分离鼻骨两侧面与骨膜之间的腔隙。

6. 如果因为鼻尖处有瘢痕带使皮瓣显得不自然，可将上包膜小心地交叉划开或分成小块松解。

7. 如切除下包膜后鼻头三柱延长效果仍然不佳，则应进行更多的松解与分离。鼻中隔与上外侧鼻软骨，鼻尾骨与上外侧鼻软骨，上外侧鼻软骨与下外侧鼻软骨等区域，都应分别被解剖分离（图 11.11a）。

8. 如果通过以上所有方法鼻尖延长的效果都不好，可能需谨慎剥离膜性鼻中隔软骨膜。然而，对此务必谨慎，因为这非常冒险。

## ■ 鼻中隔鼻成形术中的感染

据报道，鼻整形术的感染率为 1%~4%，鼻中隔成形术的感染率为 2%~7%；而鼻中隔鼻成形术的感染率为 2%~14%，取决于手术是首次手术还是二次手术或复杂手术[8]。复杂手术包括鼻中隔重建、截骨术、黏膜下切除和费时较长的游离移植。大部分东亚地区使用异体移植物的鼻整形手术最终都变成了这一类。

软骨膜炎和鼻中隔脓肿在急性感染中不少见。主要的影响是鼻中隔 L 形假体破坏后的结局鼻外观。求美者可能会出现严重的鞍鼻畸形和短鼻畸形。

鼻腔正常菌群包括类白喉杆菌、表面葡萄球菌、金黄色葡萄球菌、α/β 溶血性链球菌、肠球菌、假丝酵母菌、霉菌等，但这些并不总是会致病。

青霉素耐药的金黄色葡萄球菌（MRSA）、表面葡萄球菌和肠杆菌属致病菌是鼻腔中潜在的感染菌群（PINF），这些菌群快速生长时常规预防性应用抗生素是无效的。据调查，20%~60% 的正常人群鼻腔内有 PINF。鼻毛的清洁度低、鼻甲肥厚和鼻黏膜屏障破坏是易感染因素。手术时间长、鼻腔填塞法、大面积剥离以及异体或自体移植是使求美者易感染的与手术相关的因素。

在一项关于鼻中隔鼻成形术翻修和菌血症治疗的报道中，共有 53 例鼻中隔成形术和鼻中隔鼻成形术求美者，15% 术后有菌血症，16.9% 发生于去除鼻腔填塞后[10]。另一项报道指出，3% 的鼻中隔成形术求美者术后发生菌血症，而鼻中隔鼻成形术后的发生率为 13%[11]。从手术污染角度看，不涉及鼻中隔的鼻整形术可能属于清洁手术，而鼻中隔鼻成形术则属于清洁污染级手术[12]。

关于预防性应用抗生素，在一项包括 100 例修复性鼻整形手术的研究中，没有用预防性抗生素的求美者中有 5 例严重感染和 9 例局部感染；然而，对照组中却只有 1 例严重感染和 3 例局部感染[13]。另一项包含 110 例鼻中隔成形术案例的研究证明，抗生素组在对减少菌群方面较安慰剂组效果强 2~7 倍[14]。

目前，还有关于术前用棉棒做鼻腔细菌培养的敏感性和特异性的讨论。在涉及异体移植物的复杂鼻中隔鼻成形术或鼻整形术的术前准备中，笔者的选择取决于细菌培养和药敏试验结果。对于对青霉素敏感的金黄色葡萄球菌或表面葡萄球菌，抗生素首选一代或二代头孢菌素或奥格门汀（阿莫西林克拉维酸钾片，Beacham）；对于耐药性细菌，如 MRSE/MRSA 或肠杆菌属等，首选用敏感抗生素。

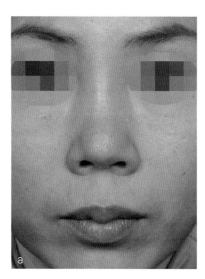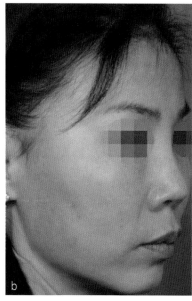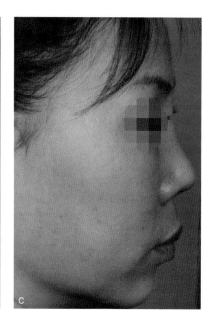

图 11.12　案例 1。求美者术前照片

## ■ 实际案例

### 案例 1

38 岁女性，11 年前使用 L 形硅胶假体做了鼻整形术（图 11.12）。主诉为鼻头上移和短鼻。手术包括降低鼻梁点，完整去除包膜，用肋软骨重建 L 形支撑物，用腹横筋膜作为软组织填充凸显鼻背，用耳甲腔软骨填充成形鼻尖（图 11.13）。图 11.14 为最终效果。

### 案例 2

42 岁女性，8 年前用耳甲腔软骨覆盖鼻尖，加 I 形硅胶假体做了鼻整形术。她不满于鼻背硅胶假体的边界和鼻过长的外观。手术包括通过修整硅胶假体，缩短鼻长度来降低鼻根点（图 11.15）；另外，还用下包膜包裹假体使其于鼻背的轮廓自然流畅，用折叠的耳甲艇软骨移植于鼻中隔软骨尾端支撑鼻中隔使鼻尖更立体，鼻背处用上耳甲腔软骨垫高鼻中隔下点，插入折叠的 Gore-Tax 假体以增宽鼻翼联合处。

### 案例 3

25 岁女性，分别于 1 年前和 3 年前接受了由同一位术者进行的两次鼻整形术，使用了 I 形硅胶假体和一种未知材料（可能是异体移植物）（图 11.16）。此求美者经历过术后感染再发和鼻尖反复流脓。之前的医生在鼻尖处补充注射了填充物，但最终导致了鼻尖畸形。求美者主诉为鼻尖畸形和过高的鼻背。多层包膜被完整去除，并还原鼻根。用一个更薄的假体替换了原来的鼻背处假体。用耳甲腔软骨和耳甲艇软骨行鼻尖成形术（图 11.17）。图 11.18 是术后最终效果。

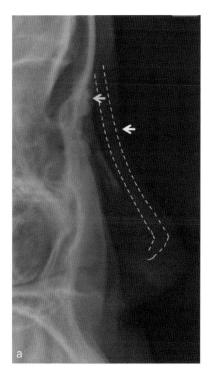
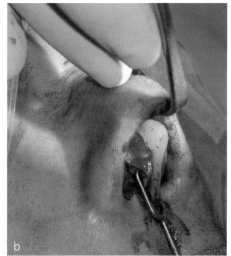
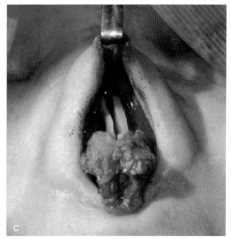

图 11.13 案例 1。手术步骤。(a) 绿色箭头指原始鼻根,黄色箭头指降低了的鼻梁点。(b) 术中去除 L 形硅胶假体。(c) 用耳甲腔软骨和腹横筋膜重建鼻中隔

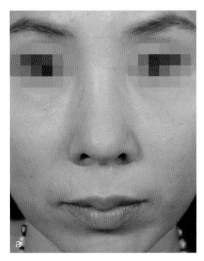
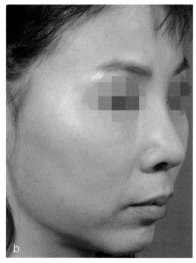
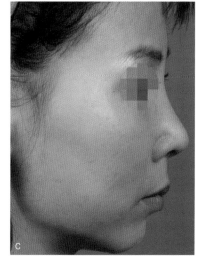

图 11.14 案例 1。求美者术后

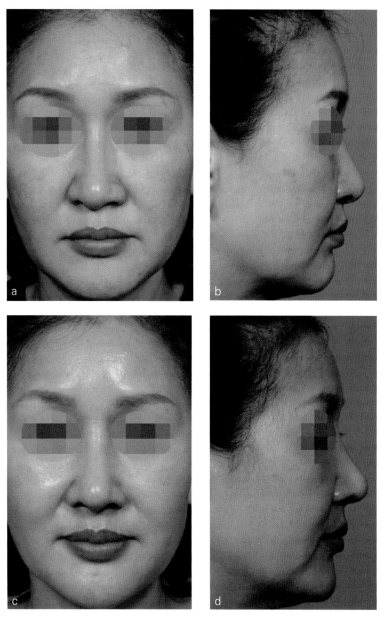

图 11.15　案例 2。（a，b）术前照片。（c，d）降低鼻根点，垫高鼻
中隔下点，增宽鼻翼联合处

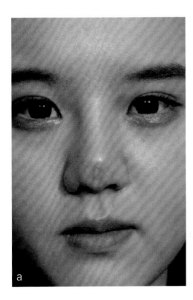
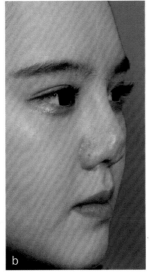
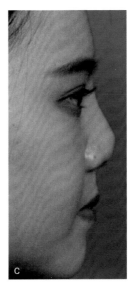

图 11.16 案例 3。求美者术前照片

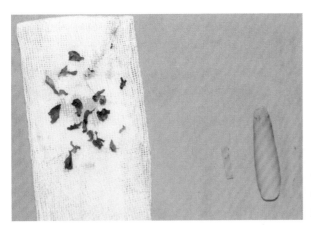

图 11.17 多层包膜、鼻背硅胶假体、鼻小柱 Medpor 假体都被去除，用一个更薄的硅胶假体替换了原来鼻背处假体；用耳甲腔软骨和耳甲艇软骨行鼻尖成形术，并用耳后浅筋膜进行了软组织移植填充

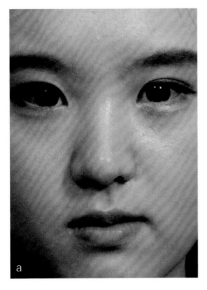
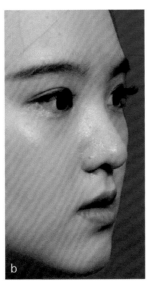
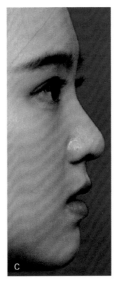

图 11.18 案例 3。求美者术后照片

## 参考文献

1. Ferril GR, Wudel JM, Winkler AA. Management of complications from alloplastic implants in rhinoplasty. Curr Opin Otolaryngol Head Neck Surg 2013;21(4):372-378

2. Hong JP, Yoon JY, Choi JW. Are polytetrafluoroethylene (Gore-Tex) implants an alternative material for nasal dorsal augmentation in Asians? J Craniofac Surg 2010;21(6):1750-1754

3. Peled ZM, Warren AG, Johnston P, Yaremchuk MJ. The use of alloplastic materials in rhinoplasty surgery: a metaanalysis. Plast Reconstr Surg 2008; 121 (3):85e-92e

4. Park CH. Histological study of expanded polytetrafluoro-ethylene (Gore-Tex) implanted in the human nose. Rhinology 2008;46(4):317-323

5. Gurney TA, Kim DW. Applications of porcine dermal collagen (ENDURAGen) in facial plastic surgery. Facial Plast Surg Clin North Am 2007;15(1): 113-121, viii

6. Bee YS, Alonzo B, Ng JD. Review of AlloDerm acellular human dermis regenerative tissue matrix in multiple types of oculofacial plastic and reconstructive surgery. Ophthal Plast Reconstr Surg 2015;31(5):348-351

7. Swelam W, Ida-Yonemochi H, Saku T. Angiogenesis in mucous retention cyst: a human in vivo-like model of endothelial cell differentiation in mucous substrate. J Oral Pathol Med 2005;34(1):30-38

8. Georgiou I, Farber N, Mendes D, Winkler E. The role of antibiotics in rhinoplasty and septoplasty: a literature review. Rhinology 2008;46(4):267-270

9. Haug RH. Microorganisms of the nose and paranasal sinuses. Oral Maxillofac Surg Clin North Am 2012;24(2):191-196, vii-viii

10. Kaygusuz I, Kizirgil A, Karlidağ T, et al. Bacteriemia in septoplasty and septorhinoplasty surgery. Rhinology 2003; 41(2):76-79

11. Okur E, Yildirim I, Aral M, Ciragil P, Kiliç MA, Gul M. Bacteremia during open septorhinoplasty. Am J Rhinol 2006;20(1):36-39

12. Cruse P. Surgical infection: incisional wounds. In: Bennett JV, Brachmann PS, eds. Hospital Infections. 2nd ed. Boston, MA: Little, Brown; 1986:423-436

13. Schäfer J, Pirsig W. [Preventive antibiotic administration in complicated rhinosurgical interventions-a double-blind study.] Laryngol Rhinol Otol (Stuttg) 1988;67(4):150-155

14. Bandhauer F, Buhl D, Grossenbacher R. Antibiotic prophylaxis in rhinosurgery. Am J Rhinol 2002; 16(3):135-139

# Ⅲ

# 睑成形术

# 12 重睑术：无创缝合法

Jin Joo Hong, Hae Won Yang

---

## 精 要

- 亚洲人上睑皮肤皱襞的形成有其独特性。重睑时，眼睛的上界有两条轮廓线，表面看起来上睑由两层构成。
- 重睑术的关键在于将皮肤（前层）与偏上方的上睑提肌（后层）缝合。
- 无创缝合结扎法是在没有外在切口的情况下形成上睑皮肤皱襞，手术简单、创伤小、效率高，但有其禁忌证。例如，需要进行重睑修复术来缩小皱襞的宽度，尤其是曾行切开法重睑术的情况下。
- 考虑到求美者的个人情况不同，如上睑臃肿、上睑提肌功能差、眼球突出等，微创手术需要做出不同的调整。对上睑臃肿的求美者，应该尽可能多地去除隔间脂肪，并尽可能设计较低的重睑线。重睑线太高可能引起眼睑闭合不全或睁眼不适，尤其是临床或亚临床的上睑下垂求美者更容易出现这种情况。如果眼球突出明显，重睑线应比平常位置低，否则会造成重睑皱襞位置过高。
- 根据眼内上方是否有两条轮廓线，以及皮肤皱襞边缘和覆有睫毛的睑缘是否在内侧相连，睑缘分为闭合（内双）和打开（外双）两种。
- 在闭眼状态下，重睑线的中间应比内外侧高，以免睁眼时重睑线变直。
- 完成术前设计后，用针头或 11 号刀片做 5个穿刺点或小切口。用 7-0 不可吸收缝线从皮肤贯穿全层至睑板上缘，然后在睑板上缘同一位点从皮肤出针。这样，睑缘皮肤便固定于睑板上。
- 去除眶隔脂肪时，务必要考虑脂肪的位置。仰卧位时眶隔脂肪会移动至外上方。
- 用 7-0 尼龙线穿过皮肤至睑板上缘使Müller 肌折叠。缝线穿过睑板至上穹隆附近的结膜上，再从结膜同一位点反向缝合至睑板使 Müller 肌缩短。缝线通过睑板从皮肤穿出，将其打结以拉紧缝线。
- 缝线穿过睑板时，结膜侧形成多余的线结会引起异物感和剧烈疼痛。如果求美者主诉异物感，应将眼睑外翻仔细检查睑板。

---

## ■ 引言

### 重睑和单睑

上睑最重要的功能之一，就是通过不停地眨眼来保护眼。在不停地睁闭眼过程中，上睑的外在形态也不断变化。闭眼时，眼睑充分覆盖眼球的角膜和球结膜；睁眼时，眼睑收缩以显露眼球。睁眼过程中，覆盖层（皮肤和睑结膜）应折叠以免覆盖范围的皮肤和睑结膜过多。虽然面部观察不到球结膜的皱襞，但亚洲人上睑皮肤皱襞的形成有其独特性[1]。皮肤皱襞的形成方式决定了眼的形态，尤其是睑裂的上界。

通常情况下，皮肤皱襞在眼睑中间形成，边缘部分位于睫毛上方，以便在充分睁开眼睑时完全显露角膜。皮肤皱襞的边缘平行于睫毛的睑缘，共同形成睑裂的上缘（重睑）。重睑中，眼的上界由两条轮廓线构成，仿佛上睑有两层（图 12.1）。

反之，由于皮肤皱襞在睑缘下方形成，单睑只有一层边界。皮肤皱襞的边缘隐藏了真正的睑缘，睁眼时从上方压迫睫毛（图 12.2）。与重睑相比，单睑时皮肤皱襞位置较低，睑裂较小。单睑是东亚人（韩国、中国、日本、蒙古）的特色，重睑则在白种人、美国黑人和南亚人中最常见。

### 上睑的解剖结构

上睑是层状结构，分为前、中、后三层。前层包括皮肤及其深面的眼轮匝肌；后层包括睑板及其深面的结膜；中层包括眶隔和脂肪，将眼眶内容物与眶隔前组织分开[2]。在矢状面，倒三角形的上睑分为上、下两部分：上部较厚，由分隔明显的三层组成；下部睑缘较薄，由紧密结合的前后两层（皮肤、眼轮匝肌、睑板）组成。中间的眶隔和眶隔脂肪只到融合线，融合线可以被视为外表面的皮肤折皱。下方紧密结合的睑缘属于提肌系统（提肌腱膜、上睑提肌和 Müller 肌），在睁眼时主动收缩（图 12.3）。同时，融合线（横向皮肤折皱）上方的前层和中层会根据睁眼运动被动折叠。

上睑提肌收缩时，直接与提肌系统相连的睑缘（红色表面）开始向上收缩，上方的前层（融合线上方，绿色和蓝色表面）则静止不动。随着眼睑睁开的程度增加，皱襞正上方的前层从下方被抬起（绿色表面）。这时，横向的皮肤皱襞开始显现，并随眼睑逐渐睁开愈加明显。

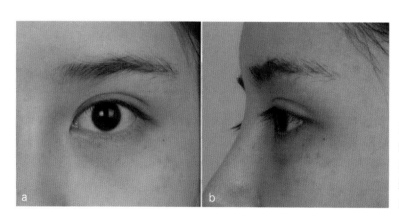

图 12.1 南亚女性的典型重睑。由于睑缘上方形成横向的皮肤褶皱，眼睛的上界由两条轮廓线构成，皮肤和睑缘的边缘构成双线样上界，睁眼时眼可以充分显露

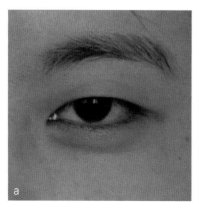
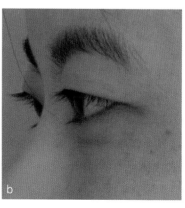

图 12.2 东亚女性的典型单睑。（a）睁眼时，皮肤皱襞形成的位置低，皮肤折线藏在睑裂上界的下方。（b）睫毛方向朝下。与重睑相比，单睑的睑裂似乎变小，原因是远端的皮肤皱襞位置较低

当眼睑进一步睁开时，前层下方的皮肤（绿色）向上翻起，恰好位于其上方皮肤（蓝色表面）之下，如此便形成了皮肤皱襞。

单睑中，中层发育良好，眶隔脂肪丰富并延伸至更低的位置，前层和后层的融合位置比重睑低，导致睑缘的高度非常低。因此，静眼时前层皮肤皱襞在极低的位置（较低的睑板皱襞）形成，被覆睫毛的睑缘被完全遮挡。此外，尽管眼睑充分睁开，睑裂的上部仍会被皮肤皱襞部分遮挡。因此，严重时，如上睑下垂的求美者，应通过额肌提高眼睑皮肤皱襞来扩大视野。同时，重睑中，皱襞形成位置较高，皱襞的边缘位于睑缘之上，因此正常视野不受影响（图 12.4）[3, 4]。

### 无创缝合结扎法重睑成形术

单睑和重睑在解剖结构上最大的区别在于眼睑褶皱和皮肤皱襞形成位置高低不同，这是由前后层变薄融合导致的。重睑平视前方时，由于眼睑褶皱清晰显现且位置够高，皮肤皱襞位于睫毛上方的眼睑内面。将皮肤（前层）和上睑提肌（后层）在较高的位置人为地缝合在一起，是重睑成形术的关键。

习惯上将重睑术主要分为两类，无创缝合结扎法（埋线法）和切开法。无创法是用简单的线环将皮肤和深层的提肌系统缝合；切开法则是将前、后两层的部分组织去掉，通过瘢痕粘连固定前、后层。切开法也需要埋线来连接皮肤和提肌系统，所以线环结扎在两种手术方式中均很常见。不论采用哪种入路方式，眼睑中的缝线环都是重睑形成的关键部分。实际上，无创埋线法是不做切口，通过缝线结扎来形成皱襞。无创缝合法的手术方式多样，均已有相

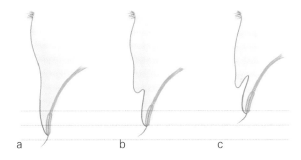

图 12.3　上睑的断面观。（a）静息状态下，上睑外层皮肤呈展开状态。（b）眼睑睁开初始，折线正上方的皮肤（绿色区域）向上卷起，睑缘抬高。（c）眼睑充分睁开，绿色区域的皮肤完全处于上方皮肤之下

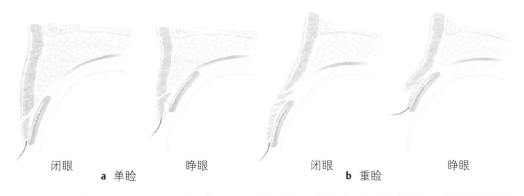

闭眼　　　**a 单睑**　　　睁眼　　　　　闭眼　　　**b 重睑**　　　睁眼

图 12.4　单睑和重睑。单睑和重睑之间最重要的解剖差异是前后两层融合的平面，即前层皮肤折叠的平面。睁眼时皮肤折叠的形式决定了眼睛的形状。（a）亚洲人单睑皮肤褶皱在较低的平面形成，皮肤褶皱掩藏了真正的睑缘、睫毛和部分上睑裂。（b）相反，重睑的皮肤褶皱平面较高，折叠边缘高于睫毛

关报道。无创缝合法可以用于纠正上睑下垂，也可以用于重睑成形。从结膜面，可以折叠收缩肌来增加提肌系统的张力。

## ■ 求美者评估

埋线缝合法重睑成形术适用于多数求美者，重度上睑下垂伴上睑提肌功能减弱或眼睑软组织极度肥厚的求美者除外。

### 上睑臃肿

将之前分开的前、后层在较高的位置形成稳固的粘连，是重睑术的首要目的。皮肤（前层）和提肌系统（后层）之间大量松弛的组织（眼轮匝肌、眶隔前和眶隔脂肪）是影响前后层融合的主要因素。因此，不论是切开法还是埋线缝合法，上睑软组织过多都不利于重睑的形成。埋线前，可以通过小切口去除眶隔脂肪，但是需要全长的切口才可以去除眶隔前脂肪和眼轮匝肌。上睑臃肿时，应该尽可能多地去除眶隔脂肪，埋线时应该尽可能低地设计重睑线（严格意义上来说，这种方法应该称为微创埋线缝合术，因为埋线前通过小切口将脂肪去除）。

### 上睑提肌功能减弱

尽管Müller肌缩短可以治疗轻度上睑下垂，但多数伴有提肌腱膜松弛的重度上睑下垂求美者需要直接提高上睑提肌，不宜行重睑术。较高位置的重睑线增加了眼睑的动力负荷。此外，眼睑的上部皮肤较厚，需要更大的力量形成皱襞。皱襞位置过高可能导致睑裂闭合不全或睁眼困难，在亚临床或临床型的上睑下垂中尤其常见。

### 眼球突出症

影响眼睑突出的因素有周围组织的解剖结构、脂肪的相对含量、眼眶的深度、眼球突出的程度，以及其他一些因素。与眼球内陷相比，因眼球将眼睑向前方推出，眼球突出的皮肤皱襞悬吊得更紧。皱襞的边缘位置相对较高，下方的睑缘位置也相对较高，眼球中部更为明显。如果眼球突出显著，重睑线的位置应比平常低，不宜设计得过高。

### 睑缘的形态

重睑术不仅能够使睑裂增大，还将其上界由一条轮廓线变成两条。新形成的重睑线受皮肤皱襞边缘的影响，不受睑板上皱襞本身的影响。睑缘（皱襞边缘和眼睑边缘之间的皮肤）是指眼睛的边缘，引人注目，容易上妆使眼睛看起来更大。因此，重睑成形术的主要目的之一就是形成适合漂亮的睑缘。睑缘随视角和睁眼程度的改变而改变，因此应在放松、平视的状态下设计。睑缘高达睑板上皱襞，深至皮肤褶皱。睑裂在眼中间最大，因此皮肤皱襞在中间最深，也就是说中间的眼睑比两侧收缩程度更大。因此，重睑线的中部应适当提高，避免中部睑缘过窄（图12.5）。睑缘的形态受皮肤皱襞的边缘和眼角边缘的影响。

### 内双和外双

根据眼上方的两条轮廓线，即皮肤皱襞的边缘和覆有睫毛的睑缘，是否在眼内侧汇合到一起，睑缘在内侧可能是闭合的（内双）或打开（外双）的状态。内双时，横向的皮肤皱襞与内眦赘皮皱襞连接在一起。外双时，横向皮肤皱襞在内侧不与内眦赘皮皱襞相连，其位置高于后者。最常见的睑缘形态介于内、外双之间。但是在睑缘与闭合打开之间没有中间状态。因此，在内外双之间时，内侧宽度较窄，向外侧高度逐渐增加。因此，它实际上是外双，但是由于中间过窄，高度向外侧逐渐增加，从远处看是内双（图12.6）。

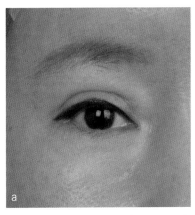 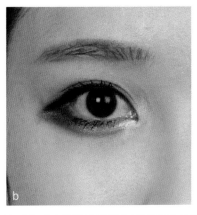 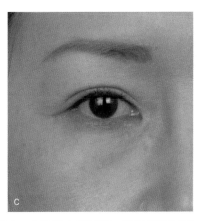

图 12.5 睑缘的不同形态。（a）睑缘的形态受皮肤皱襞边缘和眼角边缘的影响。若睑缘中部过宽，眼看起来过圆或呈椭圆形。（b）若睑缘中部过窄，眼呈现皱眉样。（c）睑缘的上下边应互相平行或呈广尾形

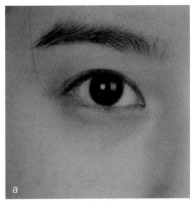 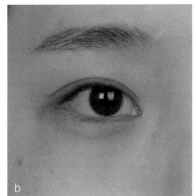 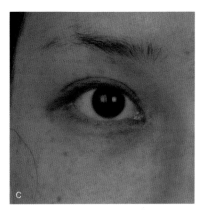

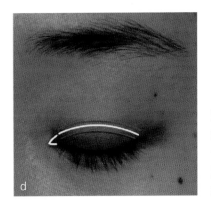

图 12.6 重睑的三种形态。（a，b）根据眼上方的两条轮廓线，即皮肤皱襞的边缘和覆有睫毛的睑缘，是否在眼内侧汇合到一起，睑缘在内侧可能是闭合的（内双）或打开（外双）的状态。（c）在内外双之间时，内侧宽度较窄，向外侧高度逐渐增加。（d）外双（红色）、内外双（黄色）、内双（蓝色）的设计

### 修复案例

融合线之上的前层因后层的收缩而形成皱襞，因而即便是不明显的皮下瘢痕也可能影响皮肤皱襞的连续性。情况严重时，应该切除瘢痕（用切开技术）或设计高于瘢痕的重睑线（用非切开技术），使皮肤刚好高于折痕。基于如此原因，非切开方法不能缩小折痕高度，尤其是在切开重睑术后。

### 缝合材料

因为在非切开缝合结扎过程中没有切割，所以前后层黏附只是依靠缝合材料和线结的张力实现的，因此缝合材料同样重要。通常使用的尼龙线（聚酰胺，7-0 尼龙）是不可吸收的单纤维缝合材料。尽管单丝尼龙线塑形能力差且易于滑脱，但是其感染率低。未染色的半透明尼龙线多用于无创缝合结扎术，原因是未染色的尼龙线比含有杂质的染色线拉力更好。但是半透明缝合材料在修复手术中很难被发现[5, 6]。

### 缝针的选择

选择缝针取决于眼睑组织缝合环的预期位置。通过贯穿全层眼睑或将眼睑皮肤部分固定于睑板可以形成连接环。需要贯穿皮肤全层时，适合用长圆针（24 mm 的 3/8 圆针带有 7-0 白色尼龙线）；但是，需要部分固定时小针则更合适。三角穿刺针容易损伤大血管，因此应选择圆针或矩形穿刺针。

## ■ 手术方法

### 无创缝合法重睑术

设计重睑时最好让求美者取直位，因为仰卧位时眼睛和重睑的形态会发生改变。求美者取直立位时医生可以更好地评估手术效果。

重睑的起点分为三类。内双是指重睑线始于内眦赘皮皱襞之下，往往比较自然，但是眼睛看起来较小。外双是指重睑线起始于内眦赘皮皱襞之上。眼睛看起来比内双大，但是外观不自然。介于内外双眼皮之间的实际上是外双的一种，起点较典型的外双低，外观自然，眼睛较大，很多亚洲求美者更倾向于此类双眼皮（图 12.6d）[7]。

术前应沿眼睑皮肤的自然弧度标记重睑线。通常重睑的平均高度为距睫毛 6~8 mm，范围为 4~10 mm。亚洲人群睑板宽度通常为 6~8 mm，因此贯穿皮肤的缝合线应固定于睑板上[8]。

闭眼时重睑线的中部应比内侧和外侧高，以免睁眼时需要调整重睑线。如果求美者眼睑皮肤较薄，提肌功能良好，可以将重睑线设计得高一些。反之，如果求美者眼睑皮肤较厚，提肌功能较弱，那么重睑线最好低一些，过高往往效果不自然。5 个垂直于重睑线的标记将其分成 4 个部分（图 12.7），内侧应位于或接近内眦赘皮皱襞的上端，外侧应位于睑裂的外侧。

手术通常在局麻（2% 利多卡因加 1：100 000 的肾上腺素溶液）和轻度静脉镇静下进行。皮肤麻醉时，将 26 号针头刺入表浅的皮下层，刺入过深可能会出现局部出血和肿胀，医生无法预知手术效果。结膜麻醉也采用利多卡因注射法，0.5% 的盐酸丙美卡因滴眼液用于角膜麻醉。塑料角膜保护器用于保护眼球。无创缝合法重睑术的手术步骤见图 12.8。局麻时，用 26 号针头在之前用甲紫标记的位点处穿刺。这些穿刺点表示 7-0 尼龙线的进出针位置。无须穿刺，而是用 11 号刀片做一个小切口。

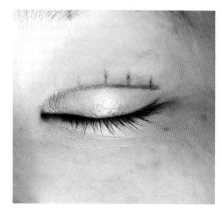

图 12.7 无创缝合法的术前设计。在闭眼状态下，重睑线的中部应比内外侧高，以免睁眼时重睑线变直

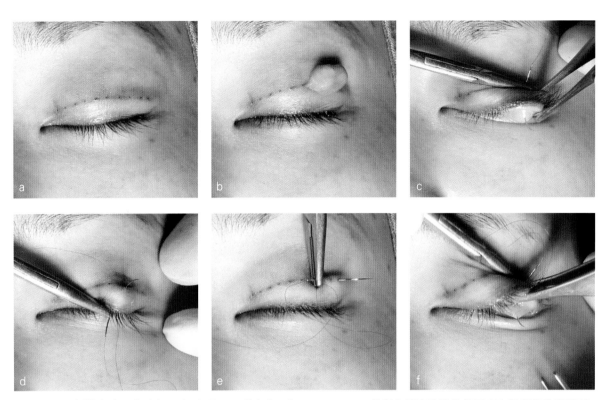

图 12.8 无创缝合法手术过程。（a）用 2% 利多卡因加 1 : 100 000 的肾上腺素溶液进行局麻和轻度静脉镇静后，用 26 号针头在之前用甲紫标记的位点处穿刺，这些穿刺点就是 7-0 尼龙线的进出针位置。（b）在重睑皱襞的外侧做一小切口，去除眶隔脂肪。（c）从皮肤到睑板上缘进行全层缝合。缝合时，可用宽平镊或其他睑板镊使上睑外翻。（d）在睑板的同一位点从皮肤出针。（e）从皮下层缝入下一个皮肤的穿刺点。（f）后面的穿刺点重复同样的操作

如果眶隔脂肪量很多、上睑臃肿，可以在重睑皱襞外侧做一小切口去除眶隔脂肪。用齿镊固定住眶隔的同时，用剪刀在眶隔上做一小切口，再用平镊取出眶隔脂肪。突出的眶隔脂肪用电凝止血后再切除。眶隔内有很多小血管，所以止血一定要仔细。

缝合使用 7-0 不可吸收尼龙线和 24 mm 3/8c 的锥形针头。有时角针会穿进尼龙线，所以用圆针缝合。缝合从皮肤贯穿全层至睑板上缘，然后在同一位点从皮肤出针，这样睑缘皮肤便固定于睑板上了。缝合时，用宽平镊或其他类型的睑板镊将上睑外翻。夹持睑板的镊子类型有很多。应垂直睑板进针以便以最短的距离穿入睑板层。如果未垂直睑板进针，皮下软组织会固定在睑板上形成不必要的凹陷。睑缘到皮肤穿刺点的距离应与睑缘到结膜进针点的距离一样。如果皮肤侧的长度大于结膜侧，会导致重睑皱襞变深，睫毛外翻；如果皮肤侧短于结膜侧，会导致重睑皱襞下方的皮肤松弛。在皮肤的穿刺点再次出针后，从皮下层进入下一个皮肤穿刺点，之后的每个穿刺点都重复上述步骤。手术过程的顺序可能发生改变。自眼睑中部向外侧，皮肤进针点编号从 1~5，操作顺序为 5-3-1-2-4-5。需要去除眶隔脂肪时，操作顺序为 4-5-3-1-2-4（图 12.9）。缝线两端在外侧打结，线结埋于皮下层。线结可置于除中间外的任何位置，因为线结在中间时显而易见。皮肤切口可用 7-0 尼龙线缝合，若切口很小也可以不必缝合。

让求美者睁眼，医生观察重睑皱襞的形状

以及双侧是否对称。眶周用冰袋冰敷 2 天以减轻肿胀，之后 3~5 天拆线。

### 经结膜 Müller 肌缩短术

单侧或双侧轻度上睑下垂时，经结膜 Müller 肌缩短术可以与重睑术同时进行（图 12.10）。术前应沿自然皮肤皱襞设计重睑线。Müller 肌缩短缝合的位置标记于中间和外侧的垂线上。手术通常在局麻（2% 利多卡因加 1 : 100 000 肾上腺素溶液）和轻度静脉镇静下进行。用针头或 11 号刀片在穿刺点做小切口。用 5-0 尼龙线在睑板上缘牵引使上睑外翻。

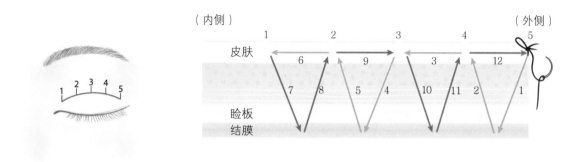

图 12.9　无创缝合法典型的进针顺序。自眼睑中部向外侧，皮肤进针点编号从 1~5，操作顺序为 5-3-1-2-4-5。缝线两端在外侧打结，线结埋于皮下层

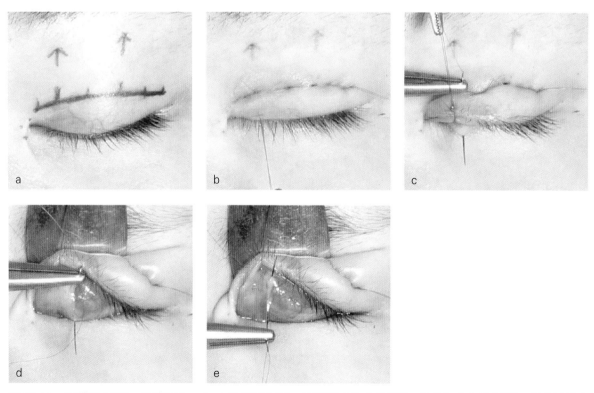

图 12.10　经结膜 Müller 肌缩短术。（a）经结膜 Müller 肌缩短术的术前设计。2 点和 4 点是 Müller 肌缩短缝合位点。1 点、3 点、5 点和 6 点是重睑形成位点。（b）牵引线位于睑板上缘。（c）缝线穿过皮肤至睑板上缘。（d）Müller 肌缩短缝线穿过睑板至上穹隆附近的结膜，助手应拉起牵引线，并用棉签反向推动上睑以方便操作。（e）Müller 肌缩短缝线从结膜同一位点反向缝合至睑板，使 Müller 肌缩短

用 7-0 尼龙线穿过皮肤至睑板上缘使 Müller 肌缩短。缝线穿过睑板至上穹隆附近的结膜，再从结膜同一位点反向缝合至睑板使 Müller 肌缩短。缝线通过睑板从皮肤穿出，将其打结以拉紧缝线。在 Müller 肌缩短的其他位点进行同样的操作，然后去除牵引线。接下来进行的操作与常见重睑术相同。线结应埋于皮内以免外露[9, 10]。

## ■ 技术要点

1. 设计重睑皱襞时，闭眼状态下皱襞中部的高度应比内外侧足够高，以防止睁眼时重睑皱襞变直。

2. 去除眶隔脂肪时，务必要考虑脂肪的位置。仰卧位时眶隔脂肪会移至外上方。

3. 缝线穿过睑板时，结膜侧形成多余的线结，会引起异物感和剧烈疼痛。如果求美者主诉异物感，首先将眼睑外翻观察睑板是否有线结。

4. 经结膜 Müller 肌缩短时，助手应拉起牵引线，并用棉签反向推动上睑以便手术操作。

5. 缝线从结膜穿出的位置最好靠近上穹隆。

## ■ 并发症及其处理

### 复　发

与切开法眼睑成形术不同，无创手术中上睑的前后层之间没有组织粘连，仅仅依靠缝合环来连接。术后随着时间推移，缝合环对组织的维持作用必然会减弱，维持的组织量也会逐渐减少。因此，即便开始时前后层紧密连接，后期二者之间的固定也会松弛。虽然适度的松弛很正常并会自然地形成平衡，但是过度松弛会使皮肤皱襞消失，或使其他皱褶处出现多重皮肤皱襞（复发）。复发是无创缝合结扎法眼睑成形术的主要缺点。很多作者报道了各自的复发率，但并不具有临床意义。条件不佳（如上睑臃肿）的求美者复发率相应增高。

复发最常见的原因是维持组织的缝合环纤维成分减少。从理论上来说，术者应将张力平均分配到每一个缝合环，环内包含较多的纤维组织以起到支撑作用。复发的另一个原因是缝线材料欠佳。纯尼龙线透明且有张力，但是混有色素的彩色尼龙线无张力且易断。然而，单纯缝合材料的问题很少出现[11-13]。

### 皱襞不规则

眼从闭合到睁开的过程中，上睑皮肤的皱襞是动态且逐步形成的。刚睁眼时，沿着折痕的皮肤皱襞随着眼睁大而逐渐加深。因重睑皱襞悬于皮肤折痕的上方，因此皱襞的线条影与皮肤折痕和重睑皱襞大体平行。这时，如果皮肤折痕与皮肤张力松弛线不平行，局部会出现多条倾斜的皱襞，使得皱襞的线条影不连续。睁眼时，皮肤折痕周围多余的倾斜皱襞使得重睑皱襞外观不自然。任何情况下皮肤折痕都应与皮肤张力松弛线完全平行。

术后即刻由于局部组织收缩，皮肤皱襞不规则在缝合环处较明显，但皮肤后期会收缩，皱襞不规则的情况会在 3 个月内逐渐消失。瘢痕组织引起的局部凹陷则不易消退，因其回缩力较弱。此外，皮肤瘢痕会影响皱襞的形成，因此瘢痕应置于皮肤皱襞折痕之下（图 12.11）。

### 回流不畅

缝合环维持周围组织，但会影响正常的血液流动，可能引起静脉血液或淋巴回流不畅。单纯的睑缘回流不畅，没有组织受损，术后即刻会出现暂时的上睑下垂或睁眼困难，但不会持续很久。随着睑缘重量增加，恢复期延长。缝合环包绕的组织量应尽量最少，并平均分配张力。

### 睑缘外翻

睑缘深层和浅层进针点距睑缘的高度可能有差异。如果深层（腱膜或睑板）进针点高于浅层（皮肤），折痕下方的皮肤会受到牵拉。正常范围内，皮肤轻微牵拉使睫毛微微上翘，效果不错。但是如果牵拉较重，受牵拉的下方皮肤会越来越薄，而上方皮肤会越来越厚。折痕周围的皮肤厚度明显不同使得眼睛外观不自然（图 12.12a）。除此之外，睫毛明显外翻，结膜黏膜可能出现异常（图 12.12b）。与切开法不同的是，皮肤张力通常会随着时间逐渐减弱。预期的折痕位置会降低，可能出现不自然的曲线（图 12.12c）。浅层适当的皮肤张力对塑造重睑皱襞至关重要。

### 缝线脓肿与线结外露

单丝尼龙线弹性复原性好，线结不易固定，因此宜打多个结以防线结滑脱或松弛。多个线结应埋于深度合适的位置，才不致被触及或外露。闭眼时由于上睑下方的眼球向外呈椭圆形突出，眼睑中部较内外侧更薄，因此中间部分的线结明显突出，且比其他位置的线结更易外露。将线结置于深层非常重要，应位于眼轮匝肌层下面。线结的位置和深度不恰当会引起缝线脓肿或外露，这种情况下，应去除所有连线。

## ■ 实际案例

### 案例 1：无创缝合结扎法重睑成形术

25 岁女性求美者，重睑线位置低且双侧不对称，希望重睑线清楚明显（图 12.13a）。采用无创缝合结扎法行重睑成形并去除眶隔脂肪。6 个月后观察到双侧重睑线对称且更明显（图 12.13b）。

### 案例 2：经结膜 Müller 肌缩短术

35 岁女性求美者，左侧上睑下垂且双侧重睑线不对称（图 12.14a）。1 个月前行切开法重睑成形术，仅左侧行经结膜 Müller 肌缩短术。重睑线的高度并未发生改变。2 周后，左侧上睑下垂矫正，双侧重睑线对称（图 12.14b）。

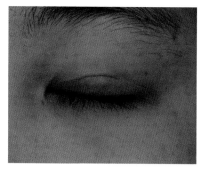

图 12.11　明显的瘢痕形成。瘢痕组织引起的局部凹陷则不易消退，因其回缩力较弱。此外，皮肤瘢痕会影响皱襞的形成，因此瘢痕应置于皮肤皱襞折痕之下

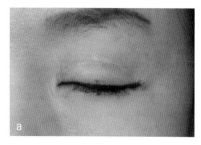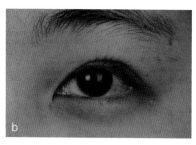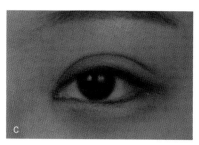

图 12.12　眼睑外翻。（a）睑缘张力应适当，术前设计应考虑到这一点。折痕周围的皮肤厚度明显不同会使眼外观不自然。（b）此外，睫毛明显外翻，结膜黏膜可能出现异常。（c）预期的折痕位置会降低，可能出现不自然的曲线

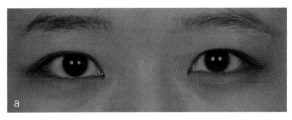

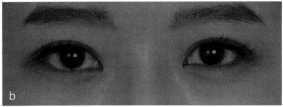

图 12.13　案例 1。无创缝合结扎法重睑成形术。（a）25 岁女性求美者，重睑线位置低且双侧不对称，希望重睑线清楚明显。（b）眶隔脂肪去除、无创缝合结扎术后 6 个月，双侧重睑线对称且更明显

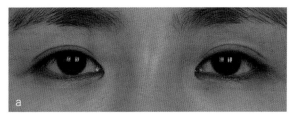

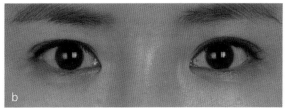

图 12.14　案例 2。（a）35 岁女性求美者，左侧上睑下垂且双侧重睑线不对称，1 个月前行切开法重睑成形术。（b）仅左侧经结膜行 Müller 肌缩短术，2 周后左侧上睑下垂矫正，双侧重睑线对称

## 参考文献

1. Zide BM, ed. Surgical Anatomy around the Orbit: The System of Zones. Philadelphia, PA: Lippincott, Williams & Wilkins; 2006

2. Most SP, Mobley SR, Larrabee WF Jr. Anatomy of the eyelids. Facial Plast Surg Clin North Am 2005; 13(4): 487-492, v

3. Fralick FB. Anatomy and physiology of the eyelid. Trans Am Acad Ophthalmol Otolaryngol 1962;66:575-581

4. Reid RR, Said HK, Yu M, Haines GK III, Few JW. Revisiting upper eyelid anatomy: introduction of the septal extension. Plast Reconstr Surg 2006;117(1):65-66, discussion 71-72

5. Moy RL, Lee A, Zalka A. Commonly used suture materials in skin surgery. Am Fam Physician 1991; 44(6):2123-2128

6. Lober CW, Fenske NA. Suture materials for closing the skin and subcutaneous tissues. Aesthetic Plast Surg 1986; 10(4):245-248

7. Spelzini F, Konstantinovic ML, Guelinckx I, et al. Tensile strength and host response towards silk and type I polypropylene implants used for augmentation of fascial repair in a rat model. Gynecol Obstet Invest 2007; 63(3): 155-162

8. Cho IC, Eed. The Art of Blepharoplasty. Seoul, Korea: Koonja; 2013

9. Wong JK. A method in creation of the superior palpebral fold in Asians using a continuous buried tarsal stitch (CBTS). Facial Plast Surg Clin North Am 2007;15(3):337-342, vi

10. Park JW. Non-incision transconjunctival Muller tucking in blepharoplasty. Arch Aesth Plast Surg. 2012; 18:31-34

11. Ahn YJ. Cases of mild ptosis correction with suture-method. Arch Aesth Plast Surg. 2012;18:15-20

12. Homma K, Mutou Y, Mutou H, Ezoe K, Fujita T. Intradermal stitch blepharoplasty for orientals: does it disappear?Aesthetic Plast Surg 2000;24(4):289-291

13. Ko RY, Baek RM, Oh KS, Lim JH. Complication of non-in-cision Oriental blepharoplasty: is disappearance of the lid crease a fearful complication? J Korean Soc Plast Reconstr Surg 2000;27:199-203

# 13 重睑手术：切开法

Jae Woo Jang

---

## 精　要

- 东亚人上睑有几个比较突出的解剖性特点，包括窄而边界限不清或完全缺失的眼睑皱襞、小眼裂、内眦赘皮。
- 对亚洲人来说，重睑成形术的目的在于通过手术创造眼睑皱襞（俗称双眼皮），使他们在保留种族特色的同时，双眼变得更清新自然、年轻迷人。
- 重睑手术指征包括上睑皮肤冗余、因软组织或脂肪过多而眼睑臃肿、缝线法或不完全切开法重睑术后眼睑皱襞消失，以及重睑手术后因各种并发症需二次手术。一般来说，如果手术操作精细，瘢痕不是问题。
- 东亚人眼睑皱襞的宽度在女性一般为 6~

- 8 mm，男性稍窄。亚洲人睑板露出度最佳值为 2~3 mm，占眼裂长的 20%~30%。
- 眼睑皱襞的高度和形状应该根据求美者眼裂和内眦赘皮个体化设计。在东亚地区，特别是韩国，目前最流行的类型是内双和外双——扇型或混合型。
- 为了获得更稳定的重睑，适当去除部分眼轮匝肌和眼窝脂肪是必要的，有时需根据求美者术后眼睑的臃肿程度行二次手术去除眶隔内脂肪。
- 自然美丽的重睑，源于设计恰当的重睑高度和合适的固定技术。

---

## ■ 引言

重睑成形术是东亚（韩国、日本、中国）最常见的美容手术。在亚洲，重睑成形术也被称为"双眼皮手术"，包括通过手术创造睑板上皱襞。但是因为睑板上皱襞的创造并不是制造另一层眼皮，所以"双眼皮手术"其实是个错误的名称[1-3]。

一般来说，不足 50% 的亚洲人天生有眼睑皱襞，而这部分人中大部分人的皱襞深度（也就是皱襞距睑缘的距离）很浅，只有不到 10% 的男士和 33% 的女士天生有比较清晰美丽的重睑。对亚洲人来说，重睑成形术的目的在于在

保留种族特色的同时，使双眼变得更清新自然、年轻迷人。东亚人上睑有几个比较突出的解剖特点，包括窄而界限不明或完全缺失的眼睑皱襞、小眼裂、内眦赘皮，并且大部分重睑东方人的上眼睑缘是被上面眼皮覆盖了。所以当他们接受重睑手术后，上睑被拉上去，从而使眼明显变大。亚洲人考虑做重睑手术是为了能让眼看起来更大、更美丽[4]。

睑成形术的目的不仅可以是为了美丽，还可以是针对某些疾病的治疗，如睑内翻、倒睫、假睑下垂、睑下垂。大部分求美者倾向于要求医生在解决这些问题的同时为他们实施重睑术。眼睑下垂的求美者通过重睑术会使眼裂会变宽，

并且能获得更美的双眼[5]。

认识到亚洲人做上睑重睑术不是一个西化的手术过程是非常重要的。他们的手术目的是创造一双无限接近于天生自然的"双眼皮"。

## 东亚人眼睑的解剖

亚洲人眼睑最明显的特点就是眼睑皱襞缺失或极窄，以及上眼睑臃肿。他们也把上睑皱襞的缺失叫"单眼皮"。尽管不明显，小的眼睑皱襞很容易为下垂的眼皮所覆盖。高加索人通常100%都有"双眼皮"，但是亚洲人的眼睑分为三种类型：单睑，内重睑和重睑。

造成上睑皱襞缺失或不明显的原因有以下几点：①眶隔与上睑提肌腱融合附着的位置在睑板上缘以下；②睑板前脂肪垫突出或皮下脂肪层较厚，阻挡上睑提肌肌纤维伸展到睑板上缘或睑板前方的皮肤；③在亚洲人，上睑提肌腱插入眼轮匝肌和上睑皮肤的位置中离睑缘比较近（图13.1）[6, 7]。亚洲人的单睑在上睑部有更多的皮下或眶隔脂肪。人们发现亚洲人的眼睛解剖有一些独特的结构，如肌肉下的纤维脂肪组织层以及位置较低的横韧带。

重睑手术的首要目的并不仅是创造新的眼睑皱襞，还要求其符合大部分东亚人的自然特点。

## 什么时候需要行重睑手术呢？

重睑手术方式包括缝线法、部分切开法、切开法。手术方式的选择基于求美者喜好、皮肤条件和上睑脂肪组织的量。每种方法也都有各自的优缺点。不切开法的优点是恢复更快且没有瘢痕，但缺点则包括无法去除腱膜前脂肪和软组织，会导致重睑消失。

切开法手术指征包括：①冗余的皮肤；②因软组织和脂肪堆积所致的臃肿眼睑；③缝线法或部分切开法术后眼睑皱襞消失；④重睑手术后多种并发症，需二次手术（图13.2）。

切开法主要的缺点在于恢复期较长（一般需1周后术后水肿才明显减轻）。当手术操作足够精细而巧妙时，瘢痕将不成问题。由于部分切开法切口更多限制，切口的边缘会比较突兀，所以部分切开法的切口较切开法会更明显。

## 求美者评估

大部分求美者都希望获得一双持久的、自然的重睑。初诊时，我们必须明确和评估求美者的目的和期望值。眼睑皱襞的宽度一般取决于睑裂的大小和睑板的高度。东亚人比较合适的皱襞宽度在女性为6~8 mm，男性稍窄。

第一步是在镜子前通过用镊子、钳子或泪道探针、回形针、棉签等工具挤压折叠上睑皮肤，

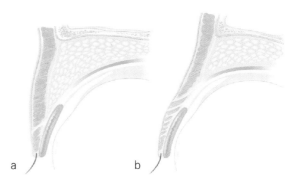

图13.1 东亚人（a）与高加索人（b）上睑解剖的区别。东方人眶隔与上睑提肌腱在睑板上缘以下融合，突出的腱膜前脂肪和较厚的皮下脂肪打断了上睑提肌腱向皮肤的伸展

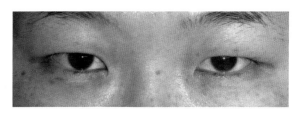

图13.2 切开法重睑术的典型适应证：25岁女性，眼睑臃肿，皮肤松弛，并且合并内眦赘皮

模拟预期的重睑；通过这些工具，我们能制作不同形状、不同宽度的眼睑皱襞并观察对比。我们要通过与求美者讨论来决定皱襞的高度和形状，做出自然的重睑。当求美者提出不符合其本身眼睛形状条件的要求时，我们则需要更细致耐心地向求美者解释，帮助他们做出正确合适的决定。有些求美者无法充分表达自己的意愿，可能会对手术过程造成较大困难。如前所述，大部分亚洲人要求的是一双在他们人群中比较自然的重睑。

上睑下垂的严重程度是通过测量眼睑的宽度和睑缘阴影距离 1（MRD1，睑缘投射到求美者角膜上的阴影距上睑缘中点的距离）来判断的。在重睑成形术中，因上睑松弛导致的倒睫或睫毛下垂也应该注意发现并且矫正[9]。重症肌无力早期症状与上睑下垂表现相似，但却是不同的诊断。

眶周脂肪对重睑成形术很重要，特别是眉下脂肪（眼轮匝肌后的眼周脂肪或眶隔上脂肪，ROOF）分布在眶隔以上，上睑臃肿时很明显，这与眶周脂肪疝不同[7]。上睑的眶内脂肪被分为两组，即中央组和内侧组。中央组脂肪呈黄油样黄色的，而内侧组脂肪发白，并且有小叶样结构。

重睑成形术方案可能要根据眼睑皮肤质地进行调整。手术医生会根据求美者的年龄，眼睑皮肤的厚度（薄或厚）、脱水性、弹性及胶原蛋白的丢失程度考虑手术方案。年龄越大，眼睑皮肤越厚，在做重睑术时则需要使上睑褶襞更低，并且手术要尽量避免去除过多皮肤。

手术前，求美者的眉毛形状和位置、眼睑的外形和下垂程度，以及脂肪臃肿程度都需要用画图或者照片的方式记录下来。这些记录将在术后可能出现的任何纠纷或争执中起到非常重要的作用。

## ■ 相对于有内眦赘皮的亚洲人，哪种类型的重睑最受欢迎?

"双眼皮"根据形状分为三种：扇形、平行型、新月形。亚洲人很少有半月形的重睑，这种类型更多见于高加索人。有报道指出，亚洲人天生的重睑要么是扇型，要么是平行型。Chen 指出，内向型和外向型重睑的称呼不太恰当；然而，在韩国，内向型重睑与扇型重睑却很搭配，平行型双眼皮与外向型双眼皮不好搭配[2]。所以，在这一章节，作者将用内向型重睑与外向型重睑分别替代扇型和平行型重睑。

1. 内向型重睑：一种自然的、较低的双眼皮，内侧覆盖内眦，而中段与睫毛平行，然后随着逐渐接近外眼角而逐渐远离睫毛。

2. 外向型重睑：这种重睑从内眦到外眼角均与睫毛线完全平行，被分为三种类型：①扇形；②混合型（褶皱向外至中部逐渐远离睑缘，然后与睑缘平行直到外眼角）；③平行型（褶皱从内眦到外眼角的高度均一致）（图 13.3b，c）。

通常内向型重睑会变成扇形，而外向型重睑则三种均有可能。一般来说，有比较明显内眦赘皮的求美者比较容易做成一个内向型重睑。这种重睑被认为是更自然、更保守的类型，而外向型重睑则更现代、更流行。虽然曾经宽大的外向型重睑更流行，但效果不自然，而且人工化、西方化痕迹明显（图 13.4）。东亚人，特别是韩国人，则更喜欢内向型重睑，或者扇形、混合型外向型重睑。并且现在东方人选择高加索人特有的新月形重睑也不常见了。

调查发现，有 50%~80% 的韩国人有内眦赘皮。其中，有 70% 的人看不见肉阜和泪池。重睑的形状也受内眦赘皮的宽度、大小和形状的影响。如果在做外向型重睑时没有同时行内眦赘皮矫正术，术后内眦附近的褶皱可能会变为两道，看将非常影响外貌（图13.5）。为了使术后的双眼更大、更迷人，建议对合并内眦赘皮的求美者在行重睑术时的同时行内眦赘皮矫正术，特别是中重度内眦赘皮。

### 重睑最佳宽度是多少？

重睑最佳宽度一般取决于睑裂的大小和睑板的高度。东亚人重睑最佳宽度在女性为6~8 mm，男性稍窄。对于睑裂较大、眼皮较薄的求美者，选择一个较宽的重睑更好。然而对于睑裂小的求美者，窄的重睑更合适。

眼球是否突出和眼裂的长宽，对决定重睑的高度非常重要。当眼裂的水平长度较短时，

宽的重睑就会显得不自然、人工化。较高的重睑在眼裂较长的求美者中则看起来很自然。但是，宽大的重睑在上睑较厚或者睑板前组织较多的求美者中也会显得不自然。很多东亚人眼球突出，宽大的重睑在这些人身上则显得有些矫揉造作。

亚洲人的眼睑皱襞部分会被折叠的皮肤遮挡。睁眼时上睑皱襞的宽度称为睑板露出度（图13.6a）[10]，重睑的高度（或切口的设计）取决于此值。在东亚人中，睑板露出度在2~3 mm或睑裂宽度的20%~30%最佳，但最终还取决于睑板宽度、松弛的上睑遮盖褶皱和睑板前皮肤的程度（图13.6b）。在切开法中，皮肤去除量取决于既定的睑板露出度。但是哪怕设计的

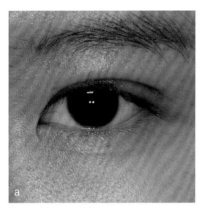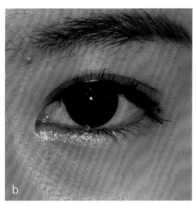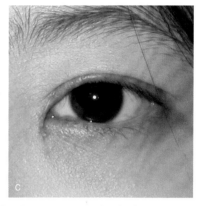

图13.3 东亚人重睑的不同类型。（a）内向型重睑。（b）扇形外向型重睑。（c）平行型外向型重睑

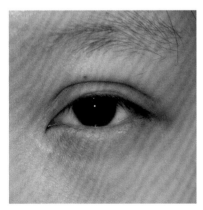

图13.4 比较宽的外向型重睑。宽的重睑看起来很酷，但不自然，人造痕迹明显，过于西化

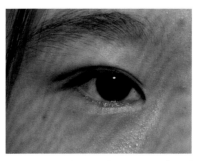

图13.5 皱襞的厚边。内眦处出现宽带是因为在做外向型重睑的同时没行内眦赘皮矫正术

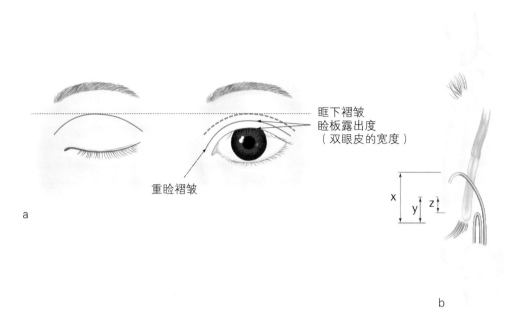

a

b

图 13.6　睑板露出度。（a）睁眼时眼睑皱襞的宽度。（b）在切开法中，睑板露出度取决于需切除的皮肤量：切口的高度（x）=6~8 mm；睑板露出度（y）=2 mm；皮肤去除量是 z×2

切口高度与对侧重睑高度一致，术侧重睑的高度仍与皮肤量相关。如果切除的皮肤量大，则术后皱襞的高度会偏高。也可以根据每个求美者的意愿估计需切除的皮肤量来做重睑手术，用或不用睑板露出度的方法都行。

## ■ 技术要点

### 重睑手术的设计

之前研究报道已经描述过的重睑高度设计的方法描述如下。翻转上睑，用尺子测量睑板在眼睑中间处的垂直高度，然后在上睑皮肤上标记同一高度。作者不常用尺子测量，而是仅用棉签压上眼睑来模拟眼睑皱襞的自然高度。一般来说，较高的重睑线能得到外向型重睑，而中间或较低重睑线则对应内向型重睑。重睑的形状则受内眦赘皮的影响。一般来说，对合并内眦赘皮的求美者更倾向内向型重睑。如果

追求宽大漂亮的重睑，则需在行重睑术的同时行内眦赘皮矫正术。

设定好重睑线的高度和形状后，将已设定的重睑线用标记笔或去头的棉签蘸甲紫标记。展平眼皮，根据皮肤的松弛度标记需要切除的皮肤，一般宽 1~2 mm（图 13.7）。内三分之一的切口线应呈锥形，逐渐向内眦或与内眦赘皮融合；外三分之一切口则一般为水平或逐渐散开。双侧眼睑切口标记线应尽量对称。

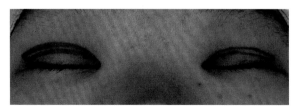

图 13.7　重睑术手术设计与标记。平展皮肤后，根据皮肤松弛度来标记切口线，一般高于下面切口 1~2 mm 去除多余皮肤

## 麻醉

一般在局麻下手术，局麻剂则用2%利多卡因与1：100 000肾上腺素溶液。如果手术医生还想加入透明质酸酶，则在每10 mL上述液体里加150单位的透明质酸酶。透明质酸酶能促进局麻剂弥散，增加组织的渗透度，有助于局麻剂功效的发挥并减少其用量。如果预计手术时间较长，则需使用1：1的2%利多卡因与0.5%或0.75%的布比卡因。局麻剂注射速度应缓慢，以减轻疼痛。需注意的是，局麻剂注射的层次应在眼轮匝肌的浅层，以避免肌肉损伤出血导致术后血肿。针插入皮肤处需轻压以避免出血。局麻应覆盖所有可能涉及的术区。

## 皮肤切口

用15号手术刀片（Bard-Parker，Aspen Surgical）沿上、下两条切口线切开。也可以用$CO_2$激光或射频，以减少出血（图13.8a）。沿着切口用剪刀或Colorado针尖（Stryker）在皮下层潜行剥离需要去除的皮肤。

### 皮肤和眼轮匝肌的去除

眼轮匝肌可以在切除肌皮瓣时与皮肤一起去除，也可以在去除皮肤后另行去除。用镊子提起皮肤能保护眶隔，避免医源性损伤。一般不建议过多去除肥厚的眼轮匝肌，因为如果把上侧皮瓣下所有的眼轮匝肌完全去除，经常会出现三重睑，所以上部皮瓣附近应保留部分眼轮匝肌（图13.8b）。

如果睑板前的软组织过多，则需去除部分以获得充分的组织粘连。注意在去除睑板前组织时不要切割睑板上缘，以免损伤提肌腱末端纤维。睑板前组织的过度去除可能会导致皮肤与睑板的过度粘连，最终形成恒定、死板的固定重睑。如果宽大双眼皮睑板前组织太少，那降低重睑高度的二次修整手术将非常棘手。

## 切除眶脂和ROOF

闭眼时轻压眼球，能很容易地区分眶隔和突出的腱膜前脂肪。用镊子反向牵拉绷紧眶隔时，上睑应明显向前、轻微向下回缩。用剪刀头或Colorado针头穿破露出的眶隔，腱膜前脂肪则会从破口处漏出（图13.9a）。从眶隔的中部和外侧用剪刀或电灼打开眶隔，显露提肌腱和腱膜前脂肪。一旦眶隔打开，便能看见黄色的腱膜前脂肪。

用止血钳提起脂肪垫，另一把止血钳夹闭其末端，然后切除整块脂肪垫。夹闭第二把止血钳来控制出血，直到完成切除并充分止血。如果有$CO_2$激光刀，可不用止血钳（图13.9b）。为了去除内侧的脂肪垫，眶隔内侧也应切开，此时突出的脂肪颜色则比中部脂肪更白。在去除鼻侧脂肪时，应注意避免损伤内侧的动脉，或者在去脂肪前就将动脉电凝防止出血。在去除鼻侧脂肪垫前，局部需要追加局麻剂以控制疼痛。双侧取同量的脂肪非常重要。

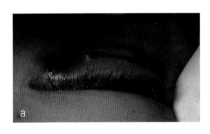
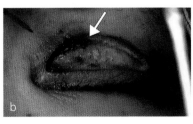

图13.8 皮肤与眼轮匝肌的切除。（a）用$CO_2$激光刀做的皮肤切口。（b）箭头所指是为了避免形成三重睑而在上皮瓣周围保留部分眼轮匝肌

对于即使已经去除腱膜前脂肪后上睑还有较多富余组织的求美者，有时还需要去除外侧半的眶隔脂肪（图 13.9c）。注意不要去除靠近肌肉的那部分眶隔脂肪。

在年轻求美者的切开法重睑术中，通过较低的切口过度去除脂肪和眼轮匝肌可能会导致术后多重睑的出现。对于不严重的案例，可以用胶布粘贴或在修整手术中注射可吸收的填充物进行修整（图 13.10）。

### 低位横韧带

低位的横韧带（LPTL）是上睑除 Whitnall 韧带以外的另一条横韧带。这条韧带比 Whitnall 韧带弹性低，起于滑车的前表面，向外下走向白线，反折到眶隔，止于外侧眶缘。这条韧带被认为可阻止眼睑开放，剪断这条韧带能够增加上眼睑的移动度，所以建议在做重睑手术时切断该韧带（图 13.11）[12, 13]。

### 重睑术缝合固定

根据外科医生的偏好，缝合固定包括以下4 种：①皮肤—上睑提肌—皮肤；②皮肤—睑板—皮肤；③提肌腱与深筋膜层（或眼轮匝肌）；④睑板到深筋膜层[13]。

缝合方法有内或外两种入路，使用 6-0 或 7-0 的尼龙线或 Prolene 线。结膜面（内）入路的方法中，缝线穿过真皮下组织，并与睑板或上睑提肌腱固定，然后打结并埋在组织里。而皮肤（外）入路则是通过下切口的边缘穿睑板或上睑提肌腱，再从上切口出线[14]。这两种方法术后效果的持久性和稳定性没有差别，但是作者更喜欢"皮肤—上睑提肌腱—皮肤"的固定方式（图 13.12）。一般整个手术需要缝合3 针，但作者的经验是每一侧多缝几针固定能防止后期重睑松解消失。采用缝合固定到睑板的手术方式时，可能会导致眼睑皱襞在闭眼后仍然存在。眼皮比较薄而采用结膜面入路时，皮肤与睑板或提肌腱固定缝合的方法可能会在上睑处出现线结隆起的外观。

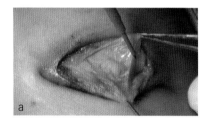
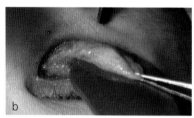
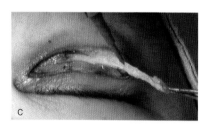

图 13.9 打开眶隔去除脂肪。（a）打开眶隔时必须将其提起，以避免损伤上睑提肌腱。打开眶隔后，就能在眶隔脂肪下见到晶莹的提肌腱。（b）用 $CO_2$ 激光刀去除眶周脂肪。（c）如果需要，下垂的眶隔脂肪也可以去掉

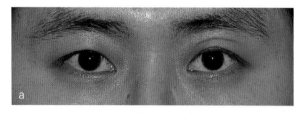
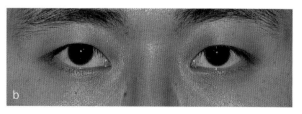

图 13.10 三重睑。（a）术中眼轮匝肌的过度切除导致三重睑。（b）用透明质酸填充矫正三重睑

如果要获得比较窄的重睑，与睑板固定会比与提肌腱固定更有效。缝合时勾住较多的提肌腱能得到比较深的双眼皮，并且同时睫毛还能因为皮肤的上提作用而外翻。但是当求美者闭眼时则会出现一个较深的痕迹和凹槽。如果求美者眼球突出，则需要避免形成较宽的重睑。相反，如果固定位置较设计的重睑线高度低，则容易出现皱纹和臃肿（图 13.13）。不管是皮肤入路还是结膜入路，提肌腱的固定位置如果不合适或过高，上睑会出现比较明显的凹陷。

对于倒睫和睑内翻的求美者，良好的埋线法重睑术能纠正睫毛的方向。睫毛角度的调整需要在缝合的过程中进行。在东亚，设计较低的上睑褶皱配合较高位置的固定能更大程度地翻转睫毛，但如翻转过度也可能会造成重睑的不和谐、不美观，导致美容失败。睫毛的最佳矫正角度约为 90°。皱襞宽度设计合理和固定适当，才能最终获得一双自然而美丽的眼。

## 皮肤缝合

固定眼睑皱襞并彻底止血后，皮肤切口需要用优质缝线来缝合。在韩国，一般用 6-0 尼龙线或吸收较快的缝线来间断或连续缝合。亚洲人的皮肤跟高加索人不一样，手术需要的缝合更多（图 13.14）。

### 上睑提肌上提或眼睑下垂矫正

有正常的提肌功能而且没有病理性睑下垂的东亚人，希望通过手术使一双眼显得更大时，一般会在实施重睑术的同时行上睑提肌腱上提或上睑提肌折叠缩短术[1]。然而，上睑提肌缩短术的效果是不可预测的，并且不能长期维持。通过解剖上睑提肌后观察眼睑的水平和坐位双眼的对称度，决定上睑提肌上提的程度。

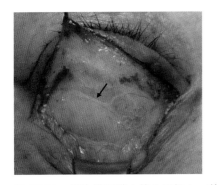

图 13.11 低位横韧带（箭头所指）。剪断该韧带能让上眼睑活动度加大，所以建议重睑术中剪断该韧带

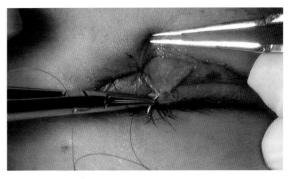

图 13.12 埋线法重睑术与切口缝合。切口的固定模式是皮肤—上睑提肌腱—皮肤

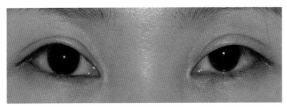

图 13.13 重睑术后皮肤肿胀。缝合固定的位置较设计的位置低可能导致眼皮肿胀

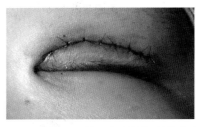

图 13.14 6-0 的尼龙单丝间断缝合皮肤。总体来说，亚洲人比高加索人需要更多的缝合

在眼睑不对称或者单侧下垂的案例中，眼睑皱襞的高度需要比正常侧要低。在双侧睑下垂的病理中，眼睑皱襞的高度比正常的 6~8 mm 低 1~2 mm[5]。上睑下垂没有完全矫正前最好不要做重睑手术，否则形成的重睑可能会宽而无力，给人一种睡不醒的印象，从而影响美观。重睑术前必须完全矫正上睑下垂（图 13.15）。

## ■ 技术要点

1. 一般来说，宽的重睑能形成外向型重睑，而适中到较窄的重睑则对应内向型重睑。重睑的形状同时还受内眦赘皮的影响，有内眦赘皮的求美者通过手术非常容易形成内向型双眼皮。要形成外向型重睑，不管是扇形还是混合型，都需要矫正或去除内眦赘皮。

2. 东亚人睑板露出度的最佳值是 2~3 mm 或睑裂的 20%~30%。需要去除的多余皮肤取决于既定的睑板露出度。

3. 皱襞宽度设计合理并适当固定，才能最终获得一双自然而美丽的眼。

## ■ 术后处理

手术后 3 周内，伤口要每天清理并且用抗生素眼膏涂抹。建议求美者在术后 24~48 小时

内持续冰敷、加压以减轻水肿和瘀青。一般无须使用抗生素，但通常会口服抗生素 3 天以防感染。根据缝线的性质，术后 5~7 天内拆除。眼部化妆应推迟至 2 周以后。在韩国，有时会用一些减轻瘢痕增生的软膏（如 Contratubex 或 Merz）或者口服药（Rizaben 胶囊或 Kissel 药片），以减轻术后瘢痕增生。

## ■ 并发症及其处理

### 不对称

重睑术后常见的并发症之一就是不对称。原因可能是设计的缺陷、两侧皮肤切除量不等、脂肪去除量不等，或与上睑提肌或睑板的固定高度不对称，或皮下组织与上睑提肌粘连的不对称。所以，手术过程中术者要对这些可能导致不对称的因素时刻保持警惕。

### 重睑的消退

从切口真皮下组织到上睑提肌或睑板的缝合方法不正确，或术后血肿导致的固定不可靠，会造成术后重睑的消退。一般缝线法发生这种并发症多于切开法。如果求美者之前做的手术属于非切开法，则可以再次通过非切开法或应用需要切除部分脂肪和皮下软组织减轻臃肿的

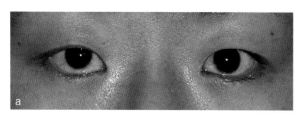
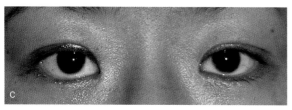
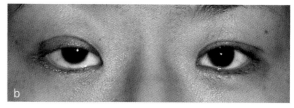

图 13.15　因漏诊上睑下垂，仅行非切开法重睑术后导致术后重睑不对称。（a）术前照片。（b）因为漏诊上睑下垂，求美者在接受了重睑术后出现右侧眼睑皱襞较左侧宽的现象。（c）通过上提右侧上睑提肌使双眼对称

切开法进行处理，但是必须用数针紧密缝合固定上睑提肌和皮肤。如果求美者之前接受了切开法手术，则术者可以选择通过紧密固定缝合来获得稳固粘连的非切开法或切开法。如果求美者有轻度的上睑下垂，在行重睑术的同时上提上睑提肌。

### 重睑过高或过低

如果重睑太宽、不自然或太低，则眼睑皱襞会变得不那么清晰。对于过窄的重睑，我们可以在之前的眼睑皱襞上再做一个新的眼睑皱襞。对于过宽的重睑，当还有足够多的皮肤时，可以重新设计重睑宽度，然后把包括之前手术切口在内的多余皮肤一同切除。但是如果并没有足够的皮肤剩余，则需要行全厚皮片移植。在手术过程中，术者一般更倾向于避免做成那种在西方国家流行的宽大重睑，因为通过手术把宽的重睑变窄更复杂，效果也不理想。要通过二次手术把宽大的外向型重睑变成窄的外向型或内向型重睑是非常困难的。

### ■ 实际案例

#### 案例 1：把窄内向型重睑改成外向型重睑

22 岁女性求美者，为了重睑术来就诊（图 13.16a）。她想要一双外向型重睑。她的双眼都是窄的内向型重睑。给她做了切开法重睑术加内眦赘皮矫正术。术后，她的内向型重睑变成了外向型重睑（图 13.16b）。

#### 案例 2：使宽大的重睑变窄

22 岁女性求美者，因为重睑太宽就诊（图 13.17a）。4 周前，她做了非切开法重睑术。做完后她非常不开心，想使重睑变窄一些。作者

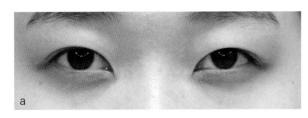
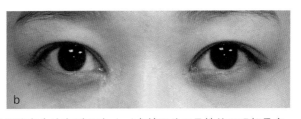

图 13.16　案例 1。通过切开法重睑术，求美者从窄短内向型重睑变为外向型重睑。（a）术前照片可见她的双眼都是窄、短的内向型重睑。（b）经过切开法重睑和内眦赘皮矫正术后拥有了外向型重睑

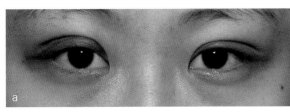
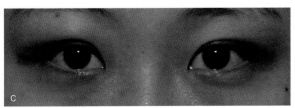
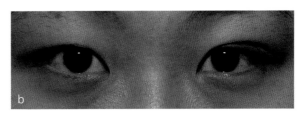

图 13.17　案例 2。用切开法重睑术使宽大的重睑变窄。（a）非切开法重睑术后出现的宽大的重睑。（b）去除缝线 3 个月后，右侧重睑消失而左侧宽大的重睑仍然存在。（c）二次切开法重睑术让求美者拥有了美丽、自然的内向型重睑

首先去掉了所有埋线,阻止或减轻组织的粘连。3个月后右侧重睑消失,而左侧的宽大的重睑仍然存在（图 13.17b）。6个月后的再一次行切开法重睑术,让求美者拥有了美丽自然的内向型重睑（图 13.17c）。

## 参考文献

1. Lee CK, Ahn ST, Kim N. Asian upper lid blepharoplasty surgery. Clin Plast Surg 2013;40(1):167-178

2. Chen WPD, Park JDJ. Asian upper lid blepharoplasty: an update on indications and technique. Facial Plast Surg 2013;29(1):26-31

3. Kang DH, Koo SH, Choi JH, Park SH. Laser blepharoplasty for making double eyelids in Asians. Plast Reconstr Surg 2001;107(7): 1884-1889

4. Scawn R, Joshi N, Kim YD. Upper lid blepharoplasty in Asian eyes. Facial Plast Surg 2010;26(2):86-92

5. Park DH, Kim CW, Shim JS. Strategies for simultaneous double eyelid blepharoplasty in Asian patients with congenital blepharoptosis. Aesthetic Plast Surg 2008;32(1):66-71

6. Jeong S, Lemke BN, Dortzbach RK, Park YG, Kang HK. The Asian upper eyelid: an anatomical study with comparison to the Caucasian eyelid. Arch Ophthalmol 1999;117(7):907-912

7. Saonanon P. Update on Asian eyelid anatomy and clinical relevance. Curr Opin Ophthalmol 2014;25(5):436-442

8. Lam SM, Karam AM. Supratarsal crease creation in the Asian upper eyelid. Facial Plast Surg Clin North Am 2010;18(1):43-47

9. Lee TE, Lee JM, Lee H, Park M, Kim KH, Baek S. Lash ptosis and associated factors in Asians. Ann Plast Surg 2010;65(4): 407-410

10. Park JI, Torumi DM. Double eyelid operation: orbicularislevator fixation technique. In: Park JI, Torumi DM, eds. Asian Facial Cosmetic Surgery. Philadelphia, PA: Elsevier Saunders; 2007:49-59

11. Flowers RS. Asian blepharoplasty. Aesthet Surg J 2002; 22(6):558-568

12. Kakizaki H, Malhotra R, Selva D. Upper eyelid anatomy: an update. Ann Plast Surg 2009;63(3):336-343

13. Ban M, Matsuo K, Ban R, Yuzuriha S, Kaneko A. Developed lower-positioned transverse ligament restricts eyelid opening and folding and determines Japanese as being with or without visible superior palpebral crease. Eplasty 2013;13:e37

14. Wong JK. Aesthetic surgery in Asians. Curr Opin Otolaryngol Head Neck Surg 2009; 17(4):279-286

# 14 老龄化上睑成形术

Hokyung Choung，Namju Kim

## 精 要

- 理解东亚人的眼睑解剖差异和退变，以及其因年龄与性别不同而具有的独特之处，有助于实现理想的手术效果。

- 手术切除过多或过少均不适宜。亚洲老年人上睑成形术式倾向于采用侵入性更低的方法对皮肤和脂肪进行切除，以达成外观自然、位置偏下的重睑（避免不自然的"重睑"）。

- 术前与求美者的深入交流，帮助求美者对手术结果有一个比较现实的认识，是十分重要的。老龄化上睑成形术的目的是在保留种族特征的同时，恢复求美者的年轻外观，尤其是在处理亚洲人上眼睑时。

- 亚洲人上眼睑的重睑皱襞通常较低或缺如。在自然重睑皱襞或者偏低的重睑皱襞（如高3~4 mm）的基础上使睑皮肤轻微折叠，会看起来更加自然、协调。通常，7 mm以上的重睑皱襞在亚洲人中看起来非常不自然，即使对女性也是如此。

- 眉毛下垂通常于中年后发生，并会凸显皮肤松弛与上睑下垂。因此，术者必须在术前发现眉毛下垂，并决定是否在上睑成形术前或同时实施眉毛上提术。

- 许多希望实施上睑成形术的老年人不同程度上伴有上睑下垂，但可能因皮肤松弛的掩盖而并未察觉。

- 如果求美者抱怨眼部刺激症状，则可能会存在泪液分泌的问题，如干眼症。术前应使求美者理解眼部刺激症状可能在上睑成形术后加重，因此需要在术前解决这些问题。

- 亚洲人老龄化上睑成形术，最困难的情况是已行上睑成形术，切除了过多的皮肤和脂肪，这样的求美者会出现非常高位的重睑皱襞。此时，应沿着眉弓和上睑复合体注射自体脂肪或填充物，会比上睑成形术更有助于提升整形效果。

- 泪腺位于眼眶后外侧，通常在上睑成形术中看不到。在老化过程中，泪腺下垂可能会与外侧脂肪下垂混淆，特别是那些泪腺处皮肤较厚的亚洲求美者。

- 老龄化上睑成形术发生并发症的原因通常是皮肤和脂肪切除过多、血运不佳、术前准备不充分或者术后管理不当。应充分了解已知的危险因素，术中和术后仔细观察，尽量减少或避免术中和术后的并发症。

## ■ 引言

东亚人是世界上人数最多的人群，而位于颜面中部的眼睑是一个显著的特征，让人印象深刻。在亚洲，上睑成形术是最常见且增速最快的整形手术。了解眼睑手术的解剖差异，有助于实现理想的手术效果。典型的亚洲眼睑结构为单眼皮和内眦赘皮（蒙古眼）。亚洲人眼睑手术的目标是在保持求美者种族特征的同时，改善求美者外貌[1]。老年人上睑成形术的目的是使求美者外观年轻化，而不是改头换面，这在处理亚洲人上眼睑时尤其如此。丧失种族特征可能会导致求美者及其朋友和家属的负面评价[2]。

过去，亚洲人普遍希望拥有双眼皮，以更接近他们认为更有魅力的西方人外观。然而，如今亚洲老年人上睑成形术式倾向于采用侵入性更低的方法来切除皮肤与脂肪，以达成外观自然、位置偏下的重睑，避免不自然的"重睑"。当今，多数亚洲老年人希望通过手术恢复年轻外观，同时保留他们的种族特征，而不是使他们的眼睑"西化"。

眼周老龄化改变包括皮肤松弛、鱼尾纹，以及眼周脂肪下垂。这样的眼周改变会导致眼睑轮廓的变化。老龄化上睑成形术的目的是纠正这些眼周的改变，使求美者外观更年轻。多数老年人的上睑成形术采用的是切开法。术后可以使用填充物或肉毒毒素，进一步改善眼周皱纹或上睑凹陷。眼周老龄化改变是一个动态的过程，包括面部组织和骨结构的老化，以及其他几种常见的变化。上皮变薄和胶原减少会导致皮肤丧失弹性。脂肪丢失，以及重力和肌肉的牵拉，会导致皱纹和动态线的形成。有证据显示，老龄化会影响面部骨骼。多项研究提示，眼眶与面中部的骨骼变化主要是由收缩和结构性变化引起的，骨量和突度的流失可能是造成老龄化外观的原因。必须尽力了解每一例求美者因年龄和性别而不同的特异性退变。因此，确定求美者个人需求，据此选择合适的治疗方法，是达成医患双方对结果都满意的关键[3]。

眼睑的重要性不仅仅在于其功能方面，如眨眼时滋润角膜，也在于其在美学中的重要性，因为眼睑作为一个人的面部特征，会极大地影响个体外观。下垂的眉毛和眼睑皮肤会遮挡求美者视野，使求美者视物困难，外侧眼睑也可因此重叠而造成湿疹[4]。眼睑变得胀大，是眶隔松弛致眼眶脂肪下垂所致。

眼睑下垂指上睑的下垂或位置下移。最常见的获得性眼睑下垂是由上睑提肌退变或由上睑提肌腱膜从睑板断裂所致。这不仅会导致外观上的问题，还会导致视觉不适，如视野模糊。虽然上侧视野首先受累，但是多数求美者直到下垂累及下视，出现阅读困难时才有主诉。Park 等报道，50 岁及以上韩国老年人的眼睑下垂患病率极高（54.9%）；并且随着年龄增长，下垂患病率也随之增长[5]。检查者应注意求美者的头部、下颌或眉毛的位置，来检查和发现眉毛下垂。

求美者经常不自主地长期使用额肌，试图代偿皮肤松弛，这会导致高位眉弓和深深的（永久的）前额横纹（图 14.1）。与其他部位的皮肤软组织下垂相反，随着年龄的增长，眉弓会被抬高，特别是眉弓内侧和中间的部分。因此，临床医生应辨别每一个求美者眉弓形态和位置，有选择地抬高眉弓外侧，以达成女性面部上三

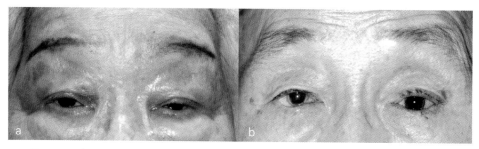

图 14.1　老年女性的典型眼睑下垂形式。代偿眼睑下垂导致眉抬高，可致前额皱襞

分之一的年轻效果[6]。

另一方面，眉下垂常伴有随皮肤松弛，求美者易被过度诊断为严重上睑下垂伴过多皮肤牵拉所致的眉下垂。因此，医生应注意检查任何面瘫病史，防止漏诊单侧眉下降（图14.2）。Seo 和 Ahn 对不同性别和年龄的韩国人眼睑形态变化进行分析，认为在男性 70 岁、女性 60 岁后，眉下垂程度明显增加，尤其是眉外侧较中央部分下垂得更严重，并且外侧眼睑宽度明显增加[7]。

## ■ 求美者评估

### 皮肤松弛

老年人常诉 "眼睑下垂"，但多数并非真正的下垂，而是皮肤松弛：单纯的皮肤和脂肪下垂。鉴别眼睑下垂和皮肤松弛，可以通过上推下垂的皮肤并且检查睑缘位置来进行。单纯皮肤松弛的求美者眼睑高度正常，与年轻人相同，通常仅需切除皮肤与脂肪。

### 深额纹

上睑提肌腱从上睑板断裂可致较高的多重皱襞（图14.3）。上睑提肌断裂也可致眉下垂，进而导致眉抬高以代偿下垂，从而加重加深额纹[8, 9]。有时，前次手术切除脂肪过多可能会导致深而空的皱纹。

### 眼睑下垂程度和上睑提肌功能

许多希望实施上睑成形术的老年人伴有不同程度的眼睑下垂。检查眼睑下垂程度和上睑提肌功能时，应使求美者应保持舒适体位，避免使用额肌。首先，检查下睑位置是否正常。其次，检查边缘反射距离（MRD），即从上睑缘至角膜的光反射点的距离，这是量化描述眼睑下垂程度最有效的指标（图14.4）。严重皮

肤松弛的人常合并睑下垂；然而，这些人的睑下垂可因皮肤下垂的掩盖而被漏诊。查出隐蔽的睑下垂最简单有效的方法就是卷起多余的皮肤，显出从睑缘至反射点的真正的 MRD，而不是从皮肤边缘到反射点的 MRD（图14.5）。

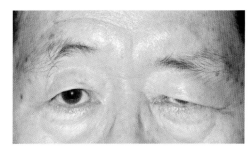

图 14.2 外表似上睑下垂的眉下垂。求美者既往有左侧面神经麻痹病史，遗留左侧眉下垂和眉弓不对称

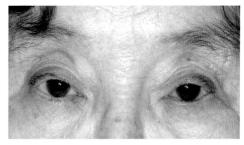

图 14.3 典型退变性上睑下垂。退变性上睑下垂求美者反复出现高位多重皱襞和空虚上凹

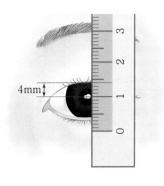

图 14.4 测量睑缘反射距离（MRD）的方法。通过测量上睑缘到角膜光反射点的距离来确定 MRD

第三，检查者用手固定眉，确定上睑缘从向下凝视到向上凝视所移动的距离（毫米）（图14.6）。上睑提肌肌力降低说明可能有睫毛下垂，不仅见于单睑，随着年龄的增长，在重睑中也日益多见[10]。睫毛下垂程度与眼睑下垂和上睑提肌肌力减低的程度有关[11]。

## 眉的位置

眉通常位于眼眶上部，男性低于女性。眉位置与轮廓在一定程度上决定了年轻外观。随着年龄的增长，因为上睑提肌在眉外侧缺如，所以颞侧眉下降更为明显。眉的下降称为眉下垂，通常在中年后发生，会凸显皮肤松弛与上

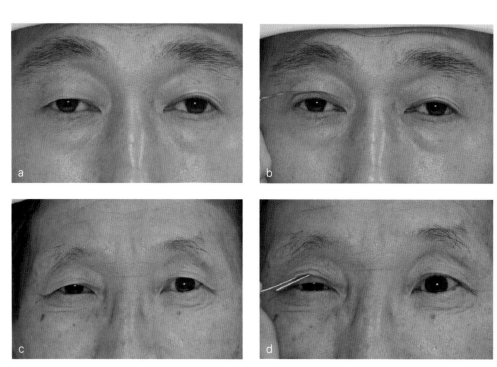

图 14.5　皮肤下垂和上睑下垂的鉴别。（a）年轻男性求美者，诉右侧睑下垂。（b）卷起多余皮肤后，可见睑缘反射距离对称，无真性睑下垂。（c）老年女性诉有右侧上睑"皮肤下降"，右眼疑有皮肤松弛。（d）卷起右侧上睑皮肤后，睑缘反射距离小于左侧。求美者同时有右侧上睑下垂和皮肤松弛

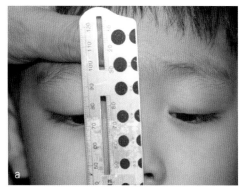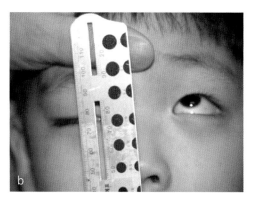

图 14.6　测量上睑提肌功能的方法。上睑提肌功能被定义为在术者手指固定眉弓的情况下，上睑缘从下视（a）到上视（b）的距离（毫米）

睑下垂。术者在术前必须将伴随皮肤松弛的眉下垂视为影响面部外观的因素。存在眉下垂时，术者必须在术前发现并决定是否在上睑成形术之前或之中实施眉上提术。必须确认是否有面神经麻痹的病史，避免漏诊单侧眉下垂或更显著的单侧上睑皮肤下降。如果漏诊眉下垂，可能会造成皮肤和肌肉切除过多，造成医源性术后兔眼畸形。因此，必须将眉上提术放在上睑成形术之前，以实现良好的手术效果。

### 重睑皱襞

重睑皱襞由从眼眶进入皮肤的上睑提肌连接而成，女性的重睑皱襞比男性高。亚洲人重睑皱襞通常位置较低或缺如。与高加索人相比，亚洲人重睑皱襞的平均高度低 2 mm[12]，女性为 6~8 mm，男性为 4~6 mm。高度不对称，或多重重睑皱襞可能提示上睑提肌的牵拉和断裂。重睑皱襞本身通常随着退变而被提高，但可能被重叠的皮肤松弛掩盖，特别是亚洲老年人。高位重睑皱襞可能提示上睑提肌断裂。

经手术实现的双层重睑皱襞的求美者，再手术处理与自然重睑皱襞者相同。但在亚洲人老龄化上睑成形术中，最困难的是年轻时曾行上睑成形术老年求美者，切除了过多的皮肤和脂肪，出现非常高位的重睑皱襞。这些求美者可切除的皮肤所剩无几，可能会有一些皮下组织黏附。因此，切除更多的皮肤或提高眉可能会造成非常不自然的外观。如果求美者有下垂的皮肤重叠于重睑皱襞之前，使重睑皱襞"看上去"比较自然，位置不是很高，那么最好不要手术，保持现状；而沿着眉弓和上睑复合体注射自体脂肪或填充物，比上睑成形术更有助于提升整形效果。只有重度眼睑下垂的求美者才需要行上睑提肌提升术或切除术来纠正，使视觉上的重睑皱襞看上去更小。

### 眼眶脂肪下垂

在上睑成形术中，眶周脂肪十分重要，尤其是老年人。在某些求美者中，眉下脂肪可能会下降到眶隔区，造成上睑胀大，应与眶周脂肪下垂相鉴别。

上睑提肌前脂肪球是重要的手术标志，因其可用于确定眶隔后和上睑提肌前的平面。在上睑存在两个脂肪球，一个位于内侧，一个位于中部，与滑车连接的筋膜组织将其分隔开来。内侧脂肪球比中部脂肪球宽。随着年龄增加，脂肪球分隔变薄、变松，导致脂肪下垂和眼睑胀大。尽管公认上睑没有外侧脂肪球，但是上睑提肌中部前脂肪球可能会向外侧延伸，遮盖泪腺。此前一项基于韩国老年人的研究显示，眼睑脂肪于中下部最为突出[7]。

### 角膜保护机制

术前应仔细检查眼球运动和 Bell 现象，确定眼睑在眨眼时完全闭合。严重的 Bell 现象可能会在术后导致暴露性角膜炎或角膜溃疡。Bell 现象必须为阴性。

### 泪液分泌

若求美者诉有视觉刺激症状，提示可能出现了泪眼分泌问题，如干眼症。对泪膜破裂时间、兔眼、干眼症状等，必须在术前进行评估。术后干眼症状可能加重，尤其是老年人。对于眼科检查不熟悉的外科医师可以咨询眼科医师，明确干眼症状的严重程度。同时，应告知求美者术后干眼症并不会改善，甚至可能加重。所以如果求美者诉有严重的干眼症状，术者应使求美者了解，视觉刺激症状可能会在术后加重。经过完全的风险评估后，才能做出是否按计划施行上睑成形术的决定。

### 泪腺位置

泪腺位于眼眶后外侧，上睑成形术中通常不可见。随着年龄增长和支持泪腺的筋膜系统变薄，泪腺可以下垂，易与外侧脂肪下垂混淆，尤其是泪腺皮肤较厚的亚洲求美者。这种泪腺下垂易被漏诊。

### 眼睑皱纹

随着年龄增长，会在眉间出现水平和垂直的皱纹，由眉间肌和降眉间肌所致；以及鱼尾纹，由外侧眼睑的轮匝肌所致。这些皱纹可以在上睑成形术中部分去除，但多数需要肉毒毒素注射和脂肪填充。

### 皮肤纹理和厚度

老年人皮肤纹理变化因个体不同差异极大，但通常与个体的阳光暴露情况一致[13]。表皮变薄和胶原减少导致皮肤弹性丧失。脂肪丢失，以及重力及肌肉的牵拉，会导致皱纹和动态线的形成。面部骨骼可受到老龄化的影响。在皮肤较厚的亚洲人中，推荐位置较低的双层皱襞和保守的皮肤切除。

## ■ 手术技术

### 麻醉

可以在全麻、镇静麻醉、局麻的情况下实施上睑成形术，推荐使用局麻。最近，监控的麻醉处理（MAC）在上睑成形术中越来越流行。MAC 是一种程序化的操作，在局麻的同时配合使用镇静、镇痛剂，术中可使求美者保持清醒，正确回应指令，在坐姿下能核对眼睑高度和轮廓。常用 2% 利多卡因加入肾上腺素（1：100 000）作为局麻药。局麻药应缓慢注射，注意不要注入肌层，以免出血。局麻药注射后，轻轻按压，避免压力过大，并使局麻药均匀分布在手术区域。

### 设计重睑皱襞和皮肤切口

上睑成形术最重要的步骤是设计，即决定切除皮肤和肌肉的多少。重要的是两侧眉与眼睑之间保留同样多的皮肤，而不是切除同样多的皮肤（图 14.7）。

在求美者于仰卧位下完成重睑皱襞线的设计后，嘱其转入坐位。术者钳夹皮肤，要求求美者睁眼和闭眼，以决定需要切除的多余皮肤量。当钳夹需要切除的皮肤时，可以适当留出 1 mm 的兔眼或轻微的睫毛外翻。应注意在眉和眼睑折叠间至少留出 15 mm 的皮肤。当设计重睑高度时，应注意保证两侧对称。切口线应标于睑缘上 4~7 mm 处，推荐不超过 10 mm。如果求美者不希望重睑皱襞有明显的人工痕迹，切口划线可以标在靠近睑缘处。如果求美者有外侧皮肤松垂，切口可以延长到外眦部，但不能超过外眦角 10 mm。这一设计旨在切除比中间的皮肤更多的外侧皮肤。使用无齿镊夹持和标记多余的皮肤。沿着事先标记好的线，皮下注射混合肾上腺素（1：100 000）的利多卡因。使用 15 号或 15T Bard-Parker 刀片、眼科剪做切口。最近有使用 $CO_2$ 激光和射频以减少出血的案例。

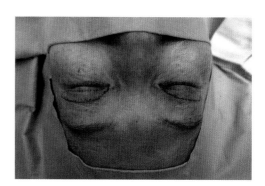

图 14.7　亚洲人上睑成形术手术技术。夹持多余皮肤并做好标记，来区分需要被切除的皮肤

### 多余皮肤切除

从眶隔上分离并切除皮肤和眼轮匝肌（图14.8）。单层切除皮肤和眼轮匝肌。这种皮肤肌肉切除术可以减少出血，更易于保护眶隔。眶隔为白色膜性结构，注意不要损伤。

### 脂肪切除

此时薄层眶隔后可见眶周脂肪。挤压眼球时易见眶周脂肪下垂（图14.9a）。切除眶隔时，需注意切线应在上睑提肌和眶隔之上。将耙式拉钩置于上切线缘，上拉并轻轻上提此缘，嘱求美者开闭双眼，可见动态压痕线，这条线就是筋膜和眶隔汇合处。应在此线上取手术切口，避免损伤上睑提肌。

随后部分打开眶隔，显露并切除上睑提肌前脂肪球（图14.9b）。眶周脂肪切除并非不可或缺，而是取决于眶周脂肪的多少或求美者的意愿。余下的脂肪体积和分布必须接近完全对称。一旦辨别并从周围组织如眶隔和上睑提肌中分离出脂肪，将其用细齿蚊式钳夹住（图14.9c）并用剪刀或针式电刀切除。在钳夹的情况下使用电凝（图14.9d）。止血确切后移开钳夹器械。这一操作可以导致疼痛，因此推荐在切除脂肪前补充麻醉注射。

### 重睑皱襞的形成

有若干种形成重睑皱襞的方法，作者主要采用其中两种：提肌固定或睑板固定。我们更

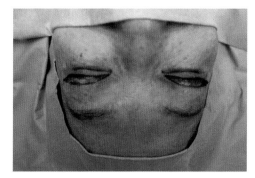

图14.8　沿着事先画好的标记，从眶隔上切除皮肤和眼轮匝肌

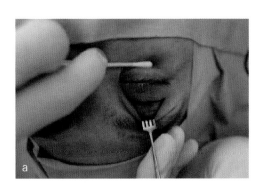
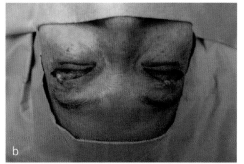
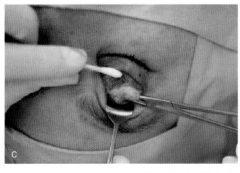
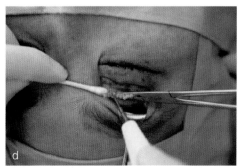

图14.9　打开眶隔，找到眶周脂肪。夹持眶周脂肪并切除，用微电极烧灼

倾向于采用睑板固定：用不可吸收缝线如 7-0 尼龙线相继穿过切口一侧皮肤、上睑板以及对侧皮肤组织（图 14.10）。在提肌固定中，缝线穿过眶隔—上睑提肌汇合处和下侧切口的皮下组织。

### 皮肤缝合

使用 6-0 或 7-0 不可吸收缝线缝合皮肤，伤口敷抗生素软膏（图 14.11）。缝合皮肤前，嘱求美者坐起，术者和求美者共同检查重睑轮廓和高度是否对称。不应缝合眶隔。

## ■ 术后护理

术后第一个 48 小时内使用冰袋压迫减少出血，减轻水肿。对于非糖尿病求美者，类固醇静注可以减轻炎症和水肿。5~7 天后移除缝线。

## ■ 技术要点

1. 手术设计是上睑成形术最重要的步骤。确定切除皮肤和肌肉的量时，重要的是双侧眉与眼睑重叠间保留同样多的皮肤。
2. 设计双重眼睑时，切线应标记于睑缘上 4~7 mm，推荐不要超过 10 mm。
3. 细齿蚊式钳夹住脂肪后，再将脂肪移除，并且在夹持的情况下对剩余的脂肪进行电凝，止血确切后移除夹持器械。
4. 手术的最后阶段，嘱求美者坐起，术者和求美者共同检查双重眼睑轮廓和高度是否对称。

## ■ 并发症及其处理

我们已经介绍了多种上睑成形术，所有这些技术都可能会出现相关并发症。这一节介绍一些常见且重要的并发症及其预防和处理。

### 矫正不足或求美者不满

老年人上睑成形术最常见的并发症是矫正不足或求美者不满。术前与求美者的深入交流，达成对手术结果的现实认识，是十分重要的。通常，7~8 mm 高的重睑皱襞在亚洲人中看起来非常不自然，即使对女性也是如此。在重睑皱襞基础上的轻微重叠，或者偏低的重睑皱襞（如 3~4 mm 高）、看起来更加自然、协调。有时，求美者会有不同或不现实的预期，因此术前充分交流预期结果极为重要。术者在术前应向求美者解释合理的术后预期与可能的并发症。

多数医生希望求美者满足于纠正上睑下垂所致的视野模糊后更宽阔的视野。然而，求美者只是满足于良好的整形效果，即便这不是术前他们关注的主要焦点。即使极大地改善了视

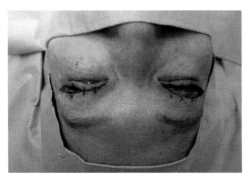

图 14.10 睑板固定缝合再造重睑：缝线穿过皮肤、睑板和对侧皮肤

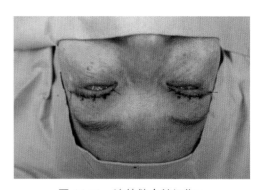

图 14.11 连续缝合关闭伤口

野，术后整形外观的"小"瑕疵依然极易引起求美者的不满，以致有些求美者甚至认为手术不成功。

### 眼睑轮廓不对称或不自然

严重的皮肤下垂可以掩盖事先存在的眼睑不对称，许多求美者从未意识到这一点，直到术者指出。设计时必须注意使两侧保留的皮肤和脂肪对称，而不是切除同样多的皮肤和脂肪。术者也应注意眉的位置，因为不对称的眉可以造成术后不对称或矫正不足。老龄化上睑成形术通常与上睑提肌腱膜处理联合进行，并且上睑提肌腱膜和眼眶软骨板之间的缝线可能导致不对称或不自然的轮廓。应小心固定，以防止此类并发症。

### 皮肤切除过多

皮肤切除过多是一种严重的并发症，并且难以纠正。作者见过许多在上睑成形术中切除了过多上睑皮肤的求美者，特别是老年人，并且作者也同意 Flower 的观点：为保证上睑的正常功能，应保留 20 mm 的前遮挡[14]。如果出现眉下垂，术者须与求美者协商，决定是否纠正；根据决定结果，明确皮肤切除的量。

### 兔　眼

兔眼不是并发症，而是老龄化上睑成形术不可避免的结果，尤其是上睑提肌功能受损的老年人。局部使用润滑剂和软膏在术后早期有效，并且随着时间的推移，许多求美者无须手术也可痊愈。存在严重兔眼和皮肤切除过多所致的角膜炎时，可能需要皮肤移植。

### 眶周出血

老年人常因各种原因而用抗血小板药物、阿司匹林以及非甾体消炎药。应详细询问病史和记录，停用影响凝血功能的药物前需要咨询。

了解和明确术野上睑血管的解剖也十分重要。移除和烧灼上睑提肌前脂肪时，必须保持细齿蚊式钳处于夹持状态；放松夹持后，余下的脂肪边缘应确保止血。眶周脂肪出血可以导致球后出血和视神经压迫，引起视力受损。如疑有球后眶周出血，须立即打开伤口，找到出血点并止血，随后进行引流。

### 暴露性角膜病

上睑成形术可能影响瞬目功能，在老年人中可能会加重干眼症状。因此，在做出上睑成形术的决定前，评估泪膜破裂时间和 Bell 现象十分重要。应对干眼症状做出恰当的解释和处理。

### 泪腺损伤

术前或术中可能难以发觉下垂的泪腺。如果发现泪腺下垂，应将下垂的泪腺还置于原位并固定于附近的骨膜上，不可切除。正常泪腺呈浅粉红色，呈精细小叶状结构，较脂肪成分质韧。因此，如果术后泪腺下垂明显，求美者可能需要返回手术室重置泪腺。

### 眼睑重叠过高

亚洲人中，重睑皱襞缺如或低位才显得比较自然。术前详细的咨询中，术者和求美者应决定是否做重睑皱襞以及重睑皱襞的具体样式。有时牙签和镜子在决定重睑皱襞的高度时非常有用。部分老年人不希望重睑人工痕迹明显。

### 上凹过深

术中去除脂肪过多是可以避免的。求美者想要的是自然的、略微丰满的、外观年轻的眼睑，而不是空空的凹槽。必须小心实施脂肪去除，注意不要去除所有的眼睑脂肪组织。此外，脂肪去除过多会造成多层重睑皱襞，并且因上睑提肌和眼轮匝肌的强力连接而难以纠正。

### ■ 实际案例

#### 案例 1

65 岁亚洲男性就诊，不希望有显著的重睑皱襞（图 14.12a）。他希望去除下垂的上睑皮肤，拥有自然的重睑皱襞，以获得更广阔的视野。求美者的双眉位置对称，有轻度的脂肪下垂。主要的问题是下降的眼睑皮肤导致视野受损和外眦角湿疹。

术中小心切除多余皮肤，包括外眦角的下垂部分，两侧保留同样多的皮肤。

皮肤切除和低位重睑形成后，求美者视物困难改善，外眦角湿疹消失（图 14.12b）。

#### 案例 2

59 岁亚洲男性就诊，不希望有重睑皱襞，希望去除下垂皮肤和提高眼睑（图 14.13a）。主要问题是眼睑皮肤下垂导致视野受损和外眦角湿疹。

术中小心切除多余皮肤，包括外眦角的下垂部分，两侧保留同样多的皮肤。外眦角处切除了较多的皮肤和肌肉。皮肤和肌肉切除后，连续缝合关闭伤口，避免造成眼睑折叠（图 14.13）。

#### 案例 3

72 岁亚洲女性就诊，希望去除下垂的眼睑外侧皮肤以改善皮肤湿疹（图 14.14a）。术前图片显示双眉不对称，右侧上睑皮肤下垂并产生遮盖，求美者就诊前并未察觉。深入交流后，作者发现求美者还希望拥有明显而自然的重睑皱襞和愉快的表情。手术计划去除外眦角外侧下垂皮肤，于睑缘上 6 mm 处再造重睑皱襞，

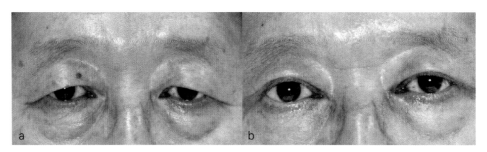

图 14.12 案例 1。上睑成形术做出外观自然的重睑皱襞。（a）65 岁老年男性，眼睑皮肤下垂导致视野受损和外眦角湿疹。（b）切除下垂皮肤并行低位重睑皱襞成形后，求美者视觉困难改善，外眦角湿疹消失

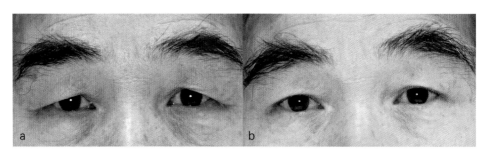

图 14.13 案例 2。未行重睑皱襞再造的上睑成形术。（a）59 岁男性，患有眼睑皮肤下垂及外眦角湿疹。（b）皮肤和脂肪切除后，未行重睑皱襞再造

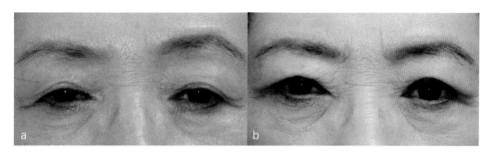

图 14.14 案例 3。上睑成形术，再造明显的重睑皱襞。（a）72 岁老年亚洲女性，希望去除眼睑外侧皮肤，改善皮肤湿疹，拥有独特而自然的重睑皱襞，以及更愉悦的外观。术中，外眦角外侧切除下垂皮肤，睑缘上 6 mm 做重睑皱襞，同时实施上睑提肌腱缩短术。（b）术后，求美者视物困难减轻，外眦角湿疹和眉毛不对称改善

用不可吸收缝合线固定在眶周软骨上。此外，计划行上睑提肌腱缩短术以上提上睑。

上睑成形术和上睑提肌腱缩短术后，求美者视物困难减轻，外眦角湿疹和眉毛不对称改善（图 14.14b）。

## ■ 小结

总之，术者必须理解东亚人的眼睑解剖差异和退变，及其因年龄与性别不同的特异之处。此外，必须尽量了解每例求美者因年龄和性别而不同的特异性退变。因此，确定求美者个人需求，据此选择合适的治疗方法，是获得医患双方都满意的结果的关键。

### 参考文献

1. Saonanon P. Update on Asian eyelid anatomy and clinical relevance. Curr Opin Ophthalmol 2014;25(5): 436-442

2. Karam AM, Lam SM. Management of the aging upper eyelid in the Asian patient. Facial Plast Surg 2010;26(3): 201-208

3. Loeb R. Anatomical considerations. In: Loeb R, ed. Aesthetic Surgery of the Eyelids. New York, NY: Springer-Verlag;1989:1-12

4. Lott P, Caldiera AM, Lucas A, Grigalek G. Envejecimiento facial. Papelde la órbita senil. Cir Plast Ibereo-latinoamer 1996;22:21-30

5. Park CY, Jeon SL, Woo KI, Chang HR. The frequency and aspects of ptosis in Korean old age. J Korean Ophthalmol Soc 2007;48:205-210

6. Matros E, Garcia JA, Yaremchuk MJ. Changes in eyebrow position and shape with aging. Plast Reconstr Surg 2009; 124(4): 1296-1301

7. Seo HR, Ahn HB. Morphological changes of the eyelid according to age. J Korean Ophthalmol 2009;50:1461-1467

8. Matsuo K, Kondoh S, Kitazawa T, Ishigaki Y, Kikuchi N. Pathogenesis and surgical correction of dynamic lower scleral show as a sign of disinsertion of the levator aponeurosis from the tarsus. Br J Plast Surg 2005; 58(5):668-675

9. Sultana R, Matsuo K, Yuzuriha S, Kushima H. Disinsertion of the levator aponeurosis from the tarsus in growing children. Plast Reconstr Surg 2000; 106(3):563-570

10. Malik KJ, Lee MS, Park DJ, Harrison AR. Lash ptosis in congenital and acquired blepharoptosis. Arch Ophthalmol 2007; 125(12): 1613-1615

11. Lee TE, Lee JM, Lee H, Park M, Kim KH, Baek S. Lash ptosis and associated factors in Asians. Ann Plast Surg 2010; 65(4):407-410

12. Liu D, Hsu WM. Oriental eyelids. Anatomic difference and surgical consideration. Ophthal Plast Reconstr Surg 1986;2(2):59-64

13. Benedetto AV. The environment and skin aging. Clin Dermatol 1998;16(1):129-139

14. Flowers RS. Blepharoplasty. In: Courtiss EH, ed. Male Aesthetic Surgery. St Louis, MO: Mosby; 1982

# 15 内眦赘皮矫正术和外眦成形术

Yongho Shin

**精　要**

- 内眦赘皮矫正术会使内眦皮肤展平，并能对眼裂内侧进行调整，从而更多地显露眼睑中间部分的眼睛，并能缩短内眦间距。
- 在选择内眦赘皮矫正术的术式时，要考虑泪阜的形状问题。泪阜的形状可以是三角形、圆形或钩形。
- 如果为了外观美丽而进行内眦赘皮矫正术，此时应选择一种保守的方法对内眦赘皮进行矫正，因为内眦赘皮过度矫正很难纠正。
- 在设计内眦赘皮矫正术的过程中，需要考虑到两侧泪阜的大小和方向可能不一样。
- 同时行重睑术和内眦赘皮矫正术时，可以将重睑时上睑多余皮肤翻转到下睑内部皮肤缺少处，以降低眼睑部分外翻风险。
- 内眦赘皮矫正术的常见两大并发症是瘢痕和倒转型内眦赘皮。沿松弛皮肤的张力线设计切口，并且避免将重睑切口和内眦赘皮矫正切口连在一起，可以有效减少以上并发症的发生。
- 外眦成形术不仅会使眼裂水平延伸，还会适当地将其向后调整。
- 外眦成形术联合下睑倾斜降低术，会使得眼睛看起来又大又温柔，同时可通过将缝合睑板和睑囊筋膜，减轻眼睑倾斜。

## ■ 内眦赘皮矫正术

内眦赘皮是垂直方向的半月形纤维组织过多造成的，是亚洲眼睑有辨识度的一大特点。美容性的内眦赘皮矫正术会使内眦皮肤展平，并对眼睑内侧处进行调整。内眦赘皮矫正术后不仅会更多地显露眼睑中间位置的眼，还能缩短两侧内眦间距（图 15.1）。

据调查，东亚人的两侧内眦间距离平均为 3.48~3.6 cm[1]。2003 年"韩国小姐"的参赛选手，两侧内眦距离平均为 3.17 cm，远远低于（韩）国人的平均值。这一数据提示"韩国小姐"的参赛选手内眦赘皮不明显。两侧内眦间距会

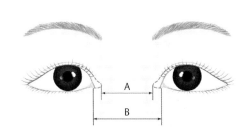

图 15.1　两眼之间的距离。A，内眦间距；B，内眼角间距

在探讨内眦赘皮与眼睛剩余部分整体关系的部分进行解释。遮盖不到一半的肉阜会使内眦皮看起来最自然。通常，显露肉阜的 80%~90% 会使外观看起来更美观一些[1, 2]。

泪阜的形状可以是三角形、圆形或钩形。三角形泪阜占 53%,在亚洲人中最常见;圆形泪阜占 10%;钩形的泪阜占 37%,常伴内眦角向下(图 15.2)[3]。

对于三角形和圆形的泪阜,内眦角的开大程度应该考虑到眼的整个比例。然而对于钩形泪阜,由于其内眦赘皮处肌腱会向下沿外侧曲线收缩,所以其手术方式与三角形、圆形的泪阜是不一样的。而且如果过度减少内眦赘皮,会使术后的效果看起来很吓人,求美者也大都不会接受这种过分的外观。内眦赘皮矫正术后的泪阜大小是需要考虑的一个重要因素。在东亚人中,泪阜可见范围为 3~5 mm。如果内眦赘皮遮住了泪阜,使泪阜外侧可见部分的宽度在 1 mm 或者更少,这种情况下需要进行手术干预。

内眦赘皮分为四种类型:睫状体型,眼睑型,睑板型,倒转型(图 15.3)[1]。内眦赘皮可因多种原因而呈现一系列软组织形态。因此,也就不存在一种手术方式适用于所有求美者和所有情况。另外,大量手术经验和多变的手术技术也证实了内眦赘皮矫正术的基础理论。

鉴于内眦赘皮就是在内眦处存在多余的皮肤,所以在内眦赘皮矫正术发展的早期只是将多余的皮肤切除。然而这种方法最常见的并发症就是由于张力过大导致的瘢痕形成,尤其是在内眦角下三分之一处。另一方面,在内眦赘皮上三分之一出现多余皮肤时,常伴有下二分之一处的皮肤缺陷。在此种情况下,内眦赘皮上三分之一处的多余皮肤常用来作为减轻下部

三分之一张力的皮瓣,从而可以避免出现沿下睑内侧的睑外翻。另外,内眦赘皮下部出现多余皮肤提示多种因素造成了内眦赘皮的形成。即使无内眦赘皮下部皮肤缺损,也应该尽量避免上部皮肤的过度切除。

## 求美者情况的评估

术前对求美者的内眦间距和泪阜暴露的程度进行测量与评估是很重要的。对于内眦赘皮很严重且内眦间距很宽的求美者来说,进行内眦赘皮矫正术的获益很大。内眦赘皮矫正术后求美者可以通过用手指牵拉内眼角来检查效果。另外,因为内眦赘皮矫正不足比矫正过度更容易进行调整,所以与矫正过度相比,内眦赘皮矫正不足更安全。

在内眦赘皮的四种类型中,睑板型内眦赘皮在东亚人中更常见。并不是所有内眦赘皮都需要进行矫正,若是睑板型内眦赘皮,并且内眦赘皮、双重睑的外观自然时可以不进行矫正。因为与上眼睑的皮肤区域相比,东亚人鼻背和内眦赘皮区的皮肤相对更厚,这样就使得在内眦赘皮矫正术后更容易出现肥厚性瘢痕。术前,

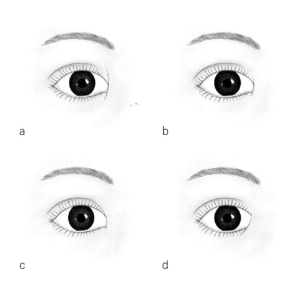

图 15.3 Johnson 提出的内眦赘皮分类。(a)睫状体型。(b)眼睑型。(c)睑板型。(d)倒转型

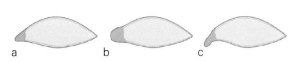

图 15.2 泪阜的三种类型。(a)三角形。(b)圆形。(c)钩形

术者应该向求美者说明术后有可能出现矫正不足或两侧不对称。

每种内眦赘皮都分为上、中、下三部分。对于每一部分内眦赘皮的解剖特点都要进行仔细彻底的检查，如皮肤冗余、皮肤遮盖程度以及软组织张力。因为有时同一求美者的双侧内眦赘皮的大小也不一样，因此为了保持术后两侧一致，应将泪阜较小侧内眦角开大一些。同时，准确的医学检查和诊断对于术前准备也是必要的。

## 重睑术和内眦赘皮矫正术

对于东亚人来说，重睑术常与内眦赘皮矫正术同时进行。在这种联合手术中，通常将上睑多余的皮肤翻转到下睑内侧皮肤缺损处。这种软组织重新再分配，对于降低由于内眦赘皮矫正术造成的部分睑外翻风险是很有效的（图15.4）。

如果没有进行重睑术而只进行了内眦赘皮矫正术，内眦赘皮的中、上部分可能会形成折角，此时需要手术切除。有时手术切除后，还会出现新的、多余的重睑线。为了避免以上新的重睑线形成，应尽可能地沿上睑睫毛切除折角。如果靠近内侧泪阜的眼睑皮肤不够，上睑皮瓣的折角部分应该予保留，并且将其变为三角形皮瓣翻转到新内眦切开术的结构内部（图15.5），或是通过翻转折角形成的皮瓣，来开大出现在内眦褶皱下部的倒转型内眦赘皮，并使三角形皮瓣垂直于倒转型内眦赘皮。

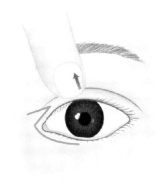

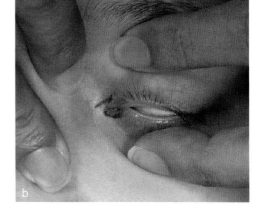

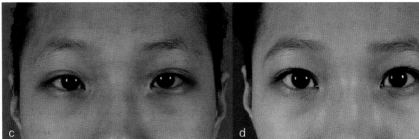

图 15.4　与 Fuente 相反的设计。（a，b）内眦赘皮上部的三角形皮瓣翻转到下眼睑的切口处，以便可以隐藏瘢痕。（c）想要进行内眦赘皮矫正术和重睑术的 19 岁女性求美者。采用与 Fuente 相反的设计，对内眦赘皮的内侧部进行切开法重睑术。（d）术后，暴露的泪阜和双眼皮使求美者的眼睛看起来更漂亮

## 手术方法

没有一种统一的手术方法可以治疗所有类型的内眦赘皮,术者必须针对具体的内眦赘皮类型采用相应的手术方法。多数内眦赘皮矫正方法是一系列基本概念的结合,并且是不断变化的。内眦赘皮矫正术包括:单纯皮肤切除,V-Y提升法,Z成形术,W成形术。在选择合适的内眦赘皮矫正术前,应仔细考虑以下5个问题:

1. 如何处理多余皮肤和皮肤缺损问题?

2. 如何把握泪阜暴露的程度?

3. 能否把横切口隐藏在看不见的区域,或是沿着松弛皮肤张力线方向进行切开?

4. 是否会在内眦赘皮矫正切口和重睑术切口之间形成皮桥?

5. 在合适的手术方式中,选择的术式是否是对求美者最为适合?

### 单纯皮肤切除

单纯的皮肤切除不是很复杂,就算是缺乏经验的术者也可以进行此项操作。虽然单纯皮肤切除对许多求美者是适用的,但是会增加下眼睑的皮肤张力,从而造成术后的瘢痕形成。

为了减小张力,必须切开软组织,并且将垂直的纤维组织横向切断。目前这种方法已不再常用。

### V-Y提升法

现有若干种V-Y提升法及其改良术式。Roveda法包括鼻侧皮肤的提升以及为预防折角而从底部和顶部去除多余皮肤。Uchida对Roveda法进行了改良,但是因为Uchida的方法因为太靠近泪阜而不能避免明显瘢痕的形成。于是,Uchida对内眦赘皮切口方法做了进一步的改良,即采用大的V形切口,通过切开周围的皮肤来隐藏瘢痕[4](图15.6)。

### Z成形术

这是一种多变的常用内眦赘皮矫正术式,在两皮瓣的大小和位置选择上具有灵活性。Fuente设计的一半应用了Z成形术,即从内眦赘皮的下部获取三角形皮瓣,然后把它移植到内眦赘皮的中间,并将重睑切口线延伸到内眦赘皮上部的内侧。以上方法适用于原先就存在重睑线的求美者。另外,如果此法与重睑术同时进行,必须切除多余皮肤(图15.7)。

Park法对Fuente的方法进行了改良,包括切除重睑线与内眦赘皮区域的部分多余皮肤,

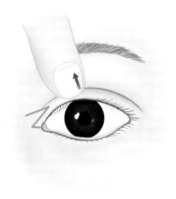

图15.5 将三角形皮瓣翻转到内眦切开区域,以便暴露更多的泪阜

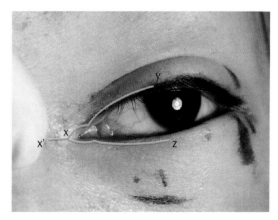

图15.6 睑前V-Y推进法内眦赘皮矫正术。在V-Y推进后,泪阜最内侧点x变为x′。沿上、下方睫毛边缘(y,z)延长皮肤切口,对于切除形成的折角是必要的

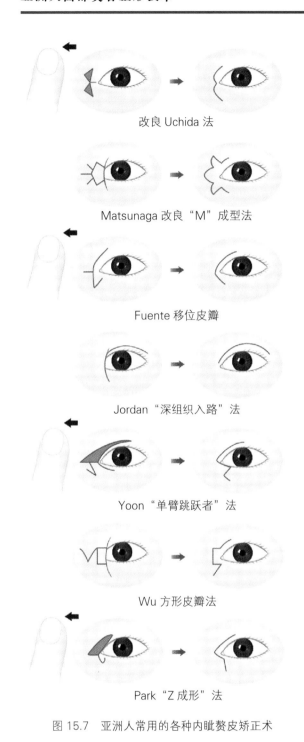

改良 Uchida 法

Matsunaga 改良 "M" 成型法

Fuente 移位皮瓣

Jordan "深组织入路" 法

Yoon "单臂跳跃者" 法

Wu 方形皮瓣法

Park "Z 成形" 法

图 15.7　亚洲人常用的各种内眦赘皮矫正术

并将内眦赘皮下部的皮肤翻转到内眦赘皮中间，而将内眦赘皮上部的多余皮肤切除。以上方法适用于内眦赘皮下部有多余皮肤而中间部分张力大的求美者。这种方法对于处理解决多余皮肤沿重睑线形成折角也有效。

与 Fuente 法相反的设计可以用于内眦赘

皮上部有多余皮肤而下部有皮肤缺损的求美者。在这种情况下，需在内眦赘皮上部制作三角形皮瓣，并将其翻转到下部（图 15.4）。如果暴露的泪阜小于 1 mm，可以将内眦赘皮上部形成的三角形皮瓣翻转到内眦切开区域（图 15.5）。

### 皮肤重塑法

内眦赘皮矫正术的另一种常用方法是皮肤重塑法，可以与重睑术同时进行。皮肤重塑法最初的切口设计是直线形，随后由直线形设计修改为圆形或小三角形。这种调整可以预防下睑内侧的睑外翻（图 15.8）。若内眦赘皮矫正术不与重睑术同时进行，那么三角形皮瓣应尽可能地靠近睫缘，同时切口应尽可能地扩展，以便切除多余的皮肤。

发育不全的泪阜案例极具有挑战性。遇到此类求美者时，可折叠内眦韧带以暴露更多的内眦角，还可以使用金属丝或厚的尼龙丝穿过鼻骨处的钻孔来缝合固定内眦肌腱[5]。

## ■ 并发症及其处理

内眦赘皮的两大常见并发症是瘢痕形成和倒转型内眦赘皮的加重。可以通过沿松弛皮肤的张力线设计皮肤切口，以及避免内眦赘皮矫正术、重睑术的切口线连在一起，来减少发生并发症的风险。因为上眼睑的移动会将重睑术切口张力传递到内眦赘皮矫正术切口，从而导致两切口线连续，所以在设计切口时最好避免重睑术切口线与内眦赘皮矫正术切口线重合。另外，通过将多余的上睑皮肤翻转到内眦赘皮的下部来减轻张力性睑外翻。垂直张力可加重医源性倒转型内眦赘皮，但可通过横向切除眼轮匝肌附带的肌纤维达到预防目的，并通过横向的牵拉皮肤调整横断的纤维。

在手术设计允许的情况下，手术切口应尽可能选择在隐蔽区域。手术伤口的张力由可吸

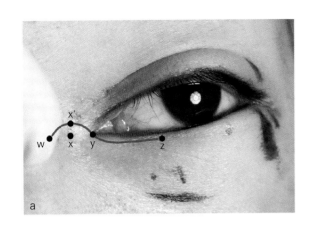

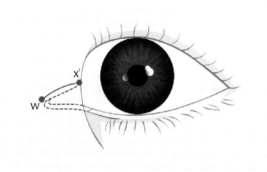

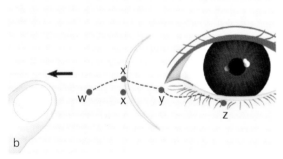

图 15.8 内眦赘皮矫正术的皮肤重塑法。为了避免眼睑外翻，皮肤重塑法的切口设计由直线形调整为圆形或小三角形。例如，为了避免出现睑外翻，x 变为 x′

收的皮内缝合保持，而不是皮肤的表面缝合。在手术放大镜下缝合皮肤，应该用所需的最细缝线进行缝合。

术后局部涂抹固醇类软膏 6 周，这会在 2~6 周内有效控制瘢痕增生。有增生性瘢痕或瘢痕疙瘩病史的求美者应给予曲尼司特 6~12 周。

矫正不足的内眦赘皮可以在术后第一周内进行调整、纠正。错过这一时期，就要等到 6 个月后或增生反应减弱后再尝试。如果内眦赘皮处的外形和内眦角的角度不对称，也需要进行调整。为了避免没有必要的翻修手术，术前应向求美者充分说明两侧泪阜在大小和方向方面会有所不同。

增生性瘢痕可以用曲安奈德注射液治疗，但是必须比平常剂量稀释 4 倍以上，否则白色粉末会残留在皮肤内一段时间。没有稀释的曲安奈德注射液会导致真皮萎缩，也可能会导致毛细血管扩张。

### 内眦赘皮矫正术的翻修

如果两侧内眦赘皮的距离小于 3 cm，那么眼睛就会显得很近。如果两侧暴露的泪阜超过 5 mm，也会造成不协调的外观，而且过度暴露泪阜可能会形成显著的内眦赘皮瘢痕。内眦赘皮矫正术的翻修会减少或隐藏这些瘢痕，并将不自然的外褶变成流行的、自然形状的内眦赘皮。

内眦赘皮矫正的翻修术最基本的方法是 V-Y 推进皮瓣法。由于内眦上半部分的垂直张力，使得多数情况下倒转型内眦赘皮围绕着内眦的下半部分。治疗倒转型内眦赘皮的一种方法就是在内眦的下半部分反向切除皮肤（图 15.9）。

预防倒转型内眦赘皮的另一种方法就是在 V-Y 推进皮瓣中通过设计获得较长的 V 形皮瓣。V 形皮瓣的较低切口始于反向切口的外侧，与下睑缘并行，然后延长到反向切口的内侧。不是反向切开设计，而是 V 形皮瓣转位，填补皮肤缺损。通过 V 形皮瓣的转位，术者可以预防反向切开瘢痕的形成，并且可以避免泪阜过度暴露的复发（图 15.10）。

即使内眦赘皮矫正翻修术后，也可能会再次出现皮肤的遮盖和眼睛不对称。因此，我们

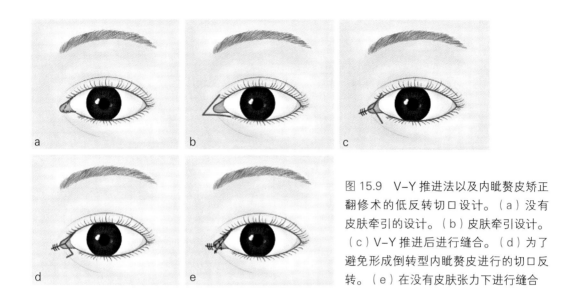

图 15.9 V–Y 推进法以及内眦赘皮矫正翻修术的低反转切口设计。（a）没有皮肤牵引的设计。（b）皮肤牵引设计。（c）V–Y 推进后进行缝合。（d）为了避免形成倒转型内眦赘皮进行的切口反转。（e）在没有皮肤张力下进行缝合

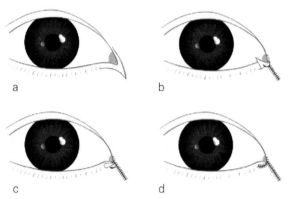

图 15.10 内眦赘皮修复术中的 V–Y 推进法和翻转皮瓣。（a）皮肤牵引、行设计 V 形皮瓣。（b）V–Y 部分推进。（c）残瓣旋转。（d）嵌入翻转的皮瓣并缝合

强烈建议术者在术前告知求美者两侧出现微小不同的可能性，再次调整的可能性以及术前这些操作的限制性[2]。

## ■ 外眦成形术

通常，外眦成形术包含所有改变外眦的手术。显然，很多西方研究通常用外眦成形术治疗眼角松弛，作为下眼角不正以及缓解下睑和中面部衰老迹象的一种治疗手段。在亚洲，美容范畴的"外眦开大术"也被认为是外眦成形术的一种。确切来说，外眦成形术是外眦的扩展和包括外眦角在内的外眦区域的重塑。因为眼球是圆的，所以眼睑是立体结构。就美容性外眦成形术来说，不仅要做到眼睑平行开大，还要向后方进行适度深化，以便使睑结膜和眼球之间有适当的接触[6]。

### 求美者评估

对于每例眼睑手术，在实施外眦成形术前对求美者的眼的情况进行检查是有必要的。为了评估求美者是否有必要进行外眦成形术，评估内容包括眼球外突程度，眶骨和睫毛的位置。通常，相比眼窝内陷，眼外突使睑结膜和眼球的帖服更佳。另外，从正面看上去眼球外突会显得外眦开得更大。而当外眦和眶外缘的距离较短时，由于平行开大效果减弱，求美者的满意度也会大大降低。因为外眦向深处和侧方延伸形成的矢状方向的力量会加重上睑下垂，有严重上睑下垂的求美者不建议行外眦成形术[7, 8]。

可实施外眦成形术的合适求美者具有以下特点：①眼睛外突；②外眦与眶骨外侧缘的距离约为 4 mm；③外侧穹隆的深度超过 3 mm[9]。

## 手术方法

西方学者详细描述了外眦开大和眼裂平行开大的手术方法。因为外眦成形术一直被当成眼裂狭小的治疗方法，也与翻修手术有关，因此对于只是抱着单纯美容目的的求美者来说，很多外眦成形术的手术方法是不适用的。

### Von Ammon 外眦开大术

Von Ammon 外眦开大术是最古老的外眦开大手术，也是亚洲人外眦成形术常用的手术方法。按照开大眼角的需要平行全层切开外眦，并从外侧端向内侧端分离提起结膜皮瓣（图 15.11a）；提起结膜皮瓣的末端，并将其缝合到外眦角的皮肤上；分别缝合剩余的皮肤切口。将带垫片双头针线从外眦角的结膜处进针，从外眦角穿出，并绑一块油纱结扎（图 15.11b）。这样会防止新形成的穹隆变圆、变平，从而使新形成的外眦更深。但是这种方法的弊端就是结膜被提拉过多时就会使红色的结膜外露，并且会在下睑的外侧端处形成可见的瘢痕[10]。

### Blaskovics 外眦开大术

Blaskovics 的方法是在外眦做 V 形切口，将三角形皮瓣向斜上方提起（图 15.12a）。如 Von Ammon 方法一样将外眦全层水平切开（图 15.12b）。缝合由三角形皮瓣提升所形成的楔形切口，并修整三角形皮瓣的皮肤，缝合上眼睑上方和外侧的皮肤（图 15.12c）。由于这种方法仅利用了外眦的皮肤张力，所以外眦开大的效果不明显。

### Fox 外眦开大术

Fox 的方法是先在远离原外眦约 4 mm 处选择合适的横向扩展点（图 15.13a）。将上、下睑的外侧 1/4 部分劈成前、后两叶，沿上睑

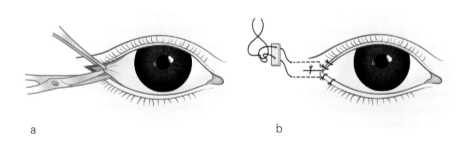

a            b

图 15.11  Von Ammon 外眦开大术。（a）外眦切开后，打开结膜。（b）提起结膜，并将其与皮肤缝合。将带有垫片的双头针线穿过结膜，并从外眦角穿出，末端绑一块油纱结扎

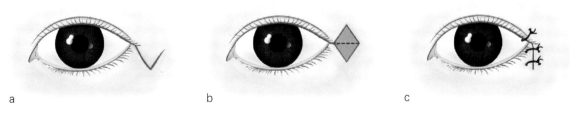

a        b        c

图 15.12  Blaskovics 外眦开大术。（a）V 形切开外眦角，并制成皮瓣。（b）提起皮瓣并横向切开。（c）缝合下眼睑的楔形切开部分，修整下眼睑的外侧皮瓣并缝合

边界的延长线将其延长约 4 mm。连接 $x$、$y$、$z$ 三点，并提起皮瓣（图 15.12b，c）。将 $y$ 拉到 $x$ 点并缝合，将下睑皮瓣提起，考虑将 $x'$ 作为最高点，将 $x'$ 拉到 $z$ 点并缝合。从外侧提拉合适大小的结膜皮瓣，并将其缝合到皮肤上（图 15.12d，e）。

### Shin 外眦开大术

取上睑距离外眦 2 mm 和下睑下缘距离外眦 3 mm 的皮肤，并将其提起作为旋转皮瓣（图 1514a，b）。提起的皮瓣被用来延伸下睑侧角。用 6-0 尼龙线将提起的皮瓣末端缝合到骨膜上，从而水平和向下延伸外眦（图 15.14c）。缝合外眦和结膜的所有切口（图 15.14d）。最终，外眦将在水平和向下的方向上得到延伸。这种术式相对简单且并发症少。然而，接受此术式的求美者术后外眦位置将会降低。

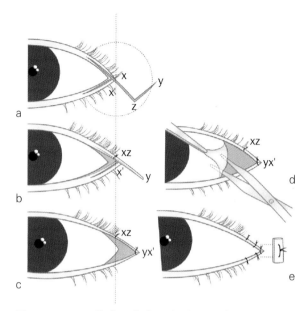

图 15.13　Fox 外眦开大术。（a）选择合适的外侧延伸点 $y$，此点离外眦角约 4 mm。将上、下眼睑的外侧 1/4 部分劈成前、后两叶，沿延伸的上睑边缘线延长上睑线约 4 mm。（b，c）连接 $x$、$y$、$z$ 并提升皮瓣，将 $z$ 拉到 $x$ 点并缝合。（d，e）提升下睑皮瓣，将 $x'$ 作为最高点，将 $x'$ 拉到 $y$ 点并缝合。从结膜外侧向内侧提升合适大小的结膜皮瓣，并将皮瓣末端缝合到 $y$ 点

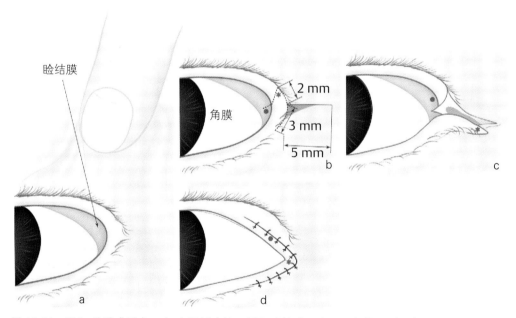

图 15.14　Shin 外眦成形术。（a）通过牵拉，暴露睑结膜。（b，c）将分别距离外眦角 2 mm 的上睑和距离外眦角 3 mm 的下睑边缘皮肤制成皮瓣，用来扩展下眼睑。用 6-0 的尼龙线将皮瓣的外侧端缝合到骨膜上，使外眦横向或者向下扩展。（d）缝合切口

## 外眦成形术联合外眼角上斜降低术

与欧洲人相比，东亚人的眼睛外形是外眼角上斜。外眼角上斜会给人一种正在生气的感觉。如果眼角上斜求美者接受了外眦成形术，那么就会导致外眦延伸的效果不够，并且会加重眼角上斜。将外眦成形术和外眼角上斜降低术结合在一起，会让眼睛看起来又大又温柔，求美者的满意度会大大提高。以上术式仅适用于外眼角严重上斜的求美者。

如果像 Shin 外眦开大术那样在外眦上外侧部设计三角形皮瓣，外眦联合眼角上斜降低术就有可能实现。通常，在修复案例中由于瘢痕的存在，不容易获取三角形皮瓣。如果眼睑边缘和睫毛的距离太近，或者睫毛位于三角形皮瓣的设计区，即使在首次手术中也很难获得三角形皮瓣。

手术方法如下：

1. 根据上睑外侧部和外眦的倾斜情况，可以实施倾斜的外眦切开术，由外眦开始，将其水平和向下延伸。虽然根据延伸长度的需要，切开的长度可以更长或更短，通常长 4~5 mm（图 15.15）。

2. 在下睑板下方 1~2 mm 位置切开长度小于 1 cm 的结膜。在此过程中，电凝可见的血管。

3. 为获得清晰的视野，在眼眶隔膜和眼轮匝肌之间进行解剖。另外，为了能暴露眶外侧脂肪，尽可能使眶隔的切口最小。

4. 助手将眶隔脂肪分离下来后，就会看到在眶隔脂肪后方的睑囊筋膜，用镊子将其夹住。

5. 为了降低下睑水平高度，用 7-0 尼龙线将睑囊筋膜和睑板的最低处缝合[8, 11]。根据所需眼睑降低的程度，其固定的位置可以进行

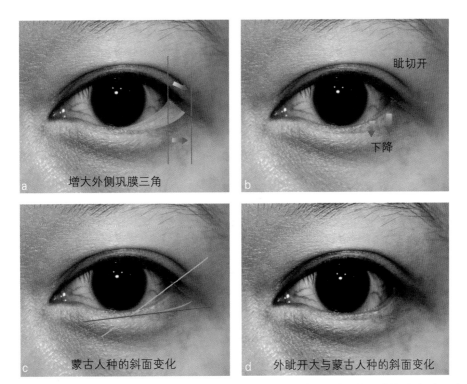

图 15.15　外眦成形术联合眼睑上斜降低术。（a）外侧扩展的巩膜区域是三角形的、粉红色部分。（b）根据上睑的倾斜度，进行倾斜的外眦切开术联合隔膜前组织解剖分离。用 7-0 尼龙线将下睑板外侧部缝合到睑囊筋膜上的两点。（c）用 6-0 的尼龙线将下睑外侧端缝合到眶缘外侧的骨膜上。这样，眼裂的倾斜就没有那么陡了（从粉红色线到红色线）。（d）外眦水平和向下扩展后就会暴露更多的巩膜

调整。通常，将睑囊筋膜的两个点缝合固定在睑板上（图 15.16）。

6.缝合由于外眦切开暴露的上睑边缘切口，并用 6-0 尼龙线将下睑外侧端缝合到眶外缘的骨膜上，从而获得满意的新外眦。

7. 为了切除外眦附近赘余的皮肤，沿下睑的结膜做最小的切口，切除剩余的皮肤，最后缝合切口[12, 13]。

## 术后处理

由于外眦区域的特点，很难对外眦成形术

的伤口使用敷料。术后可以对手术区域用药膏进行护理。伤口拆线一般在术后 7~8 天。

## ■ 实际案例

### 案例 1：内眦赘皮重建术

一名 24 岁的女性求美者抱怨内眦赘皮矫正术后有出现明显的凹陷性瘢痕和过度暴露的泪阜（图 15.17a），其内眦赘皮矫正重建术是通过 V-Y 推进术式和旋转皮瓣完成的。通过手

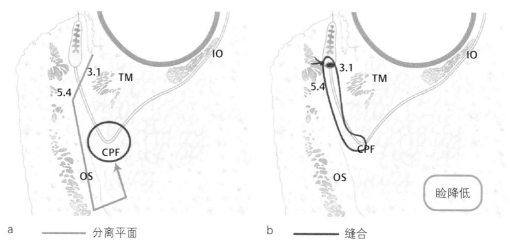

图 15.16 眼睑上斜降低术。（a）经结膜隔膜前路径打开眶隔膜外侧，到达睑囊筋膜平面（蓝线）。（b）用 7-0 尼龙线缝合睑囊筋膜下睑板下方边缘，来减轻下眼睑的上斜（红线）

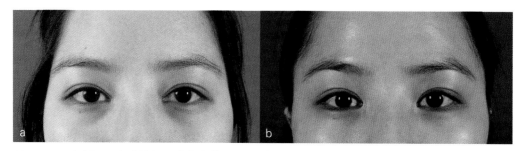

图 15.17 案例 1。内眦赘皮重建术术前（a）和术后（b）。一名 24 岁女性求美者在内眦赘皮成形术后出现明显的凹陷性瘢痕，随后进行了采用 V-Y 推进法和翻转皮瓣的内眦赘皮重建术。术后可暴露的泪阜减少了，而且没有明显瘢痕的内眦看起来更加自然

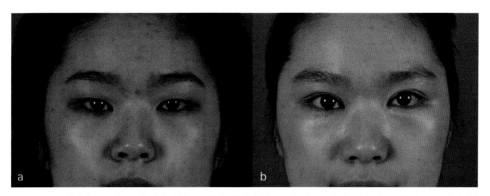

图 15.18  案例 2。外眦成形术联合眼睑上斜降低术。（a）一名内眦赘皮、单睑、眼睑上斜的 26 岁女性求美者进行了内眦赘皮矫正术、重睑术以及外眦成形术联合外眼角上斜降低术。（b）与术前相比，术后可见更多泪阜，并且眼睛变得更大，更温柔

术将皮瓣从鼻侧凹陷性瘢痕提起。术后，泪阜的暴露会减少，也很难发现明显的瘢痕，内眼角看起来会也更加自然（图 15.17b）。

### 案例 2：外眦成形术联合外眼角上斜降低

一名 26 岁的女性求美者想拥有一双美丽的眼。对眼的检查发现她的眼比较小，并伴有内眦赘皮导致的泪阜不可见，单睑，外眼角上斜（图 15.18a）。用 Z 成形术式（与 Fuente 术式相反）完成内眦赘皮成形术，采用切开法完成重睑术，同时也进行了外眦开大和外眼角上斜降低术。与术前相比，术后可见更多泪阜，而且眼睛变得更大，更温柔（图 15.18b）。

### 参考文献

1. Cho IC, ed. The Art of Blepharoplasty. Seoul: Koonja; 2013

2. Baek BS, Park DH, Nahai F. Cosmetic and Reconstructive Oculoplastic Surgery. 3rd ed. Seoul: Koonja; 2009:29

3. Kao YS, Lin CH, Fang RH. Epicanthoplasty with modified Y-V advancement procedure. Plast Reconstr Surg 1998;102(6):1835-1841

4. Shin YH, Hwang PJ, Hwang K. V-Y and rotation flap for reconstruction of the epicanthal fold. J Craniofac Surg 2012;23(4): e278- e280

5. Oh YW, Seul CH, Yoo WM. Medial epicanthoplasty using the skin redraping method. Plast Reconstr Surg 2007; 119(2): 703-710

6. Shin YH, Hwang K. Cosmetic lateral canthoplasty. Aesthetic Plast Surg 2004;28(5):317-320

7. Baek BS, Park DH, Nahai F. Cosmetic and Reconstructive Oculoplastic Surgery. 3rd ed. Seoul: Koonja; 2009:300

8. Hwang K, Choi HG, Nam YS, Kim DJ. Anatomy of arcuate expansion of capsulopalpebral fascia. J Craniofac Surg 2010;21(1):239-242

9. Fox SA. Ophthalmic Plastic Surgery. 5th ed. New York, NY: Grune & Stratton; 1976:223-225

10. Von Ammon FA. Klinishedarstellungen der angehorenen krankheiten und bildlungsfhler des menschlichen der auges und der augenlider. Berlin, Germany: G. Reimer; 1841:6

11. Hwang K, Kim DJ, Hwang SH, Chung IH. The relationship of capsulopalpebral fascia with orbital septum of the lower eyelid: an anatomic study under magnification. J Craniofac Surg 2006; 17(6): 1118-1120

12. Park DH. Anthropometric analysis of the slant of palpebral fissures. Plast Reconstr Surg 2007; 119(5): 1624-1626

13. Hirohi T, Yoshimura K. Vertical enlargement of the palpebral aperture by static shortening of the anterior and posterior lamellae of the lower eyelid: a cosmetic option for Asian eyelids. Plast Reconstr Surg 2011;127(1):396-406

# 16 下睑袋整复术

Yoon-Duck Kim，Kyung In Woo

## 精 要

- 下睑袋整复术手术的术式由皮肤、脂肪的切除发展到容积的扩张。考虑求美者下睑外形情况的个体化方案对于手术的成功是必要的。

- 术者必须与求美者讨论哪些情况他们可以解决而哪些不可以。细纹、动力性皱纹、局部色素沉着、皮肤瘢痕等通过下睑袋整复手术是不可以解决的，这一点必须要向那些想做下睑袋整复术的求美者仔细说明。

- 术者根据经验或爱好可以选择经结膜入路或经皮肤入路中的一种。对于没有皮肤或眼睑松弛的脂肪下垂求美者来说，经结膜入路是理想选择。经结膜入路也适用于不想增加皮肤瘢痕、因脂肪下垂再次手术或在手术切口区域有过度色素沉着的求美者。

- 术者必须知道有多少眶隔脂肪需要切除或重新分配。如果相对于脂肪下垂，泪沟凹陷更明显，那么为了避免术后的低平外貌，建议术者对眶隔脂肪进行重新分配。因为躺在手术台上的状况不能很好地模拟站立时的情况，所以在决定是否切除或需要切除多少眶隔脂肪时，给予眼球适当的压力是有益处的。

- 术者必须通过下睑快速复位试验、下睑牵拉试验对眼睑的松弛程度进行评估。如果眼睑松弛很严重并会影响术后的下眼睑回缩，需要进行眼睑水平收紧步骤。

- 在脂肪重新分配的过程中，眼球的运动不应该受到脂肪固定缝合的限制。如果眼球运动受到限制，需要拆除缝合，进一步解剖分离，以确保眼球的运动不会受到再缝合固定的限制。

- 在眶隔脂肪移除的过程中应适当止血，能很好地避免眼眶出血的严重并发症。尽可能地减少对脂肪的牵引，从而可以降低眼眶深部出血的风险。对于由相对比较大血管滋养的内侧脂肪袋，将其移除时建议使用钳—切—电凝。

- 采用经皮入路进行下睑修复术的过程中，为避免下眼睑的回缩，需要保守地对皮肤进行切除。进行此操作前，要求求美者张嘴，眼睛向上看，这样能很好地利用悬垂法来测定对皮肤的切除量，以尽可能地减少过度皮肤切除。

- 为了预防眼眶的出血，应告知求美者术后的注意事项。术后冷敷 48 小时，避免头朝下和剧烈体力活动。

## ■ 引言

在美国，东亚人对于眼睑整复术的需求正在增加。2013 年的整形手术数据报告显示，在美国进行美容性眼睑整复术的求美者中，亚洲人／太平洋岛民占 6.2%。而且，此手术在所有美容性手术中所占比例是最高的[1]。

充分了解亚洲人眼睑特征对于眼睑整复术的成功是至关重要的。亚洲人的面部肤色较深且皮肤粗糙，因此更容易出现切口瘢痕过度生长或瘢痕色素沉着的情况[2]；而突出的眶隔脂肪，使得亚洲人的下睑比欧洲人更饱满[3]。另外，由于亚洲人软组织和颧骨脂肪量也较多，这样就更容易形成较大的重力[2]。因为眼睑及其周围结构是紧密结合在一起的，所以对于实施眼周手术的亚洲求美者来说，有时会建议进行更广泛的切开和暴露[4, 5]。同时，术前评估、合理规范的操作、术后护理对于确保亚洲人下睑整复术的良好手术效果至关重要。

在下睑整复术中，衰老的概念已经发生了改变。传统观念里，眼周的衰老被认定是中面部下垂、软弱无力的支持结构、眶隔脂肪下垂造成的后果。随着发展，容积膨胀的概念被用来解释衰老的过程，随之而来的是相关的手术方式、方法都得到了极大的发展。

纵观手术治疗下睑衰老的发展快，最初的治疗方式是经皮眶隔脂肪切除。传统手术方式最常见的并发症是下睑错位，而下睑紧缩术是预防或治疗下睑错位的相关术式[6~8]。结膜入路术式一方面能够预防术后的下睑回缩，另一方面能显露更多组织而不遗留切口瘢痕，使得经结膜入路的下睑整复术变得越来越流行[9]。由于经结膜入路的下睑整复术只适用于那些不需要进行皮肤切除的求美者，所以皮肤捏掐技巧常被用来处理结膜入路的下睑整复术中存在的过多皮肤。

然而，对于脂肪疝出、泪沟凹陷的求美者来说，切除下睑处的脂肪会造成下睑轮廓凹陷畸形和面部凹陷的外观[10]。另外，移除眶隔脂肪后的上颌凹陷也已经受到了关注[11]。容积膨胀概念在下睑年轻化手术中已经成为重要关注点。所以，对于每个求美者实施个体化手术是很有必要的。这样，术者需要对每个求美者特定的外形进行评估并找到合适的解决方法[12]。

## ■ 求美者评估

Goldberg等分析了进行此手术的求美者下睑的衰老外形，并揭示了眼袋形成的解剖因素[12]。他们在六个解剖结构方面对求美者进行了评估，认为其中最重要的因素是泪沟凹陷，随后依次是眶隔脂肪下垂、皮肤弹性消失、眼睑水肿、眼轮匝肌松弛突出、颧骨三角形凸起。

与欧洲人相比，对亚洲人下睑衰老的分析发现，亚洲人的脂肪下垂比泪沟凹陷更能促进眼袋形成[13]。眼周的衰老变化可以通过分析以下解剖结构进行评估。

### 泪沟凹陷和睑颊沟

泪沟凹陷发生在下睑的内下部分，随着年龄的衰老，会变得越来越明显（图16.1）。泪沟凹陷的特点是皮下脂肪丢失，沿眶缘内下部分的皮肤变薄，而这些特点会随着脂肪和脸颊下垂加重[14]。在年轻人和老年人的眼睑微观对比研究中，老年人在各个层面都有表现出了明显的组织萎缩退化，颧脂肪萎缩、下垂，眶隔脂肪膨出[15]。

目前有很多手术方式、方法用来治疗泪沟凹陷，包括脂肪悬吊眼睑整复术、各种类型的注射、泪沟置入物等。不建议在此区域应用脂肪注射，因为注射脂肪后，遗留下的脂肪又小又硬，会造成注射区的凹凸不平。此区域可以选择的填充注射如透明质酸受到了越来越多人的追捧，注射后也取得了较满意的效果，但是需要多次注射以维持效果[16]。

泪沟区域的容积改变可以通过保留Hamra脂肪的眼睑整复术解决[10]。然后，各种下睑整复方法、术式逐渐被引进。手术入路可以选择从经结膜入路，也可以选择经皮肤入路，并

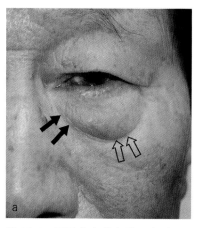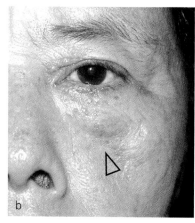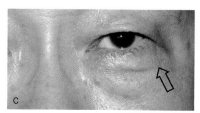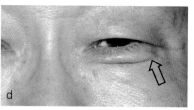

图 16.1　下睑的衰老表现。（a）眼眶脂肪下垂很明显，泪沟（实心箭头）和睑颊沟（虚心箭头）的凹陷也很明显，因脂肪假性疝出而造成外形凹陷。（b）颧骨（三角形）凹陷明显。（c，d）由于眼轮匝肌的存在，面部表情使得眼睑下方的斜线变得更明显

且脂肪可以移至骨膜下 / 上[4, 17~20]。

为了处理中部到内侧区域的睑颊沟、睑缘凹陷，松解眼窝维持韧带也是一种重要方式，可以与眼轮匝肌下的脂肪提升或眼轮匝肌紧致术结合在一起[15, 19]。

由于亚洲人在泪沟和睑颊沟区域有相对较厚的皮肤和皮下组织，所以对合适的求美者实施单纯的脂肪切除术能够达到理想的美容效果[21]。

### 眶隔脂肪下垂

下斜肌和弓状韧带把眶隔脂肪分成三个脂肪球，分别称为内、中、外脂肪球。检查时让求美者向上看会让脂肪球变得更明显。让求美者躺下来模仿手术状态并查看脂肪脱出程度也很有必要。

对韩国人的计算机断层扫描（CT）分析显示，人在 60 岁前眶内脂肪和下眶缘前方的脂肪总容积会增加，60 岁后会下降[22]。而眶隔脂肪容积的增加被认为是亚洲人下睑突出的原因。多数亚洲人都有突出的眶隔脂肪，很多报道都证实了脂肪切除在亚洲人下睑整复术中的重要

性[15]。另一项实验也强调了脂肪移除的重要性，认为对于皮肤容易发生瘀血的亚洲求美者来说，脂肪移植不是一种很好的选择，除非通过大量脂肪移除能明显改善衰老[5]。值得重视的是，脂肪移除需要适量进行，特别是对于老年人，适量切除脂肪会避免术后下睑外观上的凹陷。

### 皮肤弹性降低

由于日晒和皮下容积的丢失，导致下睑皮肤出现皱纹和凹陷。如果皮肤松弛比较明显，建议进行皮肤紧致术，包括手术切除、化学剥除或激光嫩肤。对于亚洲人，会出现由于皮肤切除导致的皮肤红疹和过度色素沉着；因此，需要针对每位求美者找出合适的治疗方法[23]。

### 眼睑水肿

如果来自全身或者局部水肿的液体聚集在下睑，外观上很像脂肪下垂。可以通过扩散的特性、波动的程度、缺乏局限性、严重时呈紫色来区别眼睑水肿和脂肪下垂[12]。

虽然韩国的一项研究认为下睑水肿很少见，但是眼睑水肿应作为亚洲人下睑脂肪下垂的鉴别诊断之一[13]。

### 眼轮匝肌肥厚

眼轮匝肌肥厚也会凸显下眼睑衰老特征，如静态或动态皱纹。在许多人身上可以看到因面部表情而加重的水平线或斜线，而这种现象在亚洲人更常见[13, 24]（图16.1c，d）。

在眼睑整复术中，可以通过眼轮匝肌悬吊法来处理眼轮匝肌肥厚。

### 颧骨三角形突出

三角形突出的颧骨位于眶缘韧带下方和眶颧韧带上方[13]。颧骨三角形突出在亚洲人中相对少见[13]。

### 眼球和眼眶下缘的位置

选择适合的术式，术前检查眼球和眼眶下缘的相对位置是很有必要的。在矢状面上，当眶下缘的前缘位于角膜最前方之后时，求美者会有造成外形凹陷的解剖结构（图16.1b）。另外，中面部的发育不全会使外形凹陷求美者的巩膜暴露更多。此时，简单切除脂肪通常会导致泪沟凹陷加重和巩膜暴露更多。在这种情况下，应该考虑保留脂肪的眼睑整复术。

眶下缘的前缘位于角膜最前方之前时，求美者会有外形膨出的解剖结构。对于有使外形膨出的解剖结构的求美者来说，建议行保守性脂肪切除的眼睑整复术。

### 下眼睑松弛

与眼睑整复术相关的最严重并发症是眼睑错位，如睑回缩、睑外翻[6]。为了预防这些并发症，术前做好下睑松弛度的评估非常重要[8]。

首先，眼睑的位置应该用边缘—反射的距离（MRD2）记录，而边缘—反射距离定义为下睑到角膜光反射点的距离。同时，如果术前眼睑回缩存在，应记录回缩程度。

眼睑松弛程度可以通过快速恢复和牵拉实验测定。在快速恢复实验过程中，睑外翻后可以通过下睑的回缩力量来评估。如果眼睑可以立即恢复正常位置，眼睑水平紧致步骤就没有必要了。眨眼后眼睑才恢复正常位置，那么行眼睑水平紧致术，如眼轮匝肌悬吊就有必要了。如果眨眼后眼睑还没有恢复正常位置，为预防眼睑整复术后的眼睑回缩，可行外侧韧带悬吊术。

通过牵拉实验，可以对内眦、外眦韧带和眼睑的松弛进行评估。如果牵拉眼睑可以使眼睑离开角膜达8 mm，则需要行水平紧致术。

### 亚洲求美者的手术术式选择

对于每位要求行下眼睑整复术的求美者，都应对眼睑衰老过程中相关的重要因素进行评估。同时，应就手术建议与求美者进行充分讨论[25]。

如果求美者的皮肤基础相对比较好，经结膜入路进行单纯脂肪切除对于有轻度眼袋求美者来说是首选[21, 25]。如果求美者没有明显的眼睑松弛、下垂，但有多余的眼睑皮肤和皱纹，可以行经结膜入路的脂肪切除和少量皮肤切除，或行经皮肤入路切除脂肪的眼睑整复术[24]。对于那些眼睑适度松弛下垂的求美者来说，在经皮肤入路的眼睑整复术中可以增加眼轮匝肌悬吊紧致步骤。

如果求美者有泪沟凹陷和造成眶缘内下方容积减少的中面部下垂，可以选择经结膜入路或经皮肤入路脂肪移植的眼睑整复术[26]。如果求美者有明显的睑颊沟，可以采取松解眼轮匝肌支持韧带、眼轮匝肌悬吊或眼轮匝肌下脂肪上提等步骤。

术前应该在求美者闭眼或眯眼、上看或者下看的状态下照相。这些照片可以作为术者的法律保护，或避免求美者术后的不满。

## ■ 手术技术

### 经结膜入路脂肪切除的眼睑整复术

经结膜入路可以整体保留眼轮匝肌和眶隔。此方法可以与经皮肤入路法同等程度地暴露眶隔脂肪垫。另外，如果有多余皮肤，可以进行少量修整。

### 结膜切开

术前，一定要在求美者取坐位的情况下对每个间隔内的脂肪下垂程度进行评估。在结膜下区域和脂肪球行局部麻醉后等待 15 min，使其止血作用起效。然后在睑板下缘下方 3~4 mm 做切口（图 16.2）。向下解剖眶下缘至暴露眶隔脂肪球（图 16.3）。因为这种方法未损害眶隔膜，所以眶隔膜不会形成瘢痕。这种结膜入路避免了下睑整复术的常见并发症，如眼睑回缩，下方巩膜暴露等。

部分术者也会选择隔膜前结膜入路的下睑整复术：在睑板下做结膜切口，然后继续向下解剖，同时评估隔膜前空间。打开眶隔膜暴露眶隔脂肪。隔膜前法的支持者认为隔膜瘢痕有助于防止术后脂肪假性疝出。相关报告显示，隔膜前、隔膜后法的眼睑位置没有明显不同[27, 28]。

### 暴露眶隔脂肪球

切开结膜，用下睑牵开器牵拉下睑，就可以看到眶隔脂肪球，特别是内侧、中侧的眶隔脂肪球。轻压眼球时，眶隔脂肪很容易疝出。通过脂肪球之间的筋膜来识别 3 个眶隔脂肪球。术中应该避免损伤分隔内、中侧脂肪球的下斜肌，以免造成术后复视（图 16.5）。

### 脂肪切除

用止血钳夹住疝出的脂肪球基部，用剪刀和双极电设备电灼、切除脂肪组织（图 16.6）。释放止血钳前用镊子夹住疝出的脂肪根部，并检查止血钳释放后是否会有出血。另外，也可以用单极电设备电灼脂肪根部。用棉签覆盖脂肪根部来保护其下方的组织，然后用带有 Colorade 针尖（Stryker）的单极电设备电灼切除脂肪，彻底地止血。如果剩余回缩的脂肪球中存在小血管，并且在眶隔处有出血，则发现和处理会相当困难。

因为求美者平卧时与站立时的眼睑状态不同，所以在评估脂肪切除量时应给予眼球适当压力。另外，可以通过术前照相和术中观察来确定每个脂肪球中需要去除的脂肪量。为了眼

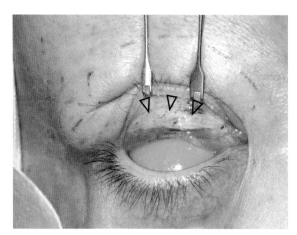

图 16.2 结膜入路的脂肪切除和利用修剪技术进行皮肤切除的手术方法。结膜切口在睑板下方 3~4 mm（三角形箭头）

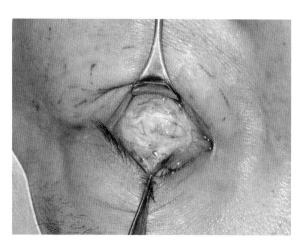

图 16.3 用蚊式钳牵拉睑囊筋膜和结膜。用 Desmarres 牵开器牵拉下睑，暴露眶隔脂肪

部的对称，对每个脂肪球中移除的脂肪量都要进行对比。为避免刺激眼球，用埋线的方式将结膜切口用 6-0 羊肠线或 7-0 可吸收线间断缝合。

### 提捏法皮肤切除

对于结膜入路眼睑整复术后有多余皮肤的求美者，可在保留眼轮匝肌的同时用提捏法切除多余的皮肤[29]。这种方法适用于激光或化学换肤术后出现色素沉着的求美者。

用两根很细的 Brown-Adson 镊子紧紧地夹住多余的皮肤，由外眦向内扩展形成皮肤皱褶（图 16.7）。皮肤皱褶最宽处位于外眦点，向内、向外逐渐变窄。在整个提捏过程中，眼睑的位置不能下移。如果眼睑的位置发生了改变，那么提捏的皮肤就应该适当减少。然后用剪刀剪去形成的皮肤皱褶，保持眼轮匝肌完整（图 16.8）。彻底止血后，用 6-0 可吸收羊肠线或 7-0 尼龙线连续缝合。

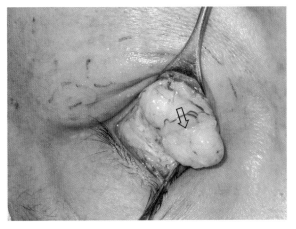

图 16.4　轻压眼球以便挤出脂肪，可见两脂肪球之间的筋膜组织（箭头）

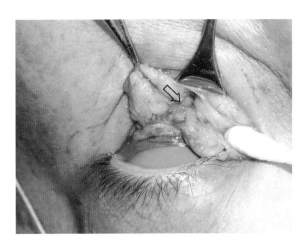

图 16.5　下斜肌位于两个脂肪球之间

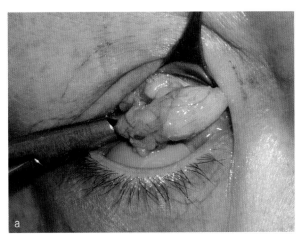

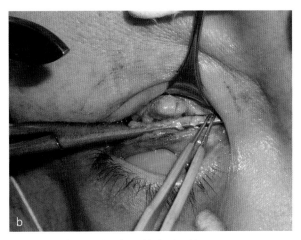

图 16.6　（a）用止血钳夹住内侧脂肪球根部。（b）切除脂肪球根部，结束时电灼止血

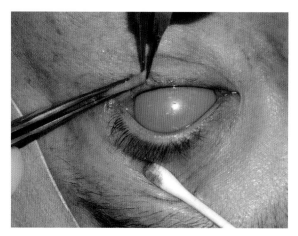

图 16.7　多余的皮肤被提捏，从外眦向内扩展形成皮肤皱褶

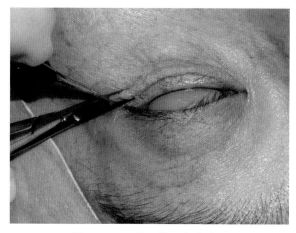

图 16.8　用剪刀剪去皮肤皱褶

### 术后处理

休息时保持头上仰，24 小时内自检视力。热敷可以使渗透压恢复正常，减轻水肿和瘀血。使用含有皮质类固醇的抗生素滴眼液 1 周。

### 经皮肤入路的下眼睑整复术

如果求美者下睑有皮肤剩余过多、颧袋、赘肉等情况，可以选择应用经皮肤入路的下睑整复术。如果同时联合眼睑紧致固定术，术者也会更愿意选择经皮肤入路的下睑整复术。

局部麻醉后，在下睑睫毛线下方 1 mm 处做皮肤切口（图 16.9）。因为手术切口超过外眦外侧 10 mm 就会很明显，所以切口向外延伸应尽可能少，以刚好能够切除多余的皮肤和眼轮匝肌为佳。外侧切口应该沿皱纹线水平或向下，同时保持皮肤上切缘与外眦部 5 mm 的距离，避免出现网状带。然后提起皮肌瓣，钝性或锐性分离眶隔膜（图 16.10）。打开眶隔膜，顺序暴露三个眶隔脂肪球（图 16.11）。向三个眶隔脂肪球注射麻醉剂，轻压眼球，平眶下缘位置切除疝出的脂肪。

需要合理、适度地切除下睑板前的少量皮肤。当要衡量切除的皮肤量时，术者会要求求美者向上看并张嘴，以免切除皮肤量过多（图 16.12）。

在外眦区域，将皮肌瓣对齐，用 6-0 可吸收线进行缝合，并尽量降低皮肤张力。其他区域的皮缘用 7-0 尼龙线进行连续缝合。为减少瘢痕形成，应对外眦部分细致缝合。术后 4~5 天拆线。

### 保留脂肪的下睑整复术

保留脂肪的下睑整复术是有优势的，特别是对于有眼睑外形凹陷和泪沟凹陷的求美者。Hamra 最先提出了在保留脂肪的下睑整复术中实施隔膜重置的步骤，现在已经得到了改良和发展[10, 20]。脂肪移植过程中，无论采用经结膜入路还是经皮肤入路，都继续进行分离至眶下缘，在下方打开眶隔膜。内、中侧脂肪球移植于眶缘凹陷区，外侧脂肪球通常被切除。脂肪重置后，将眶隔膜完全释放，避免组织被隔膜束缚、限制[19]。目前脂肪重置有两种方法，详细介绍如下。

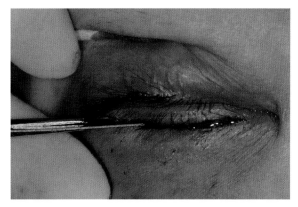

图 16.9　经皮肤入路下睑整复术。用 15 号 B-P 刀片切开皮肤

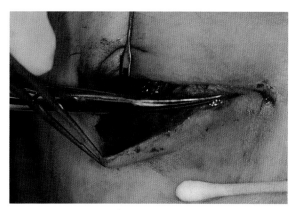

图 16.10　提起皮肌瓣并进行解剖分离

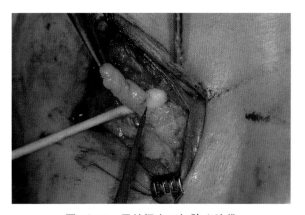

图 16.11　用单极电刀切除脂肪袋

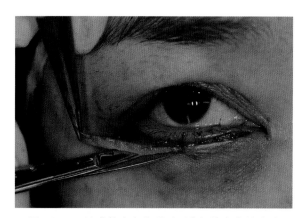

图 16.12　让求美者向上看时适度切除多余的皮肤

### 骨膜下的脂肪释放

在骨膜下层面进行解剖分离很容易，因此骨膜下脂肪填充法比较简单；而且与骨膜上法相比，脂肪重置后出血较少且术后眼睑外形效果较满意[17]。

解剖分离到眶下缘时，用单极电刀切开骨膜。在骨膜下分离眶下缘的下面和外侧部分，将需要行脂肪重置的区域解剖分离出来。如果存在过多的脂肪，可以切除部分脂肪来改善眼睑外形。另外，因为眶隔脂肪与运动相关的眶筋膜系统有关，所以需要采取相关的保护措施来避免脂肪根部的限制束缚。而且在脂肪移植前，需要进行迫使性导向试验来证实没有眼外

肌能动性的异常。最后用 4-0 或 5-0 的缝线行经皮褥式缝合，并在缝线末端绑上垫片，从而固定下方的脂肪垫。同时需要确保经过脂肪重置后泪沟填充的充分性。缝线和垫片 1 周内拆除。

### 骨膜上脂肪释放

因为沿眶缘的骨膜下分离较困难，所以相比骨膜下法，骨膜上法更容易进行麻醉和解剖分离。

切开结膜或皮肤后，骨膜上脂肪填充法要求解剖分离至眶缘下方。在眼轮匝肌下脂肪（SOOF）平面进行钝性分离，至眶缘下方 8~12 mm（图 16.13）。分离过程中注意保护面神

经颧支：与外眦成 30° 角并相距约 2.5 cm，直径为 1 cm 的圆形区域是比较重要的区域[30]。如果向下分离太远，就会出现眼轮匝肌失神经支配和眼睑外翻的情况[18]。同时，因为此平面有血管，而且脂肪保留也依赖这些血管[18]，所以应适当止血。

　　每一个脂肪球都是开放存在的，所以很容易下垂到眶缘下方。如有必要，可行部分脂肪切除。用 5-0 缝线褥式缝合带蒂脂肪和骨膜或眶隔脂肪球（图 16.14）。由于解剖分离的层次比较表浅，所以术后眶隔脂肪会更明显或呈块状堆积。另外，重置的脂肪短期内会出现硬化，可以随着时间推移和病灶内注射类固醇逐渐消退。

## 眼轮匝肌下脂肪提升术

　　眼轮匝肌下脂肪提升法可以改善睑颊沟。睑颊沟会因颧脂肪垫和眼轮匝肌下脂肪的下垂和容积减小而加重，而眼轮匝肌下脂肪提升法联合眼轮匝肌支持韧带释放法会弥补这一缺陷[19, 27]。

### 眼轮匝肌支持韧带释放和眶颧悬吊法

　　解剖分离到达眶缘下方时，释放眼轮匝肌支持韧带：在骨膜上平面，用钝性分离和电刀烧灼的方式从下方和外侧松解眼轮匝肌支持韧带附着点，将眼轮匝肌支持韧带的起点和眼轮

匝肌下脂肪（SOOF）用 5-0 的聚丙烯缝线缝合到眶外缘最高点。在进行上睑整复术时，眼轮匝肌支持韧带起点和眼轮匝肌下脂肪也可以通过上睑整复术的切口悬吊至眶外侧壁的眶缘外上方。如果发现求美者眼轮匝肌松弛很明显，可以将眼轮匝肌前筋膜再悬吊缝合[19]。

## 眼睑水平松弛改善方法

　　对于术后有眼睑松弛和眼睑位置异常如下睑露白的求美者，应在进行下睑整复术的同时行下睑固定术。在改善眼睑水平松弛的各种方法中，我们会讲述容易应用和有效的方法。

　　作为经皮肤入路下睑整复术的辅助治疗方式，眼轮匝肌悬吊法对于下眼睑松弛下垂的求美者来说是一种有效的治疗方式。另外，微创外眦成形术也是一种改善方式，并且不会损伤外眦角黏膜和皮肤的解剖结构。如果发现求美者有严重的下眼睑松弛，需要进行眼睑水平加强法，如睑外侧韧带剥离法，来避免术后的睑外翻或睑回缩。

### 眼轮匝肌悬吊法

　　眼轮匝肌悬吊法联合经皮肤入路眼睑整复术，可以治疗轻度水平性眼睑松弛下垂。在眶隔脂肪切除或移植后，覆盖皮肌瓣，然后进行眼轮匝肌悬吊。用 5-0 的尼龙线将眼轮匝肌前

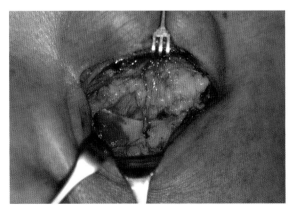

图 16.13　脂肪重置下眼睑整复术的手术步骤。在眶缘下方进行钝性分离

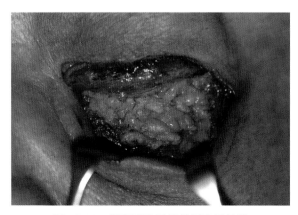

图 16.14　带蒂脂肪重置并固定于骨膜

筋膜缝合到眶外缘的骨膜上。眼轮匝肌的张力和固定点要适当，避免造成外眦位置的异常。

**微创外眦成形术**

采用经结膜入路或经皮肤入路的眼睑整复术时，可以加用微创外眦成形法，通过小的外侧切口或上睑整复术的上睑切口，就可显露眶外缘和外眦肌腱，解剖分离外眦肌腱的骨膜附着点。如果外侧脂肪明显，可以通过相同的切口将眶隔脂肪压实。如果眼睑松弛明显，可以对下睑板外侧进行修整。另外，应用 4-0 可吸收线双针缝合法将外眦重新固定到眶外侧结节上：双针通过下睑灰线外侧部的相同点后，一针穿过下睑板的下半部分，另外一针相对表浅地穿过上睑板，然后将缝线打结，并确保在皮肤折痕切口的下方[31]。

**睑外侧韧带剥离法**

睑外侧韧带剥离法是比较传统的改善眼睑水平松弛方法。切开外眦，然后释放外眦韧带下段使下眼睑呈松弛状态。标记睑板需要缩短的合适量，然后缩短睑外侧韧带缩短。修整睑缘，将下睑板边界从眼睑牵开器分离出来，剥脱睑板结膜。随后，用 5-0 聚丙烯缝线将睑板条再悬吊到眶外缘的骨膜上。在最后外眦缝合过程中，用 7-0 缝线对上睑和下睑的灰线进行埋线缝合。

## ■ 技术要点

1. 相对于高加索人，东亚人皮肤粗糙、肤色更深。为了避免肥厚性瘢痕的形成，在手术过程中的操作幅度应尽可能小。

2. 在经皮肤入路的眼睑整复术中，对于皮肤的切除要保守。为了避免过多切除皮肤，手术过程中可以让求美者上视并张嘴。

3. 眶隔脂肪由包绕着血管的细薄筋膜鞘覆盖。牵拉眶隔脂肪可以撕裂血管，并造成眶隔出血。

4. 避免切除过多脂肪。如有改善不到位，则剩余脂肪可以通过其他方法进行处理；而过度切除脂肪会造成外观凹陷，随后行矫正手术也会十分困难。

5. 因为很大一部分亚洲人都有严重的眼轮匝肌松弛和相关的皮肤皱纹，所以眼轮匝肌悬吊术对于亚洲人来说，不仅会改善水平松弛，还会带来美容效果。

6. 因为求美者仰卧时我们无法判断其在站立时的眼睑情况，所以术中要求求美者取坐位，对于检查是否有睑外翻、睑回缩以及评估脂肪残余量都有帮助。

7. 在经皮肤入路的眼睑整复术中，避免下眼睑位置异常并发症的关键因素是将睑板前眼轮匝肌最大化，保守切除下睑皮肤，改善眼睑松弛下垂，并将眼轮匝肌悬吊到眶缘外侧[27]。

## ■ 并发症及其处理

术中就应采取措施预防下睑整复术并发症的发生；一旦出现，则应进行正确治疗。下睑整复术最常见的并发症是眼睑位置异常，失明则是最为严重的并发症。

### 睑回缩

眼睑回缩与下睑整复术的多种因素有关，眼睑凹陷的求美者更容易发生眼睑回缩。手术干预造成的眼轮匝肌功能消失也会改变眼睑位置。另外，眼睑的位置改变也与术中眼睑中层的缩短和紧固有关[32, 33]。

术后一段时间，水肿和炎症会慢慢消失，而眼轮匝肌张力也会重新恢复。同时，术后的早期辅助性护理也是至关重要，包括双睑胶带、激素注射、抗生素的应用等。

如果眼睑的回缩与眼睑中层组织短缩和收紧有关，则需要进行手术干预。通过强制性向上牵引实验观察求美者的眼睑是否能被术者的手指提起，从而评估求美者眼睑中层组织的紧密程度。在眼睑中层挛缩比较明显的案例中，需要进行中层释放和插入补片来降低垂直方向的紧张度。硬腭、耳软骨、细胞真皮常用做中层补片。

### 睑外翻

由于眼睑松弛形成的下睑水肿，会造成暂时性的眼睑外翻。因皮肤过度切除形成前层缺失，会造成永久性的眼睑外翻（图16.15）。适度进行皮肤切除，是一种预防睑外翻的重要措施。

如果术后一段时间发生眼睑外翻且有感染的迹象，将眼睑向上包扎，向脂肪内进行激素注射可以缓解症状，同时还可以减轻术后炎症反应。如果眼睑外翻持续存在，可以小心按摩，并在矫正术前涂抹激素类药膏3~6个月。

如果下眼睑松弛明显，需要进行眼睑水平加固术。眼轮匝肌下脂肪提升法或皮移植片用于加长前层。因为皮移植片有损美观而且会形成难以接受的瘢痕，所以，如果可以的话，应首先选用眼轮匝肌下脂肪提升法。

### 外观不对称和块状堆积

术前对脂肪下垂程度评估错误或者术中进行脂肪减容不当，会造成两眼睑不对称。剩余脂肪下垂可以通过6~8周后的手术切除来改善，而凹陷的外观则可以用对侧眼睑或其他处的脂肪移植填充来改善。

外侧脂肪垫过度突出的求美者在进行经皮肤入路的眼睑整复术后，依然出现明显的外侧脂肪垫，此时需要通过外眦区域的小切口进行再切除，来改善眼睑脂肪块状堆积的外观。

### 复 视

眼外肌的水肿或者局部麻醉会造成暂时性的复视，但通常术后都会恢复。如果术后一段时间复视依然存在，通常需要全面仔细的检查来查找复视的原因。

因为下斜肌位于内、中侧脂肪球之间，所以在切除内侧、中侧脂肪球时容易损伤下斜肌。另外，已经有报道称下直肌瘫痪会导致眼球运动的限制[34, 35]。

据报道，在脂肪保留的眼睑整复术中，涉及带蒂脂肪重置的情况也会造成眼球运动的异常。为了避免上述并发症的发生，在固定带蒂脂肪后，应用强制性导向试验来进行检查[36]。如果在术中发现有眼球运动受限，应松解已经固定的缝合并进行进一步的解剖分离，然后再重新缝合固定。如果术后发现眼球运动受限，

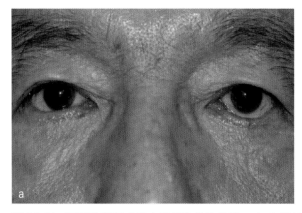
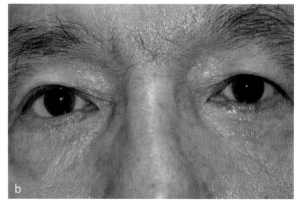

图16.15 下眼睑整复术后左眼复杂性睑外翻。（a）眼轮匝肌下脂肪提升术和睑外侧韧带剥脱法改善眼睑前层短缩和水平松弛。（b）术后3个月

轻症者可以通过强制性的垂直方向的眼球运动来缓解，同时观察一段时间。一段时间后，如眼球运动限制还没有恢复，需要进行带蒂脂肪和周围组织松解或者斜视矫正手术。在经皮肤入路脂肪重置的眼睑整复术后也有发生机械振动性幻视的报道，可以通过切断下斜肌和表浅的肌肉—腱膜系统之间的粘连瘢痕组织来缓解[37]。

### 结膜水肿

针对下睑整复术后持续结膜水肿的治疗方法在不断更新。无论是经皮肤入路还是经结膜入路的下睑整复术都会发生水肿。虽然造成水肿的明确机制还没有定论，但是术后血管渗透压的增高，淋巴、静脉回流受阻都会导致结膜水肿。据报道称，发生干眼症、结膜水肿的风险，会随着术中外眦固定、术后眼睑闭合不全、同时行上下睑整复术和经皮肤入路损伤眼轮匝肌而增加[38]。

术后早期应用涂有类固醇眼膏的压力贴和口服类固醇药物，可以有效减轻炎症反应。因为多数求美者都在几周到几个月内恢复，所以需要在术后早期应用人工泪液和药膏。

如果结膜水肿持续存在，则需要进行手术治疗。已经报道的治疗方法包括角膜缘注射和结膜矫正术[39, 40]。高频电手术也逐渐用于持续性结膜水肿的治疗，并且效果令人满意[41]。

### 眼眶出血

眼睑整复术最严重的并发症是由眼眶出血引起的失明，发生率约为1/22 000。因此，术前应当充分了解求美者用药史；为避免此类并发症，术前应停用抗凝药物和各类草药。由于在牵拉带蒂脂肪时可能会无意中损伤眼眶深部的血管，而这些血管的破裂会引起眼眶出血，

因此要求操作时务必轻柔。另外，应告知求美者，出现眼眶疼痛、视力损伤时应紧急就诊。

下睑整复术后会发生眶前血肿。此时可以进行冷敷，并告知求美者头上仰，无须行血肿引流术[43]。除非同时出现球后血肿，否则通常情况下，眶前血肿不会影响视力或最终结果。

球后血肿会使眶内压力增高，造成视网膜血管损伤和视神经压迫，从而影响视力。当出现剧烈疼痛、眼球突出、视觉缺陷、眼球运动受限、眼内压增加等时，提示球后血肿。通过眼底检查发现视网膜中央动脉堵塞，此时应当毫不犹豫地采取急救措施，因为这种情况确实是眼科急症，而且与视力恢复不佳有关。

如果因为球后血肿导致眶内容物处于被拉紧状态，则应行急症外眦切开术来降低眶内压力，然后再对出血点进行探查[43]。应用类固醇皮质激素来预防缺血性视神经病变。如果视力还没有恢复，应当考虑进行眶骨减压术。

## ■ 实际案例

### 案例 1

62 岁女性求美者，眼睑脂肪下垂且有眼轮匝肌肥厚，没有明显的皮肤或眼睑的松弛下垂。求美者接受了经皮肤入路的脂肪切除和眼轮匝肌悬吊术（图 16.16）。

### 案例 2

58 岁女性求美者，出现泪沟凹陷、睑颊沟、轻度眼轮匝肌肥厚。通过手术进行了脂肪重置，眶颧韧带释放，眼轮匝肌下脂肪提升固定到眶外缘上部，眼轮匝肌再悬吊，上述的每一方面的问题都得到了解决（图 16.17）。

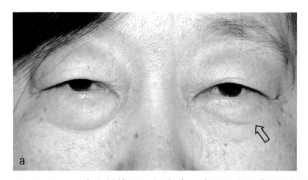
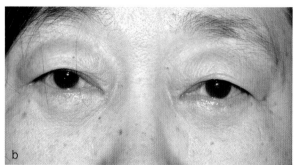

图 16.16　62 岁女性接受了经皮肤入路的脂肪切除和眼轮匝肌悬吊术。（a）术前照片示明显的眼轮匝肌肥厚（箭头）。（b）术后 1 年

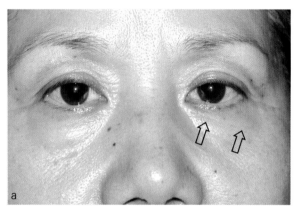
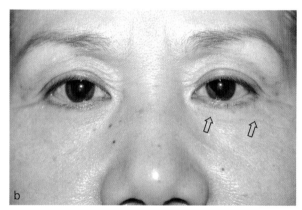

图 16.17　有眼睑凹陷外形的 58 岁女性，接受了经皮肤入路进行脂肪重置，眼轮匝肌下脂肪提升术，眼轮匝肌再悬吊固定。（a）术前。（b）术后 1 年。应用此方法皮肤皱纹线向上提升（箭头）

## 参考文献

1. American Society of Plastic Surgeons. 2013. Plastic Surgery Statistics Report. Available at: http://www.plasticsurgery.org/ Documents/news-resources/statistics/2013-statistics/plasticsurgery-statistics-full-report-2013.pdf. Accessed 2015

2. Shirakabe Y, Suzuki Y, Lam SM. A new paradigm for the aging Asian face. Aesthetic Plast Surg 2003;27(5):397-402

3. Carter SR, Seiff SR, Grant PE, Vigneron DB. The Asian lower eyelid: a comparative anatomic study using high-resolution magnetic resonance imaging. Ophthal Plast Reconstr Surg 1998;14(4):227-234

4. Liao SL, Wei YH. Fat repositioning via supraperiosteal dissection with internal fixation for tear trough deformity in an Asian population. Graefes Arch Clin Exp Ophthalmol 2011; 249(11): 1735-1741

5. Kawamoto HK, Bradley JP. The tear "TROUF" procedure: transconjunctival repositioning of orbital unipedicled fat. Plast Reconstr Surg 2003;112(7):1903-1907, discussion 1908-1909

6. McCord CD Jr, Shore JW. Avoidance of complications in lower lid blepharoplasty. Ophthalmology 1983; 90(9):1039-1046

7. Short N, Fallor MK. "Madame Butterfly" procedure: combined cheek and lateral canthal suspension procedure for post-blepharoplasty, "round eye," and lower eyelid retraction. Ophthal Plast Reconstr Surg 1985;1(4):229-235

8. Jacobs SW. Prophylactic lateral canthopexy in lower blepharoplasties. Arch Facial Plast Surg 2003;5(3):267-

271

9. Zarem HA, Resnick JI. Expanded applications for transconjunctival lower lid blepharoplasty. Plast Reconstr Surg 1991; 88(2):215-220, discussion 221

10. Hamra ST. Arcus marginalis release and orbital fat preservation in midface rejuvenation. Plast Reconstr Surg 1995;96(2):354-362

11. Schiller JD, Lin S, Neigel JM. Deepening of the superior sulcus after isolated lower transconjunctival blepharoplasty. Ophthal Plast Reconstr Surg 2004; 20(6):433-435

12. Goldberg RA, McCann JD, Fiaschetti D, Ben Simon GJ. What causes eyelid bags? Analysis of 114 consecutive patients. Plast Reconstr Surg 2005;115(5):1395-1402, discussion 1403-1404

13. Lee H, Ahn SM, Chang M, Park M, Baek S. Analysis of lower eyelid aging in an Asian population for customized lower eyelid blepharoplasty. J Craniofac Surg 2014;25(2):348-351

14. Flowers RS. Tear trough implants for correction of tear trough deformity. Clin Plast Surg 1993;20(2):403-415

15. Yang C, Zhang P, Xing X. Tear trough and palpebromalar groove in young versus elderly adults: a sectional anatomy study. Plast Reconstr Surg 2013;132(4):796-808

16. Lambros V. Models of facial aging and implications for treatment. Clin Plast Surg 2008;35(3):319-327, discussion 317

17. Goldberg RA. Transconjunctival orbital fat repositioning: transposition of orbital fat pedicles into a subperiosteal pocket. Plast Reconstr Surg 2000;105(2):743-748, discussion 749-751

18. Mohadjer Y, Holds JB. Cosmetic lower eyelid blepharoplasty with fat repositioning via intra-SOOF dissection: surgical technique and initial outcomes. Ophthal Plast Reconstr Surg 2006;22(6):409-413

19. Korn BS, Kikkawa DO, Cohen SR. Transcutaneous lower eyelid blepharoplasty with orbitomalar suspension: retrospective review of 212 consecutive cases. Plast Reconstr Surg 2010;125(1):315-323

20. Hamra ST. The role of the septal reset in creating a youthful eyelid-cheek complex in facial rejuvenation. Plast Reconstr Surg 2004;113(7):2124-2141, discussion 2142-2144

21. Kim SW, Kim WS, Cho MK, Whang KU. Transconjunctival laser blepharoplasty of lower eyelids: Asian experience with 1,340 cases. Dermatol Surg 2003; 29(1):74-79

22. Lee JM, Lee H, Park M, Lee TE, Lee YH, Baek S. The volumetric change of orbital fat with age in Asians. Ann Plast Surg 2011;66(2): 192-195

23. Richter AL, Barrera J, Markus RF, Brissett A. Laser skin treatment in non-Caucasian patients. Facial Plast Surg Clin North Am 2014;22(3):439-446

24. Ren L, Yang D, Song Z, Ying L. Transconjunctival lower blepharoplasty for Chinese patients combined with a subciliary incision for skin removal. Aesthetic Plast Surg 2011;35(4):677-680

25. Guo L, Bi H, Xue C, et al. Comprehensive considerations in blepharoplasty in an Asian population: a 10-year experience. Aesthetic Plast Surg 2010;34(4):466-474

26. Momosawa A, Kurita M, Ozaki M, et al. Transconjunctival orbital fat repositioning for tear trough deformity in young Asians. Aesthet Surg J 2008;28(3):265-271

27. Grant JR, Laferriere KA. Periocular rejuvenation: lower eyelid blepharoplasty with fat repositioning and the suborbicularis oculi fat. Facial Plast Surg Clin North Am 2010; 18(3):399-409

28. Peng GL, Jacono A, Massry GG. Globe retropulsion and eyelid depression (GRED)-a surgeon-controlled, unimanual maneuver to access postseptal fat in transconjunctival lower blepharoplasty. Ophthal Plast Reconstr Surg 2014;30(3 ): 273 -274

29. Rosenfield LK. The pinch blepharoplasty revisited. Plast Reconstr Surg 2005;115(5):1405-1412, discussion 1413-1414

30. Hwang K. Surgical anatomy of the lower eyelid relating to lower blepharoplasty. Anat Cell Biol 2010;43(1):15-24

31. Taban M, Nakra T, Hwang C, et al. Aesthetic lateral canthoplasty. Ophthal Plast Reconstr Surg 2010;26(3): 190-194

32. Goldberg RA. Review of prophylactic lateral canthopexy in lower blepharoplasties. Arch Facial Plast Surg 2003;5(3):272-275

33. McCord CD, Boswell CB, Hester TR. Lateral canthal anchoring. Plast Reconstr Surg 2003;112(1):222-237, discussion 238-239

34. Syniuta LA, Goldberg RA, Thacker NM, Rosenbaum AL. Acquired strabismus following cosmetic blepharoplasty. Plast Reconstr Surg 2003;111(6):2053-2059

35. Pirouzian A, Goldberg RA, Demer JL. Inferior rectus pulley hindrance: a mechanism of restrictive hypertropia following lower lid surgery. J AAPOS 2004;8(4):338-344

36. Goldberg RA, Yuen VH. Restricted ocular movements following lower eyelid fat repositioning. Plast Reconstr Surg 2002; 110(1):302-305, discussion 306-308

37. Thinda S, Vaphiades MS, Mawn LA. Mechanical oscillopsia after lower eyelid blepharoplasty with fat repositioning. J Neuroophthalmol 2013;33(1):71-73

38. Prischmann J, Sufyan A, Ting JY, Ruffin C, Perkins SW. Dry eye symptoms and chemosis following blepharoplasty: a 10-year retrospective review of 892 cases in a single-sur-geon series. JAMA Facial Plast Surg 2013;15(1):39-46

39. Cheng JH, Lu DW. Perilimbal needle manipulation of conjunctival chemosis after cosmetic lower eyelid blepharoplasty. Ophthal Plast Reconstr Surg 2007; 23(2): 167-169

40. Jones YJ, Georgescu D, McCann JD, Anderson RL. Snip conjunctivoplasty for postoperative conjunctival chemosis. Arch Facial Plast Surg 2010;12(2):103-105

41. Woo KI, Choi CY. High-frequency radiowave electrosurgery for persistent conjunctival chemosis following cosmetic blepharoplasty. Plast Reconstr Surg 2014;133(6):1336-1342

42. Hass AN, Penne RB, Stefanyszyn MA, Flanagan JC. Incidence of postblepharoplasty orbital hemorrhage and associated visual loss. Ophthal Plast Reconstr Surg 2004;20(6):426-432

43. Whipple KM, Korn BS, Kikkawa DO. Recognizing and managing complications in blepharoplasty. Facial Plast Surg Clin North Am 2013;21(4):625-637

# 17 上睑下垂的矫正

Woong Chul Choi，Juwan Park

## 精 要

- 求美者取坐姿时的边缘－反射距离（MRD1，从角膜光反射点到上睑缘的距离）是评估上睑下垂的重要参数。
- 上睑下垂的原因、上睑提肌功能试验、上睑下视时滞后的评估情况等，都有助于区别腱膜性上睑下垂和先天性上睑下垂。
- 上睑提肌的功能是决定手术方式的重要参数，也是手术效果最可靠的预测因子。
- 对于有良好上睑提肌功能的轻度上睑下垂求美者，可以使用结膜－Müller肌切除术。
- 对于老年或上睑提肌功能不良的求美者，双侧手术比单侧手术更容易预测，也更可靠。

- 应该对如多余皮肤、眼轮匝肌和脂肪等造成负担的因素进行治疗，因为这些因素会加重上睑下垂，或造成亚临床型上睑下垂。
- 亚洲老年人眼睑内侧部分结构薄弱和睑板前的脂肪垫明显，为达到较好的效果，应该克服这些因素。
- 亚洲人实施上睑下垂矫正术后，为获得持久性重睑，通常应进行附加的重睑术步骤。
- 术中细致的止血和冷却有利于提高术中矫正的精确度。
- 上睑下垂矫正术后的不对称可以在术后1周左右进行调整。

## ■ 引言

用边缘—反射距离（MRD1）对上睑下垂进行评估，其中边缘—反射距离是指角膜光反射点到上睑缘的距离。高加索人的边缘—反射距离一般为3.5~4.5 mm。另外，MRD1的距离因年龄、性别、民族而不同，其中亚洲老年男性的MRD1相对较小。如果一侧的上睑位置低于另一侧2 mm，那么就可以诊断为单侧上睑下垂。

上睑提肌是上睑最主要的牵拉肌。Müller肌和额肌也参与了上睑的向上牵拉。上眼睑牵引肌（主要是上睑提肌和腱膜）功能性或解剖性异常是上睑下垂的主要原因。因为额肌被过度应用来弥补主要牵引肌的不足，所以上睑下垂的求美者会表现出眉上挑。

与上睑下垂相比，假性上睑下垂与牵引肌异常无关。亚洲求美者假性上睑下垂的原因通常是对侧上睑回缩，下斜视，眼球内陷或对侧眼球内陷，眼睑臃肿，皮肤松垂（无腱膜性上睑下垂的皮肤剩余）。

## ■ 上睑下垂矫正术的历史

随着对眼睑解剖和生理相关的认识越来越深入，上睑下垂的手术已经进行了多次改良，各种材料的应用也使上睑下垂手术得到了改良。有文献指出，最早的治疗方法是由古阿拉伯眼科医生实施的。近代关于上睑下垂手术最早的描述是在 1806 年，是由一位意大利解剖手术专家 Scarpa 提供的[1, 2]。然而，早期上睑下垂手术的参考价值，即眼睑上部分的切除，是不够充分且效果短暂的。同时，用于提升眼睑的可选择手术方法一直也在不断研究和发展中。

上睑提肌和腱膜、Müller 肌、额肌是上睑的牵引肌，而且上述肌肉是上睑下垂矫正术的主要手术对象。上睑下垂矫正术可以恢复或加强上睑牵引肌的力量（上睑提肌和 Müller 肌的切除）。另外，也可应用机械性力量提升法（额肌悬吊），加用或不加用辅助性治疗来缩短上睑长度或减少可造成负担的因素（睑板、皮肤或脂肪切除）。随着对眼睑解剖结构的认识不断加深和新手术材料的应用，手术方法的发展如下所述。

## 额肌悬吊术

1880 年，Dransart 应用外用材料作为悬吊带，并进行了羊肠线包埋缝合。1893 年，Hess 引进了丝线作为临时悬吊带[3, 4]。De Wecker 第一次联合应用皮肤、眼轮匝肌及丝线作为固有悬吊带[5]。

1909 年，Payer 引进的阔筋膜悬吊法，标志着额肌悬吊法的重大进步，现在阔筋膜依然是悬吊材料的金标准[5]。20 世纪 70 年代，Yasuna 描述了尸体筋膜悬吊法的应用，并受到了广泛的关注[6~11]。1966 年，Tillet 建议应用硅胶条，受到进一步关注，目前硅胶条仍然在应用。1986 年，Anderson 建议将悬吊材料置于隔膜后方，这样就获得了更令人满意的美容外观和更加自然的眼睑褶皱[12]。

## 上睑提肌和腱膜的修复

直到 19 世纪末，上睑提肌手术才逐渐流行起来。之前，人们会更多选择可靠的方式，如额肌悬吊术。Bowman 首次将手术对象放在牵缩肌而不是减弱伸肌力量[13]。1857 年，

Bowman 通过内入路或外入路来切除上睑提肌和睑板。

随着外入路的引入，上睑提肌手术受到了越来越多的关注。1883 年，Busch 进行了上睑提肌缩短术，Snellen 进行了上睑提肌腱膜切除[14, 15]。1896 年，Wolf 设计了一种新的方法来剥离、调动、推进上睑提肌[16]。另外，Blaskovics 于 1909 年推荐用内入路方法进行睑板和上睑提肌的切除[17]。

1960 年，偏好外入路的 Jones 设计了一种手术方式，这种方法可以在保留 Müller 肌的同时提升上睑提肌腱膜[18]。Anderson 对上睑提肌手术深有研究，发表了很多关于眼睑解剖的文章，并分享了对神经性、退变性、先天性轻度上睑下垂治疗的上睑提肌腱膜手术，使 20 世纪 80 年代成了"意识到上睑提肌腱膜的年代"[19~22]。在上睑提肌手术发展期间，各种手术方法、方式都有介绍，包括上睑提肌腱膜修复方式，固定缝合的数量，合适的缝合技巧，手术切口位置、大小的选择等[21~24]。

## Müller 肌法

经睑板结膜切除 Müller 肌的手术方法也被称为 Fasanella-Servat 术，于 1961 年应用于临床[25]。这种手术方法一开始被认为是上睑提肌切除的一种，后来才发现手术的作用对象是 Müller 肌。1972 年，Putterman 设计了在术中应用的一种夹具，并且分析讲述了在保留睑板的同时进行 Müller 肌和结膜切除的改良方案（经结膜 Müller 肌切除或 MMCR）[26, 27]。

为了避免缝合造成的角膜刺激症状，Lauring 报道了不用缝合的 Fasanella-Servat 术。术中，Bordian 用 5-0 尼龙缝线从外面缝合[28~30]。Weinstein 描述了另一种缝合方法，可以更容易地分离 Müller 肌，放置 Putterman 夹；而 Lliff 应用类似 Fasanella-Servat 术的方法将上睑提肌腱膜固定到手术部位[31, 32]。

## ■ 求美者评估

在上睑下垂的评估中，不仅要考虑眼睑、额部的皱纹、眉的高度，还要对眼睑的褶皱进行评估。如果存在重睑褶皱，需要检查重睑褶皱是否清楚或是否为多层。有时，上睑下垂会为多余的皮肤或突出的脂肪掩盖，从而导致在简单的上睑下垂矫正术后出现明显的上睑下垂。另外，如果求美者的优势眼有上睑下垂，根据Hering定律，另一只眼则会出现回缩。同时，术前对求美者情况仔细评估可以发现一些隐藏的问题，降低需要术后调整的概率。

没有重睑褶皱的亚洲眼睑解剖结构会影响眼睑张开程度（悬挂在睑板前方的下眶隔膜—上睑提肌融合层眶隔脂肪，更突出的皮下、眼轮匝肌下、睑板前脂肪，以及上睑提肌腱膜向下深入上眼睑真皮下），也可被视为上睑下垂的一种[33]。不选择上睑提肌手术，而是选择可以解决上述造成负担的因素的方法，会使得亚洲人的松弛、下垂的眼睑得到更好的美容性改善。

### 病史采集和查体

在单侧眼睑下垂的临床案例中，相对于有优势额纹的一侧，另一侧眉的高度会提升。除了求美者的病史和年龄，上眼睑闭合延迟有助于区别先天性上睑下垂和腱膜性上睑下垂。如果下视时一只眼大于另一只，上视时眼球为上睑遮盖，那么可以怀疑因上睑提肌功能不足造成的先天性上睑下垂（图17.1）。发育不全和纤维脂肪组织退化造成上睑提肌固有力量不足时就会出现上述情况。由于眶隔脂肪垫的回缩，腱膜性上睑下垂求美者会出现较深的上睑沟。上睑提肌的拉伸或裂开也会造成上睑下垂的眼睑褶皱高度提升（图17.2）。

既然亚洲人通常有内眦赘皮，所以在进行上睑下垂矫正术的同时可以进行内眦赘皮矫正术。用照相来作为术前记录和回顾、学习以及法医鉴定的根据是有必要的。因为求美者通常记不清她们术前的特征，通过术前和术后照片的对比，能对手术结果进行客观分析和评估，这也有助于在求美者和术者之间建立信任感。求美者不满意时，回顾照片就会发现一些不足，与求美者进行商量讨论，为达到较好效果可考虑进行调整手术。如果术前求美者不想照相，对手术选择需要再慎重考虑。应在求美者抬头、上视、下视时进行照相。为了检查睫毛的情况，需要额外增加求美者的侧面照。如果术中出现重要或特殊的情况，术中照相也是有必要的。为了评估手术效果，需要在术后1周、1个月、3个月时照相。

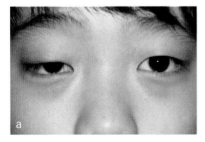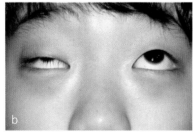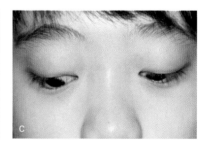

图17.1 有先天性上睑下垂的13岁男孩。（a）右侧的上睑下垂。（b）上视时上睑提肌功能不足。（c）下视时上睑闭合延迟

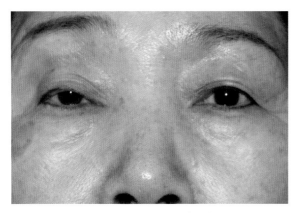

图 17.2　有腱膜性上睑下垂的 65 岁女性求美者。表现为右侧眉上抬，多重眼睑皱褶以及较深的上睑沟

## 上睑下垂的诊断

为了更好地对求美者的情况进行评估，需测定 MRD 和上睑提肌的功能。对于上睑下垂程度的评估，MRD1 是已知的最具可测性的指标[34]。在求美者轻度上睑下垂且没有过度使用额肌和眼轮匝肌的情况下，进行 MRD1 测定是很有必要的。为了准确测定，需要将光源定位在求美者眼水平。MRD1 是从角膜光反射点到上睑缘而不是皮肤边缘的距离。如果求美者皮肤松弛，那么其上睑皮肤就会遮盖上睑边缘，应将上睑皮肤轻轻掀起测量，并在测量过程中始终注意上睑边缘。另外，MRD2（角膜光反

射点到下睑边缘的距离）是由下睑位置决定的。MRD1 和 MRD2 的总和就是眼裂宽度（IPF）。

上睑提肌功能的测定可以通过测量上睑缘的偏移距离，或者是由上视到下视时眼睑缘变化的距离来进行。正常上睑提肌功能测定约为 15 mm。小于 4 mm 时，会被认为存在上睑提肌肌力不足；5~10 mm 时，则认为上睑提肌肌力中等强度； 10 mm 以上时，认为上睑提肌肌力较强。为了防止出现额肌的代偿补充，在测量的过程中需要让额肌倚靠一个支持棒或用手按住前额。

在测量时应将测量尺绑定在裂隙灯的一侧。详细记录 MRD1、IPF、上睑提肌功能、眼睑延迟闭合的测量结果（图 17.3）。通过这种可靠的记录来展示求美者眼睑的情况，从而可以与求美者建立信任感。

临床最常见的上睑下垂是由上睑提肌腱膜的拉长和裂开引起的。特异性反应或长时间佩戴隐形眼镜导致频繁眼睛摩擦，以及衰老导致的老龄化变化，也会造成典型的腱膜性上睑下垂。眼睛手术、外伤以及眼频繁水肿的求美者也会出现腱膜性上睑下垂[35, 36]。腱膜性上睑下垂的常见特征如下：

· 患侧眉上抬
· 较深的上睑沟

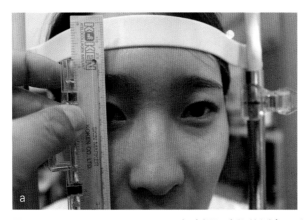

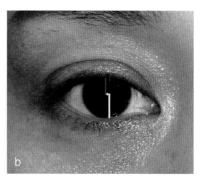

图 17.3　MRD1，MRD2，IPF，上睑提肌功能的测定。〔a〕用带有裂隙灯的测量尺精确测量上睑提肌功能。〔b〕蓝线是 MRD1，黄线是 MRD2，两者之和是 IPF

・眼睑褶皱较高或多重

・眼睑下垂

・上睑提肌肌力良好

眼睑褶皱的高度是指上睑缘到眼睑褶皱的距离，而眼睑褶皱是由上睑提肌腱膜插入并固定于皮下组织形成的，其高度根据种族和性别不同而有所差异。当因腱膜撕裂导致上睑下垂时，眼睑褶皱的高度会增加[37]。通常腱膜性上睑下垂的上睑提肌功能是良好的。如果上睑提肌腱膜从睑板上脱离，那么上睑提肌的肌力会很差[38]。对于经历了几次眼睑手术的老年人和上睑提肌腱膜经常从睑板脱离的求美者来说，上睑提肌的肌力确实很差（图17.4）。

多数腱膜性上睑下垂是由衰老造成的，而且对于老年人来说这很常见。先天性上睑下垂常见于儿童。与腱膜性上睑下垂不同，先天性上睑下垂的上睑提肌功能较差，并且由于上睑提肌弹性的缺失，导致下视时眼睑闭合延迟。在许多临床案例中，也会出现眼睑闭合不全。先天性上睑下垂的组织学表现是条纹肌纤维营养不良[39]。许多轻度上睑下垂的求美者在成年后才诊断为上睑下垂。

## 使用隐形眼镜导致的上睑下垂

长时间使用隐形眼镜（角膜接触镜）也是导致上睑下垂的潜在危险因素[40, 41]。使用隐形眼镜引起的腱膜性上睑下垂，特点不同于其他原因引起的腱膜性上睑下垂。隐形眼镜性上睑下垂是因为对隐形眼镜溶液中的防腐剂发生过敏反应，隐形眼镜边缘发生的结膜—睑板刺激反应，以及戴隐形眼镜时掀开眼睑导致的上睑提肌腱膜损伤。较硬的隐形眼镜导致的上睑下垂是由于Müller肌发生了纤维化[42]。

对于多数隐形眼镜性上睑下垂临床案例，尤其是中青年人，术者会将上睑提肌腱膜连接固定于睑板。如使用隐形眼镜造成短暂性上睑下垂，应禁止再使用隐形眼镜，并嘱求美者用抗生素滴眼液滴眼来预防结膜水肿。在隐形眼镜性上睑下垂求美者中，经常会发现上睑提肌腱膜撕裂或稀疏，也可肉眼发现腱膜的离断或缺陷（图17.5）。

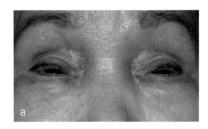
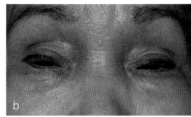
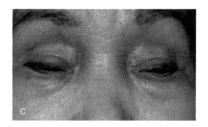
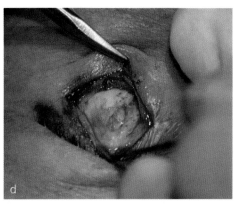

图17.4　（a~c）上睑提肌功能不良的腱膜性上睑下垂。72岁女性求美者在上视时，出现上睑提肌功能较差，下视时有严重的眼睑下垂。（d）手术时发现上睑提肌腱膜从睑板脱离

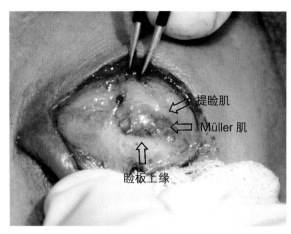

图 17.5 使用隐形眼镜所造成的上睑下垂。53 岁的女性求美者，有 40 年的硬性隐形眼镜使用史。术中发现上睑提肌腱膜已经从睑板脱落

### 去氧肾上腺素试验

Dortzbach 发明了苯肾上腺素试验法，用于预测 Müller 肌切除术后眼睑的位置[43]。将10% 或 2.5% 去氧肾上腺素滴入有良好上睑提肌功能的上睑下垂求美者眼内，如果求美者眼睑能上抬到正常位置，那么就会认定比较适合进行结膜 Müller 肌切除术。而结膜 Müller 肌切除术对于进行单侧手术和因皮肤瘢痕不想进行皮肤切除的求美者是有益的。

## ■ 术前评估

### 眼睛的保护机制

因为上睑下垂矫正术需要将上睑向上掀起，所以术后早期会有暂时性或永久性的睑裂闭合不全。为了避免这种并发症，需要仔细检查求美者的眼保护系统，并且告知求美者可能会出现不可避免的问题，如眼睑闭合延迟、睑裂闭合不全等。像如严重的干眼综合征、面神经瘫痪、上直肌功能不良、Bell 现象的缺失，这些情况

都需要在术前进行有针对性的检查。如果这些眼的保护机能减弱或者缺失，应避免过度矫正手术。

### 视野测试

在韩国，为了安全起见，必须在术前进行视野测试。治疗遮挡视线的眼睑下垂矫正术在保险覆盖范围内。

### 郝林定律和潜伏性上睑下垂

上睑提肌是共轭肌，而共轭肌就是能够彼此一起协同工作的一组肌肉。因此，一侧眼睑的神经冲动传入会影响双侧眼睑的位置。当两侧眼睑的上睑下垂程度不一样时，过度的神经冲动会使下垂更严重的眼睑睁开更大些。根据郝林定律，下垂较轻的眼睑会看起来正常些。然而，上睑下垂明显侧进行矫正手术后，对侧也会出现眼睑下垂现象（潜伏性上睑下垂）[44-46]。优势眼侧发生上睑下垂概率很低，而当优势眼侧发生上睑下垂时，术后对侧眼睑发生下垂的概率较高。这些发现都印证了优势眼有更多神经支配的假设[47]。

郝林定律的相关性可以通过让求美者眼盯住远处的固定目标，同时将上睑下垂侧眼睑轻轻提起来评估。另外，对侧眼睑的任何位置改变也可以进行评估。任何情况下的 MRD1 距离减小都可以认为郝林试验阳性，并且应该重新记录 MRD1。如果 30 秒后眼睑位置没有任何改变，就认为是郝林试验阴性[48]。

另一诊断潜伏性上睑下垂的方法是遮盖上睑下垂侧眼睑超过 15 秒，向上睑下垂的眼睛内滴入 10% 或 2.5% 的去氧肾上腺素。如果此时对侧眼睑下垂，需要进行双侧眼睑矫正手术。

有时即使求美者郝林试验阴性，也会在术后出现 MRD1 距离减小以及上睑下垂的情况[43-47, 49]。

### 单侧或双侧手术？

对于双侧上睑下垂、不对称或单侧上睑下垂的求美者，可以通过上提、闭合或向上睑下垂的眼内滴入去氧肾上腺素的方法，来鉴别外观正常的潜伏性上睑下垂。对侧眼睑位置的下降都可以认为试验阳性。在上述情况下，术者应告知求美者对侧眼睑发生上睑下垂的可能性会增加，应考虑进行双侧上睑下垂矫正术[44]。

如果上述筛选性试验后对侧眼睑没有出现潜伏性上睑下垂，术者可以对单侧眼睑进行矫正。在单侧眼睑矫正术中，相比没有上睑下垂的眼睑，过度矫正 1~2 mm 是有必要的。这样做的目的是为了弥补麻醉外加去氧肾上腺素对眼轮匝肌的麻痹，刺激 Müller 肌，抵消矫正术后的下垂。因为单侧上睑下垂和郝林试验阴性的求美者术后会出现对侧眼睑的上睑下垂，所以双侧眼睑矫正术具有功能性、美容性的优势。

### 睫毛的方向

Harrison 将高加索人睫毛下垂分为四种类型（正常，轻度，中度，重度）[50]。韩国人的睫毛下垂通常分为 1~5 个级别，每一级增加15°（图 17.6）。1 级就是睫毛的方向与面部平面垂直，5 级就是睫毛方向向下倾斜 60°。

与正常眼睑相比，睫毛下垂更容易发生于上睑下垂的求美者[51]。因此手术结束时要观察睫毛的方向，以确保睫毛下垂得到了纠正。在求美者睫毛看起来有点轻度过度矫正的姿势下检查睫毛方向，即在仰卧位而不是坐位时检查求美者的睫毛方向，以确认会取得满意的术后效果。内眦赘皮会加重亚洲人的睫毛下垂，同时内部结构的松弛如连接睑板的睑板前肌肉发生松弛，也会加重亚洲人的睫毛下垂。另外，还需要特别关注内侧睫毛的下垂，如有需要，可以在行内眦赘皮成形术进行减负的手术步骤。

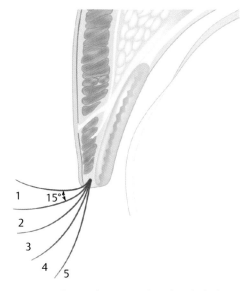

图 17.6　韩国人睫毛下垂分级。每一级都有 15° 的差异

### 修复方法的选择

通常，上睑下垂矫正的手术方法有三种类型：①上睑提肌手术—松解，推进，切除；②睑板 -Müller 肌切除法（MMCR 或者 Fasanella-Servat 方法）；③额肌悬吊法。

虽然上睑提肌手术是目前矫正上睑下垂普遍应用的手术方法，但是对于上睑提肌肌力较差（LF<4 mm）的求美者，应当考虑进行额肌悬吊术。轻度上睑下垂和上睑提肌肌力良好（LF>10 mm）的求美者可以选择 MMCR（经结膜 Müller 肌切除）。不管上睑下垂的程度和上睑提肌的肌力如何，都需要从睑板到上横韧带检查上睑提肌情况。如果因严重的脂肪退化和纤维化，预计术后效果很难令人满意，那么建议同时行额肌悬吊术。同时，如果上睑下垂较严重、上睑提肌肌力较差，那么应在术前告知求美者手术计划有可能改变。虽然有些求美者担心眉上方的瘢痕形成，但是因为在术后 2~3 个月后瘢痕就不太明显了，所以无须太多担忧。

## ■ 手术技术

### 器 械

器械包括卡尺、Wescott 和 Stevens 剪刀、精细的组织镊、针持、止血钳（图 17.7）。

### 术前准备

术前在求美者取坐姿状态下设计切口位置。眼部卸妆后，用标记笔在求美者理想的褶皱位置标记所需切口线（图 17.8）。因为随着老化，上睑皱褶位置会下降，所以如果求美者有单侧上睑下垂，上睑下垂的眼睑皱褶要小 0.5 mm。

### 麻 醉

成人可以在局麻下进行上睑下垂矫正手术。如果求美者太紧张，可通过静脉应用镇静剂，如咪达唑仑（根据求美者年龄和体重计算剂量）。手术麻醉方式与牙科手术相同，联合应用 2% 的利多卡因和 1 : 100 000 的肾上腺素。如果预计求美者的手术时间比较长，可以追加布比卡因麻醉。因为上睑下垂矫正术通常手术时间都不太长，所以利多卡因和肾上腺素联合麻醉通常足矣。局麻时，用 30 mL 规格的针头从眼睑外侧缓慢注射（图 17.9）。通常每侧眼睑都注射 1~1.5 mL。

### 切 开

术者将眼睑用手指外翻撑开。用 15 号的 Bader-Paker 手术刀整齐地切开皮肤，避免锯齿状切口。切开皮肤后会看到眼轮匝肌。移除靠近眶隔筋膜的眼轮匝肌肌束（图 17.10）。在切除眼轮匝肌时，注意保护斜上方的上睑提肌腱膜。再向下解剖分离就可显露眶隔筋膜（图 17.11）。

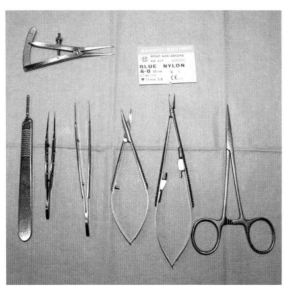

图 17.7 上睑下垂矫正术中的器械。Castroviejo 卡尺、6-0 尼龙线、止血钳、Castroviejo 持针器、Westcott 组织剪、Adson 组织镊、Castroviejo 缝合镊、手术刀柄（从左上角顺时针旋转）

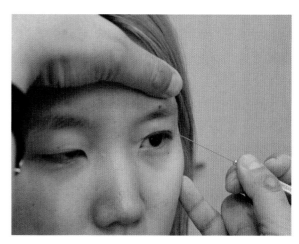

图 17.8 上睑下垂矫正术的手术方法。用眼睑皱褶制作工具和精细的标记笔，在理想的位置标记眼睑皱褶线

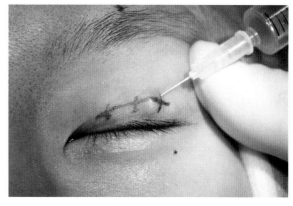

图 17.9 用 30 mL 的注射器从外侧皮下注射局麻药

### 解剖分离

术者和助手可以用精细组织镊夹住上方和下方的皮瓣，在靠近眶隔筋膜时要小心，避免损伤上睑提肌腱膜。眶隔筋膜下方是眶隔脂肪。如果眶隔脂肪很难显露，用手指于下睑处暂时压迫眼球，此时眶隔脂肪就会疝出，而术者需要去除疝出的脂肪（图 17.12）。上睑下垂矫正术后眉会下降，特别对于脂肪缺乏严重的求美者来说，其较深的上睑沟会得到改善。术后会发生的肿泡畸形可以通过切除睑板前的眼轮匝肌来避免。这种方法可以用于眼睑较厚的亚洲人。术者提起连接于睑板前表面的腱膜，用剪刀向上进行分离直到睑板上缘，显露 Müller 肌表面的眼睑外周血管弓（图 17.13）。

如果术者需要进一步显露更多的上睑提肌，可以将上睑提肌腱膜分离到横韧带。因为 Müller 肌容易出血，所以为预防术后出血，术中应当充分止血（图 17.14）。在电灼 Müller 肌止血时，应恰当使用角膜保护器，以防角膜热损伤。另外，术者也可在电灼前用镊子将眼睑向上提起，从而远离角膜。

### 上睑提肌 –Müller 肌瓣固定

行上睑提肌前移时，术者应当先从睑板处分离上睑提肌腱膜，然后解剖分离 Müller 肌内较大血管并电灼止血。术者可以进一步分离上睑提肌 –Müller 肌复合体 3~4 mm，先将复合体用 6-0 非可吸收线缝合到瞳孔中间的睑板上缘

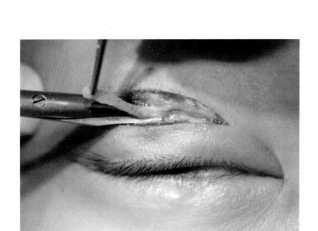

图 17.10 用 Wescott 剪刀剪除眼轮匝肌肌束

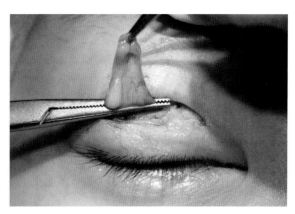

图 17.12 打开眶隔膜后，用止血钳夹住疝出的脂肪并切除

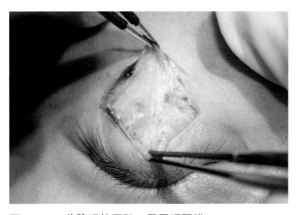

图 17.11 移除眼轮匝肌，显露眶隔膜

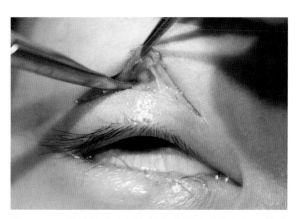

图 17.13 将连接在睑板上的上睑提肌腱膜提起，并分离上睑提肌腱膜到睑板的上缘

处，然后再将复合体缝合在角膜外侧睑板上缘处。第一针缝合的位置应该在瞳孔内侧，因为这个区域是上睑最高处。对于睑板侧向偏移的退变求美者，为避免侧向扩张，建议缝合到睑板更内侧位置。用6-0尼龙线、6-0聚乙丙烯缝线、5-0可吸收缝线对上睑提肌腱膜和睑板进行褥式缝合（图17.15）。为防止脱线松动，缝合间距为3~4 mm；而且为确保牢靠固定到睑板位置，缝合不应过于表浅（图17.16）。缝合的位置应该在瞳孔和角膜外侧缘之间，而且缝线应该低于睑板上缘3~4 mm。另外，缝合位置太低会发生睫毛外翻，太高则会发生睫毛内翻。

如将上睑提肌腱膜-Müller肌复合体固定在睑板时过于表浅，可能会造成固定松动或矫正不足。在缝合固定到睑板上时，最好锚定3~4 mm宽的上睑提肌腱膜。如果缝线穿过睑板缝合太深，会穿透睑板。在手术过程中，通过翻转眼睑来检查缝针是否穿透睑板（图17.17）。

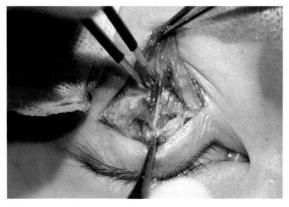

图 17.14　将大部分的上睑提肌腱膜解剖分离

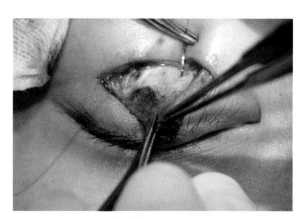

图 17.15　在瞳孔内侧将缝线穿过上睑提肌腱膜

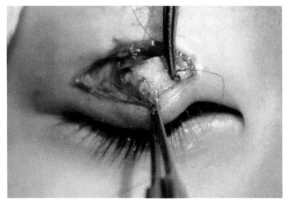

图 17.16　采用褥式缝合将上睑提肌缝到睑板深层

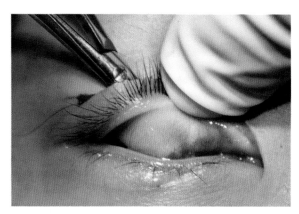

图 17.17　通过翻转眼睑查看缝线是否穿透睑板

### 坐姿拍照

在将睑板和上睑提肌腱膜缝合后，让求美者坐直并面朝前，当眼向下看时让助手用照相机进行拍照（图 17.18）。放大照片，评估矫正程度和眼睑轮廓外形是否合适。如果对高度和眼睑外形不满意，可拆除缝线并重新缝合。如果对高度和眼睑外形满意，上睑提肌前移后，对于低于固定点的残余上睑提肌腱膜进行修整。为了避免上睑处赘肉堆积，在上睑提肌前移后，最好将自然疝出的脂肪切除。上睑下垂矫正术后，眉的高度会下降，眼轮匝肌下的脂肪会下垂。

### 睫毛下垂矫正术

手术结束时要检查是否有睫毛下垂；如有，则进行矫正以更美观。为避免出现严重的睫毛下垂，术者应该将眼轮匝肌下方皮瓣缝合到睑板上，并用埋线缝合方法翻转方向。另外，

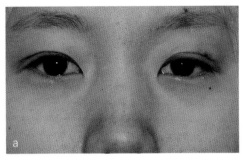
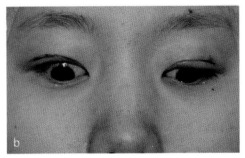

图 17.18　25 岁女性求美者行上睑下垂矫正术过程中，对其眼睑形态进行图片采集。（a）优势右眼过度矫正 1~1.5 mm。（b）下视时眼睑闭合滞后

睫毛下垂可以通过皮肤—上睑提肌腱膜—皮肤缝合法来矫正，而此法对于长期保持上睑皱褶也是一种比较安全的缝合方法。

### 上睑提肌切除法

上睑提肌切除与上睑提肌前移的不同之处在于做内外侧的垂直切口，以便释放更多组织和前移上睑提肌。同时，术者要切除多余的上睑提肌腱膜。

### 结膜 –Müller 肌切除法

因结膜 –Müller 肌切除法简单、可靠且结果可预测，因此很受欢迎。此技术适用于轻度上睑下垂的矫正[27, 52, 53]。将上睑下垂的眼睑提升到对侧的高度水平，滴入 2.5% 或 10% 的去氧肾上腺素后，正常眼睑显示良好的上睑提肌功能，术后效果良好。与上睑提肌手术相反，此方法无皮肤切口，因此也就不会形成可见的手术瘢痕。另外，此方法也可以相对较准确地预测手术结果。麻醉时，将 2% 的盐酸利多卡因 1 mL 注射到结膜下，再在上睑外侧三分之一处注射 0.5 mL 的 2% 盐酸利多卡因。外翻上睑，标记需要切除的结膜部分。用 Putterman 钳或两把止血钳夹住结膜。

临时通过皮肤做针刺样切口，用 6–0 尼龙线穿过针刺样切口，并在夹具下面 1 mm 处从颞侧到内侧行连续缝合。剪断缝线后取下夹具，然后通过连续缝合方式从内侧到颞侧缝合切断的残端，最后从颞侧的针刺样切口穿出。将缝线末端打紧，1 周后拆线。

### 额肌悬吊法

对于经历多种上睑提肌手术而需要翻修或上睑提肌功能较差（<4 mm）的案例，额肌悬吊法是一种有效的手术方法（图 17.19）。在额肌悬吊术中，有许多悬吊材料可以应用，如自体筋膜、保留筋膜、Supramid 线、硅胶、膨体

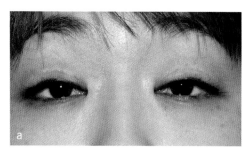

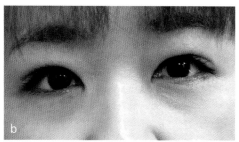

图 17.19　额肌悬吊法改善上睑下垂。（a）35 岁女性求美者，经历过两次上睑下垂矫正手术，仍然存在上睑下垂。（b）行应用双侧膨体聚四氟乙烯材料的额肌悬吊术后，术后照片显示了上睑下垂矫正的效果

聚四氟乙烯等。作者更愿意使用膨体聚四氟乙烯材料并采用单一的菱形悬吊法。

术者在眼睑边缘上方取 3~5 mm 皮肤切口，显露睑板，将 Gore-Tex 补片水平缝合于睑板，位置在睑板上缘的下方 3 mm 左右。缝线应该穿过睑板表面下方足够深，以免缝线松弛；但是，如果缝线穿出睑板位置过深，缝针会穿透睑板结膜。同时，应该外翻上睑查看悬吊材料是否暴露。悬吊材料穿过睑板，用 6-0 尼龙线在内侧和颞侧位置缝合固定，预防术后缝线松弛。

在眉上方的内侧、中央和颞侧做小切口。用 Wright 针将悬吊材料的两端通过内侧和颞侧小切口从睑板向下深置于额部骨膜表面，随后再将 2 个末端通过眉中央的小切口引出。将悬吊材料固定在眉中部的小切口之前，需要用 6-0 尼龙线缝合上睑切口。再用 5-0 缝线将悬吊材料固定在眉中央的小切口，防止脱线、松弛。

眉上方的切口用 6-0 缝线或聚丙烯线缝合，避免悬吊材料暴露。

## ■ 手术技术

1. 建议一次性皮肤切开，避免形成锯齿状切口。

2. 在斜上方切除眼轮匝肌时，避免损伤腱膜。

3. 为显露需要切除的脂肪时，术者可用手指隔着下睑轻压眼球。

4. 在筋膜前脂肪下面找到上睑提肌腱膜。

5. 将松弛连接在睑板上的上睑提肌提起，并解剖分离到睑板上缘处。

6. 小心电灼 Müller 肌大血管的同时，制作上睑提肌 -Müller 肌瓣。

7. 上睑提肌 -Müller 肌复合体前移 3~4 mm，先将其固定到瞳孔内侧的睑板上缘处，再固定到角膜外侧的睑板上缘处。

8. 外翻上眼睑，检查缝针部分穿过睑板而不是全层。

9. 求美者于坐姿下拍照，并评估上睑高度（MRD1）、外形以及眼睑闭合延迟情况。

## ■ 术后护理

术后于伤口处应用抗生素药膏，并在恢复室闭眼冰敷 20~30 min。如果上睑提肌前移较多或额肌悬吊术后求美者出现严重睑裂闭合不全，人工泪液和润滑软膏的使用有利于求美者恢复。作者建议求美者可多应用人工泪液。白天时将上睑翻起，并将人工泪液均匀滴于角膜上。可在睡前将眼膏涂抹于眼内。

建议求美者佩戴防护眼镜，以防求美者睡觉时用手揉眼睛。伤口拆线通常在术后 6~7 天，拆线后要再额外应用抗生素药膏 3~4 天。

## ■ 并发症及其治疗

### 矫正不足和过度矫正

上睑提肌功能良好的上睑下垂求美者、翻修求美者、创伤性上睑下垂求美者出现过度矫正的情况很常见。术后进行向下的牵引按摩可以很容易纠正轻度的过度矫正（<1 mm）。因此，如果术后眼睑轻度过度矫正，可以通过术后早期向下牵引眼睑来纠正。

上睑提肌功能不良求美者会出现矫正不足的情况，可能的原因是上睑提肌-Müller肌肌瓣在睑板处的固定不恰当和缝线松弛。如果眼睑在目标高度下方或上方1 mm，或两眼睑不对称性≥1 mm，在上睑提肌推进法术后1周可以行翻修手术进行调整（图17.20）。

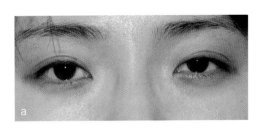
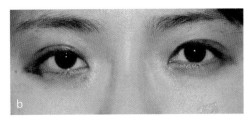
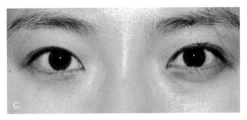

图 17.20 上睑下垂矫正不足以及术后早期的翻修。（a）因佩戴隐形眼镜导致上睑下垂，27岁女性求美者行上睑提肌推进手术。（b）术后第7天，右眼睑轻微下垂。（c）术后早期翻修改善后，两眼睑外观对称

### 眼睑外观畸形

上睑提肌-Müller肌肌瓣不恰当地固定于睑板，或在上睑提肌前移案例中睑板的张力不均匀，都会造成眼睑外形畸形。如果发生眼睑外观畸形，可以通过术后早期重修治疗。

### 睑外翻和内翻

如果上睑提肌-Müller肌肌瓣固定于睑板的位置太高或太低，会造成睑内/外翻，可以通过改变固定位置来治疗。另外，轻度睫毛下垂可以通过睫毛外翻埋线缝合来处理。

### 眼睑闭合延迟以及闭合不全

眼睑闭合延迟以及闭合不全是上睑提肌前移和额肌悬吊术后不可避免的并发症。求美者术后应坚持使用人工泪液和眼膏。

### 角膜炎

术后造成角膜炎的原因是角膜的长期暴露和较差的角膜保护机制（如干眼症、面部麻痹、Bell现象缺乏或者不良）。可使用润滑剂或通过Frost缝合提升下睑来治疗。

### 结膜脱垂

上睑提肌前移较多的案例会出现结膜脱垂，原因是上穹隆悬韧带损伤。如果使用压力性补片未能改善，则需要行部分结膜切除。

### 术后早期重修

如上睑成形或者上睑下垂矫正术后双侧眼睑高度不一致，术后1周可以进行简单的翻修。相关报告发现，术后1周时眼睑高度是评价最终效果的可靠因子[48]。

早期翻修手术无须局部麻醉。如果求美者比较紧张或者术中有疼痛不适，可以注射少量

不加肾上腺素的利多卡因。因为眼睑很少水肿，所以翻修后的眼睑高度通常比较精确。翻修后的恢复时间与最初的手术明显不同。术后向下牵引按摩眼睑，会很容易改善轻度的过度矫正（<1 mm）。因此，如果术后存在眼睑的轻度过度矫正，早期行眼睑向下牵引按摩可以改善。另外，如果求美者两侧眼睑持续不对称超过 3 个月，也要考虑翻修手术。

## ■ 实际案例

### 案例 1

27 岁男性求美者，因面带疲倦和较深的额部皱纹来就诊（图 17.21a）。检查眼睑时发现双侧上睑提肌功能为 10 mm，而在没有额肌作用下 MRD1 为 -1 mm。在抬起上眼睑多余皮肤

后，求美者真实的 MRD1 为 1.5 mm。由于上睑下垂和睫毛下垂，求美者的眉代偿性抬高。

去除负担因素，进行上睑提肌前移，并修复改善双侧下垂的睫毛。若求美者有较宽的睑裂，术后就不再需要依靠额肌提升眼睑（图 17.21b）。

### 案例 2

出生时就有右睑下垂并伴有长期眉上抬的 25 岁女性求美者前来就诊（图 17.22a）。由于下方巩膜露白，让她外观看起来很像幽灵。在求美者 9 岁时曾接受过上睑下垂矫正手术。检查眼睑时，发现右眼和左眼的 MRD1 分别为 0 mm 和 2.5 mm，上睑提肌功能分别是 8 mm 和 12 mm，眼睑闭合延迟分别为 5 mm 和 4 mm。求美者接受了右眼的上睑提肌前移和双侧上睑

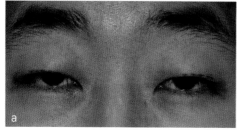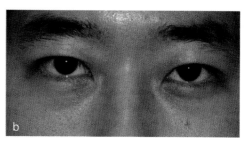

图 17.21 （a）面带倦容和额纹较深的 27 岁男性求美者，由于两侧眼睑下垂和睫毛下垂而出现代偿性眉上抬。（b）上睑提肌前移和睫毛下垂矫正术后，不需要额肌代偿性上抬眼睑，求美者感到较术前舒适

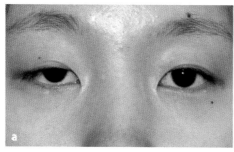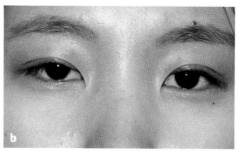

图 17.22 （a）先天性上睑下垂的 25 岁女性求美者。9 岁时曾接受上睑下垂矫正手术史。（b）右眼上睑提肌前移和两侧上眼睑成形术后，右睑下垂和下方巩膜露白得到了改善，双侧眉上抬消失

成形术。术后，右眼睑下垂得到了改善，下方巩膜露白问题也得到了解决，双侧眉代偿性上抬消失（图 17.22b）。

## ■ 小结

术前对上睑下垂情况进行适当的评估，有利于指导制订合适的手术方案。对求美者的保护功能的评估很重要，如干眼症、面部麻痹、上直肌功能障碍以及 Bell 现象的缺失。在不对称性上睑下垂案例中，术者必须通过人工高度测试以及闭塞试验、去氧肾上腺素试验来评估对侧上睑下垂情况。如果术前评估中 Hering 试验为阳性，术者需要考虑双侧上睑下垂的修复。

通常上睑下垂的矫正手术中有三种类型，即上睑提肌法、结膜 −Müller 肌切除法（MMCR 或 Fasanella−Servat 法）、额肌悬吊，根据上睑下垂的程度和上睑提肌的功能来选择手术方式。

由于术中、术后的变化及求美者相关因素千变万化，所以总是存在翻修的可能性。对上睑下垂通过手术获得最佳眼睑高度和外形是相对比较困难的。为获得令求美者满意的效果，术者应尽可能减少可控变量。如果术后求美者双侧眼睑高度不对称，为获得满意效果，术后 1 周需可行翻修手术。

### 参考文献

1. Beard C. History of ptosis surgery. Adv Ophthalmic Plast Reconstr Surg 1986;5:125-131

2. Servat J, Mantilla M. The history of ptosis surgery. Adv Ophthalmic Plast Reconstr Surg 1986;5:133-137

3. Dransart HN. Un cas de blepharoptose opere par un procede special a l'auteur. Ann Ocul 1880;84:88

4. Hess C. Operation methode gegen ptosis. Arch Augenheilkd 1893;28:22

5. Payr E. Plastik mittels freier faszien transplantation beiptosis. Dtsch Med Wochenschr 1909;35:822

6. Yasuna E. Use of prepared fascia lata in correction of ptosis. Am J Ophthalmol 1962;54:1097-1103

7. Argamaso RV. An adjustable fascia lata sling for the correction of blepharoptosis. Br J Plast Surg 1974;27(3):274-275

8. Argamaso RV, Lewin ML. Fascia lata sling in blepharoptosis:enhancement of result by postoperative adjustment. J Pediatr Ophthalmol 1976;13(1):51-55

9. Crawford JS. Repair of ptosis using frontalis muscle and fascia lata: a 20-year review. Ophthalmic Surg 1977;8(4):31-40

10. Patrinely JR, Anderson RL. The septal pulley in frontalis suspension. Arch Ophthalmol 1986; 104(11): 1707-1710

11. Bowman WP. cited by Bader D. Report of the chief operations performed at the Royal Ophthalmic Hospital for the quarter ending September 1857. Ophthal Hosp Rep 1857;1:1857-1859

12. Everbusch O. Zur operationen der congenitalen blepharoptosis. Klin Monatsbl Augenheilkd 1883;21:100

13. Snellen H. Levator Tendon Shortening for Ptosis. Heidelberg: Report of the German Ophthalmology Society; 1883

14. Wolff H. Der verlagerung des musculus levator palpebrae superioris mit durchtrennung der insertion: Zwei neue Methoden gegen ptosis congenital. Arch Augenheilkd 1896;33:125

15. Blaskovics L. A new operation for ptosis with shortening of the levator and tarsus. Arch Ophthalmol 1923;52:563

16. Anderson RL, Beard C. The levator aponeurosis. Attachments and their clinical significance. Arch Ophthalmol 1977;95(8): 1437-1441

17. Anderson RL, Dixon RS. Neuromyopathic ptosis: a new surgical approach. Arch Ophthalmol 1979;97(6):1129-1131

18. Anderson RL, Dixon RS. Aponeurotic ptosis surgery. Arch Ophthalmol 1979;97(6):1123-1128

19. Anderson RL. Age of aponeurotic awareness. Ophthal Plast Reconstr Surg 1985:1(1):77-79

20. Baker SS, Muenzler WS, Small RG, Leonard JE. Carbon dioxide laser blepharoplasty. Ophthalmology 1984;91(3): 238-244

21. Meltzer MA, Elahi E, Taupeka P, Flores E. A simplified technique of ptosis repair using a single adjustable suture. Ophthalmology 2001;108(10):1889-1892

22. Fasanella RM, Servat J. Levator resection for minimal ptosis: another simplified operation. Arch Ophthalmol 1961;65:493-496

23. Putterman AM, Urist MJ. Müller's muscle-conjunctival resection in the treatment of ptosis. Modification, theory and clamp for the Fasanella-Servat ptosis operation.

Arch Ophthalmol 1972;87:665-667

24. Putterman AM, Urist MJ. Müller muscle-conjunctiva resection. Technique for treatment of blepharoptosis. Arch Ophthalmol 1975;93(8):619-623

25. Lauring L. Letter: sutureless Fasanella-Servat blepharoptosis correction. Am J Ophthalmol 1975;80(4):778

26. Lauring L. Blepharoptosis correction with the sutureless Fasanella-Servat operation. Arch Ophthalmol 1977;95(4):671-674

27. Bodian M. A revised Fasanella-Servat ptosis operation. Ann Ophthalmol 1975;7(4):603-605

28. Weinstein GS, Buerger GF Jr. Modification of the Müller's muscle-conjunctival resection operation for blepharoptosis. Am J Ophthalmol 1982;93(5):647-651

29. Duane TD, ed. Clinical Ophthalmology. Hagerstown, MD：Harper & Row; 1976

30. Jeong S, Lemke BN, Dortzbach RK, Park YG, Kang HK. The Asian upper eyelid: an anatomical study with comparison to the Caucasian eyelid. Arch Ophthalmol 1999;117(7):907-912

31. Takahashi Y, Kakizaki H, Mito H, Shiraki K. Assessment of the predictive value of intraoperative eyelid height measurements in sitting and supine positions during blepharoptosis repair. Ophthal Plast Reconstr Surg 2007;23(2):119-121

32. Ahuero AE, Hatton MP. Eyelid malposition after cataract and refractive surgery. Int Ophthalmol Clin 2010;50(1):25-36

33. Griffin RY, Sarici A, Unal M. Acquired ptosis secondary to vernal conjunctivitis in young adults. Ophthal Plast Reconstr Surg 2006;22(6):438-440

34. Finsterer J. Ptosis: causes, presentation, and management. Aesthetic Plast Surg 2003;27(3): 193-204

35. McCord CD, Tanenbaum M, Nunery WR. Oculoplastic Surgery. 3rd ed. New York, NY: Raven; 1995:176

36. Sutula FC. Histological changes in congenital and acquired blepharoptosis. Eye (Lond) 1988;2(Pt 2): 179-184

37. Kitazawa T. Hard contact lens wear and the risk of acquired blepharoptosis: a case-control study. Eplasty 2013;13:e30

38. Epstein G, Putterman AM. Acquired blepharoptosis secondary to contact-lens wear. Am J Ophthalmol 1981;91(5):634-639

39. Watanabe A, Araki B, Noso K, Kakizaki H, Kinoshita S. Histopathology of blepharoptosis induced by prolonged hard contact lens wear. Am J Ophthalmol 2006;141(6):1092-1096

40. Dortzbach RK. Superior tarsal muscle resection to correct blepharoptosis. Ophthalmology 1979;86(10):1883-1891

41. Zoumalan CI, Lisman RD. Evaluation and management of unilateral ptosis and avoiding contralateral ptosis. Aesthet Surg J 2010;30(3):320-328

42. Meyer DR, Wobig JL. Detection of contralateral eyelid retraction associated with blepharoptosis. Ophthalmology 1992;99(3):366-375

43. Bodian M. Lip droop following contralateral ptosis repair. Arch Ophthalmol 1982;100(7):1122-1124

44. Lyon DB, Gonnering RS, Dortzbach RK, Lemke BN. Unilateral ptosis and eye dominance. Ophthal Plast Reconstr Surg 1993;9(4):237-240

45. Worley MW, Gal O, Anderson RL, al Hariri A. Eye dominance and Hering's law effect on bilateral blepharotosis repair. Ophthal Plast Reconstr Surg 2013;29(6):437-439

46. Erb MH, Kersten RC, Yip CC, Hudak D, Kulwin DR, McCulley TJ. Effect of unilateral blepharoptosis repair on contralateral eyelid position. Ophthal Plast Reconstr Surg 2004;20(6): 418-422

47. Malik KJ, Lee MS, Park DJJ, Harrison AR. Lash ptosis in congenital and acquired blepharoptosis. Arch Ophthalmol 2007; 125(12): 1613-1615

48. Lee TE, Lee JM, Lee H, Park M, Kim KH, Baek S. Lash ptosis and associated factors in Asians. Ann Plast Surg 2010; 65(4):407-410

49. Morris CL, Morris WR, Fleming JC. A histological analysis of the Müllerectomy: redefining its mechanism in ptosis repair. Plast Reconstr Surg 2011;127(6):2333-2341

50. Jang SY, Chin S, Jang JW. Ten years' experience with unilateral conjunctival Mullerectomy in the Asian eyelid. Plast Reconstr Surg 2014; 133(4):879-886

51. Steinkogler FJ, Kuchar A, Huber E, Arocker-Mettinger E. Gore-Tex soft-tissue patch frontalis suspension technique in congenital ptosis and in blepharophimosis-ptosis syndrome. Plast Reconstr Surg 1993;92(6): 1057-1060

52. Karesh JW. Polytetrafluoroethylene as a graft material in ophthalmic plastic and reconstructive surgery. An experimental and clinical study. Ophthal Plast Reconstr Surg 1987;3(3): 179-185

53. Bajaj MS, Sastry SS, Ghose S, Betharia SM, Pushker N. Evaluation of polytetrafluoroethylene suture for frontalis suspension as compared to polybutylate-coated braided polyester. Clin Experiment Ophthalmol 2004; 32(4):415-419

# 18 重睑手术并发症的处理

In-chang Cho，Aram Harijan

## 精 要

- 明确最初应避免的错误，并找到解决方法。否则，二次修复手术只会使第一次手术的问题更加复杂。
- 延迟拆线会致蜈蚣足样瘢痕。
- 阻碍重睑形成的因素因人而异，临时重睑线的持续时间可用来评估眼睑皮肤松弛程度。
- 重睑过深常合并过高，但两者本质并不相同。
- 在重睑修复术中，首要目标是将皮下粘连松解，并在合适的层次进行游离。
- 次要目标是防止远期再次发生并发症。
- 第三目标是设计合适且美观的重睑形状，包括重睑高度和深度。
- 眼睑臃肿的根本原因是重睑线高度而不是睑板前软组织容积。与其去除软组织，不如将较高的重睑线降至合适的较低水平。
- 医生有义务告知求美者重睑线无法完全去除并使其恢复如初。更好的解决方案是将重睑线降低至眼睑边缘，使瘢痕隐藏于皱褶内。

## ■ 引言

不同民族和文化对眼的美认知不同。当代美学符合大多数人的美学观点。重睑术后并发症发生率低。然而，作者认为未能达到求美者求美预期值的手术效果均可作为美容手术并发症。

针对东亚人的睑成形术最常见的并发症是重睑皱褶高度（过高或过低），皱襞深度（过深或过浅），多层重睑（三眼皮），上睑臃肿，上睑下垂，双侧不对称等[1]。本章将探讨每种并发症的根本原因，并提供专家根据其多年临床经验总结的解决方法。

## ■ 求美者评估

手术成功的前提是正确合理的术前评估，应在准确恰当的诊断下做出准确可靠的术前评估。评估过程中，需要给予求美者充足的时间诉说其需求，接诊医生才能明白求美者求治的原因和目的。结合求美者的需求进行术前检查。任何求美者主观要求与客观检查结果之间的差异都应引起医生的警惕，并在交流过程中了解求美者的手术史和药物史等其他资料。

对手术效果不满意的求美者会常会有不满和抱怨。在与求美者交流过程中，医生应为求美者设计并建议尽可能一次性解决求美者的所有问题的手术方案。如果没有十全十美的手术方案，也应向其建议尽可能解决大多数问题的策略。例如，一位重睑皱褶高且深合并上睑臃肿的求美者，如果能够发现其根本原因是重睑皱褶过高所致褶皱过深和上睑臃肿，那么医生可以通过降低皱襞高度来同时解决这几个问题[2]。

医生应与求美者进行磋商来确定最简单有效的手术方案。求美者应该理解手术目的是为了改善不满意部分，使其更加自然美观。如果求美者和医生之间能够就某种方案达成共识，那么接下来的问题就是如何操作来实现计划的理想效果。

## ■ 手术技术

### 瘢痕

多数情况下，睑部皮肤不会出现瘢痕增生现象。瘢痕体质才是重睑术后出现瘢痕增生的罪魁祸首。但在很多情况下，出现瘢痕增生并非由于求美者自身原因，而是术者不当操作造成的。

最常见的技术错误是对上睑提肌向上、向后的力量分布的理解不足。由于该力在切口附近分布不均匀，使切口上、下的皮肤错位（图18.1）。因为重睑上缘腱膜组织更深，术后更易发生切口对位不齐。为了降低术后出现切口错位风险，因此必须使上睑提肌作用于睑板而非皮肤。对于年轻受术者，无须切除一整条上睑皮肤，只需去除部分皮肤即可使手术效果满意。将缝线保留5天以上是常见的技术错误之一，术后7天缝线即可在切口周围形成蜈蚣足样瘢痕。尽可能避免因拆线过晚所致切口周围蜈蚣样瘢痕。重睑线过于下陷时将会非常醒目，而下陷形成主要原因是去除过多的眼轮匝肌、结缔组织（图18.2）或重睑皱襞过深（图18.3）[3, 4]。

重睑修复必须遵循外科伤口处理的基本原则。手术过程注意无菌操作，术者及其操作应避免过多损伤组织。各层组织的缝合张力应尽可能小，而不单单只关注皮肤层。

切开缝合并不能有效纠正凹陷瘢痕。在凹陷附近，通过将上、下两侧皮瓣肌肉边缘缝合，重建缺失的眼轮匝肌。如果存在的问题是皮肤靠近原先的瘢痕，这样的破坏也是有好处的。通过适当的处理，对皮瓣下的游离可有效降低真皮层的张力（图18.4）。简单的连续缝合可有效降低切口周围的张力。连续皮内缝合可保持一定的垂直张力。

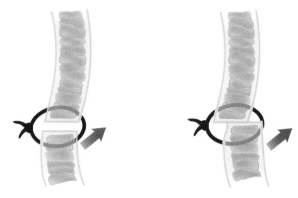

图18.1　睁眼时，重睑下缘缝合固定处受到向内的拉力而移位。因此，在缝合固定时皮肤应充分固定于睑板

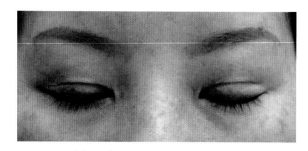

图18.2　过度去除眼轮匝肌可致凹陷瘢痕。去除眼轮匝肌后可看到凹陷

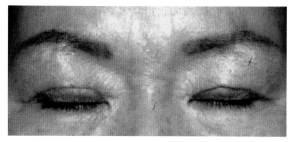

图18.3　外翻时的凹陷褶皱，重睑下缘皮瓣被向上牵拉

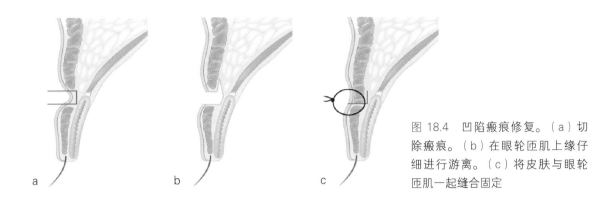

图 18.4　凹陷瘢痕修复。（a）切除瘢痕。（b）在眼轮匝肌上缘仔细进行游离。（c）将皮肤与眼轮匝肌一起缝合固定

重睑上、下皮瓣之间的缝线可因延迟异物反应而形成包囊，皮脂腺分泌也可形成包囊。这些包囊可在术后数周至数月内形成，如果长期存在则应切除（图 18.5）。缝合时将眼轮匝肌（而非真皮）作为固定点，可有效避免包囊形成。

### 重睑消失

重睑术后重睑线的形态变化主要发生于术后几个月内。重睑线变化可以很轻微，也可以完全消失。褶皱软化程度取决于求美者自身体质和手术方式。

促进重睑皱褶瘢痕软化或使重睑线消失的自身相关因素包括：①眼睑皮肤过厚并含有丰富的软组织，②眼睑下垂，③眼睑凹陷，④眼球内陷，⑤重睑手术失败史，⑥低龄，⑦术前重睑线过低，⑧内眦赘皮，⑨体重急剧增加。与手术方法相关的因素有：①组织缝合不精确，②睑板固定不牢，③重睑线设计过低，④由于血肿或水肿导致缝合松动。

睑板上缘软组织去除不足和切口处脂肪嵌入，都会使缝合困难。切口内脂肪和血肿和 / 或水肿导致的张力增加，从而使重睑线变浅甚至消失。

虽然无须过于强调缝合的重要性，但是必须明确牢固固定与正确、合适的固定之间的区别。手术通过眼睑切口缝合上、下层皮肤，使其粘连形成重睑皱褶。术后瘢痕随时间软化和 / 或消失，主要是因为上睑各层组织间反复移动足以导致粘连的破坏。为防止重睑褶皱的消失，必须加强皮肤和睑板粘连牢固性，而非单单依靠缝合。

术前应评估形成重睑褶皱的难度。上睑张力大的求美者，术后重睑褶皱易消失。求美者自身眼睑皮肤高张力的因素有：上睑皮肤过厚、臃肿、下垂，皮肤高弹性，眼睑凹陷、眼球凹陷，重睑修复术，以及下皮瓣粘连。有内眦赘皮的求美者眼睑内侧张力较大。体重增加虽然不是术前影响求美者重睑形成的因素，但是在术后对重睑的成形有影响。

为了防止重睑线消失，在缝合过程中应避免将软组织嵌入上睑提肌与真皮层或眼轮匝肌

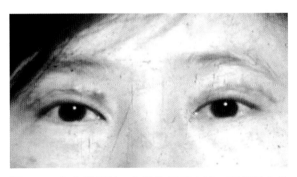

图 18.5　包裹性囊肿。如果位于真皮层，可能是人体异物反应产生的囊肿因上睑皮肤菲薄特性而显形

之间。如果求美者眼睑皮肤张力较大，术中重睑设计应适当加深，以形成轻度的上睑外翻，在术后短时间内即可恢复正常。但是如果重睑皱褶过深，可形成永久性睑外翻。

## 重睑褶皱过深或过浅

### 重睑皱褶过浅

有时在睑板前有较多脂肪和结缔组织。上睑内侧常含丰富脂肪，部分切除结缔组织易形成粘连。如果受术者有眼睑下垂和内眦赘皮，那必须去除多余的脂肪来减小术后张力，不然需要设计较深的重睑褶皱。

如果在重睑下缘存在粘连，随着重睑褶皱瘢痕软化，可形成多层重睑。此时在固定重睑下缘皮瓣时应先应先将粘连松解。行重睑修复术的受术者，如其上睑皮肤弹性较差，那么在修复时应设计较深的重睑褶皱来防止其消失（图18.6）。

### 重睑线过深或睑外翻

切口固定过高会引起重睑线过深或睑外翻。重睑线过高可对下缘皮瓣形成向上的拉力，最终引起睑缘变形。发生眼睑外翻时不仅外形难看，令受术者不满，并且当重睑线过深时，闭眼时可见明显的瘢痕，眼睑处也会有明显的牵拉感，眼裂变大，重睑褶皱前的皮肤显得臃肿突出。

重睑下缘皮瓣被固定于上睑提肌较高位置时上睑提肌可出现折叠，使眼裂宽度增加。但当出现明显睑外翻时，眼结膜裸露，可引起黏膜角质化，最终导致干眼症。

纠正重睑线过深的第一步是松解重睑下缘皮瓣深部粘连，尽可能恢复其正常形态。如果松解后仍不能纠正，那么必须将下缘皮瓣与上睑提肌分离，来减少对睑缘的提拉力，进一步纠正睑外翻。修复手术的第二步是防止多层重睑，手术中应将眶隔脂肪置入上睑提肌腱膜与眼轮匝肌之间，防止再次形成粘连。

重睑线过深和重睑线过高常相伴发生，并且修复的方法相仿。主要区别在于纠正修复重睑线过深时，新切口应设计得较低；如合并重睑线过高时，可同时将两切口间的皮肤予以切除。在随后的章节里会再次描述重睑线过深和过高的修复方法。

## 重睑过低

重睑过低表现为睑缘与重睑线间的皮肤很少，主要原因是切口设计过低，形成的重睑褶皱给人一种窄的重睑的感觉（图18.7）。松弛的上睑皮肤使得切口显得比实际位置更低。

有3种方法来纠正皱襞过窄。第一种方法通过再次行重睑术，将重睑上缘皮肤与眼轮匝

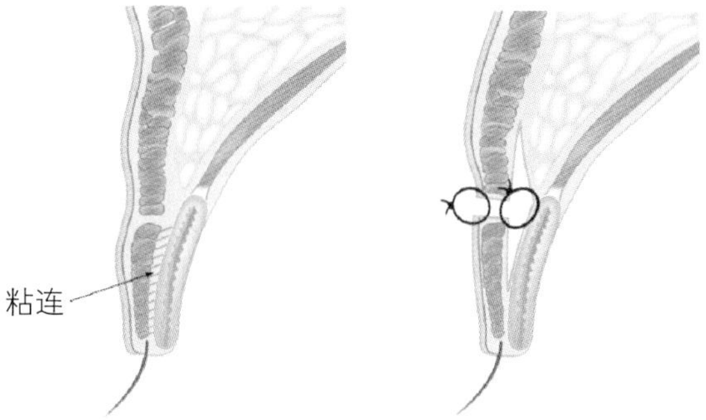

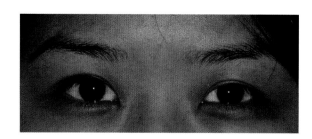

图18.6 修复较浅的重睑线。首先松解重睑线下睑板前的粘连。由于纤维改变导致的弹性，下降和复发很常见，应将切口固定于比原重睑线高的位置

图18.7 重睑线浅使得重睑皱襞过低

肌部分切除。第二种方法是在原重睑线上方再设计一条新的重睑线。第三种方法是软化原手术切口瘢痕,联合在重睑线上方行埋线固定(图18.8)[4]。

第一种切开法修复重睑可切除原切口瘢痕,并可去除上睑多余的皮肤。术者在术中应预留有足够的皮肤,防止术后出现眉下垂。而对于上睑皮肤不足的求美者,在原切口上方切除眼轮匝肌更有意义。切除适量上睑皮肤,可使用力提眉时上睑缘提高80%~90%。这对术前和术中判断上睑冗余皮肤具有指导意义。

第二种方法通过埋线法形成重睑,可适当增加重睑宽度,但是需要形成一条新的重睑线。该修复方式适合于原手术瘢痕不明显,同时想要使重睑褶皱增宽的求美者。但如果原先重睑术后合并睑板凹陷,术后仅用埋线法可形成多层重睑;此时通过小切口在重睑下缘进行皮下游离,可有效降低形成多层重睑的风险。通过该手术方式可显著淡化原重睑褶皱,但应告知求美者术后有可能因原切口瘢痕组织增生而出现上睑臃肿。

第三种方法联合上述方法修复重睑过窄,适用于重睑褶皱过窄合并上睑皮肤冗余的求美者。

## 重睑线过高

在东方文化中,宽大的重睑常给人一种敌意和有侵略性的感觉。重睑线过高多伴有睑板凹陷,求美者常不满其外观夸张、瘢痕明显、睫毛过度上翻,以及眼睑臃肿的表现。上睑皮肤与上睑提肌之间的粘连可阻碍上睑提肌的运动,从而出现轻度的上睑下垂。

### 原因

重睑线过高的原因涉及皮肤切口设计、固定位置、切除皮肤范围、粘连形成、上睑下垂、眼球凹陷等方面。其中,皮肤切口设计过高是最常见的原因。重睑下缘固定位置过高和过多去除上睑皮肤都可导致上睑外翻。针对眼睑下垂,在行重睑术治疗时往往会设计较宽的重睑线,但这种方法并没有去除导致眼睑下垂的真正病因(图18.9)。

最常见的是重睑褶皱过高、过深,易伴有眼睑外翻。有时,求美者的重睑褶皱可出现深浅不一的情况(如重睑皱褶在内侧部位较深,而在中间位置较浅)[4]。

### 修复方法

与其他并发症一样,重睑线过高需要对症处理,去除病因。一般来说,重睑修复术常包括开放式重睑术和皮肤切除。皮肤切除的上缘位于原重睑线,下缘为标记的新重睑褶皱线。如果上睑没有臃肿和皮肤冗赘,那么在术中无须切除过多皮肤。降低重睑线需在重睑上缘的腱膜浅层或眶隔前进行游离。因其位置较深,

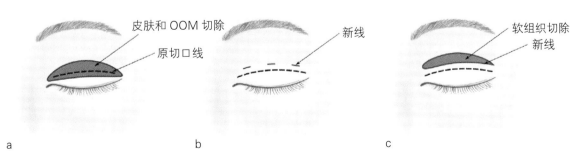

图18.8 纠正重睑过窄的方法。(a)去除原切口处部分重睑上缘皮肤和眼轮匝肌(OOM)。(b)在原重睑线上方通过埋线法或小切口法做新的重睑线。(c)联合a和b两种方法,同时沿原切口处去除部分软组织

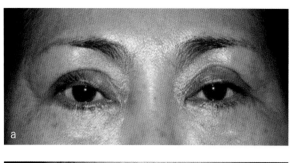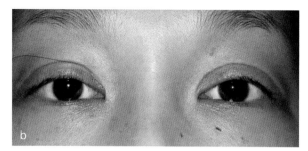
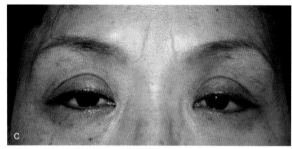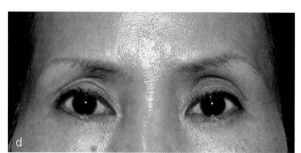

图 18.9　重睑线过高的原因。（a）切口设计过高。（b）重睑褶皱过高。（c）上睑下垂。（d）眼睑凹陷

在腱膜浅层进行游离有助于降低发生粘连的风险。在重睑修复术中，常规进行深层的皮肤游离，有利于术中处理上睑提肌，同时也有引起上睑提肌腱膜损伤和上睑下垂的风险。在眶隔前进行游离，可有效降低损伤上睑提肌筋膜的风险，但术后易出现三重睑。

合并重睑过深时，术后重睑线过深纠正效果可能不佳，需要在上缘深层平面进行游离，甚至联合皮下游离。在这种情况下，下缘有可能也是导致重睑线过深的原因，同样应进行皮下游离，并将下缘皮瓣固定在相对合适的高度。如果合并睑外翻，通过该处理一样可以得到较好的效果。

重睑线过高但深度合适时，可以行开放式重睑修复术。合并重睑线过浅时，也可通过类似的方法来形成自然的重睑线。即使褶皱完全消失，下缘皮瓣仍可能粘连严重，应行粘连松解术。如果下缘皮瓣无粘连，则下缘皮瓣应具有足够的松弛度，以允许在合适高度处固定[1]。

**重睑过高修复失败原因**

重睑过高修复术后两个常见问题是睑外翻和形成多层重睑。对于并没有掌握修复术的基本原则——粘连形成——的外科医生来说，修复失败率非常高。失败的最基本原因是在原重睑切口周围未进行充分的皮下游离，或由于游离后的再次粘连。

粘连松解不彻底或重新形成可导致眼睑外翻，并引起重睑线高度改变和上睑活动障碍。闭眼时重睑线将处于合适高度，但睁眼时却处于较高位，原因是皮肤在睑外翻处形成粘连。

修复术后也可形成多层重睑。在重睑修复后的求美者中，褶皱线体现了第一次和第二次手术的重睑固定位置，理想的褶皱线在下方，但首次手术形成的较高重睑线再现将形成多层重睑。即使术中彻底松解粘连，术后眼睑皮肤下层亦会形成粘连。形成三重睑较为常见，在接下来的内容中将会对此进行探讨。

为了防止修复术后出现并发症，术者需保留足够的组织容量，彻底松解皮下粘连并防止

其再发生。为达到以上目的,建议注意以下几点:

1.切除皮肤,残留瘢痕可加强上缘皮瓣(图18.10)。

2.如果上缘皮瓣缺乏足够软组织,将眶隔脂肪移至上缘皮瓣下以增加其软组织量,并可在眼轮匝肌和上睑提肌之间形成一层滑动膜。后者可有效防止术后再粘连的发生(图18.11)。

3.通过同样方法,眼轮匝肌也用做插入皮瓣(图18.12)。

4.如果眶隔脂肪和眼轮匝肌量不足,结缔组织皮瓣也可用于容量填充,脂肪移植、微粒脂肪注射等可作为增加容量的选择,同时可有

效降低再粘连风险。

5.缝合切口后,缝针穿过新褶皱下面的皮肤和眼轮匝肌,然后穿过上皮瓣的眼轮匝肌和皮肤,将皮肤和眼轮匝肌再次缝合,形成的重睑上缘,增加了原手术部位的皮肤向内折的抵抗力,并使前、后两层分开(图18.13)。

6.用 DuoDERM(ConvaTec)辅料和胶布贴在重睑上缘,作用相当于夹板,来增加重睑上缘、下缘的折叠阻力(图18.14)。

7.如果因粘连严重而使睑外翻矫正困难,那么术后注射或涂抹类固醇激素可能会起到缓解作用。

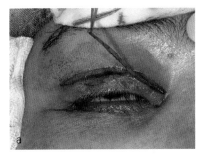
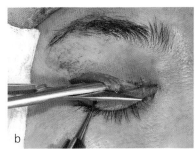
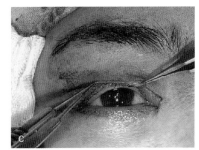
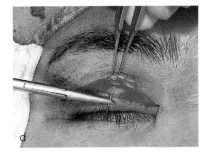

图18.10 重睑过高的纠正。(a)切除原切口至新的低位切口之间的皮肤。仅切除皮肤,而不切除原瘢痕组织。(b)在腱膜前行粘连松解术。(c)固定上缘皮瓣,确认粘连松解完毕。如果仍有睑外翻,则在下缘皮瓣进行分离。(d)将下缘皮瓣固定于较原位点低处,缝合皮肤

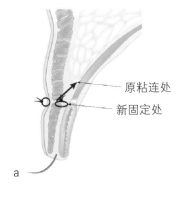
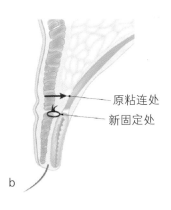

图18.11 重睑线过高修复失败的原因。(a)如果原粘连没有彻底松解,因向上牵拉下缘皮瓣和粘连可致眼睑外翻。(b)原粘连处再次粘连可导致术后多层重睑

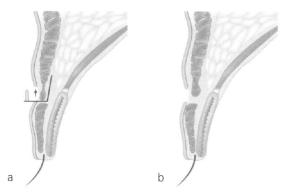

图 18.12　仅去除皮肤。将切除的眼轮匝肌和瘢痕组织作为插入皮瓣，用于增加上缘皮瓣的容积

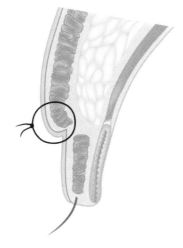

图 18.13　多层重睑的修复与预防。将皮肤与眼轮匝肌一起缝合固定成束状结构，防止再粘连

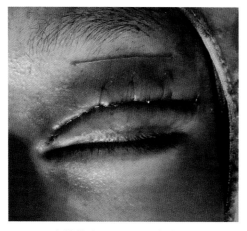

图 18.14　用自粘带或 DuoDERM 辅料贴在重睑上缘，增加重睑上层皮瓣下缘的抗折叠力

8. 去除过多皮肤可引起术后重睑线过低，牵拉睑板而造成睑外翻。为了防止出现睑外翻，在缝合固定过程中将重睑下缘部分固定于睑板上，这样可以有效减少向上的拉力（图 18.15）。

9. 缺少皮肤时，可以通过游离约 2 mm 的重睑上缘皮肤可得到部分代偿。

**局部重睑线过高或线型不满意**

仅在局部进行调整是处理局部重睑线过高的求美者时最常见的错误。例如，仅对内侧部分进行调整，会使得重睑线扭曲、不平滑，同时术后也会引起重睑线外侧高于内侧，也可能会引起内侧部分形成三重睑。

部分重睑线过高的修复方法和整体重睑线过高修复方法原则一样：去除皮肤，松解粘连和固定，新形成的褶皱线可与原褶皱线部分重叠。

**眼睑臃肿**

眼睑臃肿多伴随重睑线过高，常被描述为"香肠眼"，多见于重睑术后睑板前残留大量软组织的情况。术前多表现为皮肤和眼轮匝肌过厚。对有这些特征的求美者，应设计较低的重睑线以降低眼睑臃肿的风险。

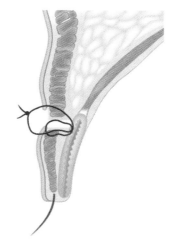

图 18.15　为防止因皮肤量不足所致的睑外翻，可在缝合过程中将重睑下缘部分固定于睑板

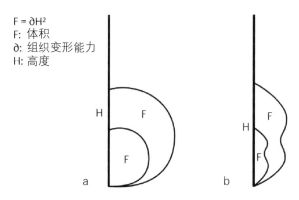

$F = \partial H^2$
F: 体积
∂: 组织变形能力
H: 高度

图 18.16 睑板前软组织的高度与体积的关系，体积与高度的平方成正比。变量 σ 放大了不同人眼皮的差异，如皮肤厚度和眼轮匝肌的体积。（a）容易形成眼睑臃肿的眼睑示意图。（b）不容易形成眼睑臃肿的示意图

眼睑臃肿和睑板前软组织高度的平方成正比，意味着睑板前软组织高度的轻微改变将会导致眼睑组织容积的巨大变化（图 18.16）。例如，将眼睑褶皱线高度从 4 mm 变成 3 mm，那么睁眼时容量减少约 50%（9/16）。

一个错误的观念认为眼睑臃肿可以通过去除眼睑内容物——眼轮匝肌来纠正。这种方法行不通，原因有以下几点：①去除的组织最终由纤维结缔组织代替；②纤维组织在睁眼时干扰重睑线的高度，其弹性的降低导致眼睑臃肿；③表现眼睑臃肿的软组织位于眼睑最下面 2~4 mm，因为邻近睫毛毛囊和动脉边缘，所以去除该部位软组织极其困难。

为了减少眼睑内软组织总量，必须认识到之前提到的重睑线高度—容量关系。一旦明白了两者之间的关系，那么修复术主要通过降低重睑褶皱线高度，减少睑前软组织的高度和总容量来达到手术目的。

## 重睑不对称

根据临床观察，造成术后重睑不对称的原因主要有两个：手术医生经验不足；术前检查不仔细，术前未能发现存在的双侧眼睑不对称。充分完备的术前检查包括眼裂宽度、眼睑皮肤冗赘程度、眉的高度和睫毛是否均匀等。

医生技术原因引起的双侧重睑线不对称较为少见。手术需有条理地进行操作，因为切口设计、去除软组织量和固定位置的细微差别都可导致术后的显著差异。

导致不对称的因素有单侧眼睑下垂，双侧眼睑松弛程度不同，眉高度，褶皱高度和形态。受术者对重睑高度的不同比对眼裂高度的不同更敏感。眼睑下垂应在行重睑术前予以纠正，但如果下垂程度差异很小并且求美者并不愿意行眼睑下垂的治疗，则重睑切口在眼睑下垂处应稍低。

眼睑皮肤冗赘需要通过切除部分皮肤进行纠正。切除皮肤时，一定要调整切口下缘，从而使两侧重睑高度一致。通过调整重睑高度来使两侧对称的方法并不可取，因为操作困难且效果不佳。即使在平视时重睑皱褶的高度看上去相同，但是向下或向上看时也会出现两侧不对称，皮肤冗赘侧的眼睑向下看时会更加明显。

任何情况下的双侧眉不对称的情况都应在术前或术中纠正，但是当求美者不想增加其他额外的手术，或在不对称并不明显情况下，于眉稍高侧切除部分皮肤也可起到一定的效果。

当双侧眼裂较原来增大时，轻微的差别不易发现。这种情况往往被忽视，或者被认为是单侧眼睑下垂；如果发现两侧重睑褶皱不对称时，应用钝针模拟相同的皱褶宽度再左右对比。手术应不要被假象迷惑，设计重睑褶皱并在相同的高度进行手术。

## 多层重睑（"三眼皮"）

形成多层重睑（"三眼皮"）的原因有很多，并可归为以下内容（图 18.17）。

原发性（生理性）多层重睑见于之前没有

相关手术史的求美者，因软组织（真皮或深层脂肪）缺失所致，在原"双眼皮"上自然形成一条凹陷皱褶。这种情况是随着眼睑凹陷而逐渐形成的。一般来说，"三眼皮"多见于年龄稍大的成人以及短期内体重下降过快的人。

继发性多层重睑是由重睑手术造成的。去除过多的上睑软组织导致粘连形成，在手术切口上方因牵拉而再形成一条重睑线。去除眼轮匝肌—脂肪复合体也可导致多层重睑。去除睑板前或提肌腱膜前软组织易于形成眼睑褶皱，但是应避免在重睑线上方去除软组织，以防止形成多层重睑（图18.18，图18.19）。

再发性重睑多见于因重睑褶皱过高、睑外翻，或眼睑后缩等行手术治疗后，术后因皮下粘连牵拉形成第三层皱褶（图18.20，图18.21）。

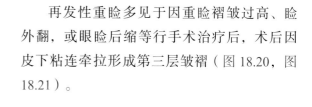

a

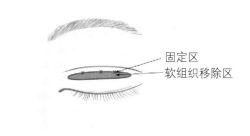

b

图18.19 去除软组织和固定区。（a）固定点位于去除软组织区最高点。（b）固定点在去除软组织区下方时，易形成多层重睑

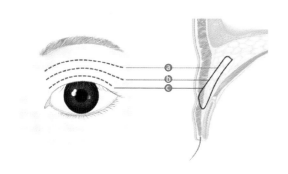

图18.17 形成多层皱褶的潜在原因与相应的额外褶皱的高度。（a）眶隔脂肪去除过多或不足。（b）结缔组织或眼轮匝肌—脂肪复合体（ROOF）去除过多。（c）眼轮匝肌去除过多

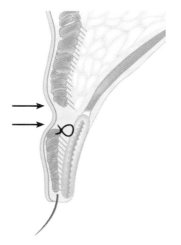

图18.18 切除结缔组织形成多层重睑。在重睑上缘去除眼轮匝肌（上箭头）导致多层重睑，尤其是去除眼轮匝肌离固定点（下箭头）较远时

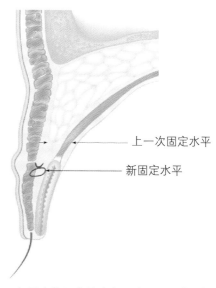

图18.20 如果高位固定缝合点下移，那么在原缝合区易形成额外的褶皱而形成多层重睑

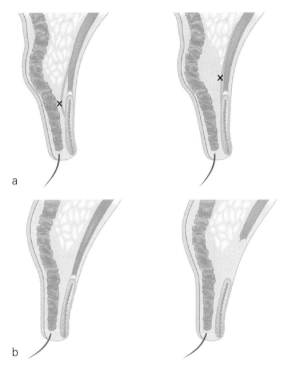

图 18.21　缺少固定导致多层重睑形成。（a）上睑下垂矫正后固定点下移，有防止多层皱褶形成的作用。（b）另一方面，在纠正睑回缩的过程中，上睑提肌回缩导致的固定点缺少，也易形成多层重睑

如果形成的多余的重睑较浅时，可以通过脂肪填充来纠正，并能防止褶皱的进一步加深。如果是由于小的粘连形成的，可以用 18G 的针头进行皮下分离。多数情况下，开放入路可以更精细地松解粘连，并防止术后再粘连的发生。

在上睑提肌和眶隔筋膜之间进行游离重睑上缘，通常可以松解形成额外皱褶的粘连。如果无效，应该通过眼轮匝肌与眶隔之间的空隙对前、后方组织进行进一步分离，范围应该更大并稍向上方。将眶隔脂肪和隔膜向下移位至眼轮匝肌和上睑提肌间，能有效预防再粘连的发生。重睑上缘的眼轮匝肌及其筋膜从原先位置降至睑板处（图 18.22）。

防止粘连的另一个方法是将重睑处的眼轮匝肌和皮肤一起缝合固定。缝针穿过褶皱下的皮肤和眼轮匝肌，在褶皱上穿过眼轮匝肌和皮肤，使皮肤和眼轮匝肌形成一种束状结构（图 18.13）。

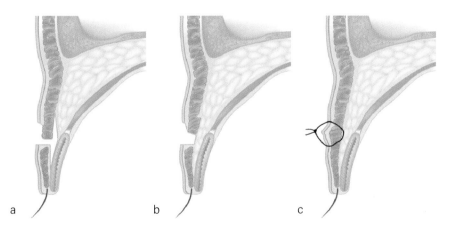

图 18.22　多层重睑的治疗与预防。（a）如果在重睑上缘的上睑提肌和眶隔筋膜之间进行游离不能有效纠正多层重睑，眼轮匝肌与眶隔之间的空隙应被广泛分离并轻度向上分离，以便对内、外层进一步进行分离。（b）通过将眶隔脂肪和隔膜向下移位至眼轮匝肌和上睑提肌间，能有效预防再粘连。（c）将眼轮匝肌及其筋膜从原先附着的位置降至睑板处

术后眼睑下垂和多层重睑可同时存在。此时，早期治疗眼睑下垂可有效分开粘连处，防止多层重睑形成[5]。

### 眼睑凹陷 / 生理性 "三眼皮"

眼睑凹陷常见于眶隔脂肪或软组织缺失，表浅与深层组织的粘连一般不易形成重睑凹陷。因此，重睑凹陷可以被视为一种临床症状。重睑凹陷的治疗与生理性"三眼皮"治疗方法相似。

软组织的容量丢失可以通过脂肪注射、真皮脂肪移植或肌肉筋膜等软组织来填充（图18.23，图18.24）。在皮下层和眼轮匝肌层进行脂肪注射，可出现局部凹凸不平，在眼轮匝肌和眶隔之间进行脂肪微注射可有效避免上述现象，但是有损伤上睑提肌的风险而导致上睑下垂。将移植脂肪注入眼轮匝肌和脂肪之间，也可引起暂时性上睑下垂，原因可能是因为重量增加。将脂肪注射在骨膜上可以有效降低发生上睑下垂的风险，并且可以起到上提上睑、扩大眼裂的作用。在此处注射可保护上睑提肌不受损伤，同时可减少上睑提肌的负重。

将脂肪注射入眼轮匝肌可引起皮肤与浅表组织的粘连从而导致多层重睑的形成。多数情况下，因在该处注射可引起眼睑皮肤凹凸不平

而使用较少。如果在小切口下可以看到眶隔，则可以将脂肪注入眶隔下。移植脂肪成活率相对较高，并在闭眼时不会出现包块。但是这种方法因掌握相对困难，临床并不常用。

### 上睑下垂

术后早期上睑肿胀可引起暂时性的轻中度上睑下垂。但是如果消肿后仍有中到重度上睑下垂时，医生应警惕损伤上睑提肌的风险（图18.25）。

上睑提肌损伤最常见的部位是上睑提肌腱膜与睑板上缘连接处。去除睑板上缘软组织、固定皮肤与睑板时，在睑板上缘易误伤上睑提肌腱膜—睑板结合点，但在术后早期由于上睑肿胀和Müller肌的代偿而不易发现。数年后，在没有上睑提肌作用下，由于Müller肌的失代

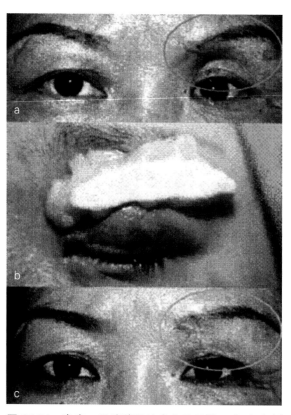

图18.24 真皮—脂肪移植治疗上睑凹陷。（a）左侧上睑凹陷。（b）术中可见真皮—脂肪移植物。（c）术后，上睑凹陷得到纠正

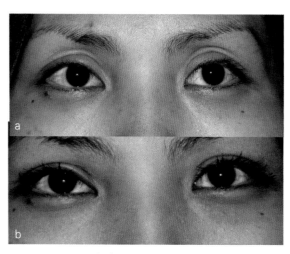

图18.23 （a）术前的上睑凹陷。（b）通过微脂肪注射治疗后的效果

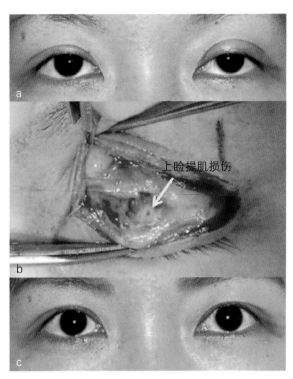

图 18.25　上睑下垂的治疗。（a）因重睑术引起上睑下垂和重睑线过高。（b）术中发现睑板与受损的上睑提肌分离。（c）修复后双眼形态

偿而出现睁眼困难。重睑术后发生迟发性上睑下垂多见于术后 10 年以上。

为此，对老年求美者进行双侧上睑提肌肌力测试非常重要。通过眉上提可代偿轻微的上睑下垂，如先前所讨论的那样，忽略术前单侧的上睑下垂症状可能在术后造成双侧重睑不对称。在中老年人中，区别上睑下垂（上睑提肌因素）和皮肤松弛至关重要。

一旦确诊上睑提肌损伤，医生应该开始考虑需要提升的组织和如何修复。提升会拉伸上睑提肌或 Müller 肌，重要的是评估全厚提肌的张力。对受损组织应该在折叠最小的情况下进行缝合，避免 Müller 肌被过度拉伸。如果损伤仅由眶隔部的粘连所致，松解粘连、释放上睑提肌即可[4, 6]。

在医源性上睑下垂求美者中，求美者必须在术前清楚理解手术的目的和局限性。手术的主要目的是为了保证外形的自然和对称，但是，上睑提肌可能发生纤维化而导致运动受限，那么术后眼睑后缩和眼裂闭合不全等症状将持续存在。

### 眼睑褶皱去除术

医生有义务告知求美者眼睑褶皱去除术的风险，并使求美者明白其利弊。首先，切除重睑后将留下一道明显的瘢痕，即使在睁眼时也一直存在；其次，随年龄增长，重睑皱褶也可能会再次出现；最后，瘢痕组织、移植脂肪、脂肪移位和眶隔下移所致的粘连可以导致重睑褶皱的出现和臃肿感[6]。

由于这些潜在的手术风险，更推荐行眼睑内折叠（内双）代替完全去除重睑。内双与重睑过高修复术的切口相似，将形成重睑褶皱的粘连处松解，眶隔脂肪填充松解处防止再次形成粘连。皮肤缝合会达到使睑缘外翻的效果。切口处包扎 1 周以上。

## ■ 技术要点

1. 为防止重睑褶皱消失，在上睑提肌与真皮间进行缝合，打结时应尽可能减少软组织损伤。

2. 重睑过高修复应在上睑提肌腱膜前和眶隔隔膜前进行分离，尽量避免损伤 Müller 肌和上睑提肌，形成多层重睑的可能性低。

3. 多层重睑的预防和修复方法相同：必须分别剥离重睑前、后两层，包括将眶脂置于两层之间，防止其再次发生粘连。

## ■ 实际案例

### 案例 1：多层重睑合并上睑下垂

49 岁女性求美者，11 年前行重睑成形术，

3 个月前右侧出现多层重睑。求美者行上睑修复术进行纠正，但术后没有改善并立即出现睑下垂，使重睑线失去自然形态。术前检查发现求美者右侧上睑下垂部分覆盖瞳孔（图 18.26a），两侧 MRDs 相差约 2 mm。

求美者同意通过切开法行右侧上睑下垂修复术，多层重睑通过粘连松解来处理，并将脂肪填充在松解区防止再次形成粘连。将真皮—眼轮匝肌缝合固定在一起形成类似束状的结构，以防止形成新的褶皱。使用 DuoDERM 固定重睑，以防止皮肤向内折叠。多层重睑修复术后 6 个月照片可见双侧上睑多层重睑得到矫正，上睑缘基本对称（图 18.26b）。

### 案例 2：多层重睑合并上睑凹陷

46 岁女性，接受过多次上睑和下睑眼睑成形术并出现多种并发症。重睑术后 3 个月，并发症主要为右上睑重睑线过高。术后 2 周时行

修复术，但结果不理想。检查发现右上睑有明显的多层重睑和上睑下垂，左上睑重睑线过深而显得不自然（图 18.27a）。

最佳的治疗方案是尽早解决右侧眼睑功能问题，而左眼可过段时间再处理。术中探查发现右侧上睑提肌与睑板之间并没有连接。松解导致多层重睑的粘连，并将眶隔脂肪移至两者之间。使用 DuoDERM CGF 固定重睑，关闭切口。手术效果满意，眼睑下垂得到纠正，多层重睑也没有再出现。6 个月后对左侧上睑重睑过深和睑外翻行手术进行修复（图 18.27b）。

### ■ 小结

尽管本章因篇幅所限无法对重睑术后各种并发症进行全面详细的讨论，但处理这些并发症时必须坚持整形外科的基本原则。其中，首要原则就是要清楚眼睑的解剖结构及其功能，

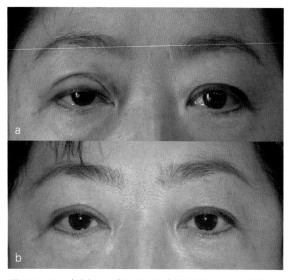

图 18.26 案例 1。多层重睑合并眼睑下垂的修复。（a）49 岁女性求美者，行上睑成形翻修术后出现同心圆样重睑、右侧上睑下垂，重睑线失去自然形态。之后接受了上睑粘连松解、前后层间眶隔脂肪间置，用眼轮匝肌形成皮下束状结构，增强新建立的褶皱处的抗折叠能力。（b）术后 6 个月可见双侧多层重睑消失，双上睑基本对称

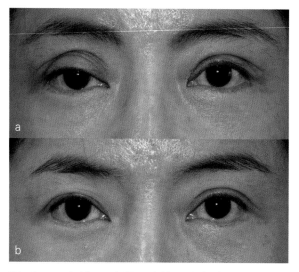

图 18.27 案例 2。多层重睑并重睑线过深。（a）46 岁女性求美者，接受了多次上睑和下睑眼睑成形术，术后右眼出现重睑线过高、多层重睑和睑下垂，合并重睑线过深和轻度睑外翻。对右上睑行粘连松解，将内侧眶隔脂肪间置于前、后两层之间。右眼术后 6 个月对左上睑重睑线过深和轻度睑外翻进行处理。（b）术后 6 个月观，可见原有问题均得到解决

其次是去除导致上次手术后并发症的术后组织改变，最后是在避免出错的情况下再次进行上次手术的操作。

## 参考文献

1. Kim YW, Park HJ, Kim S. Secondary correction of unsatisfactory blepharoplasty: removing multilaminated septal structures and grafting of preaponeurotic fat. Plast Reconstr Surg 2000; 106(6): 1399-1404, discussion 1405-1406

2. Chen WP. The concept of a glide zone as it relates to upper lid crease, lid fold, and application in upper blepharoplasty. Plast Reconstr Surg 2007;119(1):379-386

3. Kim YW, Park HJ, Kim S. Revision of unfavorable double eyelid operation by repositioning of preaponeurotic fat. J Korean Soc Plast Reconstr Surg 2000;27(2):99-104

4. Cho IC. The Art of Blepharoplasty. Seoul, South Korea: Koonja Publishing; 2013:84-124

5. Lew DH, Kang JH, Cho IC. Surgical correction of multiple upper eyelid folds in East Asians. Plast Reconstr Surg 2011;127(3):1323-1331

6. Chang SH, Chen WP, Cho IC, Ahn TJ. Comprehensive review of Asian cosmetic upper eyelid oculoplastic surgery: Asian blepharoplasty and the like. Arch Aesthetic Plast Surg 2014;20(3): 129-139

# IV

# 面部骨手术

# 19 颧骨降低术

Sanghoon Park，Jihyuck Lee

**精 要**

- 颧骨降低术的目标是减少面部宽度，从而将扁平的方脸变为有立体感的、圆润的女性化脸型。
- 需要测量的关键变量是颧骨间距与体积、颧骨体的位置。术中要决定颧骨体的截骨量。
- 颧骨体和颧弓通常向内后方移动，有时也会向上移动。术前应认真测量颧骨最高点和手术计划达到的理想位置点。
- 颧骨降低需要考虑全面部轮廓，包括下颌角、面部高度。尤其对于长脸的案例，要

  警惕手术会使面部显得更长。
- 降低颧骨可以单独进行，也可以与下颌角截骨成形、颏部成形、额颞部充填等同时进行。
- 颧骨降低要充分考虑软组织因素，面颊部脂肪肥厚的案例可能会有面型改善不明显、颊部下垂等问题。
- 可能会导致明显的面部软组织下垂的 5 个因素：①超过 40 岁，②面颊部肥厚，③皮肤薄而松弛，④颌颈线不明显，⑤鼻唇沟深。

## ■ 引言

与欧洲人相比，亚洲人的面部轮廓显得短而宽，颧骨突出、下颌角肥大和短颏等一起形成了四方面型，而不是椭圆脸型。从下方看，偏平的中面部和宽大的颧骨也构成了四方面型。这些面部特征构成了蒙古人种的面型(短颅型)。而高加索人种则是面部修长，中面部突出，形成长颅型（图 19.1）。美学标准本来因文化和种族的不同而存在差异，但是在全球化背景下，亚洲人的审美观点受到高加索人的影响，导致亚洲人也偏爱修长而有立体感的面型。

由于人种特点和美学标准的冲突，有很多亚洲人期望改变面型。在东亚的中、日、韩等国，面部轮廓整形手术已经很普及，很多人期望把面型变得修长而具有流线型。目前，这种需求

已经扩展到其他亚洲国家，直至西亚。

然而，把亚洲人的蒙古人面型改成高加索人的面型也并不能带来满意的效果，因为亚洲人还是具有不同的审美观点和文化背景的。例如，在西方国家，突出的下颌角被认为是年轻的标志，但亚洲女性的下颌角突出会被认为是严厉刻薄的象征。因此，手术医师在术前应认真了解亚洲人做颧骨降低的求美目的和手术要求。

要求做颧骨降低的求美者希望得到长椭圆、鸭蛋形的正面观。短颅型的面型往往有扁平的额部和中面部，构成四方形。她们期望面部更具立体感，颧骨突出给人以"强壮""有攻击性""年龄大""疲劳""男性化"的印象，她们期望改变为"柔和""年轻""女性化"的面型。

颧骨降低术的目标如下：

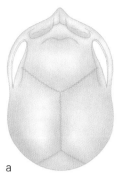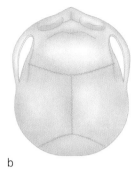

图 19.1 颧骨平面的骨性颅面形态。（a）高加索人头颅和（b）亚洲人头颅的比较

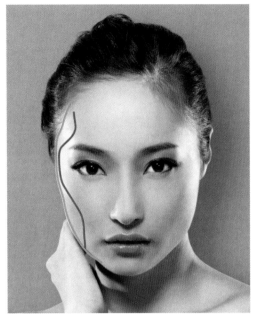

图 19.2 前后面部轮廓线。前面部轮廓线为颞部、颧骨体、面颊部到下颌骨体的连线（红线）。后面部轮廓线为颞部、颧弓、下颌角到颏部的连线（蓝线）。如果前轮廓线太弯曲，会给人一种"强势""冒犯""年老""疲惫""健壮"的印象。后轮廓线反映面部宽度和大小

1.缩小面部宽度，形成修长面型。颧骨降低术的首要目标是形成窄而修长的面型。通常面部宽度是由连接两侧颞下颌关节的颧骨间的宽度决定的。当颧骨体过度增大时，仅仅减少颧弓宽度不足以改善四方脸型。因此，配合缩短颧骨体和颧弓就很重要。

2. 将四方扁平面型变得具有立体感。即使面部宽度减小，面部可能仍然呈现四方形。亚洲人有眶下区扁平的特点[1]，从下向上看时，将突出的颧骨降低后会造成眶下区与颧弓间形成 90° 的夹角，面部会显得扁平而缺乏深度，甚至会显得比原来更宽。因此，通过截骨改变颧骨体的形态和位置时，需要同时让中面部突出而饱满，令面部更有立体感和年轻化。

3.获得年轻化和女性化的流畅面部轮廓线。当颧骨向外突出时，颞—颧—颊—下颌的连线将呈现一个凹凸不平的形态（图 19.2）。在西方，突出的颧骨是年轻貌美的特征；而在亚洲，突出的颧骨却被认为是顽固、男性化等令人不悦的特征，高颧骨在亚洲文化中不是理想的外貌。因此，需要降低颧骨使面部变为柔和的女性化外观。超过 35 岁的人由于面部软组织减少，皮肤下垂，颞部和颊部凹陷，表现衰老和疲惫的外貌。脂肪注射充填这些凹陷区是比较简单的操作，但是只适合部分颧骨颧弓不太高、颞部和面颊部凹陷的求美者，并且脂肪充填需要多

次进行。对于期望面部更年轻、柔和、女性化的中年女性来说，颧骨降低术是个比较好的选择。

## ■ 求美者评估

在评估求美者存在的问题和制订手术方案时，直接查体测量是最重要的手段。除了临床照片外，还应进行 X 线检查，包括头颅正位、侧位，颅底位、Water 位片等；CT 扫描三维重建对于评估颧骨复合体的形态也很重要。

需要测量的关键数据是颧骨体的体积和位置，以及颧骨间距。颧骨的体积决定了术中截骨量，如果颧骨体积较大，截骨去除骨质的宽度就要更大。但是过度截骨会导致面部更宽扁，因此，必须保证颧骨在前后轴和水平面都有合

适的体积。

确认颧骨体的位置需要测量其最外侧缘（颧弓）和最突起处。颧弓与颞部和面颊部相连，如果颧骨体较大、颧弓较宽，单纯颧骨体截骨降低达不到理想的效果。为了缩小面中部的宽度，常需要同时行颧弓截骨降低。

最大颧骨突出点（MMP）是颧骨复合体外侧轮廓最突出的点。如果颧骨体降低是通过削骨或在 MMP 侧面截骨进行的，该点不会发生变化。但是颧骨体外侧缘缩窄，会导致不自然的方盒状的颧骨。如前所述，颧骨缩小术目的不是切除突出，因此合适的突出和 MMP 的形态是术后效果良好的关键。需要标记 MMP 点，术者应决定如何移动该点。内侧复位和截骨的量与前面部宽度密切相关。

理想的 MMP 位置可能会因为种族不同而有所不同，以下两个简单方法可用来确定 MMP 的合适位置（图 19.3）。

1. Hinderer 分析：MMP 由两条线的交叉点确定：第一条线连接外眦和口角，第二条线连接鼻翼基底和耳屏。新的 MMP 位置位于交叉点的外上象限[2]。

2. Wilkinson 分析：一条线从外眦垂直向下连接下颌骨下缘。MMP 位于外眦至下颌角的

1/3 处[3]。

一旦完成颧骨体手术变量的评估，随后需要测量颧骨间距，以及所需的颧弓内推量，这对于缩小面部宽度非常关键。颧弓的后侧基底部需要仔细磨削，避免形成台阶状。如果颧骨体过度降低，颧弓会变扁平，形成方形脸。为了形成圆润的中面部轮廓，颧骨体和颧弓降低需要相互协调平衡。

术中需要考虑很多因素，应当通过上述的评估在术前确定。颧骨体的变量是：①截骨量，②内推量，③后退量，④前／后定位。颧弓的变量是颧弓内推量和关节结节后面区域的削骨量。

面部软组织是颧骨降低术的重要美学部分，术前和术中均需要仔细评估。如果求美者皮肤菲薄、颊部脂肪少，术后的变化会比较明显，软组织下垂的概率较低，这样的求美者适合行颧骨降低术。但是，如果存在骨性台阶，无论是目视可见还是可触及，尤其在眶周，截骨时应尽量使其平缓过渡。如果求美者颊部脂肪较多，或皮肤较厚，就存在颊部位下垂的风险。术前应告知求美者颊部位下垂的可能，术中采取辅助措施，包括脂肪抽吸或面部提升。如果求美者颊脂肪垫较厚，颧骨体需要轻微过度修

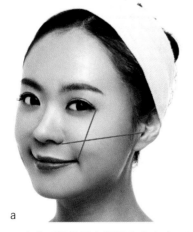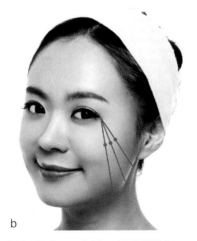

图 19.3　确定理想的最大颧骨突出点（MMP）。（a）Hinderer 分析。（b）Wilkinson 分析

整，以避免修整不足。

面部整体形状，包括下颌突出度和面部长度都需要考虑（图 19.4）。可以单独实施颧骨降低术，或联合下颌角缩小术。如果求美者下颌骨突出明显，只做颧骨缩小术可能无法平衡下颌角和颧骨，建议联合下颌角缩小术。如果求美者面部较长、颧骨突出，两侧颧骨间距缩短会使面部显得更窄，形成"黄瓜脸"。这种情况的重点在于颧骨体的后退而不是颧骨体和颧弓的内推，以形成柔和的面部轮廓。

## ■ 手术技术

颧骨降低术的手术技术和方法由 Onizuka 等[4]在 1983 年创建，他们采用了从口内切口

对颧骨突出部分进行凿削。目前已经形成了不同的手术技术，如削骨、颧弓不完全骨折[5]和颧骨体截骨[2, 6~9]。削骨是最简单和最直接的方法，可用于颧骨体的局部突出。然而，颧骨体削骨可能会暴露松质骨，导致骨吸收和术后外形不规则[10]。此外，此种方法切除的骨量有限，不能用于对整个颧骨体进行削骨。因为颧弓较薄，不能在颧弓部位削骨来缩短整个面部宽度[11]。不完全骨折技术[5]能够降低颧弓，通常在颧弓部位进行截骨，不完全切断，以维持骨膜的连续（青枝骨折）[10]并将颧弓向中间推。此方法的主要优点是简单快速。然而，其风险是颧弓的不完全骨折不能完全控制，对于明显突出的颧骨体作用有限。

颧骨体的 L 形截骨适用于颧骨体突出和宽颧弓导致的中到重度的颧骨突出。在颧骨体的前部进行 L 形截骨，在颧弓的后部进行截骨。根据需要去除或不去除骨质[6]，将颧骨移动到理想位置，用钉板固定。L 形截骨技术能够改变颧骨体和颧弓，控制降低的程度和形状。因为求美者通常期望改变颧骨体和颧弓，L 形截骨是目前最常用的降低颧骨的方法（图 19.5）。

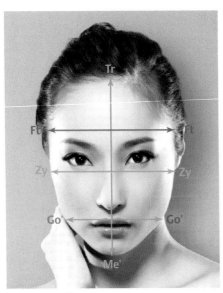

$$\frac{Zy - Zy}{Tr - Me'} = 70 - 75\%$$

$$\frac{Ft - Ft}{Zy - Zy} = 80 - 85\%$$

$$\frac{Go' - Go'}{Zy - Zy} = 70 - 75\%$$

图 19.4 评估面部的协调性。需要考虑中面部宽度（Zy–Zy）和下面部宽度（Go'–Go'）之间的协调性、中面部宽度和上面部宽度（Ft–Ft）之间的协调性。高度和宽度（Tr–Me'）的比例应该协调

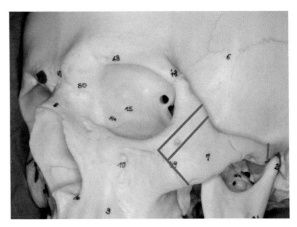

图 19.5 颧骨缩小术的切除设计。在颧骨隆凸部位标记一个倒置的 L 形截骨线。第二条线与第一条线平行，位于侧面，代表要切除的骨条。后方的骨切除点位于耳屏前 2~3 cm

颧骨降低术可以简单分为两类：口外入路（冠状切口、颞侧位切口、耳前切口）和口内入路。口外和口内入路各有优点和缺点[11]。

颧骨降低术由治疗颧骨骨折发展而来，最先使用冠状切口来显露整个颧骨体和颧弓。但是，此种方法手术时间较长，可能造成出血和明显瘢痕。口内法的优势有瘢痕隐蔽、出血少和手术时间短；然而，手术显露有限，截骨困难，固定空间有限，并有损伤眶下神经的风险。副作用包括广泛剥离和容量减小导致的颊部下垂，可以通过减少剥离来避免。截骨部位需要坚固内固定，术后佩戴弹力套避免颊部下垂。口内法可以单独使用，但通常会联合耳前切口或颞侧切口，以缩小剥离面积，降低颊部下垂的可能性。

口内法是目前使用最广泛的方法，对于颧骨体和颧弓突出的求美者，从口内入路进行L形截骨的颧骨缩小术是最合适的。

### 麻醉和入路

所有求美者进行全麻，推荐经口气管插管，经鼻气管插管也可。在每侧上颌骨的唇颊侧做3 cm切口[7]，于骨膜下将软组织向上外侧提拉，在颧骨体、上颌窦前壁和眶缘下外侧区域进行剥离，并向上外侧延伸超过颧骨突出点，将部分颧大肌、颧骨皮肤韧带从骨性表面分离下来。

### 前部截骨术

在颧骨突出部位标记一条倒L形截骨线（图19.5）。这条线逐渐从眶缘外侧向中部延伸，到眶下孔下缘。注意截骨位置不能过低，低于颧弓从垂直方向变为水平方向的位置可能会造成颧骨体缩减体积不足。随后L形截骨的短支向颧骨—上颌骨支撑点转90°角，注意避免损伤眶内容物和眶下神经。在侧面画第二条

线与第一条线平行，两线之间代表要切除的骨条[12]。第二条线与第一条线的距离取决于颧骨体的宽度和求美者的需求。平行截骨的量越大，颧骨降低效果越明显，作者通常将宽度定为3~5 mm。L形截骨的短支必须足够高，以避开牙根。颧骨—翼状肌空间的剥离需要仔细，以避免伤及血管造成大出血和术后血肿。

用多枚拉钩显露术区，用往复锯自L形截骨的上外侧支开始切断，随后是上内侧支，最后是下横支，移除中间骨块。打磨截骨后的台阶，使颧骨表面平滑。

### 后部截骨术

显露颧弓后部，在皮肤表面标记面神经额支走行部位和颧弓。在耳屏前2~3 cm的鬓角里做一个约1 cm的垂直切口[12]，切口位于面神经额支走行部位的后方。剥离骨膜显露颧弓，用细的牵开器置于颧弓上后部，尽可能地向后牵拉，以保证截骨线位于颞下颌关节前方。用往复锯进行垂直截骨，截骨后颧骨可以移动，但仍与咬肌相连。另外，如有需要，截骨的远端可能需要适当打磨[12]。

### 固　定

截骨后的颧骨体和颧弓位于中后部，去掉了中间部分骨质。根据求美者期待的效果和术前计划，确定颧骨颧弓复合体的三维位置，保持骨折面的良好接触。依据截骨断端形成的台阶，将六孔微型钛板塑形后置入，用螺钉固定节段的前部，两孔或三孔微型钛板固定颧弓（图19.6）。颧骨颧弓复合体的定位是最关键的一步，最后的位置要根据术前、术中情况确定，以达到最理想的效果。同法行对侧手术，关闭口内切口和皮肤切口。

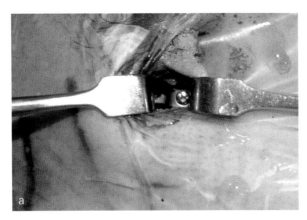
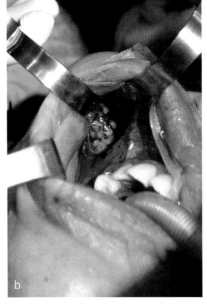

图 19.6 用两块微型钛板固定下颌复合体。（a）在颧弓使用预弯微型钛板。（b）在颧骨体使用微型钛板

## ■ 技术要点

### 截骨形状："I"形与"L"形

颧骨体截骨有两种方式：I 形截骨和 L 形截骨[11]。Baek 等[13] 将 I 形截骨描述为去除颧骨复合体的一种技术。截骨位于颧骨最突出部位的侧面，通常不包括颧骨突起。因为咬肌的牵拉，截骨部位可能下移。

L 形截骨由 I 形截骨演变而来，优势是包括了颧骨突起的部位，避免了截骨部位移动，因为下缘存在阻挡，咬肌不能将截骨部位向下牵拉[11]。而且，L 形截骨比 I 形截骨有更大的骨折接触面。从美容角度来看，L 形截骨的最大优势是能够减少颧骨体的宽度和重新定位 MMP 点。为了最大限度地降低颧骨，应使上截骨线尽可能地靠近眶缘，但是，需要注意避免损伤眶内和眶周结构。

### 骨切除与截骨

对于有特大颧骨体的求美者，如果只是将颧骨体重新定位，既不能使面部细长，也不能使中面部轮廓变平。因此，对于颧骨体显著突出的求美者，需要进行适当的截骨，以减少颧骨的体积。然而，截骨术有可能会形成骨性间隙，行截骨术应尽可能地在矢状面进行，尽量扩大截骨面的接触以避免形成骨性间隙。

### 矢量的转换

截骨后的颧骨复合体重新定位是颧骨降低术中最重要的一步。经过沟通和查体，手术医生应在术前确定 MMP 点。

如果求美者要求缩小面部的宽度，颧骨复合体需要向内侧移动；如果求美者要求改善突出的颧骨体，颧骨复合体需要向内后方移动，使颧骨体的降低比颧弓多。通过控制颧骨体和颧弓向内后方的移动，来获得协调平衡的面部轮廓。

### 固 定

采用不完全骨折方法进行颧骨降低术时，固定不是必需的。但是，行截骨术后必须进行坚固内固定。只有对颧骨体和颧弓进行坚固内固定，才能确保准确复位和稳定。如果截骨术后无坚固内固定，可能会发生矫正不足、不对称或复发，术者将无法控制颧骨复合体移动的准确程度和位置，会产生严重问题。坚固内固定对于避免骨不连和术后疼痛也非常关键。

截骨术后，对于颧骨体、眶缘和颧弓需要进行三点固定，以避免三维旋转。为了避免在眶缘有额外的切口，建议在颧骨复合体使用弓形钛板固定，能够避免三维旋转。

## ■ 并发症及其处理

### 软组织下垂

因为颧骨降低术涉及截骨和位置改变，因此，软组织下垂可能无法避免，需要在术中进行处理。位于下方的颧骨复合体或可移动的骨段是造成软组织下垂的主要原因，这可以通过坚固内固定来解决。

广泛剥离和软组织过多是导致软组织下垂的潜在因素。减少剥离和保留颧骨体的咬肌附着能够减轻软组织下垂。皮肤和软组织下垂的高风险因素包括：①年龄超过 40 岁，②颊部脂肪丰富，③皮肤较薄和松弛，④ 2 型下颌骨或下颌颈线不清，⑤鼻唇沟或面颊较深。对于这些高风险求美者，术前应向求美者解释颊部下垂的可能性，术中要特别注意仔细操作以避免发生软组织下垂。中面部提升、线性提升、颊脂肪垫去除和隆鼻有助于减轻或避免软组织下垂，可以分开或同时进行。

### 骨不连

骨不连是颧骨降低矫正不足和颊部下垂的根源之一，也是长期随访中导致不明原因疼痛的原因之一。虽然，影像学检查显示存在固定材料的破损和骨分离，但有时并不能发现明显的畸形愈合征象。常可见骨的部分分离，尤其是眶缘上外侧位置，但只要有超过三分之一的骨恢复连续性，就不被认为是骨不连。发生骨不连的可能原因包括：过度剥离骨膜，固定不牢固，过度活动（如咀嚼），肌肉牵拉和术后即刻创伤。可以先尝试保守治疗以减轻疼痛和矫正软组织凹陷。软组织凹陷可以通过注射脂肪来改善，但常会复发。为了防止注射后复发，可以在骨缝中置入 Medpor（Stryker）材料。手术指征包括：严重的周期性疼痛；美容问题，如存在明显的骨缝性间隙、不对称和颧骨颧弓复合体下垂。尽管在存在明显骨缺失时修复是十分困难的，但颧骨复合体重置的效果是比较理想的，可能会需要同时进行骨移植或补充异体材料。

### 眶下神经损伤和感觉异常

在颧骨降低过程中，可能损伤眶内容物、眶下神经和颞骨。为了避免损伤上述结构，必须时刻注意眼的位置[12]。过度牵拉是造成术后感觉异常的常见原因。如果钛钉、钛板过于接近眶下孔，也可能会造成感觉异常。

### 牙关紧闭

颧弓内移挤压颞肌，引起牙关紧闭。术后 1~2 个月会逐步改善，张嘴训练有助于缓解症状。

### 不对称

多数术后抱怨不对称的求美者在术前已经存在不对称，因此仔细和彻底的术前检查非常关键，来向求美者解释手术的局限性和术后不对称的可能性。

### 矫正不足

从美学角度来说，颧骨降低术后求美者最主要的不满是矫正不足。颧骨体降低不合适或颧骨最大突出点位置不合适，都是造成不满意的常见原因。因此，需要选择合适的求美者，让求美者充分了解手术能够达到的效果，调整对手术的期望。

## ■ 实际案例

### 案例 1：颧骨降低术

32 岁女性求美者，主诉颧骨突出和中面部较宽（图 19.7）。行倒 L 形截骨术，每侧颧骨缩减 5 mm，以减少颧骨的突出。于颧弓后部行完全截骨术。颧骨截骨后，向内侧（5 mm）和后部（3 mm）移动，并用微型钛钉、钛板固定。颧骨体用弓形钛板固定，以对抗咬肌的力量。

颧弓用预弯的钛板固定，以获得精确的位置和稳定性（图 19.8）。术后 12 个月显示突出的颧骨和面中部宽度均明显降低（图 19.9）。

### 案例 2：颧骨降低术联合下颌角成形术

28 岁女性求美者，主诉颧骨突出和下颌角突出（图 19.10），接受了颧骨降低术和下颌角成形术（图 19.11）。颧骨前后部分完全截骨后，颧骨向内后方移动并调整位置。施行下颌角成形术和颏部缩窄术以改善下面部方形畸形。术后 14 个月，求美者面部轮廓柔和（图 19.12）。

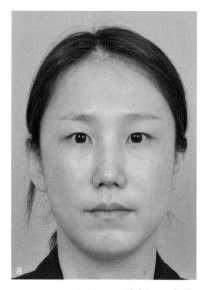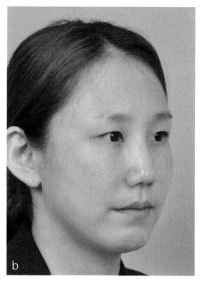

图 19.7　案例 1：术前正面照（a）和斜位照（b）

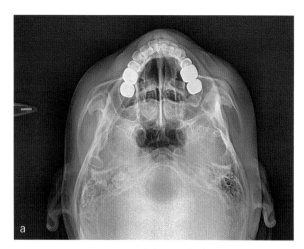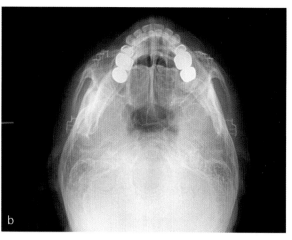

图 19.8　案例 1：术前（a）和术后（b）影像结果，显示颧骨后内侧位置重新调整

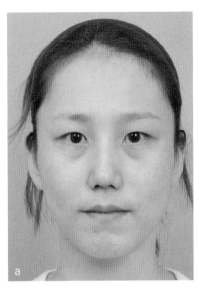
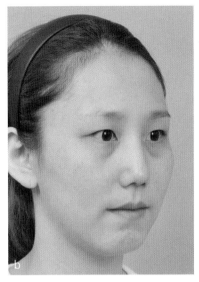

图 19.9 案例 1：术后 12 个月。（a）正面照和（b）斜位照

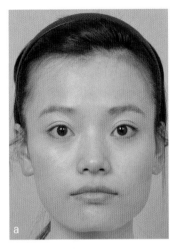
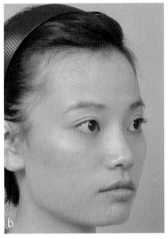
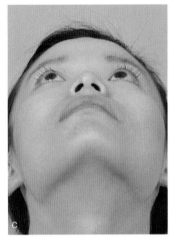

图 19.10 案例 2：术前正面照（a）、斜位照（b）和仰位照（c）。同时行颧骨降低术和下颌角成形术

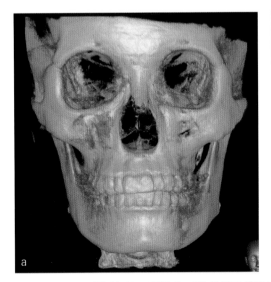
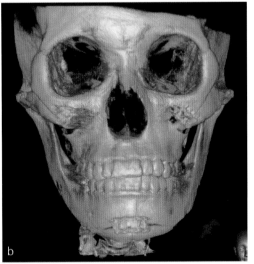

图 19.11 案例 2：CT 扫描三维重建：（a）术前。（b）术后 8 个月

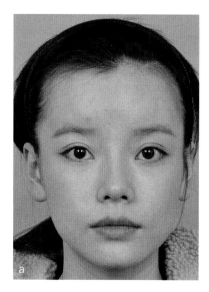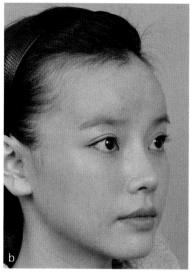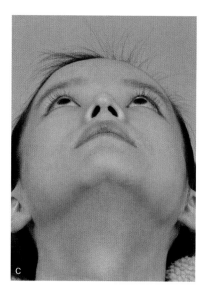

图 19.12　案例 2。术后 14 个月

## 参考文献

1. Kang JS, ed. Plastic Surgery. Seoul, Korea: Koonja; 2004

2. Hinderer UT. Malar implants for improvement of the facial appearance. Plast Reconstr Surg 1975;56(2): 157-165

3. Wilkinson TS. Complications in aesthetic malar augmentation. Plast Reconstr Surg 1983;71(5):643-649

4. Onizuka T, Watanabe K, Takasu K, Keyama A. Reduction malar plasty. Aesthetic Plast Surg 1983;7(2): 121-125

5. Yang DB, Park CG. Infracture technique for the zygomatic body and arch reduction. Aesthetic Plast Surg 1992;16(4):355-363

6. Cho BC. Reduction malarplasty using osteotomy and repositioning of the malar complex: clinical review and comparison of two techniques. J Craniofac Surg 2003;14(3):383-392.

7. Kim YH, Seul JH. Reduction malarplasty through an intraoral incision: a new method. Plast Reconstr Surg 2000;106(7):1514-1519

8. Agban GM. Augmentation and corrective malarplasty. Ann Plast Surg 1979;2(4):306-315

9. Uhm KI, Lew JM. Prominent zygoma in Orientals: classification and treatment. Ann Plast Surg 1991;26(2): 164-170

10. Kook MS, Jung S, Park HJ, Ryu SY, Oh HK. Reduction malarplasty using modified L-shaped osteotomy. J Oral Maxillofac Surg 2012;70(1):e87-e91

11. Hong SE, Liu SY, Kim JT, Lee JH. Intraoral zygoma reduction using L-shaped osteotomy. J Craniofac Surg 2014; 25(3):758-761

12. Morris DE, Moaveni Z, Lo LJ. Aesthetic facial skeletal contouring in the Asian patient. Clin Plast Surg 2007;34(3):547-556

13. Baek SM, Chung YD, Kim SS. Reduction malarplasty. Plast Reconstr Surg 1991;88(1):53-61

# 20 下颌角成形术

Sanghoon Park，Seungil Chung

## 精 要

- "下颌角切除术"是此类术式的旧称，对这个手术的内涵有相当程度的误解。下颌角切除术的目的是使下面部在正面观中看起来更窄，在侧面观中呈现平滑的轮廓。改变下颌骨平面并对下颌骨下缘成形是手术的关键。另一方面，下颌角切除术将不可避免地出现二次成角，可能会造成下颌下缘轮廓不自然。

- 单纯的下颌骨侧面轮廓成形可能在正面观上的改善不大，通常还需要通过磨除下颌骨外板骨皮质或下颌骨外板劈除术来缩小面下部的宽度。

- 颏部外形在面部线条和整体轮廓方面非常重要，下颌角成形术与颏部成形术应在术中协同进行调整。

- 术中应重视上颌骨与下颌骨的颌间关系。如有Ⅱ类或Ⅲ类咬合关系，应优先考虑正颌手术。但是，对于轻度畸形或者不想进行正颌手术的求美者，可以考虑通过下颌角成形术防止现有问题恶化。

- 下牙槽神经是下颌角切除术中最重要的解剖结构，应在术前下颌曲面断层或计算机断层扫描（CT）中仔细检查。下牙槽神经通常距下颌骨上界至少 20 mm，在设计实施下颌角截骨术时应牢记这一点。下颌部和颏部感觉异常最常见的原因不是直接切断颏神经，而是对颏神经的牵拉和钝挫伤。截骨术至少应在距颏孔处 3 mm 处进行。

- 由于手术技术的进步和降压麻醉的应用，术中大出血的发生率有所下降。如果术中下颌后静脉或面动脉撕裂出血，则很难用电凝彻底止血，可能导致失血过多。应用止血药物，术区填塞纱布，手动按压 30 min 以上及加压包扎有助于止血。

- 术后应检查颊部和颈部软组织出血或肿胀等情况。喉部膨胀或出血是很严重的并发症，应立即给予治疗，否则可能导致窒息。

## ■ 引言

亚洲人的面部特点通常为短头型或中间头型，下颌牙弓扩张，面下部骨骼较宽。在中国、韩国和日本等国家，这样的面部特点通常被视为过于男性化，缺乏吸引力。因此，无论男女都想使自己的面部看起来柔和修长。

面下部三分之一的宽度取决于下颌骨的宽度，下颌骨被肌肉和皮下脂肪组织包围着。总的来说，亚洲人的下颌角突出的原因是下颌角外侧突出，而不是咬肌或者其他软组织肥大[1,2]。人类学研究显示，不同种族背景下，人体的面部特征存在显著性差异。其中一个区别是：与高加索人相比，韩国（东亚）人往往有较发达的下颌骨[3]。此外，白种人女性的双侧下颌角间的平均距离为 105~109 mm[4,5]，而韩国（东亚）女性的双侧下颌角间的平均距离为118~125 mm[3]。鉴于韩国（东亚）人的双侧下颌角间的平均距离较大，而且下颌角外展度大，更适合通过下颌骨切除术来调整下面部的轮廓，而白种人更适合通过充填下颌骨以纠正下颌曲线[6]。

### 下颌角切除术

1949年，Adams介绍了经皮肤切口切除下颌骨和咬肌的手术。1959年，Converse经口内入路完成了下颌骨切除术[7]。1989年，Baek对亚洲人经口内入路完成了下颌角切除。1991年，Yang和Park介绍了切除下颌体和下颌融合处以改善下颌轮廓。自20世纪90年代末期，长弧形下颌骨切除术已广泛应用于下颌骨成形[8]。

### 缩小宽度

传统的下颌骨切除术，通过切除下颌角和下颌体下缘，可以形成满意的侧面轮廓，却不能改善下面部宽大的正面观。为了获得更好的正面观，人们又设计了多种手术技术。1997年，Deguchi等报道了通过磨除下牙槽神经前外侧骨皮质、切除颏神经后方的下颌角以缩小面下部的宽度[9]。2001年，Han和Kim在不切除双侧下颌角的情况下，通过切除外侧骨板有效缩小了下颌角间的宽度[10]。2004年，Hwang等提出可以同时利用这两种不同的技术进行手术[11]。

### 创造理想的形态与增强面部三维立体感

虽然前面提到的下颌骨成形术有很多优点，但这些方法不能矫正宽而圆钝的颏部形态。颏部形态是下面部外形的主要决定因素[12~14]。因此，作者提出，为了实现修长的卵圆形的面部轮廓外形，缩小下颌宽度、调整颏部形态与下颌骨切除术三种术式有必要结合。作者目前处理下颌角突出的技术包括：①切除下颌角，控制下颌平面，通过长弧形截骨调整下颌下缘的形态；②通过磨除外侧骨皮质或切除下颌骨外板来缩小面下部的宽度；③根据求美者要求进行颏部斜形截骨、颏部缩窄术。自从作者2008年介绍了该技术以后，同时进行颏部缩窄术和下颌角成形术得到了广泛接受，因术后的下颌轮廓像字母V而称为"V-line手术"（图20.1）。

V-line手术不仅可以缩小下颌的宽度，改善下颌的轮廓，还可在垂直和前后方向调整颏部的位置，从而实现更小巧和更女性化的面部轮廓。

在技术完善的基础上，为达到良好的术后效果，对每种手术方式设立适当的手术适应证是有必要的。对求美者全面部的分析建立在对下面部形态分型的透彻理解上。作者根据颏部的形态对面下部进行分型，对制订手术计划颇有裨益[15]（图20.2）。

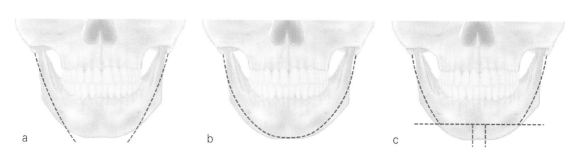

图20.1　因为对柔和小巧面部的追求，下颌骨缩小术已经从（a）简单的下颌角切除到（b）全下颌外形的调整。最近，用常规手术方法进行颏部缩窄术（c），可以实现小巧和椭圆形的下颌

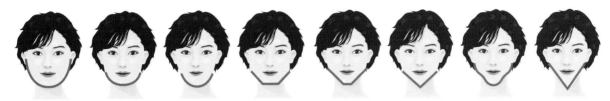

图 20.2　正面观，下面部的形态是多样的。颏部形态设计应考虑求美者的需求，此分类系统有助于对求美者颏部形态进行比较与区别，并与外科医生详细沟通手术方式

## ■ 求美者评估

### 诊　断

通过影像学检查和临床表现可以很容易明确诊断，应评估下颌突度、不对称性，咬肌肥大程度和皮下脂肪量。咬肌肥大程度可以通过分别在肌肉松弛和紧张的情况下触诊下颌角部位来确定。可以通过影像学检查评估下颌角区域的骨质增生情况。2/3 的案例因下颌外展会导致下颌角间距轻到中度增加，1/3 的案例会有显著的下颌骨肥大和整个下面部的严重方颌。

图 20.2 示正面观的下面部形态和宽度分类。颏部的高度和侧面形态都应纳入考虑，包括肌肉和脂肪等软组织情况。

### 术前评估和手术设计

常规对求美者进行拍照和影像学检查，包括全面部、头颅正 / 侧位片、后前位（PA）头影测量片、CT 扫描三维重建等。对额状面、矢状面和冠状面影像的三维分析，对精确的手术计划和预防术后不对称都很重要。面部形态和对称性检查对了解整个脸部的平衡是必需的。

### 正　面

使用 PA 位头影测量片和 CT 扫描三维重建，能够检查下颌的突度，下颌角的外翻程度、对称度，下颌体突度的偏差以及颏部的形态。通过明确下牙槽神经的走行，确定下颌缩窄的量、下颌偏斜程度（考虑不对称度）和下颌角切除量。全景片有助于确定下颌角和下颌体的截骨量以及截骨线的位置。

### 矢状面

利用头影测量侧位片，测量下颌角的张开度、下颌平面蝶鞍鼻根平面角（MP-SN 平面角），以及颏部的垂直高度和前后位置。理想的下颌角张开度应为 105°~115°，MP-SN 平面角范围是 30°~40°。经过测量，综合考虑上面部、中面部的关系，明确下颌骨在三维上向上移动的距离。

### 冠状面

三维 CT 和颈椎顶点位片有助于判断下颌骨的水平形态（图 20.3），可观察下颌角外扩或内收的情况和下颌骨的凸度。偶有下颌角内卷，表现为凹陷的横断面，矢状切除下颌骨体可以有效地缩小下颌宽度。

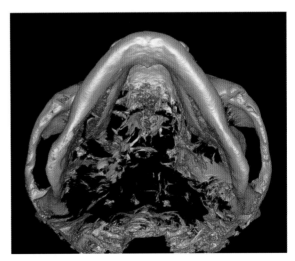

图 20.3　冠状面分析。通过对下颌角外扩或内收的情况和下颌骨凸度的检查，评估矢状切除下颌骨的确切位置和骨量

## 手术计划的考虑

### 颏 部

颏部结构包括骨与周围软组织。颏部是下面部形态的重要组成部分，手术中应充分注意下面部。部分求美者存在扁平的颏部和 U 形下面部形态，单独进行下颌骨切除不会使面部显得修长。因此，为了形成细长漂亮的面部轮廓，除了切除下颌骨、缩小颏部的宽度和修整形状，调整位置也是必要的。根据颏部的宽度和求美者的需求，中间切除量应个体化。在作者的实践中，中央带的切除范围为 6~12 mm（平均 9.1 mm）。多数情况下，切除的骨量能够达到手术目标，形成想要的颏部形状和宽度，但有时需要考虑进行颏部前移或后退。理想的颏部位置应在侧面观上确定，同时考虑鼻尖和上下唇的位置。然而，决定颏部位置的关键在于面对面地观察求美者，同时考虑到休息与微笑时的不同。

#### 上颌骨与下颌骨的关系异常

术前应注意上、下颌骨的关系，并不是所有的求美者的上下颌关系都正常。下颌前突的求美者表现为Ⅲ类咬合，下颌发育不良的求美者表现为Ⅱ类咬合，可能需要正畸手术来处理。如果下颌角整形手术不能纠正Ⅱ类或Ⅲ类咬合问题，应注意避免加重颌间关系异常。在骨性Ⅲ类咬合关系的情况下，如果下颌骨角度切除时切除的角度太大，过长的下颌曲线可能会使下颌骨显得更加突出。因此，下颌角切除应保守，于矢状面适当磨除下颌体，避免加重下颌骨突出。对于下颌回缩呈现Ⅱ类咬合关系的求美者，下颌角过度切除会造成颌颈线更模糊，推荐联合进行保守的下颌角切除，尽可能地磨除下颌骨体和颏部截骨前移三种术式。对于长脸求美者，下颌角切除术应控制骨切除量，防止形成陡峭而明显的下颌平面。

### 不对称

应从牙齿咬合关系和面部整体形态两个方面来分析面部的不对称。当临床照片和影像学检查结果不一致时，尤其应当注意。如果面部不对称是由骨骼因素造成的，应评估不对称程度。如果是上颌垂直骨量的问题，那么应充分了解下颌角整形手术的局限性。轻中度的下颌不对称可以通过不对称的下颌缘切除术和精细的立体切除来改善。局限于颏部的不对称最常见。对颏部偏斜的求美者，下颌骨切除会使得该问题更加突出。需要同时行颏部水平截骨和横移，才能较好地解决该问题。

### 软组织分布

咬肌肥大是影响面部宽度的重要因素，应予以矫治。通常来说，将咬肌从下颌骨剥离能够使肌肉减少，并且最好不要过多切除肌肉。为了防止该肌肉出现严重增生，可以向咬肌注射肉毒毒素，也可以切除咬肌内侧部分。但是，上述方法有可能使肿胀加剧，并增加了因肌肉坏死而发生神经损伤或炎症的可能。切除颊脂肪垫可以减少双侧颊部过多的脂肪。了解求美者的年龄和皮肤紧致程度，皮肤和软组织的松弛可以通过除皱手术来改善。皮肤和软组织松弛的高风险因素主要包括：①年龄超过 40 岁；②双侧颊部大量脂肪；③皮肤太薄，皮肤松弛；④Ⅱ类咬合关系或颌颈曲线模糊。

### 种族差异和文化背景

理想的面部形状取决于个人喜好、种族差异和文化背景。当求美者来自不同的国家和种族时，应特别注意该求美者认可的理想的面型。例如，中国人喜欢尖的颏部，而日本人则偏好圆的颏部，韩国人介于两者之间。在变性人中，为满足她们的特殊需求，不应仅单纯减少颏部的宽度和大小，而是应尽量突出女性特征。

## ■ 手术技术

### 手术入路：口内入路与口外入路

下颌角切除可以通过口内入路和口外入路两种方式进行。传统上来说，下颌角截骨术一般是用来复锯通过口内入路来完成的[16]。该入路手术视野很差，工作空间有限，对使用来复锯的技术要求较高。由于下颌的切除无法在直视下完成，有时需要借助反光镜和磨除部分下颌升支区，尤其是下颌升支区是向内时。

口外入路之前使用较多，因为下颌角显露更容易，更容易进行切除[17]。口外入路切口位于下颌或者耳郭后。切口位于耳郭后时，切口瘢痕更隐蔽，手术时间更短。由于无法看清下颌骨后部的情况，因此该方法只适用于下颌角突出明显的求美者。

### 截骨类型：弧形截骨与切向截骨

图 20.4 显示了两种类型的截骨。

**用摆锯行矢状面长弧形截骨**

此术式可以用于下颌角明显突出的求美者[8]，在侧位上减小了下颌后下角，根据求美者面部的形态，截骨术向前可以扩展到颏孔。同时磨除部分下颌角和下颌体，能够使面部轮廓显得更加小巧。

**用来复锯行外侧截骨（外侧皮质骨切除术）**

此术式用来复锯切除下颌支的外侧皮质骨，通过切除外扩的下颌角，减小下颌骨体厚度，从正面缩小双侧下颌角的距离[9-11]。此术式因神经暴露的风险高、软组织附着于骨髓，以及难以塑形等问题，不推荐选用。作者建议磨除矢状面骨皮质，留下菲薄外层骨皮质，更容易控制下颌骨的形状，并能保证自然愈合。

### 手术步骤

在韩国，大部分下颌角切除术采用口内入路于矢状面行长弧形截骨。如果求美者想要颏部呈 V 形，可行颏成形术[12]。一般手术步骤如下（图 20.5）：

1. 在全麻下行下颌角切除术，经鼻或经口气管内插管均可。作者一般采用经鼻气管内插管，导管用 3-0 尼龙线固定在第一前磨牙上。

2. 求美者取仰卧位，肩下铺巾延伸至颈部。全脸至锁骨上用碘附消毒，口腔用稀释的碘附消毒。应用纱布填塞咽后壁。整个术区铺巾应考虑方便术中评估双侧对称性。手术在黑暗的口内区域进行，因此佩戴头灯会极大地方便手术操作。

3. 上、下牙槽间置入橡胶开口器，切口用

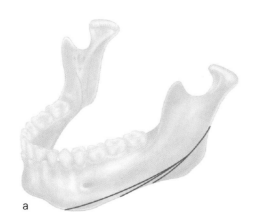
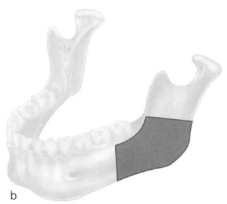

图 20.4 下颌骨截骨的两种类型。（a）用摆锯行矢状面长弧形截骨。（b）用来复锯行外侧截骨（骨外板切除术）

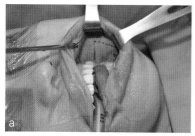
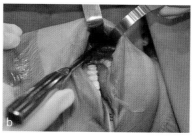
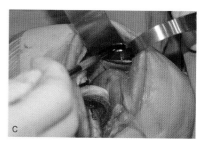
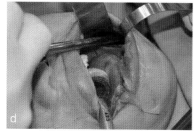
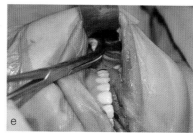

图 20.5　手术过程。（a）切开线标记。（b）用骨膜分离器从骨膜下分离，暴露下颌骨体外侧面。（c）标注截骨线，用齿科镜确认截骨线。（d）行长弧形截骨时，用 110° 摆锯进行操作。（e）用较大的剥离器或电刀切除翼内肌在截骨段表面的附着

甲紫溶液标记。口腔前庭切口自下颌支向前延伸至第一磨牙或第二前磨牙，保留 7~8 mm 黏膜袖带，后者在缝合关闭切口时可方便操作。术野用 0.25% 利多卡因加 1 ∶ 200 000 肾上腺素溶液浸润。

4. 沿设计线切开黏膜，用电刀切开黏膜下肌肉和骨膜，用剥离子沿骨膜下剥离，显露下颌骨体、下颌角、下颌升支下缘。剥离附着在下颌下缘、下颌角和下颌升支后缘的咬肌纤维，注意保护颏神经、下颌缘支面神经、下颌后静脉与面动脉。

5. 使用特殊成角牵开器，钩住下颌角，在下颌骨欲行截骨处用标记笔标记，随后用齿科镜确认。

6. 通常用 10° 摆锯沿标记线进行截骨。摆锯有不同长度可选。当求美者想要 V 形面型时，作者多采用弧形截骨技术；为了形成 V 形面型，可在弧形截骨的基础上加行颏成形术。此时，颏部也需要打开，充分显露颏部，进行颏部打磨和超长弧形截骨，操作时注意保护颏神经。

7. 截骨后，下颌骨内侧可能仍有肌肉和骨膜附着，应用剥离子或电刀分离骨膜和翼内肌，完整取出截骨块。

8. 应用高速磨钻去除外侧皮质剩余骨并打磨光滑，防止继发成角。

9. 对侧手术同上述。如术前发现双侧下颌角不对称，应考虑在两侧切除下颌骨时去除不同的骨量。

10. 双侧切口盐水冲洗，确切止血。用 4-0 可吸收缝线分两层（骨膜和黏膜）缝合切口。双侧切口放置引流，次日拔除。面部加压包扎。

### 结合颏部缩小术

颏部缩小术，无论单独进行或与下颌骨成形术同时进行，都会使下面部变窄，呈现更为女性化的轮廓[12]。应保持颏部的软组织附着，以达到最大的缩小效果，同时保持游离骨段的血供。水平截骨线和两条垂直截骨线设计如图 20.6 所示。术前根据下颌宽度和求美者的意愿确定中段切除量。靠拢两侧游离骨段后用小型接骨板和螺钉固定。如需要改善侧位面部轮廓，可以前徙两侧骨段。中央切除的范围为 6~12 mm。

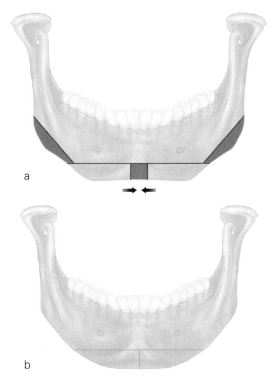

图 20.6　宽颏或颏部圆钝求美者通常需要下颌骨成形联合颏缩小，可以让下颌显得更小巧。设计好水平截骨线和两条垂直截骨线。切除中间骨段后，两侧骨段拉拢，用小型接骨板、螺钉固定

### 术后护理

术后 4~6 小时，监测求美者的生命体征，确保求美者情况稳定。病情稳定后可以喝水，然后逐步可以进流质饮食。为减少肿胀或出血，求美者应保持半卧位。如果术后第二天引流量不大，引流液清，可以拔除引流管，加压包扎固定 5 天，更换弹力下颌套。注意保持口腔清洁，术后第 10 天拆线。术后忌食辛辣食物并戒烟酒，避免剧烈活动，佩戴下颌套 3 个月。

## ■ 技术要点

1. 注意重要的解剖结构。解剖学研究表明，下牙槽神经走行距下颌骨上缘至少 20 mm，设计截骨线时应牢记这一点。作为经验法则，截骨线在第一磨牙处应至少距下颌骨上缘 2.5 cm。

2. 通过临床评估、经验和下颌骨解剖学知识，精确确定下颌骨切除的位置和需切除的骨量。

3. 术中剥离的上边界是咬合平面，前界是下颌下缘和下颌外斜线的汇聚点。

4. 切除的骨段通常是细长的半月形而不是三角形。截骨移除后，下颌骨边缘呈轻度弧形。通常切除骨段的斜高为 10~20 mm，长 30~70 mm。

5. 如果截骨线太直而未能形成光滑过渡，会造成继发成角。如果成角太明显可从口外触及，甚至影响形态，须磨除成角或行进一步截骨。

## ■ 并发症及其处理

### 出血或血肿

术中大出血的发生率逐年下降，主要是因为手术技术的改进和低血压麻醉方案的使用（平均收缩压为 65 mmHg）。低血压麻醉加局部注射麻醉剂与血管收缩剂，可以减少出血和优化手术视野。手术过程中如下颌后静脉或面动脉撕裂，常难以止血，因为电灼对血管性出血的止血效果不佳。止血失败可能导致失血过多。应用止血物质如止血纱布（Ethicon）或于口外用手压迫至少 30 min 有助于止血。手术完成后，应检查面颊部和颈部的软组织是否有出血或肿胀。任何咽喉附近肿胀或出血都应引起高度重视，因为可能导致呼吸问题，有时可致命。

### 神经损伤

如果弧形截骨线的位置太高，可能损伤下牙槽神经。术前，下颌全景片有助于确认下牙槽神经的走行。外科医生通过测量下颌神经管距下颌下缘的位置，来定位下牙槽神经的解剖位置。截骨线距离下颌神经管和颏孔应至少

3 mm。截骨时，应用生理盐水充分冲洗，防止热损伤。如果发生神经损伤或截断，可用 7-0 尼龙线对神经进行吻合，可部分恢复神经功能。

## 骨　折

在下颌角切除过程中，下颌后缘的精确截骨对避免髁突骨折是非常重要的。使用摆锯时，充分剥离骨膜对于显露下颌后缘是必要的。当不能在升支后缘截骨时，截骨线变垂直，可能导致升支骨折、髁突下骨折或髁突骨折。此类骨折的治疗方法在其他部分另述，通常使用外切口进行坚固内固定或进行颌间固定[19]。

## 感染或炎症

虽然术后伤口感染较少见，但在以下情况可能有问题：围术期口腔卫生较差；伤口封闭不当；冲洗不充分，伤口遗留骨碎片或灰尘；损伤唾液腺或存在牙周病。为预防术后感染，围术期应静脉使用抗生素。出院后让求美者口服抗生素。

### 术后效果不佳

注意避免去除太多的骨，否则下颌轮廓可能会显得过于尖锐，或者面颊部显得太凹陷。术前应仔细设计截骨线并精确测量和标记，尽可能避免任何并发症[20]。脂肪移植可以进行矫正。颌骨的变化通过覆盖的软组织反映美容效果。术前进行面部软硬组织分析，可以最大限度地保证获得良好的美容效果[21]。预防是避免发生并发症的最好方法。

## ■ 实际案例

### 案例 1

一位 20 岁的女性主诉下颌角宽大（图 20.7），希望下面部轮廓细长柔和。求美者的双侧下颌角间距较大，下颌角部外展，下颌部显得宽大。行下颌骨体部和角部全层截骨后，磨除外侧皮质骨（图 20.8）。下颌骨成形术后，下颌角和下颌平面角增大（图 20.9）。术后 10 个月，面下部轮廓柔和纤细（图 20.10）。

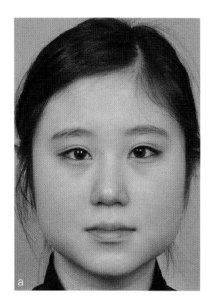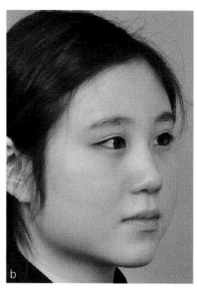

图 20.7　案例 1。（a）术前正面照。（b）斜位照

## 案例 2

一位面下部下颌角部突出的 25 岁女性，想使面部轮廓变得纤细、平滑、呈"鹅蛋形"（图 20.11）。求美者接受下颌角成形术和颏部成形术。颏成形术包括 8 mm 颏部横向缩短，2 mm 颏部垂直缩短，并矫正了颏部偏斜。用可吸收的微型接骨板和螺钉进行固定。为了使下颌曲线平滑，用摆锯、磨钻修整下颌骨边缘（图 20.12）。下颌角塑形后，求美者还进行了颧弓降低以矫正肥大的颧骨。术后 20 个月，面下部的轮廓显得柔和纤细（图 20.13）。

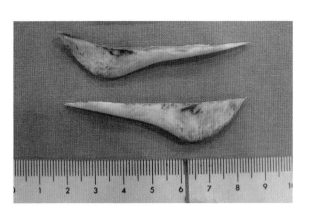

图 20.8 案例 1。截骨块

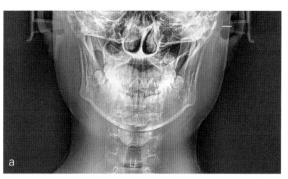

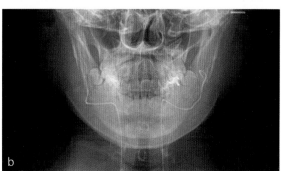

图 20.9 案例 1。（a）术前头影测量。（b）术后头影测量

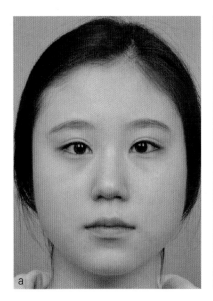
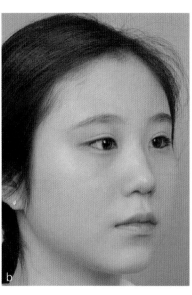

图 20.10 案例 1。术后 10 个月照片。（a）术后正面照。（b）斜位照

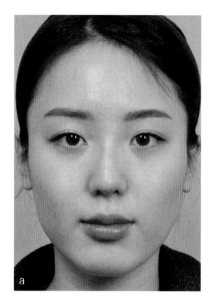
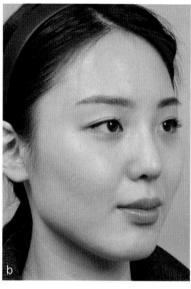

图 20.11 案例 2。(a)术前正面照。
(b)斜位照

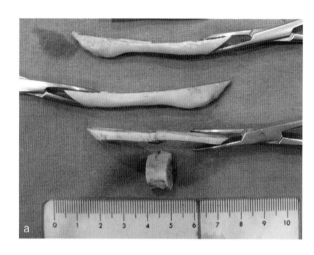
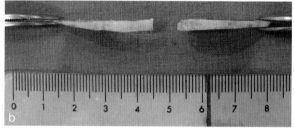

图 20.12 案例 2。(a)切除的下颌角骨块。(b)切
除的颧骨降低骨块

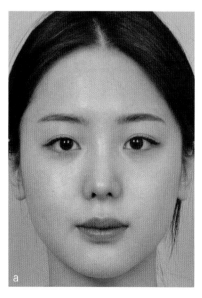
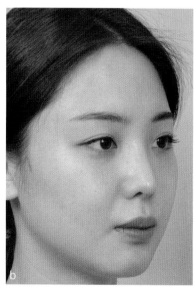

图 20.13 案例 2。颧骨术后 11 个月,
下颌角术后 20 个月的求美者。(a)
正面照。(b)斜位照

**案例 3**

20 岁女性求美者，肥大的颧骨颧弓复合体和突出的下颌角使她看上去偏男性化，要求修整下颌角和颧骨（图 20.14）。求美者同时接受了下颌骨成形术和颧骨降低术。术后，求美者下颌角与下颌平面角增大（图 20.15）。术后 6 个月，面下部的轮廓明显柔和（图 20.16）。

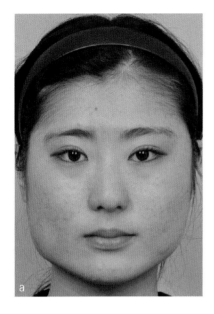
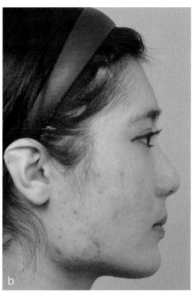

图 20.14 案例 3。(a) 术前正面照。(b) 侧位照

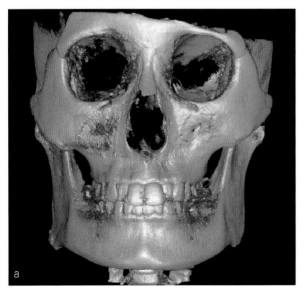
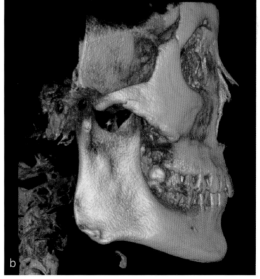

图 20.15 术前 (a, b) 与术后 (c, d) CT 三维重建

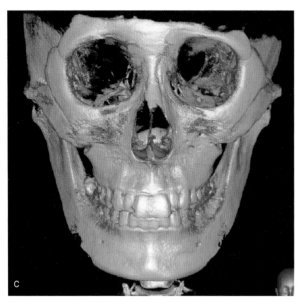

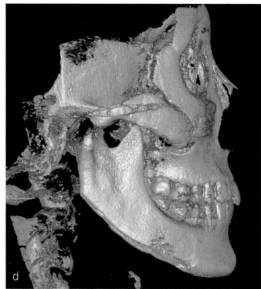

图 20.15（续）

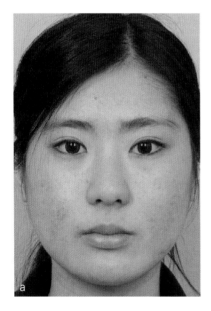

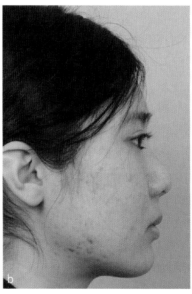

图 20.16　案例 3。（a）术后 6 个月
求美者的正面照。（b）侧面照

## 参考文献

1. Baek SM, Kim SS, Bindiger A. The prominent mandibular angle: preoperative management, operative technique, and results in 42 patients. Plast Reconstr Surg 1989; 83(2): 272-280

2. Yang DB, Park CG. Mandibular contouring surgery for purely aesthetic reasons. Aesthetic Plast Surg 1991; 15(1): 53-60

3. Park CG, Lee ET, Lee JS. Facial form analysis of the lower and middle face in young Korean women. J Korean Soc Plast Reconstr Surg 1998; 25(1): 7-13

4. Whitaker LA, Bartlett SP. Aesthetic surgery of the facial skeleton. Perspect Plast Surg 1988; 1: 23-69

5. Whitaker LA. Aesthetic contouring of the facial support system. Clin Plast Surg 1989; 16(4): 815-823

6. Whitaker LA. Aesthetic augmentation of the posterior mandible. Plast Reconstr Surg 1991; 87(2): 268-275

7. Adams WM. Bilateral hypertrophy of the masseter muscle; an operation for correction; case report. Br J Plast Surg 1949; 2(2): 78-81

8. Gui L, Yu D, Zhang Z, Changsheng LV, Tang X, Zheng Z. Intraoral one-stage curved osteotomy for the prominent mandibular angle: a clinical study of 407 cases. Aesthetic Plast Surg 2005; 29(6): 552-557

9. Deguchi M, Iio Y, Kobayashi K, Shirakabe T. Angle-splitting ostectomy for reducing the width of the lower face. Plast Reconstr Surg 1997; 99(7): 1831-1839

10. Han K, Kim J. Reduction mandibuloplasty: ostectomy of the lateral cortex around the mandibular angle. J Craniofac Surg 2001; 12(4): 314-325

11. Hwang K, Lee DK, Lee WJ, Chung IH, Lee SI. A split ostectomy of mandibular body and angle reduction. J Craniofac Surg 2004; 15(2): 341-346

12. Park S, Noh JH. Importance of the chin in lower facial contour: narrowing genioplasty to achieve a feminine and slim lower face. Plast Reconstr Surg 2008; 122(1): 261-268

13. Lee TS, Kim HY, Kim T, Lee JH, Park S. Importance of the chin in achieving a feminine lower face: narrowing the chin by the "mini V-line" surgery. J Craniofac Surg 2014; 25(6): 2180-2183

14. Lee TS, Kim HY, Kim TH, Lee JH, Park S. Contouring of the lower face by a novel method of narrowing and lengthening genioplasty. Plast Reconstr Surg 2014; 133(3): 274e-282e

15. Park S. Classification of chin in terms of contour and width and preference in Korean. Paper presented at: 61st Annual Meeting of Korean Society of Plastic Surgery; 2007: 355

16. Neligan PC. Principles. In: Neligan PC, ed. Plastic Surgery. Vol. 1, 3rd ed. Seattle, WA: Elesevier Saunders; 2012: 179-183

17. Morris DE, Moaveni Z, Lo LJ. Aesthetic facial skeletal contouring in the Asian patient. Clin Plast Surg 2007; 34(3): 547-556

18. Lo LJ, Wong FH, Chen YR. The position of the inferior alveolar nerve at the mandibular angle: an anatomic consideration for aesthetic mandibular angle reduction. Ann Plast Surg 2004; 53(1): 50-55

19. Hwang K, Han JY, Kil MS, Lee SI. Treatment of condyle fracture caused by mandibular angle ostectomy. J Craniofac Surg 2002; 13(5): 709-712

20. Jin H, Park SH, Kim BH. Sagittal split ramus osteotomy with mandible reduction. Plast Reconstr Surg 2007; 119(2): 662-669

21. Hsu YC, Li J, Hu J, Luo E, Hsu MS, Zhu S. Correction of square jaw with low angles using mandibular "V-line" ostectomy combined with outer cortex ostectomy. Oral Surg Oral Med Oral Pathol Oral Radiol Endod 2010; 109(2): 197-202

# 21 正颌美容手术

Seong Yik Han，Kar Su Tan

## 精 要

- 正颌外科是应用上颌骨和（或）下颌骨的手术联合进行正畸的治疗，实现功能和美学兼顾的一种治疗方法。功能重建要优先于美学要求。
-  术前应着重评估正颌手术求美者的心理因素，是与求美者进行术前讨论的重要内容。
- 咬合功能的恢复对错𬌗畸形至关重要。但是，恢复正常的咬合关系并不一定能够保证有良好的美学效果。
- 单纯正畸代偿治疗，牙齿移动方向与手术移动方向相反。所以，正畸医生能够辨别求美者需要的手术治疗方案。征求正畸医生的建议对于手术是非常重要的，可避免没有任何益处的正畸过程及其所造成的痛

苦。
- 应该首先评估颞下颌关节，髁突位置是非常重要的下颌骨位置参考点。术前检查也应包括咀嚼肌和面神经的功能。
- 高于下牙槽神经孔截骨优于矢状劈开截骨，不仅因为手术操作时间更短、出血更少、并发症更少，而且降低了下牙槽神经损伤的风险。
- 面部骨骼手术成功的关键，需要对软组织足够的保护、精细的止血、坚固的内固定、完善的术前计划以及手术技术。
- 对于"年老者的外貌"者行 Le Fort I 型截骨术或者双颌手术后，面中部软组织会出现松弛，需要采取其他美容手术辅助治疗。

## ■ 引言

"正颌外科手术"表面含义是"正确的（相邻的）骨骼（颌骨）位置改变"，指的是手术矫正下颌骨、上颌骨或上下颌骨的位置异常。不正常的牙颌面畸形不仅会导致丑陋的面貌和功能不佳，而且会使求美者产生心理障碍。所以，正颌手术的目的是重建功能和面貌。功能重建包括咬合、咀嚼、吞咽、颞下颌关节的功能，言语和发声。面貌的改善涉及面部的对称性与协调性，前者优先于后者。最终，希望功能和美学的改善能有助于解决求美者心理问题。

在作者数十年间所治疗的超过 3 600 例正

颌案例中，96% 的求美者通过正颌手术克服了自卑感，术后 1 个月时求美者的自信就展露在脸上。近来，为了美容的要求，咬合关系正常的求美者也开始接受双颌手术（上颌 LeFort I ＋下颌矢状劈开后移术），作者认为此观点不可接受。外科医生必须警惕医疗商品化，以及伦理与经济之间的界线，永远不要丧失追求工作的神圣性。

在正颌外科超过 170 年的历史中，许多外科医生为了达到这些目的而设置了手术的概念[1, 2]。技术方面，截骨的位置和设计、截骨的方法（口内或口外）、固定方法（钢丝或接骨板加螺钉）、骨的膨胀和牵引成骨等创新技

术不断出现（图21.1）[3~5]。自1960年开始采用接骨板螺钉系统实现坚固内固定，使正颌外科手术取得快速发展。信息化技术包括软件、3D CT和立体打印技术的应用，有助于术前分析和诊断。

对于正颌外科手术，理解咬合概念是至关重要的，正颌外科手术最主要的目的是建立正常的咬合关系，所以，建立正常的咬合关系需要放在手术第一位。正常的咬合关系表现为上颌第一磨牙的近中颊尖正对下颌第一磨牙的颊面沟，上颌尖牙咬在下颌尖牙和第一前磨牙之间。安氏错𬌗畸形包括牙齿排列、上下颌牙弓和骨骼的关系（牙—颌骨）异常（图21.2）[4]。Ⅰ类错𬌗畸形定义为上下颌第一磨牙咬合关系正常而其他牙齿的咬合关系异常。Ⅱ类错𬌗畸形为下颌第一磨牙咬在上颌第一磨牙的远中侧，又细分为两个亚类，亚类一为上前牙唇倾，前牙深覆盖；亚类二为上前牙舌倾，前牙覆盖。Ⅲ类错𬌗畸形为下颌第一磨牙咬在上颌第一磨

牙的近中侧。按照安氏分类法，Ⅰ类错𬌗在所有人种中最为常见；但是，15%的日本人为Ⅱ类错𬌗，34%的中国人为Ⅲ类错𬌗[6]。

安氏分类法的概念主要是前后的关系（矢状面），而缺乏对垂直和水平面关系的描述。在实践中，理想的咬合关系可描述为：①Ⅰ类磨牙和尖牙关系；②牙列无拥挤，牙弓无间隙，牙齿无旋转；③覆盖2~4 mm；④正确的牙冠倾斜角度；⑤平缓凹向上的Spee曲线；⑥上下颌中线对线良好。针对错𬌗畸形，应对弓内和弓间问题进行分析。弓内问题为每个牙齿之间矢状面和水平面的旋转、异位。弓间问题为上下颌骨之间的问题，包括3个方面：①矢状面Ⅱ类和Ⅲ类错𬌗畸形；②反牙𬌗，锁牙𬌗，水平面中线偏移；③垂直面上的深覆牙𬌗、开牙𬌗。

## ■ 求美者评估

求美者的诉求（主诉）及其关注的功能和

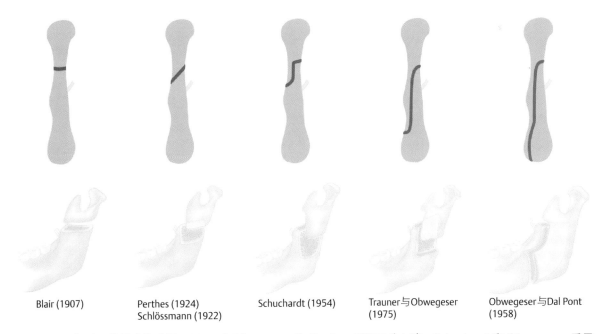

| Blair (1907) | Perthes (1924)<br>Schlössmann (1922) | Schuchardt (1954) | Trauner与Obwegeser<br>(1975) | Obwegeser与Dal Pont<br>(1958) |

图21.1　下颌升支截骨术的发展。Blair、Schilossmann和Perthes采取口外入路，Schuchardt和Obwegeser采用口内入路，Perthes（1924）首次在下颌升支上部进行了矢状截骨术。Obwegeser（1953）实施了首例口内双侧下颌骨升支矢状劈开截骨术。Dal Dpont对Obwegeser对手术方式进行了改良，增大了截骨端的接触面积

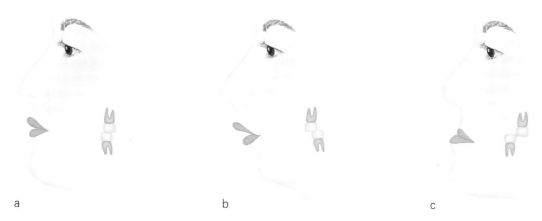

a        b        c

图 21.2　安氏错𬌗畸形分类。（a）Ⅰ类错𬌗畸形。（b）Ⅱ类错𬌗畸形，下颌位于上颌的后方。（c）Ⅲ类错𬌗畸形，下颌前突伴有下颌牙齿近中咬合

美学决定了其咨询的目标。详细了解既往病史和牙科治疗史（尤其正畸治疗）是非常重要的。咨询时还需要对求美者的心理状态进行评估。如果求美者有强迫症的倾向，在手术前应格外小心。术前应该与求美者讨论正颌手术产生的心理影响。建议求美者家属参加术前讨论。对于双颌前突的求美者，术后很有可能会出现皮肤松弛，形成"老年面容"，明智的做法是提前告知求美者。

应该记录颞下颌关节（TMI）紊乱的临床症状，如弹响、开口偏移、头痛等。如果术前就有颞下颌关节异常，正畸治疗前需要先对其进行治疗，因为下颌骨髁突的位置在正畸治疗中非常重要。应认真记录开口程度呈偏移程度。术前应检查咀嚼肌和面神经的功能。

虽然社会文化差异导致每个人对美学的定义略有不同，但面部的和谐与对称是美学至关重要的决定因素。正面观时，面部等分为三等份（三庭），上三分之一为发际点至眉间点，中三分之一为眉间点至鼻基底点，下三分之一为鼻基底点至颏下点（图 21.3a）；垂直分为五等份（五眼原则）（图 21.3b）。中五分之一即两眼内眦间的距离（相当于鼻翼宽度）。外五

分之一的距离即外眦角至耳前的距离。理想的垂线位置即过外眦角和下颌角（下颌骨的下颌角）的垂线。理想的面部高度与宽度的比例（面部指标）在男性为 1.35∶1，在女性为 1.3∶1。颜面高度为软组织鼻根点到颏下点的距离。颜面宽度为两侧软组织颧弓点之间的距离。两侧颞部宽度和两侧口角宽度分别占两颧弓宽度的 80%~85% 和 70%~75%（见图 19.4）。

嘴唇的投影决定面部美观。亚洲人的嘴唇特征，与唇的厚度、上下颌突度、下颌和切牙倾斜度相关。理想的上唇应该与鼻子和面颊部保持平衡、协调，下唇应在上唇的稍后方。牙齿暴露的量取决于上颌骨的垂直高度。当上下唇都在静止状态时，下唇暴露的量要比上唇多 25%~30%。这一指标对于因唇腭裂需要正颌手术的求美者至关重要。微笑时，上切牙暴露 3/4，牙龈暴露不超过 2 mm。露龈笑，微笑时牙龈过度暴露，不是上颌骨高度不足的可靠指标。最后，面部对称性可通过以下几个方面的相互关系进行评估，包括正中矢状面，从鼻尖点、上下切牙的中线到颏部中点，以及两侧下颌角的位置；动态对称性可以通过观察微笑时口角的水平和牙齿暴露的情况进行评估。咬合平面

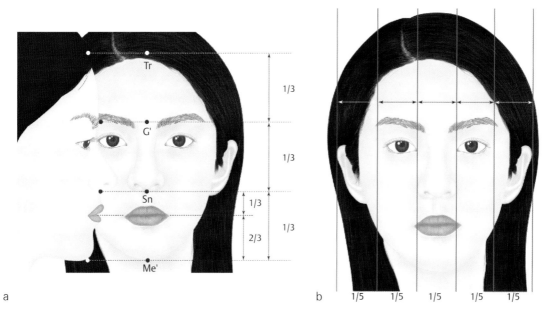

图 21.3 面部美学分区正面观。（a）面部平均分为三等份：上三分之一为发际点至眉间点，中三分之一为眉间点至鼻底点，下三分之一为鼻底点至颏下点。（b）垂直方向，面部可等分为五等份（五眼原则）

也需要进行评估。

头影测量分析对于评估求美者术前、术后的骨性和牙性问题至关重要。标准的 X 线头影测量参考点和基本比例参考图 21.4 和图 21.5。头影测量数据分析显示，亚洲人和高加索人在某些参考数值方面存在差异（图 21.6）[6-8]。因为种族不同，在面部形态特征上存在差异。亚洲人的重要特征包括：①垂直增长趋势（向下伸长）；②上下切牙更加唇倾，嘴唇前突；③面部侧面观更加前突，尤其是面中三分之一（A 点和 B 点之间）；④鼻唇角更锐利；⑤上唇至 E-line(UL-EL)和下唇至 E-line(LL-EL)的距离更短。蝶鞍点—鼻根点—A 点（SNA），蝶鞍点—鼻根点—B 点（SNB），A 点—鼻根点—B 点（ANB），鼻唇角不存在显著差异（图 21.6）。

随着科技的发展、CBCT 和 3D 运算软件的出现，引领我们由 2D 时代进入 3D 时代，但头影测量分析依然是了解面部度量的基础。牙齿模型也很重要，可以提供牙弓的形态（牙弓的宽度和长度）、牙齿的位置、上下颌磨牙的关系和牙齿的倾斜度等信息，还有助于了解术后上下颌骨的关系。

## ■ 手术技术

求美者仅有轻度的错𬌗畸形不影响美感，无须治疗。如面部骨骼出现骨性畸形，手术则是最佳的治疗方案。对于亚洲人来说，作者多选择 Le Fort Ⅰ型截骨术、高位矢状劈开术（HSSO）、前部部分截骨术（ASO）、颏成形术。表 21.2 总结了不同诊断治疗方案。

通常，正颌手术需要在全麻气管插管下进行。围术期必须应用抗生素，术中控制性降压。

### 下颌手术

#### 下颌升支矢状劈开术（SSRO）

在各种下颌骨截骨手术中，在 Obwegeser-

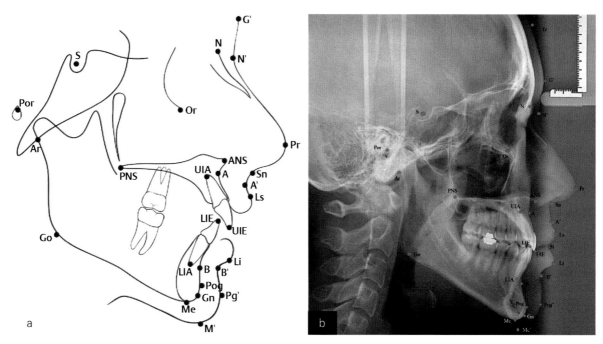

图 21.4　骨、牙齿、软组织的 X 线参考点（表 21.1）

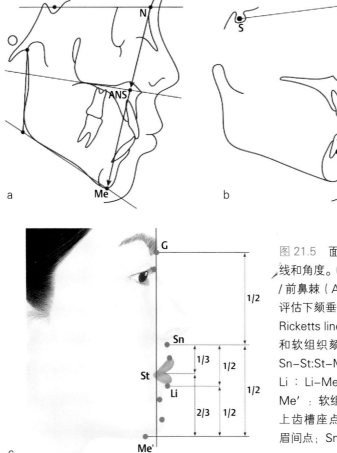

图 21.5　面部头影测量分析的基本比例、线和角度。（a）鼻根点（N）－前鼻棘（ANS）/前鼻棘（ANS）－颏下点（Me），多用于评估下颏垂直高度。（b）"美容平面"（E-line, Ricketts line），通过鼻尖点（鼻部最前点）和软组织颏前点（Pog'）的直线。（c）Sn-St:St-Me' 的理想比例为 1：2，Sn-Li：Li-Me' 的比例为 1：1。S：蝶鞍点；Me'：软组织颏下点；St：口点；A：A 点，上齿槽座点；B：B 点，下牙槽座点；G：眉间点；Sn：鼻底点；Li：下唇缘点

表 21.1　头影测量参考点

**骨性参考点**

| N | 鼻根点 | 鼻额缝的最前点 |
|---|---|---|
| S | 蝶鞍点 | 蝶鞍中心点 |
| Or | 眶下缘点 | 眶下缘的最下点 |
| A | A 点，上齿槽座点 | 上颌骨边缘的最凹点 |
| B | B 点，下齿槽座点 | 下颌骨边缘最凹点 |
| Pog | 颏前点 | 颏部最前点 |
| Gn | 颏点 | 颏前点与颏下点连线的中点 |
| Me | 颏下点 | 正中联合的最下点 |
| ANS | 前鼻棘 | 鼻底最前点 |
| PNS | 后鼻棘 | 硬腭最后点 |
| Ar | 髁点 | 蝶骨基底和髁突后缘相交点 |
| Go | 下颌角点 | 下颌角的最后最下点 |
| Por | 耳点 | 外耳道最上点 |

**牙参考点**

| UIE | 上颌切牙切缘点 | 上颌中切牙切缘点 |
|---|---|---|
| UIA | 上颌切牙牙根点 | 上颌中切牙牙根最末点 |
| LIE | 下颌切牙切缘点 | 下颌中切牙切缘点 |
| LIA | 下切牙牙根点 | 下颌中切牙牙根最末点 |

**软组织参考点**

| Tr | 发际点 | 发际在额头中线的点 |
|---|---|---|
| G′ | 软组织眉间点 | 两眉毛之间正中点（额头的最前点） |
| N′ | 软组织鼻根点 | 鼻根处皮肤最凹点 |
| Pr | 鼻尖点 | 鼻尖最凸点 |
| Sn | 鼻底点 | 鼻中隔与上唇交接点 |
| A′ | 软组织 A 点 | 鼻底点与上唇之间的最凹点 |
| Ls(UL) | 上唇凸点（上唇） | 上唇最前点 |
| St | 口点 | 上唇和下唇之间的中点 |
| Li(LL) | 下唇凸点（下唇） | 下唇最前点 |
| B′ | 软组织 B 点 | 下唇和下巴之间的最凹点 |
| Pog′ | 软组织颏前点 | 下巴的最前点 |
| Me′ | 软组织颏下点 | 下巴的最下点 |

Dal 手术方法之后，下颌升支矢状劈开术（SSRO）是应用非常广泛的手术，多应用于下颌骨的前突、后缩或不对称[9]。

首先，标记过眉间点、鼻背、人中、上下颌中切牙的中线、下颌骨正中联合的中线，可为术中和术后提供参考。

从下颌第一磨牙颊侧前庭沟的黏膜向后延伸到咬合平面进行切开（图 21.7a）。用电刀切开黏膜下组织和骨膜，用剥离子沿骨膜下剥离，显露下颌骨体部、下颌升支前缘。精确的骨膜分离和止血是手术安全的保证。颊脂垫位于下颌骨升支的上部，确保其不要进入手术区。

表 21.2　基于诊断的正颌手术分类

| 诊断 | 手术方法 |
| --- | --- |
| 下颌前突 | 下颌后退术（SSRO 或 BVSRO）+ 颏成形术 |
| 上颌前突 | Le Fort I |
| 下颌垂直发育过度 | 颏成形术 |
| 上颌垂直发育过度 | 双颌手术 |
| 下颌后缩 | SSRO |
| 下颌垂直发育不足 | SSRO+ 颏成形术 |
| 开𬌗 | 双颌手术或仅采用 Le Fort I |
| 双颌前突 | ASO+ 颏成形术或者上颌 ASO 和下颌 SSRO+ 颏成形术 |

缩写：ASO，前部部分截骨术；BVSRO，双侧升支垂直矢状截骨术；SSRO，升支矢状劈开截骨术

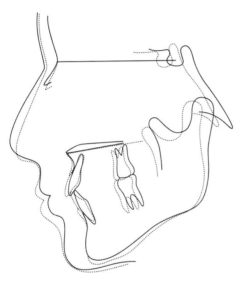

图 21.6　亚洲人和高加索人的头影测量差异[8]。与高加索人（实线表示）相比，亚洲人（虚线表示）有较明显的垂直生长趋势和较为前突的侧面观。亚洲人鼻唇角较锐，上切牙较唇倾，上唇较凸。亚洲人下颌平面下前牙较为唇倾

切开并掀起下颌骨升支、后磨牙区和第一磨牙区外侧和颊侧骨膜。同时，在内侧分离下颌骨内侧乙状切迹与下颌孔周围、下颌小舌之间的骨膜，显露下颌小舌。内侧骨膜分离到下颌升支后缘，方便术中器械的进入，在行截骨时保护下颌后缘处的软组织。最主要的下颌升支舌侧骨膜的分离，用含有肾上腺素的利多卡

因溶液局部浸润，有利于避免骨孔处的血管破裂。确认保护好软组织后，用 3.1 mm 或者 4 mm 的牙钻在升支前缘进行升支的骨切开。移至前缘处骨皮质至开始现出骨髓出血处，进行下一步前在此应局部注射肾上腺素 / 利多卡因。

用 2.7 mm 牙钻切开舌侧骨皮质。用窄拉钩或骨膜剥离器对软组织进行保护，应特别注意保护下方的下牙槽神经和血管，避免损伤。作者通常通过保持解剖区清洁来避免损伤下颌孔处的血管和神经。舌侧骨皮质截骨至升支后缘。

颊侧骨皮质截骨的设计取决于手术目的是为了下颌骨后退、前移还是旋转，可以从第一磨牙附近的垂直截骨，到从第二磨牙斜向下颌角截骨。应充分保护面动脉和面神经下颌缘支。

如前所述移除升支前缘后，用 1.8 mm 牙钻从前缘至后缘磨出几个导引槽（图 21.7b）。下牙槽神经和血管靠近颊侧骨皮质，尤其是在下颌体和下颌角区，应特别注意。用 2 mm 厚骨凿打通截骨线，完成下颌骨升支矢状劈开（图 21.7c）。小心劈开升支，避免发生骨折。

含牙端为远端段，含髁突端为近端段。近端、远端分离后，下颌体便可自由活动。将预制的咬合导板置于上颌，将游离的下颌置于导板，对好咬合关系，采用牙间固定（IMF）将上、下颌固定在新位置。作者一般习惯在弓丝上使

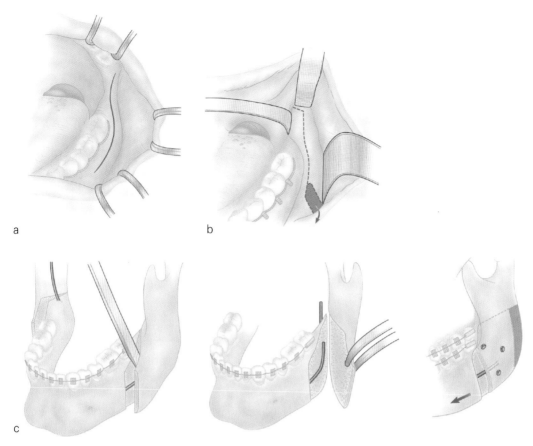

图 21.7　下颌升支矢状劈开截骨术（SSRO）。（a）黏膜切口线。（b）依据打好的孔，完成下颌骨升支矢状劈开。（c）升支劈开和确定新的咬合

用弹性橡皮筋固定。

检查新的下颌骨位置是否与术前画的中线对齐，以保证面部协调。检查并确认髁突在关节窝内位置良好、稳定。确认无误后，可行接骨术。根据固定的水平，有两种接骨方式：①用接骨板、螺钉或拉力螺钉行坚强内固定，两个骨断端可以牢固固定，没有可移动的空隙，骨愈合时会形成的骨痂最小。②用钢丝进行非刚性固定，骨断端之间可以移动。尽管是非刚性固定，但在功能上是稳定的，是可以接受的。作者多采用坚强内固定术，因其痛苦轻且愈合时间短。另外，坚强内固定可以缩短 IMF 时间。骨愈合后，按照计划达到正常咬合，即可拆除 IMF。关闭创口前用稀释碘附和生理盐水冲洗术区，并进行止血，两侧分别放置负压引流管 1 根，用 4-0 的可吸收缝线缝合骨膜，1 号丝线缝合手术切口。术区加压包扎。

**高位下颌支矢状骨切开术（HSSO）**

高位下颌支矢状骨切开术（HSSO）也称为下颌孔上水平倾斜骨切开术（SHOO）[10]，最初由 WJ Höltje[11]设计，并且由 Schuchardt（图 21.1）改良。与传统的 SSRO 相比[11]，因其手术时间短、出血少和创伤小、下牙槽神经损伤风险低、愈合快等特点，HSSO 虽然复杂但临床吸引力更大。

HSSO 采用黏膜切口，始于升支最低点，向上延伸到升支前缘。切口长 25~30 mm（图 21.8a）。将升支侧方的骨膜剥离到升支后缘。

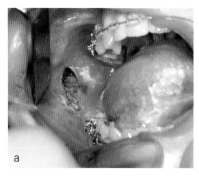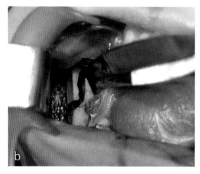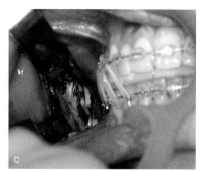

图 21.8　高位下颌支骨切开术（HSSO）。（a）升支前缘长 25~30 mm 的切口，术中用拉钩（宽 20 mm）保护外侧和后方的组织。（b）升支的截骨位置，外侧低于内侧 10~15 mm。（c）采用 4 孔大接骨板进行固定

作者术中采用简单的侧面拉钩（宽 20 mm）保护侧方和后缘的软组织。在乙状切迹和下颌小舌之间内侧骨膜剥离。由于此区域血管丰富，肌肉和血管分支较易出血。对于内侧截骨，5~15 mm 的隧道通常足矣。将拉钩放置到外侧后缘。下颌升支外侧截骨比内侧低 10~15 mm（图 21.8b）。完成内侧和外侧截骨，也就完成了矢状劈开。每侧可以采用 4 孔大接骨板（图21.8c）或 2 个 4 孔微型接骨板进行固定。

### 下颌支垂直骨切开术（IVRO）

这种方法对于下颌骨不对称的案例非常简单实用（图 21.9）。于下颌支外侧剥离骨膜，上达乙状切迹，后至升支后缘，向下达下颌下缘（下颌角）处，用摆锯从乙状切迹至下颌孔后侧纵向截骨。重点保护下颌孔周围的血管束，避免造成大出血。偶尔，下颌骨内侧的下颌小舌在外侧面相对应的部位可作为参考。完成垂直截骨后，用咬合导板引导远端形成正常的咬合。远端应在近端的内侧。此种情况下一般不用微型接骨板进行固定，多采用颌间固定，伴或不伴骨间钢丝固定。颌间固定 6~8 周。

### 上颌手术

Le Fort I 截骨术是应用最为广泛的上颌正颌外科手术[12]。这种手术非常简单，但是如

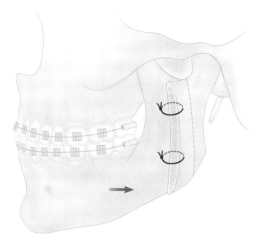

图 21.9　下颌支垂直骨切开术（IVRO）。升支垂直截骨应用于下颌不对称或前突的求美者。骨断端的固定采用骨间钢丝或微型接骨板、螺钉固定。TMJ 的位置可以被动调整。这种方法简单，但所需颌间固定时间较长（超过 6 周）

果操作不仔细，也会造成灾难性的后果，如严重出血、喉阻塞以及呼吸困难。唇颊侧口腔前庭和骨膜局部注射利多卡因和肾上腺素（1∶100 000），有利于骨黏膜瓣的剥离，同时减少术中出血。中点处置 6-0 尼龙单丝作为参考。黏膜切口位于口腔前庭结合处上方 5~8 mm，从一侧的磨牙远中侧到另一侧的磨牙远中侧，作者经常采用针式电刀进行以上操作。

进行深层次切开时应仔细止血。最后，切口延伸到两侧时需要向上 5 mm，防止在分离翼突时造成黏膜撕裂。

到达骨面时，从梨状孔开始（不进入）剥离骨腔直到颧弓嵴。剥离时小心谨慎，避免进入颊脂垫。前面的剥离范围从前鼻棘到眶下孔。剥离鼻中隔、硬腭以及鼻腔外侧壁时应小心，避免损伤鼻黏膜。鼻黏膜（特别是鼻底黏膜）损伤会导致难以控制的出血。

骨膜剥离完成后，在骨面画截骨线。用牙钻在上颌骨壁前部打直径 5 mm 的孔，随后将上颌窦黏膜自上颌窦前壁剥离。从梨状孔至上颌骨粗隆用往复锯行截骨（图 21.10）。切开上颌窦前壁时，使用弹性骨膜剥离子保护上颌窦黏膜。完成双侧上颌骨切开后，应用鼻中隔凿将鼻中隔软骨部、犁骨与上颌骨、腭骨分离（图 21.10b）。

分离骨断端时需要用手指保护腭部的软组织瓣。之后用弯骨凿凿断翼上颌连接。术者需要将手指放在翼突钩处，防止在凿断翼上颌连接时损伤上颌动脉和翼丛（图 21.10c）。鼻中隔、上颌窦前壁、上颌结节和翼突完全分离后，可将上颌骨下折（图 21.10d）。可以使用 Rowe 分离钳或手动完成。应用 Rowe 分离钳时，大弧端保护上前牙和其他牙齿，短的一端可以固定鼻底。进行骨断端分离时应谨慎小心，防止发生意外的骨折和出血。当骨断端分离后，用牙钻或超声骨刀修整断断面，使其光滑。在上颌骨向上或向后移位时，需要处理筛窦后壁，使上颌骨有向后或者向上移动的空间。用咬骨钳修整筛窦后壁时，应注意不要损伤腭降动脉，以免造成大出血。

处理好筛窦后壁后，在预制导板引导下，将上颌骨摆放到新的位置。在 IMF 支架上用口

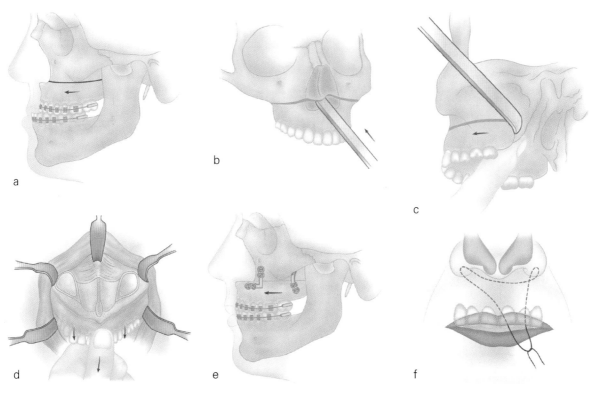

图 21.10  Le Fort I 型截骨术。（a）截骨线从梨状孔开始至上颌粗隆（红线）。（b）应用骨凿将鼻中隔软骨和犁骨从上颌骨和腭骨凿下。（c）应用弯骨凿凿断翼突，使其与上颌骨分离。（d）上颌骨完全截断。（e）4 块 L 型 4 孔微型接骨板分别固定于两侧梨状孔的边缘和颧牙槽嵴外侧。（f）关闭切口前先缝合鼻翼基底，以防止鼻翼基底外扩

内橡皮圈固定，形成新的咬合关系，然后测量从内眦眼角到中切牙的距离，确认术前计划的矫正已经完成。应用4块L型4孔微型接骨板固定，每侧梨状孔的边缘各一块，每侧颧牙槽嵴各一块（图21.10e）。于鼻翼基底行收缩缝合，以防鼻翼外扩（图21.10f）。关闭切口时，作者多用4-0或3-0丝线从预标记中线（切牙区）开始，从最远中边缘（第一磨牙）向近中缝合。在中线处，采用V-Y推进缝合来重建上唇形态。与其他方法相比，此方法看起来比较舒展。最后，双侧放置硅胶引流并固定。

## 双颌手术

### 前部根尖下截骨后退术治疗双颌前突

双颌前突在东南亚和东亚地区非常常见，典型特征是上颌和下颌均前突、下颌短缩、鼻唇角较锐，伴有或不伴有开颌、小的切牙间角。应用前份部分截骨术（ASO）治疗双颌前突的适应证为：

1. 上颌牙齿和骨前突，造成明显的面部畸形。

2. 正畸无法治疗前突，如关节强直、牙根

吸收，或由于牙槽骨太致密，牙齿无法移动或移动缓慢。

3. 前牙开颌无法通过单纯正畸治疗。

4. 嘴唇前突伴有下颌短缩。

首先，行上颌前部截骨术。唇侧牙龈切口由一侧第二前磨牙至对侧第二前磨牙。腭侧切口较短，两侧分别从尖牙到第一前磨牙（图21.11a）。由于未切开黏膜，所以能够保护骨的血供。切开后，剥离骨膜到唇侧的前鼻棘和腭面上硬腭的冠状中线。拔除上颌两侧的第一前磨牙（图21.11b）。

于前磨牙的牙槽窝标记截骨线和前截骨段后退的量。骨断端需要平滑，以保证充分接触。磨除牙槽窝壁时操作要小心，通过不损伤窝间壁束来避免损伤尖牙和第二前磨牙。在牙槽骨上标记截骨线，平行于鼻底，距离后面牙齿牙根尖至少5 mm，距离前部牙齿牙根尖至少3~4 mm。用咬骨钳去除拔牙窝的颊侧和腭侧的骨壁。作者通常用小圆形牙钻沿着预定的截骨线做一个小口，截骨前将肾上腺素和利多卡因注入骨髓，然后用直径3.8 mm的牙钻沿截骨线开深槽（图21.11c）。牙钻直径取决于需要缩短量，

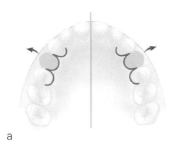

图21.11 前部根尖下截骨后退术（ASO）。（a）上下颌双侧尖牙至第一前磨牙腭侧牙龈缘切口。（b）拔除上下颌第一前磨牙。（c）沿着预定截骨线用牙钻行截骨。（d）通过术前预制咬合导板移动骨块，达到预期的咬合

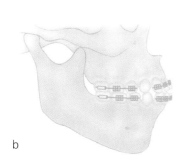

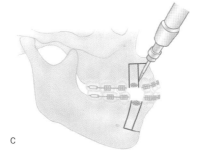

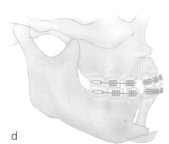

也可以采用来复锯。用骨蜡涂抹截骨断端防止出血。用牙钻对槽进行加深时可能会穿破上颌窦。应将窦黏膜掀起以保持窦底黏膜完整，而不是切开。

完成截骨后，通过术前预制咬合导板移动骨块，获得最终咬合（图 21.11d）。在尖牙和第二前磨牙之间用钢丝结扎固定，并应用 IMF。应用 4 孔 L 型接骨板螺钉固定前检查咬合关系。固定完成后，去除导板，缝合龈缘切口。

下颌的前部截骨和上颌相似。从一侧第二前磨牙到另一侧第二前磨牙做龈缘切口（图 21.11a）。于颏部和下颌体部行分离骨膜。标记截骨线，拔除双侧第一前磨牙。按照预定截骨线进行截骨（图 21.11c）。应用导板调整咬合关系。用 4 孔接骨板固定，用弹性橡皮筋正畸。缝合手术切口，放置引流管引流。

对于 ASO，应用预制导板引导前部咬合后，将上颌前部移动到预定位置。术后不需要 IMF，求美者术后即刻可以自动张口。

**双颌手术**

双颌手术又称上下颌手术或两个颌骨手术。双颌手术的适应证：①下颌需要后退超过 14 mm 者（此时，单纯下颌截骨无法获得正常的咬合关系，有较高的复发率和并发症发生率）；②严重的开𬌗或者严重的Ⅲ类安氏错𬌗中的双𬌗前突；③单纯正畸不能恢复水平向的咬合关系。

上 / 下颌截骨和游离操作如前所述。先进行上颌 Le Fort Ⅰ 型截骨术，上颌骨下折。随后用预制导板和微型接骨板、螺钉进行固定。然后，行下颌 SSRO 或者 HSSRO 截骨，采用同样的方式固定。确定新的咬合关系需要两个咬合导板：一个用于上颌骨截骨后将移动的上颌与下颌固定；另一个用于下颌骨截骨后作为终末导板。

## ■ 术后护理

术后监护 4~5 小时。术后 3 天去除引流管和伤口敷料。术后 4~5 天，拆除 IMF 和下颌弹性橡皮圈，确保求美者 TMJ 的早期开口运动。术后 7~8 天拆除咬合导板，正畸医生开始进行正畸治疗。术后 10 天拆线。

术后应用抗生素和镇痛药。建议求美者随身携带一把小剪刀以备急需，用于剪掉弹性橡皮圈。

## ■ 技术要点

1. 分离下颌升支舌侧骨膜前，用含有肾上腺素的利多卡因溶液注射进行局部浸润麻醉，避免损伤下颌孔处的血管束，减少出血。

2. 在剥离骨膜和舌侧骨皮质截骨时，保持剥离区域狭小并避免扩大，从而避免损伤下颌孔处的血管和神经。

3. 为了精确进行下颌骨升支劈开，需要采用 1.8 mm 的牙钻在下颌后缘制备穿透骨髓的引导孔。在引导孔的引导下，用 2 mm 骨凿完成下颌骨升支劈开。

4. 术后进行坚固内固定，是缩短 IMF 和骨愈合时间、减轻疼痛的关键。

5. 在截断翼上颌连接时，术者的手指应放在翼突钩处，避免损伤上颌动脉和翼丛。

6. 上颌骨截骨后，在关闭切口前，在鼻翼基底行收缩缝合，避免鼻翼基底外扩。

7. ASO 手术中，在拔除上颌第一前磨牙去除牙槽骨壁时，应保护尖牙和第二前磨牙避免损伤。光滑的骨断端有利于骨面接触。

8. 截骨线应距离牙根尖 5 mm，以确保不损伤牙齿的血供。

# ■ 并发症及其处理

## 面部骨骼手术的一般并发症

SSRO 术中的出血主要是下颌骨升支和下颌体的骨髓出血。邻近软组织的营养动脉损伤也可导致出血。这些出血多是自限性的，不会造成生命危险。但是，剥离升支舌侧骨膜时可能损伤下牙槽动脉，可造成严重出血。因此，在剥离升支舌侧骨膜时应适当地保护舌侧软组织，避免出血。如果发生严重出血，可用含有肾上腺素的纱布条填塞和直接压迫下颌孔，以减缓出血的速度。压迫需要保持 5~10 分钟。出血停止后，将填塞的纱布条保持在原位，进行另一侧的手术，出血停止后再继续本侧手术。舌侧骨皮质截骨时，可以在出血区域应用止血纱布或蛋白胶进行止血。

SSRO 术中损伤面动脉会导致大出血，需要用含肾上腺素的纱布进行填塞、压迫止血。出血区域可用 2-0 或 3-0 的丝线缝扎止血。

在 Le Fort I 型截骨术中，损伤腭降动脉、上颌动脉和翼丛会有出血风险[13, 14]。在分离上颌骨后部和翼上颌连接时非常容易损伤腭降动脉，因为这个区域无法直视。所以分离截骨断端时用手指压住翼腭窝的位置可以避免损伤血管[14, 15]。有时，在粗隆位置可能出现延迟出血（术后 1~2 天或 7~9 天），虽然出血比较缓慢，但是可能导致气管堵塞。鼻底和窦底黏膜的出血多可自发停止。

正颌手术较少发生感染，发病率低于 1%[16, 17]，常与下颌骨截骨有关。SSRO 术中需要大量冲洗，去除骨屑[14]。术后 7 天内常规应用抗生素。如果接骨板、螺钉处发生感染，需要将其去除。术后疼痛多较轻，可应用止痛剂如对乙酰氨基酚。TMJ 疼痛多见于术后 3~4 天，需要松解 IMF。

## 上下颌截骨术的特殊并发症

### 神经损伤

上颌手术可能损伤眶下神经，导致上唇麻木，伴有或不伴有上颌牙齿、牙龈、牙槽骨的麻木。一般情况下，眶下神经损伤导致的麻木是暂时的，12~18 个月后可恢复[14]。少数求美者可能出现眶下神经痛。

与上颌骨手术相比，下颌骨手术有比较高的暂时性（60%~70%）或永久性（20%~30%）神经损伤发生率。据推测，在下颌体后下缘截骨或劈开下颌骨升支时，常会损伤邻近神经，因为经常需要在神经附近进行切开操作，有时会打通下颌神经管。这也是作者更倾向于采用 HSSO 的原因。HSSO 术中做矢状劈开时远离神经，因此神经损伤的概率较低。另一个危险区域是邻近磨牙或前磨牙的区域，因为截骨线距离神经比较近。神经损伤求美者会抱怨口角区麻木。

### 功能性复发

咬合偏差，如下颌异常活动，是正颌术后复发的主要因素，通常发生在术后 1 个月内。所以，术后 5~7 天应该咨询正畸医师。另一个因素是 TMJ。不稳定的 TMJ 会导致咬合关系不稳定，这是术后发生错颌畸形的原因。作者在调整远端骨的距离前先调整 TMJ，使其达到合适的髁间窝位置。异常的肌肉牵引也会导致功能性复发。术后软组织有可能恢复到术前位置。例如，术后面部的高度比术前长，肌肉会产生拉回原来位置的力，造成下颌不稳定、旋转性移动，或者回到原来位置。翼内肌、翼外肌和咬肌是畸形复发的主要因素，求美者可表现为开合或者安氏 III 类错颌。另外，翼内肌、翼外肌和咬肌、舌体、唇、颊和舌骨上肌群也与复发有关。可以采用坚强内固定预防复发。不完全截骨会阻碍游离骨段移动到预定的新位置，结果会使游离的骨块需要用力才能产生咬合，从而导致复发。不完全截骨通常发生在下颌骨的下颌体后缘，以及上颌骨的上颌结节及翼板。

### 异常截骨

在上颌骨手术中，如果截骨不完全，进行下折操作时可能发生不可控制的骨折。为了证实阻力，上颌下折反应通过在远端加压进行，而 Rowe 骨钳只能在分离后游离骨端时使用。下颌手术中，不可控骨折常发生于髁突颈部、舌侧骨板和颊侧骨板，发生概率为 3%~23%[20, 21]。如果术中意外发生骨折，根据其形态以及远端突出或退缩的情况，来决定是否需要及时处理。术后延长上下颌内固定的时间也是有益的[14]。

### 髁突吸收

髁突吸收多发生于术后 7~12 个月[14]。原因不详，但是，求美者有安氏 II 类错𬌗、髁突过小或者形态不正常时应谨慎[14, 22]。髁突吸收可能导致开𬌗，或者面部高度丢失。髁突吸收发生后至少 6 个月才能进行手术，没有很好的治疗方法。如果髁突吸收严重，可以进行关节重建。

### 骨断端和黏膜的坏死

不合理的软组织切口、腭部软组织的过度牵拉、上颌骨微小的骨折、严重的低血压、血管性严重的营养不足，以及其他导致缺血的情况，可能会导致血管性缺血和组织坏死。一般情况下，血管性缺血是暂时性的，但是会导致牙齿坏死、牙周坏死和部分骨缺失。预防措施为：避免过度的骨膜剥离，截骨线在远离牙根 5~6 mm 处[23]。当组织发生坏死时，每周应用重组骨形成蛋白 2（r-BMP2）和富含血小板的血浆（PRP），连续应用 1 个月，必要时行牙髓治疗（图 21.12）。

## ■ 实际案例

### 案例 1：下颌前突伴有长面畸形

一位年轻男性求美者，因习惯性 TMJ 脱位伴咀嚼困难就诊（图 21.13）。长面畸形，侧面观凹陷，下颌前突，自觉面部不美观，为典型的安氏 III 错𬌗畸形。术前正畸 9 个月，采用 HSSO 和颏成形术治疗。颏部后退 12 mm，整体后退 13.4 mm。过度矫治以防止复发（图 21.14）。

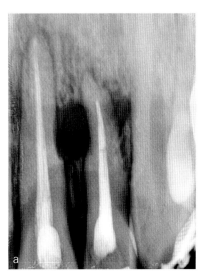
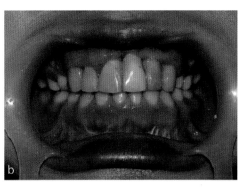

图 21.12　骨端部分坏死。（a）术后 10 天 X 线片示骨端发生坏死。（b）前部上颌骨术后恢复良好，但是发生牙根吸收

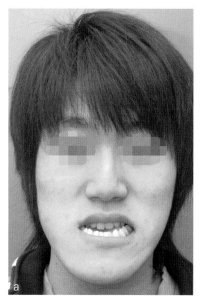
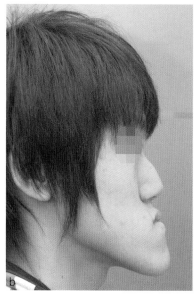
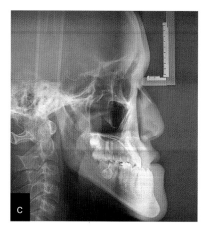
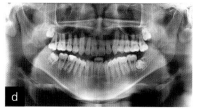

图 21.13　案例 1：下颌前突伴有长面畸形。（a，b）术前正、侧面照。（c，d）术前侧位片和曲面断层片

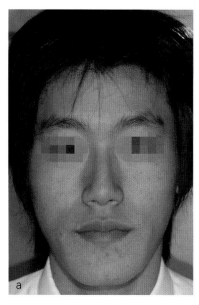
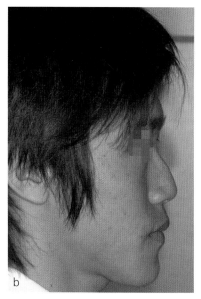
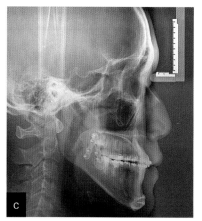
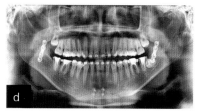

图 21.14　案例 1。（a，b）术后 2 年随访正侧面照。（c，d）术后 2 年侧位片和曲面断层片

## 案例 2：下颌前突伴长面畸形

一位年轻男性求美者，因上颌后缩和下颌前突就诊（图 21.15）。面下部 1/3 前突，侧面观凹陷，下颌前凸，下颌较长，但颏唇不凸。

典型安氏 Ⅲ 类骨性错𬌗畸形，伴咀嚼困难和 TMJ 功能紊乱。术前正畸治疗压低上颌后磨牙，扩大上下颌牙弓，上下颌牙齿去代偿（调整牙齿倾斜度），调整上下牙曲线、扭转度和拥挤度。

因为求美者拒绝双颌手术，仅采用 HSSRO 和颏成形术。因为仅仅依靠正畸治疗不能解决上后的阻生齿，术后对两侧上颌后牙行牙髓治疗。颏成形术中下巴后退 13.5 mm，术后复发 3.5 mm。考虑到术后复发，下颌过矫治 3 mm。术后 3 年，咬合关系正常，但是下颌骨出现 1 mm 的复发（图 21.16）。

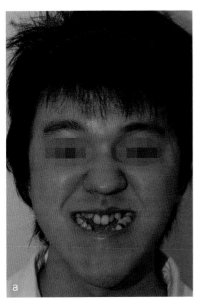
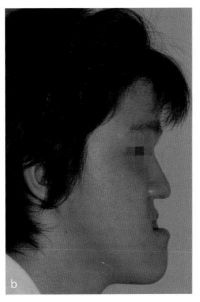
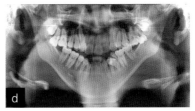

图 21.15　案例 2：下颌前突伴长面畸形。（a，b）术前正、侧面照。（c，d）术前侧位片和曲面断层片

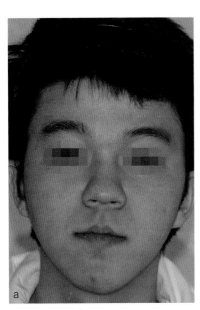
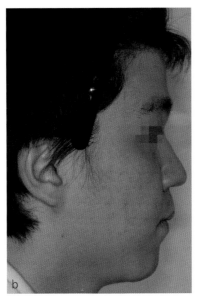
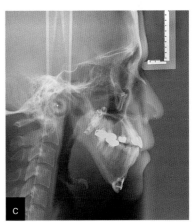
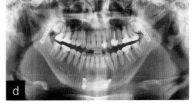

图 21.16　案例 2。（a，b）术后 3 年随访正、侧面照。（c，d）术后 3 年侧位片和曲面断层片

## 参考文献

1. Raymond GV. Craniofacial genetics and dysmorphology. In: Kolk CAV, Wilkins EG, eds. Plastic Surgery Indications, Operations, and Outcomes. Mosby; 2000:613-617

2. Steinhäuser EW. Historical development of orthognathic surgery. J Craniomaxillofac Surg 1996;24(4):195-204

3. Reuther J. [Orthognathic surgery: corrective bone operations.] Mund Kiefer Gesichtschir 2000: 4(Suppl 1): S237-S248

4. Angle EH. Classification of malocclusion. Dental Cosmos 1899; 41: 248-264

5. Blair VP. Operations on the jaw-bone and face. Surg Gynecol Obstet 1907; 4: 67-78

6. Owens EG, Goodacre CJ, Loh PL, et al. A multicenter interracial study of facial appearance. Part 2: A comparison of intraoral parameters. Int J Prosthodont 2002; 15(3): 283-288

7. Owens EG, Goodacre CJ, Loh PL, et al. A multicenter interracial study of facial appearance. Part 1: A comparison of extraoral parameters. Int J Prosthodont 2002; 15(3): 273-282

8. Ahn SN. Kephalometrische Vergleichstudie von skelettalen und Weichteil Parametern zweier ethnischer Gruppen. Doctoral dissertation. Kieferorthopaedie, ZMK Klinik, Universitat Hamburg; 1995

9. Obwegeser HL, ed. Mandibular Growth Anomalies. Berlin, Heidelberg, Germany: Springer-Verlag; 2001

10. Kaduk WM, Podmelle F, Louis PJ. Revisiting the supraforaminal horizontal oblique osteotomy of the mandible. J Oral Maxillofac Surg 2012;70(2):421-428

11. Scheuer HA, Höltje WJ. [Stability of the mandible after high sagittal supraforaminal osteotomy. Roentgen cephalometric study.] Mund Kiefer Gesichtschir 2001;5(5):283-292

12. LeFort R. Etude experimentale sur les fractures de la machoire superieure. Rev Chir 1901; 23:208-227

13. Bell WH. Le Forte I osteotomy for correction of maxillary deformities. J Oral Surg 1975;33(6):412-426

14. Morris DE, Lo LJ, Margulis A. Pitfalls in orthognathic surgery: avoidance and management of complications. Clin Plast Surg 2007; 34(3): e17-e29

15. Lanigan DT, West RA. Management of postoperative hemorrhage following the Le Fort I maxillary osteotomy. J Oral Maxillofac Surg 1984; 42(6): 367-375

16. Ruggles JE, Hann JR. Antibiotic prophylaxis in intraoral orthognathic surgery. J Oral Maxillofac Surg 1984; 42(12): 797-801

17. Gallagher DM, Epker BN. Infection following intraoral surgical correction of dentofacial deformities: a review of 140 consecutive cases. J Oral Surg 1980; 38(2): 117-120

18. Posnick JC, Al-Qattan MM, Stepner NM. Alteration in facial sensibility in adolescents following sagittal split and chin osteotomies of the mandible. Plast Reconstr Surg 1996; 97(5): 920-927

19. Lindquist CC, Obeid G. Complications of genioplasty done alone or in combination with sagittal split-ramus osteotomy. Oral Surg Oral Med Oral Pathol 1988; 66(1): 13-16

20. Van de Perre JP, Stoelinga PJ, Blijdorp PA, Brouns JJ, Hoppenreijs TJ. Perioperative morbidity in maxillofacial orthopaedic surgery: a retrospective study. J Craniomaxillofac Surg 1996; 24(5): 263-270

21. van Merkesteyn JPR, Groot RH, van Leeuwaarden R, Kroon FH. Intra-operative complications in sagittal and vertical ramus osteotomies. Int J Oral Maxillofac Surg 1987; 16(6): 665-670

22. Merkx MA, Van Damme PA. Condylar resorption after orthognathic surgery. Evaluation of treatment in 8 patients. J Craniomaxillofac Surg 1994; 22(1): 53-58

23. Bell WH, Fonseca RJ, Kenneky JW, Levy BM. Bone healing and revascularization after total maxillary osteotomy. J Oral Surg 1975; 33(4): 253-260

# 22 颏成形术

Seong Yik Han，Kar Su Tan

**精 要**

- 颏成形术对咬合没有影响，因此被认为是一个完全美学的操作过程，旨在修改骨性颏部的形状和外观。
- 颏成形术最常用做上颌前部截骨术、下颌角成形术和隆鼻术的辅助手术，以产生协同作用，使面部更美观。
- 术前正确评估和记录面部照片，进行模拟建模和影像学检查［口腔全景片，侧位和后前位（PA）头影测量和／或 3D（CT）扫描］是必不可少的。
- 手术目的是通过手术改变颏部和下颌骨的交界区域，重建适当的面部比例和面部下三分之一的对称性，从而达到面部和谐。

- 理想的颏部位置因人而异，可以通过头面部硬组织和软组织头影测量参考点来确定。
- 可以通过两种方式进行颏成形术：①骨组织颏成形术；②使用假体置入物进行颏成形术。笔者更喜欢骨性颏成形术，因其结果更可靠。
- 骨性颏成形术一般在全麻下行口内操作。用摆锯行双侧骨皮质水平截骨。注意不要损伤颏神经，用预弯的微型接骨板固定。
- 尽管颏成形术的并发症发生率很低，相对安全，但是可能出现以下风险：颏神经损伤，畸形愈合／骨不连，骨表面不规则，唇下垂或皮肤凹陷，颏部下垂和不对称等。

## ■ 引言

颏部对面部的对称性和合适的比例非常重要。颏部的重要特征包括：①从唇红下缘到颏前点的弧形曲线，②颏部的骨体积，③颏前点的位置。有趣的是，颏部在社交上对人有很大的影响。许多小颌或下颌发育不良的人缺乏自信，内向，并有深深的自卑感。从这个意义上讲，美容外科医生的作用不仅仅是美学改善。

美的概念主要依赖于个人的文化背景和环境。在东亚人的传统观念中，理想的颏部是丰满圆润的，但是，现在很多女性都追求 V 形小脸而不是之前的大 U 形颏部。多数男性也喜欢更窄、稍长和适度突出的颏部。可以肯定地认为，

这种趋势将会继续发展，外科医生不得不与时俱进，改变技术方法以适应人们审美偏好的改变。

虽然颏成形术看似相对简单，但对面部的整体协调性和吸引力影响重大。颏成形术通常被认为是一种辅助性手术，作为其他面部骨骼手术的补充，增强手术的效果，如下颌升支矢状劈开术（SSRO）、前部根尖下截骨术（ASO）、下颌角成形术和颧骨颧弓降低术。

颏成形术最常见的适应证为：①小下颌伴有安氏 Ⅱ 类错𬌗畸形（有或无开合或双颌前突）；②大下颌伴有安氏 Ⅲ 类错𬌗畸形和面部过长。这些问题往往是先天综合征（如 Treacher-Collins 综合征）或遗传性咬合不正的

结果，也可为继发于儿童骨髓炎的下颌发育不全或由软组织挛缩（如烧伤）引起的下颌偏斜，以及颏部前突，或创伤性颞下颌关节生长中断。

## ■ 颏成形术的历史背景

在历史上，颏成形术通过以下两种方式完成：在颏部表面置入填充物增加体积；通过截骨术调整下颌。G. Aufricht 在 1934 年描述了将鼻整形切除的驼峰组织作为可"再利用"的自体移植材料[1]。1948 年，K. H. Thoma 介绍了使用钛网进行颏成形术。历史上曾对许多种类的材料进行过试验，取得了相应的成功，如丙烯酸树脂、蜡、硅橡胶颏部置入物（Brown 等，1953），膨体聚四氟乙烯［e-PTFE 或 Gore-Tex（WL Gore）］合成置入物，陶瓷和羟基磷灰石以及复合 BMP 的去矿化牙齿。随着移植技术的进步，疗效也有所提高。

O. Hofer 于 1942 年首先提出了骨性颏成形术的概念，采用了三步法技术：分段截骨术，重新定位，将颏骨固定到新的位置[2]。Hofer 首先描述了下颌骨前部的水平截骨术，通过口外颏下切口纠正颏前突和小颌畸形（图22.1a）。后来，H. Obwegeser（1957）介绍了通过口内入路方法进行颏成形术，可以避免在下颌处形成瘢痕（图 22.1b）[3]。

将下颌骨的下部截断后，将该部分向前牵拉，蒂为颏舌骨肌。在下颌体周围使用超聚酰胺丝将该部分固定于丙烯酸树脂夹板上。后来，Obwegeser 改为直接骨固定，还通过改变两侧的弧度来修正下巴的对称性，这种技术至今仍被广泛采用。该技术随后得到进一步发展，又出现了水平、垂直和矢状面截骨，能够更好地控制颏部外观。

## ■ 颏成形术的头影测量数据

表 22.1 总结了颏部的头影测量分析的重要标准。通过比较研究，记录了不同族群之间的头影测量标准的差异[4-6]。颏部的头影测量参数的区别主要在于下面部的长度。与德国人相比，韩国人的 Sp′-Gn 更长（分别为 65.91 mm 和 63.27 mm）。因此，韩国人的 N-ANS / ANS-Me（79.5%）较低。该值是计算理想颏部垂直长度的指南。其他变量也有显著差异（见第 21 章，图 21.4 和图 21.5）。

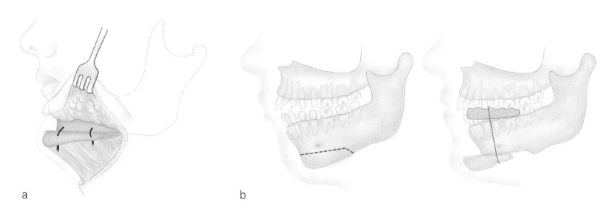

a        b

图 22.1 早期颏成形术。(a)向前滑动推进颏成形术，在 1942 年由 O. Hofer 首次提出，该术式经口外颏下切口入路。(b) Obwegeser 提出经口内入路的颏成形术，在下颌体周围使用超聚酰胺丝将游离的骨段固定于丙烯酸牙科夹

表 22.1 头影测量分析中颏部位置的重要标准（根据 Dr. SN Ahn[4]）

| 变量[a] | 标准值（亚洲人） | 标准值（高加索人） |
|---|---|---|
| N–Me（mm） | 118.8±4.5 | 115.7±4.5 |
| N–ANS（mm） | 52.9±2.7（45% from N–Me） | 52.4±3.0（45% from N–Me） |
| ANS–Me（mm） | 65.9±4.5（55%~56% from N–Me） | 63.3±5.5（54%~55% from N–Me） |
| N–ANS/ANS–Me（%） | 80.5±5.7 | 83.2±6.2 |
| S–N–A（°） | 82.0±3.9 | 81.1±4.1 |
| S–N–B（°） | 79.4±3.5 | 79.0±3.5 |
| G–Sn ∶ Sn–Me' | 1∶1 | |
| Sn–St ∶ St–Me' | 1∶2 | |

[a] 见第 21 章，表 21.1 作为变量指南

## ■ 求美者评估

### 求美者问诊

询问求美者的病史和家族史很重要。有时求美者可能会隐瞒重要的病情，如注射过填充物或做过假体置入隆颏术，往往只能在术前通过放射学检查发现。因此，术前进行 X 线检查对术前评估非常重要。仔细了解求美者对手术的期望和要求也很重要。讨论的参数包括：①颏部的体积和形状（小 / 大，宽 / 窄，尖 / 椭圆形）；②颏部尖端在矢状面上的位置（突起或退缩）；③颏部的垂直高度（伸长 / 缩短）；④颏部的对称性（在所有三个平面中）。

偶尔，外科医生可能会遇到颏部形状、位置、高度和对称性良好但要求手术的求美者。此时，医生需要谨慎考虑。

在询问病史过程中还要检查求美者咬合情况。对于曾接受过正畸或下颌手术的求美者，这一点尤为重要。一般来讲，对于正常 I 类咬合关系的求美者，单纯进行颏成形术就足够了。但是，对于 II、III 类咬合关系的求美者，单纯进行颏成形术无法进行适当的美学矫正。在这种情况下，应先进行正畸治疗或正颌手术（如前部根尖下截骨术或下颌升支矢状劈开术）矫正错殆畸形。

## ■ 求美者评估

术前评估，首先根据求美者的面部照片进行分析和评估，包括正位、侧位、45° 斜位、仰头位和俯视位、微笑位及动态嘬嘴位。尤其要仔细评估微笑时和嘬嘴时的照片，因为有些软组织问题只有在求美者微笑或嘬嘴时才能表现出来，如皮肤凹陷等。

为了确定面下部 1/3 软组织的位置，可以使用以下参考标准，包括：① Ricketts 线（E线），②三分法，③软组织划分从鼻中隔下点（Sn）到软组织颏下点（Me'），从眉间到软组织颏下点（见第 21 章，图 21.5）；④零子午线（Gonzalez–Uloa，1962）。

从鼻尖（鼻突点）向软组织颏前点（Pog'）的连线叫作 "美学" 线或 E 线，用于评估上下唇的位置（图 22.2）。亚洲人上唇与 E 线的平均距离为 0.41 mm，亚洲人和白种人的下唇与 E 线的平均距离分别为 1.27 mm 和 3.14 mm[4]。通过测量可以推断颏前点的位置。但是该测量方法也有一定的缺点，因其很大程度上依赖求美者具有正常投影的鼻突点（鼻尖），通常在亚洲人难以准确预测。因此，采用这种方法确定颏前点的位置，可能会导致错误的结果。

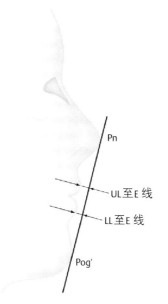

图 22.2　美学线（E 线，Ricketts 线）是由鼻尖点（鼻突点，Pn）到软组织颏前点（Pog'）的一条线，用于评估唇的位置

三分法主要适用于面部比例的分析。面部垂直高度分为三等份：从发际中点（Tr）到眉间为上三分之一，从眉间到鼻下点为中三分之一，从鼻下点到颏下点为下三分之一（见第 21 章，图 21.3a）。据了解，亚洲人面部下三分之一较白种人长 2%~3%。这种比例分析方法可以用来确定软组织颏下点的理想位置（Me'）（图 22.3a）。另外，可以通过研究鼻下点、口裂点、下唇以及软组织颏下点的位置来进一步分析面部下三分之一。Sn-St ： St-Me' 的比例为 1 ： 2，Sn-LL ： LL-Me' 的比例为 1 ： 1（图 22.3b）。在颏后缩求美者中，Sn-LL ： LL-Me' 比例将大于 1。通过面下三分之一的测量数据，可以计算软组织颏下点的最佳位置。

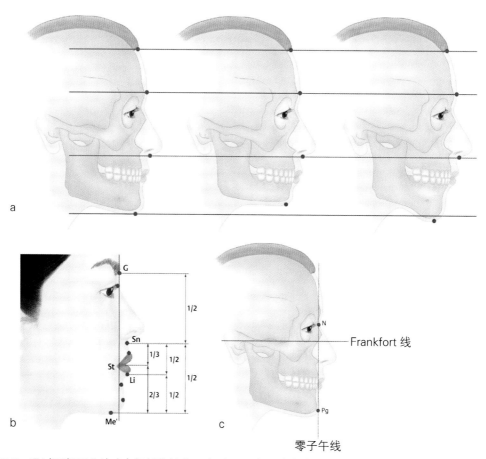

图 22.3　通过面部三分法确定颏部的长度。（a）下面部正常长度（左）；下面部过短（中）；下面部过长（右）。（b）Sn-St ： St-Me' 距离比为 1 ： 2，Sn-LL ： LL-Me' 距离比为 1 ： 1。（c）零子午线：经过软组织 N 点，从外耳道上缘到眶下缘画一条垂直于 Frankfort 水平线（FH 线）的垂线，即零子午线。颏前点应当位于此线上，否则颏部处于后缩或前突状态

Gonzalez-Ulloa 于 1962 年描述了零子午线的概念[8]。经过鼻根点（N 点）从外耳道上缘到眶下缘画一条垂直于 Frankfort 水平线（FH 线）的线，这就是所谓的零子午线。颏前点应位于零子午线上（图 22.3c）。

对 X 线（口腔全景片，头影测量正侧位片）和 CT 扫描三维重建的影像进行分析，对于评估颏部的形态和位置是十分必要的。在确定颏前点（Me 或 Pog）的理想位置时，切记比例比颏部的实际长度更为重要，并且头影测量侧位片是最为常用的测量工具。其中，鼻根点（N）-前鼻棘（ANS）/前鼻棘（ANS）-颏下点（Me）比例是评估颏部垂直高度是否充分最常用的参数（图 22.4）。这些参数是供参考的规范；然而，根据求美者的偏好，最终的颏部位置可以在该参数 6% 以内安全调整。

实际操作中，软组织移动量与骨组织移动量并不相同。例如，颏骨前移 5 mm，软组织前移 75% 左右。然而，在颏部垂直延长和缩短的过程中，软组织更紧密地贴附于骨组织，移动量约为 90%。

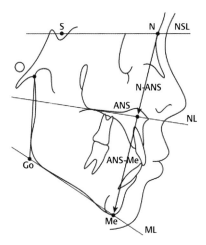

图 22.4 颏部的头影测量分析。N-ANS/ANS-Me 的比值是确定颏部理想长度的最佳指标。N-ANS/ANS-Me 指数在亚洲人为 80%±6%，高加索人种为 83%±6%。不同族群的 N-ANS 长度平均值为 51~53 mm。然而，ANS-Me 长度显著不同，亚洲人的平均值为 66mm，高加索人种为 63 mm。ANS，前鼻棘；S，蝶鞍；N，鼻根点；NSL，鼻蝶鞍线；NL，鼻线；Go，下颌角点；Me，颏下点；ML，下颌下缘（参照点的定义见图 21.4 与表 21.1）

## ■ 手术技术

根据颏部移动的方向，颏成形术可分为五种方式：①水平前移；②水平后退；③垂直下移；④垂直上抬；⑤横向偏斜矫正（图 22.5）。

尽管颏成形术是一种相对简单的手术，但一般在全麻下进行，因为切断骨骼的噪音和振动会使求美者感到不安和恐惧。鼻插管是保护气道的首选方法，也有利于在手术中调整颏部的形态和位置。近年来，在静脉麻醉下利用超声骨刀行颏成形术变得可行（图 22.8）。

1. 术前标记面部中线（通过鼻尖和人中背部，中切牙之间到颏部中点）。

2. 用 1∶100 000 肾上腺素自双侧第一磨牙至中线进行骨膜下浸润麻醉，不仅可以止血，也可以通过肿胀使颏部的骨膜剥离，渗入唇黏膜也有助于减少黏膜出血。

3. 由于亚洲人皮肤切口瘢痕比高加索人更为明显，所以亚洲人优先选择口内入路。口内入路有两种切口，即唇黏膜切口或龈缘切口（图 22.6）。

a. 唇黏膜切口：用手术刀切开中线作为参考。然后在距离唇龈沟 5 mm 处做唇部切口，保留一个边缘以便在关闭时更容易缝合。该切口从一侧的第一磨牙延伸到另一侧的第一磨牙。使用电凝自黏膜下切开至骨膜。注意避免过度破坏颏肌纤维，以防止颏部皮肤下垂。

b. 龈缘切口：该切口沿牙龈缘从一侧的第二磨牙切开至对侧的第二磨牙，使用 12 号或 15 号手术刀切开到骨性牙槽嵴。掀起黏膜骨膜瓣直至显露颏部表面骨质。这种切口的优点是避免颏肌受损和无黏膜瘢痕。

4.在下颌骨表面剥离至下颌下缘，剥离范围应足够进行截骨。避免在联合区域周围进行不必要的广泛剥离，皮瓣切勿延伸到舌面。剥离过程中，滋养血管出血可以用骨蜡止血。不必特别剥离显露颏神经。如果将颏成形术联合下颌切削或下颌角切除，将颏神经骨骼化则更加方便，可以提供更大的手术空间。

5.颏部中线用小圆钻做标记，通常从下中切牙到颏下点中线。水平切割线按设计进行标记（图22.7）。

用微型电钻沿截骨线凿出2~3个小孔，通过这些孔用肾上腺素局麻液浸润至骨髓，以减少颏部截骨时的出血。为了防止操作过程中的滑动，使用1.8 mm的磨钻在截骨线的两端标记一个5 mm的凹槽，为锯片建立导引槽。截骨线应该距离颏孔下方至少5 mm。使用带有圆形刀片的往复锯行水平截骨。第一次切割是从一侧缘到中线，对侧同法。在截骨术中，应始终

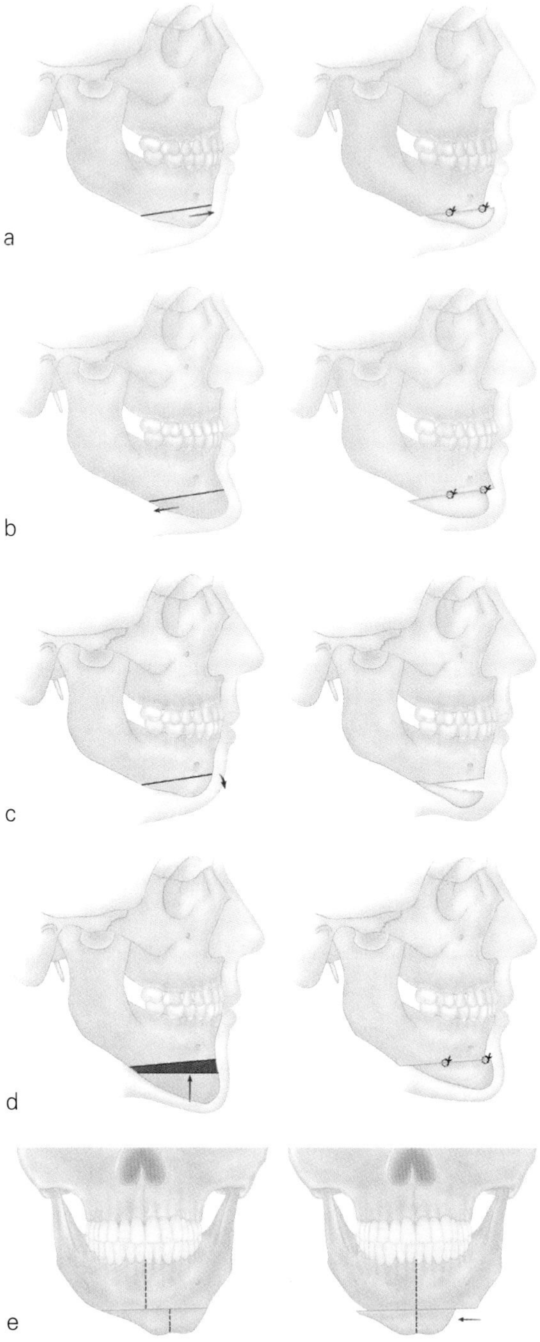

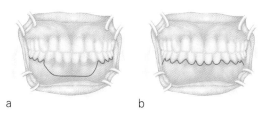

图22.6 颏成形术的手术切口。（a）唇黏膜切口。（b）龈缘切口

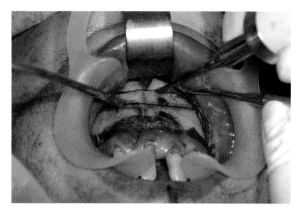

图22.7 颏成形术的骨性标记。用小的磨钻或牙钻标记颏部中线，打磨水平截骨线，避免截骨时来复锯滑动

图22.5 五种颏成形术：（a）水平前移。（b）水平后退。（c）垂直下移。（d）垂直上抬。（e）横向偏斜校正

用器械保护颏神经以防止意外损伤。请切记截骨线的起点越向后延伸，则截出的下颌线更自然。

切割时可以感觉到来复锯切开外侧骨皮质和骨髓，然后切开内侧骨皮质。一旦两层骨皮质都切开，可以更迅速地截断下颌骨。髓内浸润可以减少截骨面出血。由于无创特性，使用超声骨刀可以减少组织损伤、骨质出血和术后肿胀（图22.8），但手术时间会延长30%~40%。在颏神经或面动脉附近操作时，这项技术特别实用。

6. 截骨完成后，彻底止血，分离远端截骨段。二腹肌前腹骨段舌面附着于二腹肌窝，通常可以保留该附着。然而，当垂直方向切除量较大时，可用电刀切断肌肉附着。

7. 根据术前设计，松动的骨段用两块两孔或三孔接骨板和螺钉固定于新位置，也可以利用预制的前徙/后移颏成形板固定（图22.9）。在固定过程中，要参照标记的中线，以确保颏部处于中心位置。在颏部垂直缩短中，在骨切开位置末端形成一个骨性台阶。在此处，原来的下颌缘形态被破坏。打磨下颌下缘时要特别小心，因为颏神经通常距离很近。

8. 黏膜切口用4-0薇乔（Ethicon）线或丝线关闭。首先确定中线，先缝合中点，其余部分的切口从外侧到内侧逐步关闭。正确关闭切口十分重要，因为尽管骨定位和骨固定正确，但如果切口未对齐，可能会导致面部不对称、不适和功能障碍。因此，龈缘切口更方便，因为可以恢复原来的位置，没有黏膜或肌肉错位。闭合龈缘切口可以进行牙间乳头褥式缝合。放置负压引流管。

9. 缝合完成后，用弹性绷带包扎颏部，使颏部软组织轻微上提。颏成形术都是作为日间手术开展的，多数情况下无须住院。求美者术后应服用抗生素和止痛药。

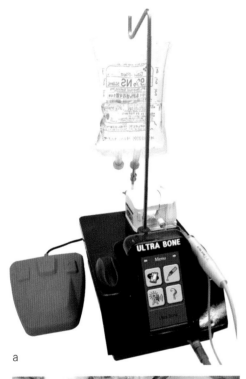

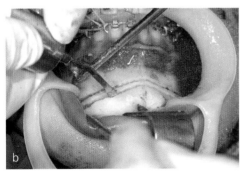

图22.8 超声骨刀在结构复杂区域非常实用。（a）装置。（b）在颏成形术中应用超声骨刀进行截骨

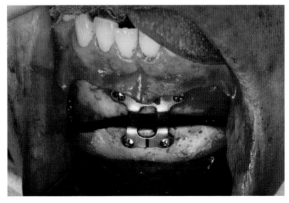

图22.9 根据术前设计，用预弯的四孔接骨板行坚固内固定

## ■ 技术要点

1. 术前仔细确定从鼻背部到颏部中点的面部中线作为术中指导。

2. 从第一前磨牙侧骨膜下局部麻醉浸润，以利于骨膜的分离和止血。

3. 对亚洲人来说，口内切口优于口外切口。因为与白种人相比，亚洲人的皮肤切口瘢痕更明显。

4. 下唇的黏膜切口距唇龈沟 5 mm，方便关闭切口。龈缘切口可以保留部分颏肌，有助于减轻黏膜瘢痕形成。

5. 做切口时，应注意避免颏肌附着脱套，从而导致颏部软组织下垂。

6. 骨膜剥离范围应限定于下颌下缘的唇面，在颏部正中联合区剥离过宽可导致软组织下垂或凹陷，术后下唇活动不适。

7. 没必要剥离颏神经周围，但如颏成形术与下颌角成形术同时进行时，充分剥离有助于方便手术操作。

8. 用微电钻沿着设计的骨切开线做 2~3 个小孔，将肾上腺素局麻药溶液注射于骨髓，有助于减少出血。

9. 截骨方向从侧面到中线。可以用小磨钻打磨凹槽，防止截骨时来复锯滑动。

10. 形成水平截骨线越靠后，构成的下颌下缘将更加流畅自然。

## ■ 并发症及其处理

### 一般并发症

颏成形术是一种比较安全的手术，并发症较少。一般并发症包括出血、感染、肿胀和疼痛。术后出血多为骨松质渗血，术中使用止血产品有助于止血，如止血胶原（CollaTape，Zimmer Dental，或 Helistat，Moore Medical）、明胶剂（凝胶泡沫，Pflzer）、骨蜡或纤维素材料（止血纱，Ethicon）。黏膜出血可用电凝止血。术中和术后使用抗生素，术中遵守无菌原则，仔细止血，可降低感染风险。幸运的是，颏部感染的发生率很低。术后水肿与手术创伤程度有关，术中应用超声骨刀能够显著减轻术后肿胀。水肿高峰期通常在术后 3~4 天。颏成形术是一种疼痛相对较轻的手术。术后疼痛可以应用对乙酰氨基酚来控制。

### 颏神经损伤

颏神经损伤会出现下唇麻木，尤其是口角部位。术中注意保护颏神经。如果手术需要进行大范围剥离时，需要解剖和游离颏神经并加以保护，同时注意避免过度牵拉。如果术中颏神经受损严重，应用 9-0 或 10-0 缝线重新吻合。术后，可以捏掐口角来评估颏神经的功能。颏神经的牵拉损伤通常在术后 1~3 周内恢复。切开唇黏膜时可能会切断部分小的神经分支，唇部感觉降低在正中部更明显而不是口角，感觉通常在 1 个月内恢复。

### 骨畸形愈合或不愈合

应用钢丝固定时，发生骨畸形愈合或不愈合的风险较高。微型接骨板内固定更可靠，骨段之间固定稳定，发生畸形愈合或不愈合非常罕见。

### 下颌骨下缘不规整

下颌下缘不规整是常见的并发症，特别是在颏部垂直长度明显缩短的手术中。水平截骨后，取出中间骨段后进行内固定。由于下颌下缘错位，在颏部两侧会形成一个三角形的骨性凸起（图 22.10）。

如果术中没有磨除这个凸起，求美者会抱怨下颌下缘不规则，有时伴有疼痛。骨性凸起还可能出现在颏部过度磨削时，可以使用复合

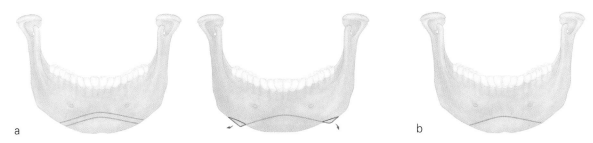

图 22.10 颏成形术后下颌下缘不规整的处理。在行垂直或矢状方向的颏缩小术后，在颏部两侧会各形成一个三角形的骨性凸起，术中需要处理，以免影响手术效果，给求美者带来不适。手术操作邻近颏孔，需要仔细小心

BMP 的人工骨修复台阶。

### 唇下垂、颏下垂与皮肤凹陷

颏部下垂被定义为下颌下缘的软组织下垂。唇下垂的定义是闭嘴时下唇下移伴皮肤凹陷。颏下垂和唇下垂是由颏肌和下唇降肌存在问题造成的。颏肌附着于切牙窝和下颌部位的皮肤真皮层，具有两个功能：①支撑、提升和突出下唇；②抬高颏部和形成颏部动态皱纹。主要原因是没有重新连接颏肌、感染后出现肌肉纤维化，或者去除了大块置入物[9]。有颏部内置物置入手术史的求美者，在颏成形术后发生颏部软组织下垂的风险较高。术前摄影是必需的。为了防止外观和功能性并发症，术中需要保护颏肌，重新缝合连接颏肌。处理这种情况时，需要将颏肌重新锚定至切牙窝，将下垂的骨膜和颏部脂肪垫向上缝合固定。

### 不对称

不对称最常见于设计失误或手术失误。矫正颏部不对称时应精心设计手术。在未标记中线的情况下进行截骨，容易导致不对称。此外，软组织变化仅相当于骨组织变化的 75%~90%。例如，如果骨段横向移动 5 mm，软组织的位置只会相应地移动 3.75~4.75mm。因此，在矫正颏部不对称时，常需要过度矫正骨组织以使软组织达到对称。如果确定术后不对称导致了错位，建议 2 周内进行修复手术。

### 置入物相关并发症：颏下垂、变形，皮肤不规整

颏下垂、变形通常发生在异体置入术后，如硅胶或 Gore-Tex 置入物。置入物会侵蚀皮质骨，周围有骨增生反应，形成弹坑样骨缺损（图 22.11），范围从前牙槽骨到前牙根部。

颏部皮肤橘皮样变是颏部置入手术的常见并发症，尤其是使用 Gore-Tex 假体时，可能是因为置入物阻碍了肌肉重新附着于皮质骨表面。另一种可能原因是置入物移动。置入物可能使表面的肌肉和真皮逐渐变薄，进行手术修整时需要格外注意，避免取出置入物时造成皮肤穿孔。

## ■ 实际案例

### 案例 1

23 岁女性，侧面观双颌前突，颏部明显后缩（图 22.12，图 22.13）。

#### 问题

1.外观　外观不满意，侧面观面部前突，下颌后缩，鸟嘴畸形，露龈笑。

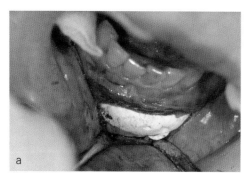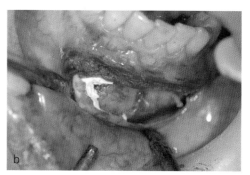

图 22.11　颏部置入物导致的骨吸收性凹陷。（a）确认颏部置入的 Gore-Tex 假体。（b）取出颏部置入物，可见靠近前牙根部下颌骨吸收后的凹陷

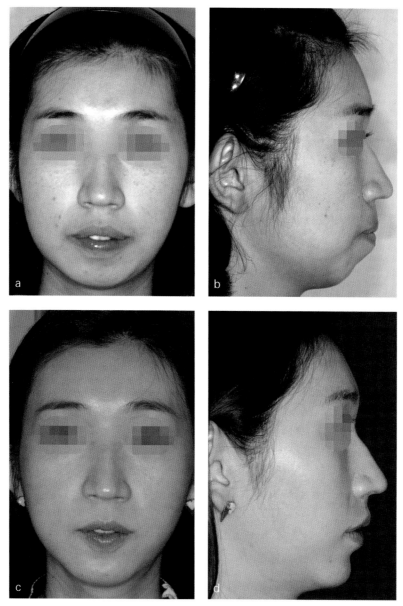

图 22.12　案例 1：术前术后照。正面照和侧面照显示颏部突度的改善。（a，b）术前。（c，d）术后

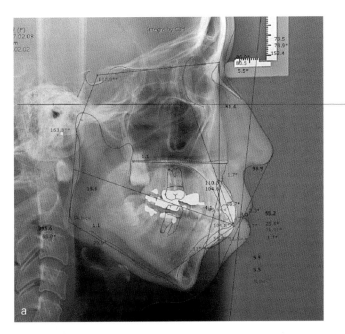

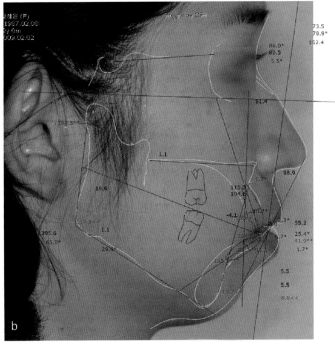

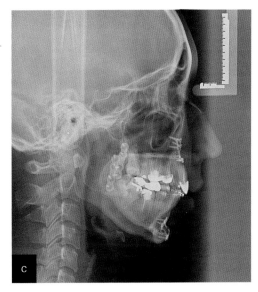

图 22.13　案例 1：头影测量。（a）侧位影像中角度和长度的测量。（b）侧面照和头影测量的重叠图的测量。（c）术后 X 线片显示的骨切开线和固定的接骨板

2.功能　颞下颌关节脱位，唇部肌肉牵拉，下牙列前牙拥挤。

3.头影测量分析

　　a.下前牙前倾严重（L1 倾斜度）：37.3°（平均 25°±2°）；

　　b.切牙间角度过小：99.8°（平均

124.0°±8.3°）；

　　c.Pog 位置到 N 的垂直距离过于偏后：−12.5 mm（平均值 −5 mm±1 mm）；

　　d.面部突度过大：165°（平均值 3.6°±4.6°）；

e. 下颌体过短: 66.7 mm (平均值 78 mm ± 4.3 mm);

f. 上下唇突度: 上唇到 E 线距离 3.7 mm (平均 -1.02 mm); 下唇到 E 线距离 7.2 mm (平均 2.03 mm)。

**治疗计划**

1. 通过咬合稳定装置保守治疗颞下颌关节 (TMJ) 脱位, 建立最佳的、稳定的髁突位置。

2. 正畸治疗 排齐牙列, 调整前牙拥挤, 对齐牙弓, 改善上后牙外突。

3. 手术 上颌前部根尖下截骨术 (ASO), 下颌升支矢状劈开术 (SSRO), 颏成形术。

**注意事项**

1. 手术的首要目标是稳定颞下颌关节和使咬合正常化。

2. 为了改善外观, 仅颏成形术并不能实现目标, 需要结合上颌前部根尖下截骨术 (ASO)。

3. 术后, 上、下前牙倾斜度, 零子午线和 Pog′ 关系, 以及 E 线和上下唇的距离关系恢复正常。唇肌张力、露龈笑得到改善。

4. 重要的是求美者充满信心, 不再自卑和沮丧。

**案例 2**

26 岁女性, 双颌前突伴颏后缩 (图 22.14)。

**问题**

1. 外观 面部形态不满意, 侧面观过突; 上唇前突伴上前牙唇倾, 小颏, 牙齿排列不整齐。

2. 功能 颏肌过度紧张, 肌肉牵拉唇部, 唇部关闭不全。

3. 头影测量分析

a. 双颌前突 (安氏 I 类错𬌗)。

b. 颏后缩:

    - Pog 到 N 点垂直距离: -40.9 mm (平均 -5 mm ± 1 mm);

    - SNB 角: 69.4° (平均 79.1° ± 3);

    - Y 轴 到 SN 线 (N-S-Gn 角): 80.2° (平均 70.3° ± 2.4°);

    - Pog′ 至 A′B′: -6.91 mm (平均 3.0 mm ± 2.0)。

c. 上下唇倾斜度:

    - 鼻唇角: 89.9° (平均 100° ± 2°);

    - 上唇到 E 线距离: 3.7 mm (平均 -1.0 mm ± 2.0 mm);

    - 下唇到 E 线距离: 7.17 mm (平均 2.0 mm ± 3.0 mm)。

d. 上下前牙突度和倾斜度:

    - 切牙间角: 110.4° (平均 124.0° ± 8.3°);

    - UIE 至颌平面距离: 16.61 mm (平均 6.0 mm ± 1.5 mm);

    - LIE 至颌平面距离: 12.6 mm (平均 4.6 mm ± 1.7 mm);

    - FMIA (FH 线角): 32.1° (平均 59.8° ± 6.4°);

e. 下颌体过短: 65.7 mm (平均 78.0 mm ± 4.3 mm)。

**治疗计划**

1. 正畸治疗 调整前牙拥挤, 扩弓。

2. 手术 双颌前部根尖下截骨术 (ASO), 颏成形术。

**注意事项**

1. 手术的主要目的: ①建立正确的上、下前牙唇倾度; ②恢复颏部和软组织颏前点的位置。

2. 矫正上前牙和下前牙的唇倾很容易实现, 但是如果追求更好的效果, 需要行上颌截骨上移, 下颌部分截骨下移; 否则, 术后在矫正前牙拥挤时很困难。

3. 一般来说, 对于安氏 II 类错𬌗求美者, 下颌体可以通过下颌体截骨延长。而对于安氏 I 类错𬌗的求美者, 仅进行颏部前徙或颏成形术就足够了。

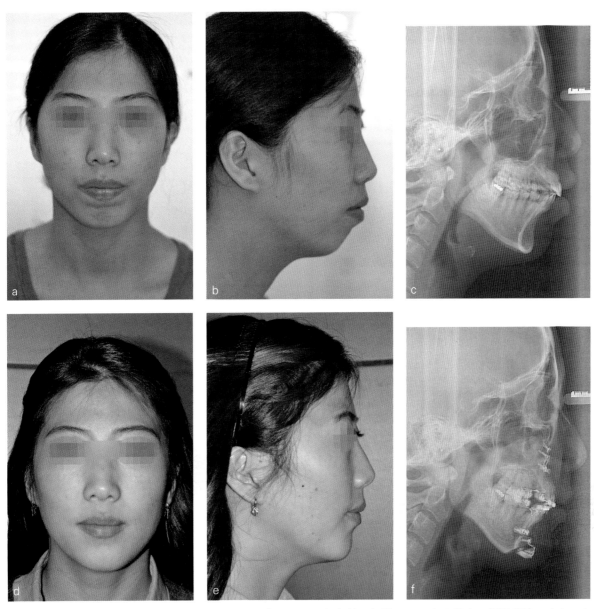

图 22.14　案例 2：术前、术后拍照和头颅 X 线检查。（a，b）术前面部拍照显示上唇前突，颏部后缩。（d，e）术后拍照显示颏部突度和唇位置改善。（c，f）手术前后的头颅侧位 X 线片

4. 所有手术都作为日间手术一期完成。

## 参考文献

1. Aufricht G. Combined nasal plastic and chin plastic: correction of microgenia by osteocartilaginous transplant from large hump nose. Am J Surg 1934; 25: 292

2. Hofer O. Operation del Prognathie und Microgenie: Die Operative Behandlung der alveolaren Retraktion des Unterkiefers und ihre Anwendungsmoglichkeit fur Prognathie und Mikrgenie. Dtsch Zahn Mund Kieferheilk 1942; 9: 121-132

3. Obwegeser H. Surgical procedures to correct mandibular prognathism and reshaping of the chin. In: Trauner R, Obwegeser H, eds. The surgical correction of mandibular prognathism and retrognathia with consideration of genioplasty. Oral Surg Oral Med Oral Pathol 1957; 10: 677-689

4. Ahn SN. Kephalometrische Vergleichstudie von skelettalen und Weichteil Parametern zweier ethnischer

Gruppen. Doctoral Dissertation. Kieferorthopaedie, ZMK Klinik, Universitat Hamburg; 1995

5. Hwang HS, Kim WS, McNamara JA Jr. Ethnic differences in the soft tissue profile of Korean and European-American adults with normal occlusions and well-balanced faces. Angle Orthod 2002; 72(1): 72-80

6. Ioi H, Nakata S, Nakasima A, Counts AL. Comparison of cephalometric norms between Japanese and Caucasian adults in antero-posterior and vertical dimension. Eur J Orthod 2007; 29(5): 493-499

7. Ricketts RM. Esthetics, environment, and the law of lip relation. Am J Orthod 1968; 54(4): 272-289

8. Gonzalez-Ulloa M. Quantitative principles in cosmetic surgery of the face (profileplasty). Plast Reconstr Surg Transplant Bull 1962; 29: 186-198

9. Zide BM, McCarthy J. The mentalis muscle: an essential component of chin and lower lip position. Plast Reconstr Surg 1989; 83(3): 413-420

V

# 面部皮肤与毛发青春化

# 23 亚洲人面部老化的管理策略：理念与演变

Samuel M. Lam

**精 要**

· 多数东亚人（以及其他所有人）面部老化的主要表现是面部容量丢失。采用脂肪移植或填充材料进行精准的面部容量填充，可形成明显且自然的面部年轻化效果。

· 毛发修复是面部整体年轻化的重要组成部分，提供上面部重要轮廓，使脸部显得更加青春而且富有活力。

· 亚洲人的眼睑皮肤老化是一个复杂问题。治疗原则主要基于求美者的眼睑类型，主要有以下三类：天然的重睑，单睑，以及术后重睑。

· 一般来说，与白种人相比，亚洲人下面部年轻化的需求比较晚。颈阔肌神经调节物质注射可以逆转早期的面部老化，推迟面部提升术的需求。隆颏术也是塑造亚洲人脸型的重要手术方案，明显强化面部提升术的效果。颈部的脂肪塑形应该以传统的方式在直观下用手术剪进行，而不是负压吸引。

· 皮肤的管理策略应该与年轻化策略一致。然而，当应用激光技术时，考虑到亚洲人对此的风险较高及其术后恢复时间较长，治疗应当更保守。

## ■ 引言

东亚人的面部老化与其他人种有一致性，同时也有自己的特点。本章将阐述亚洲人在皮肤老化进程中的相似之处以及差异性，并探讨如何以一种文化敏感的、有效的、安全的方式处理皮肤老化。本章节的关注点有个人偏向，这主要是为了让内容更富有实用性，而不是被认为过度简单或个人偏见[1~3]。本章主题包括毛发修复、面部容积填充、重睑术[4]以及面部提升术。如果像做外科手术般详细精准陈述上述主题，那每一个主题的内容都可以组成一本严谨、专业的教科书。所以，本章节将侧重关注全球范围内与亚洲人,相关的皮肤老化进程，同时探讨亚洲人面部老化的原理以及如何以一般的专业术语来描述这个问题。我相信这个章节无论是对刚接触东亚人面部手术的术者，还是在这个领域有着丰富经验的外科医生，都同样会有所帮助。

## ■ 求美者评估与老化原理

目前认为，相对于白种人而言，亚洲人的面部皮肤老化进程更为缓慢，因为白种人的皮肤对阳光更为敏感。紫外线对皮肤造成的损伤能加速皮肤老化，这是白种人面部的早期普遍特征。然而，相对于白种人皮肤老化的骤然性，亚洲人的皮肤老化表现出渐进、缓慢的特点[5]。

另外，亚洲人皮肤老化相对缓慢的部分原因与其文化倾向有关，主要有以下两点导致亚洲人避免过度晒太阳：一是在亚洲人的审美中，被西方认为是可爱的雀斑并不具有吸引力；二是不管是公开表明还是潜意识里，亚洲人习惯性认为肤色较暗与社会地位较低直接相关，这种对白色皮肤的偏爱也存在于欧洲、非洲以及世界上其他地区的文化里。笔者认为，相对于吸烟或其他尼古丁类物质而言，阳光对皮肤老化的影响更为显著；二者联合在一起时，则有明显的协同作用。另外，相对于移民到西方的亚洲人，长期居住在亚洲的典型亚洲人饮食更为健康，这使得他们可以更加长久地保持年轻的外表。移民到西方的亚洲人种开始实现日光浴，日常食用过度加工和高脂的食物，尽管如此，亚洲皮肤的天然遗传特性还是会为移民西方的亚洲人提供相对保护。

## ■ 容量丢失与修复

尽管亚洲人的老化相对较缓，但面部皮肤仍然会有明显的岁月的痕迹，70 岁的老年亚洲女人也很难看上去只有 30 岁。试想，如果她的皮肤白皙无暇，几乎没有皱纹，那么为什么她的外表确实明显变老了呢？对于笔者来说，答案显而易见，即组织容量丢失是面部老化的普遍现象。它在不同程度上影响了所有人种，并且是亚洲人皮肤老化的显著特征[6]。

目前认为，组织容量丢失从出生到死亡一直存在，主要为脂肪的线性丢失。一岁婴儿的面部脂肪明显多于五岁小孩；同样，五岁的孩子明显多于十岁孩子。假设一位体重恒定的成年人，每 5 年就会表现出面部不可逆的容量丢失和骨感化。所以，面部容量重建的首要目标即是解决衰老暗纹和皮肤光泽的丢失。另外，这里存在一个第一印象，即根据面部形态，我们通常能瞬间判断出年轻与年长。一张年轻的

脸通常比较圆润，如婴儿肥。婴儿肥并不是某种特殊的面部形态，只是随着生命进程会逐渐消散的脂肪尚处于充溢状态。青春流失，担心肥胖的许多女性认为 30 岁是美丽的黄金年龄，因为这个时候的面部形态表现为更像天使般的椭圆形。等到 40 岁时，脂肪进一步流失，颧骨轮廓逐渐显现，面部形态逐渐向方形转变。容量的继续丢失以及可能的体重增加，使得下面部的脂肪逐渐增多，形成一个面部形态特征的反转。所以，亚洲人面部年轻化的首要关注点是使脂肪分布平衡，重建面部形态。笔者相信，不论亚洲人还是其他人种，对太阳穴、颧骨、眶周以及口周等区域进行容量填充，都将有助于实现面部年轻化，并且副作用少。

首先，亚洲人面部容量在一开始就比白种人更为饱满，所以，在对亚洲人面部进行容量填充时不能像对待其他人种（面部比较枯瘦）那样粗略。实际上，如果操作精准细致，眶周以及下颌部的容量填充会使脸显得更加精致、小巧（图 23.1）。有一点需要注意，对许多韩国面容来说，进行颧骨区域的容量填充会使得原本的圆形脸变方，表现男性化倾向。所以，许多韩国人更愿意通过手术对颧骨行削骨，使其向内侧收缩。这种文化敏感性是非正式的，同时需要注意避免错估后果。

重建面部容量的主要方法为脂肪移植。脂肪移植有效果持久的优点，同时也存在一些缺点。首先，移植后脂肪吸收率存在个体差异。尽管总体上相当部分的移植脂肪会存留下来，但仍有不定量的脂肪丢失。所以，在仅修复面部某一个特定区域时，不推荐使用脂肪移植，因为脂肪吸收比可能会影响预期效果。相反，如果对整体面部进行脂肪移植，则会有足量的脂肪存活下来，最终结果比较好。比如，在改善面部容貌时应用了足量的移植脂肪，将明显提升求美者在旁观者眼中的第一印象，尽管形成的容貌并不是完美无瑕。另外，可以应用填

充剂对脂肪移植进行细微修补和调节，以便效果更理想。

那么，在进行面部年轻化的过程中，为什么精准的填充物填充不比脂肪移植更加完美呢？原因很简单，即费用问题。脂肪是免费的，除人工费用外，提取脂肪不需要购买任何注射器。而填充剂，尤其是耐久性材料，如聚甲基丙烯酸甲酯，当应用多种注射器在脸部细节处勾勒轮廓时将耗费巨大。如今，随着一次性微小针管的出现，填充剂的使用呈指数级上升，因为许多求美者不愿意接受前期投入、自然的恢复过程及其所需的时间、不可控的移植脂肪吸收率。不管是应用填充剂还是脂肪移植，笔者都更倾向于在面部的每一个小部位进行广泛而细微的填充，包括太阳穴、上睑、下睑、泪沟槽、前颊、侧颊、颧下、口颊部、尖牙窝以及鼻唇沟、前颌沟、前颏以及侧颌。填充上述所有区域，可重建面部平衡并使之年轻化。填充的程度和填充剂的分布，基于艺术审美、经验以及其他一些超出本理论章节范围的内容来判断。

## ■ 毛发丢失与修复

在笔者的临床实践中，毛发修复占了很大一部分，尤其是对于亚洲人。随后的描述主要针对亚洲人，对于准备从事毛发移植的新人也会提供一些普遍性概念。短短几页纸无法详尽描述毛发移植的方方面面，任何粗略、匆忙的治疗都不能取得理想的效果，但其艺术审美以及哲学视角仍值得本章讨论。

首先，毛发移植术的最终目标是什么？笔者愿意在开篇就讨论这个问题，即为上面部提供比较符合审美的轮廓。同理，眼周的脂肪移植有助于眼部轮廓的塑形，填充太阳穴和外颊部可塑造脸周轮廓，面部提升和隆颏可以塑造下面部轮廓。不论男性或女性，重建发际线后，脸部能立即显得更有吸引力，更年轻。上面部轮廓由以下两部分组成：中央发际线以及两侧的鬓角发际线。并不是每个人都需要修复水平或垂直的发际线，但关于发际线在面部年轻化中的重要性值得读者去理解（图23.2）。

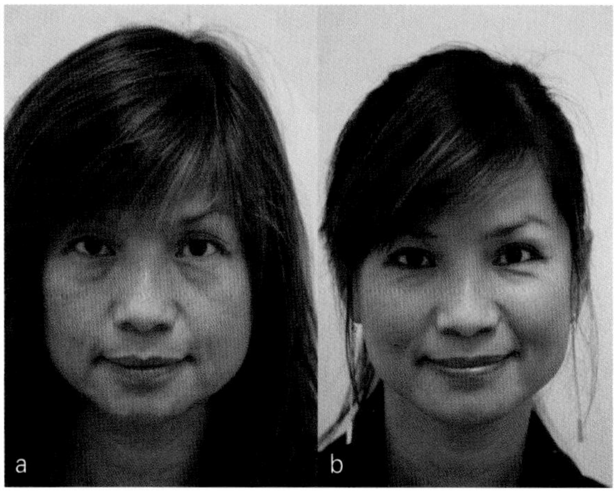

图 23.1　一位中国求美者，进行了单纯面部脂肪移植伴保守的单纯上睑重睑术。（a）术前。（b）术后 1 年。通过对眶周和口周区域进行选择性（除外颊部）面部容量重建，使得该求美者脸部看起来更加清秀。另外，重睑术能明显改善下垂至睑状缘附近的上睑。但是，使眼睑重返年轻状态的主要方法还是面部脂肪移植

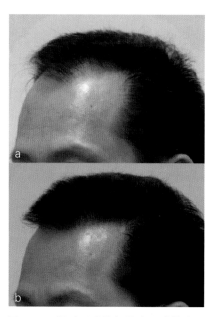

图 23.2　经过毛发修复的中国求美者。（a）术前。（b）术后。毛发移植后使其面部看起来更年轻、更有活力

其他关于毛发重建塑造面部轮廓的例子还包括以下这些，如眉再植可以影响眼形（图23.3），头顶毛发移植可以重塑枕部（图23.4），所有这些因素都可以使亚洲人的面部年轻化。毛发移植作为面部整体年轻化修复的一部分，即使是失去了面部轮廓的老年女性也可从中获益（图23.5）。

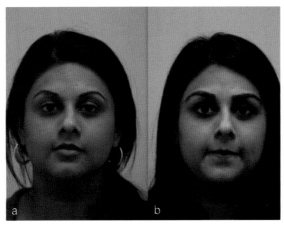

图23.3　一例经过眉毛移植的印度人。（a）术前。（b）术后。眉毛再植明显改善了眼形，使得眼更有神韵

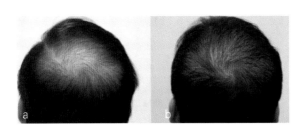

图23.4　一例接受头顶毛发移植的越南求美者。（a）术前。（b）术后

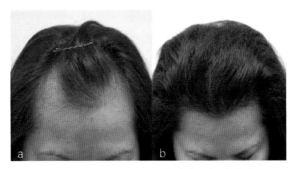

图23.5　一例接受头发移植的菲律宾女性求美者。（a）术前。（b）术后。头发移植明显改善了求美者额部的轮廓

目前，毛发移植术可以像其他面部年轻化操作一样，达到非常自然的效果。许多外科医生仍然记得突兀的头发移植使求美者看起来像个洋娃娃，现在再不会出现这样的情况了，采用单株毛囊移植可以获得十分自然的效果。毛发移植过程中最让人愉悦的就是工艺，体现在每一个步骤中，从发际线或眉的设计到每位特定求美者毛发种植的理想密度梯度。如果忽略了享受手术过程的本身，很多外科医生就会觉得枯燥。

与其他种族相比，亚洲人存在一些突出的特点，在进行手术操作前应当充分考虑这些因素。首先，亚洲人头发为典型的黑色直发，发质较粗糙，而头皮颜色较白，二者对比鲜明。这可能是影响移植达到自然效果的最差组合。因此，如果操作不是十分精确，将粗糙的黑色直发移植到肤色偏白的头皮上，则会显得不自然。然而，也正是因为头发的黑、直、粗（糙）的特点，使得技术人员能十分容易地对其进行切割、移植。手术人员只有通过复杂精细的操作，才可能使最后的移植效果从各个角度看上去都十分自然。为了确保这个效果，在修复额部发际线时，建议增加单毛囊移植体的数量。例如，当求美者肤色较白，头发为颜色较浅的细细卷发时，推荐采用150~200的单毛囊移植体。在处理亚洲人时，与白种人相比，应用2倍数量的单毛囊移植体会使发际线看起来更加自然，线条更加柔顺。那些用来容纳移植物的受点被称为"微小"发际线，而所谓"宏观"发际线即头皮上最初始的实际分界线，之前提及的移植物受点就位于这条线上。典型亚洲求美者的宏观发际线也明显不同于白种人。亚洲人的宏观发际线呈典型的圆弧样，鬓角部分发际线无明显凹陷，这种特征与亚洲人圆润的脸型相适应。所以。十分紧缩的发际线搭配亚洲人的脸型并不会显得赏心悦目。在真正着手处理求美者以前，仔细研究真实的、自然的、正常状态下的发际线，能有效训练一个人的审美。

目前，提取的供体主要有两种类型。传统的方法是毛囊单位移植术（或 follicular unit transplant，FUT），即在后脑勺（颅后部）进行线性取材。新方案主要是包括小穿孔术，避免线性切割，通常称为毛囊单位提取术（或 follicular unit extraction，FUE）。在笔者目前的众多求美者中，FUT 仍然扮演着重要角色，主要有以下几个原因。第一，通过线性提取并分割下来的移植物无疑更健康，更具生命力，因此移植后的存活率较高。相反，最好的 FUE 移植物也十分脆弱，即使提供了最精细的处理和移植，其存活率与 FUT 相比也偏低。第二，FUE 取材跨越了颅后部的广泛区域，不能实现供体区的最优化，这就带来以下几个问题：一是提取的移植物超过供体的 20% 时会对供体产生消耗，导致虫蛀样外观或供体区毛发密度降低；二是进行 FUE 后会在相应的采集部位留下白色小斑点，FUE 并不是无瘢痕操作；三是 FUE 必须在一个大范围里取材，可能接近甚至超出既定的安全供体区域，而已经取材的地方有可能发生毛发丢失，这就导致移植体在不经意间丢失。对于肤色较深的人，FUE 的瘢痕斑点自然会更明显，因为自然形成的瘢痕通常呈低色素状态。另外，FUT 也会存在瘢痕形成的风险，尤其对于亚洲人。因为相对于白种人来说，亚洲人更容易形成瘢痕，有时会在供体区域形成较厚的瘢痕。由于供体头发比较黑且直，相对于其他人种，白色瘢痕也会更显眼。需要注意，上述思考只是作为外科医师拟行手术前的参考，而不是对将从事该领域医生或者求美者的恐吓以及误导。

最近，类似"肥料"的再生药物技术逐渐得到广泛应用，这些辅助手段可以使移植的头发长得更好、更快，存活时间更长。供体区形成的瘢痕也可以使用这些产品进行处理。目前我们使用产品主要有三种：MatriStem（ACell）、血小板血浆（platelet-rich plasma，PRP）以及三磷酸腺苷（adenosine triphosphate，ATP）。本章节暂不讨论如何使用这些产品及其使用原因。总之，在作者处理求美者时，这些产品对毛发移植的术后恢复是必不可少的，不论是否亚洲人，它们都可以明显改善术后效果。

## 亚洲人眼睑和眉的老化，以及眼睑重建

在其他书里笔者也阐述过这个主题，对于如何帮助一个外科医生去掌握这个复杂的主题，也已经很有心得。笔者将亚洲人眼睑分为三类，分别是：天然重睑，单睑，以及重睑术后重睑。按照这个思路，根据不同求美者、不同情况进行有针对性的处理才能获得最好的效果。

首先我们讨论天然重睑的求美者，这类求美者可能是最好把握的一个类型。天生重睑的人，其眼睑状态几乎与白种人相同，所以适用白种人的眼睑处理方法。如果眼睑皮肤下垂超过睫状缘，推荐采用保守的上睑成形术，即只去除多余皮肤；也推荐同时在上睑以及眉部进行适量的组织填充，或者在分期手术时进行。

眉部和上睑处的萎缩，作为面部老化的主要进程在各个人种中均可见。所以，笔者认为去除眼睑多余的皮肤仅作为眼睑和眉部再充盈的辅助手段。另外，作者认为针对眉部进行提升处理是不必要的，甚至有害的。有一点值得注意，去除眼睑皮肤应仅限于其下垂达到或超过睫状缘时。求美者正视前方时，如果其上、下睑缘之间仍存在肉眼可观的 1~3 mm 的距离，那么不推荐切除多余的眼睑皮肤，因为这样的切除可能会导致重睑线过高，显得不那么自然。同样，对亚洲人的眉进行提升操作也会造成上睑重睑线过高，尤其在切除眼睑皮肤的情况下。相反，脂肪移植以及填充剂修复或许能使重睑线的位置下降。所以，对进行了眼睑皮肤切除

或者提眉的求美者,作者通常会进行适量填充,使重睑线的位置回到需要的高度(图23.6)。

另外需要注意,重睑并不是一个全或无的命题,即存在部分重睑,例如,一例求美者的一只眼睛可以是完全重睑,而另一只眼睛是部分重睑。典型的部分重睑会使得上、下睑缘之间的缝隙较完全重睑窄,类似眼睑下垂。本文讨论的天然重睑均指双眼都是100%重睑。任何程度上的部分重睑都与单睑表现一样,将在下面的讨论中被归入另一个类型。

对于天生单睑的亚洲人来说,他们追求的多为仅标准重睑术,即只切除部分眼睑皮肤,不伴重睑线的成形固定。单睑本身不存在重睑线,那么外科医生如何确定切开的部位呢?目前没有一个好的答案。笔者发现,在处理这类求美者时,简单去除皮肤并不能达到明显的双眼皮效果,几乎无任何改善。相反,由于皮肤不能折叠形成重睑线,所以切除皮肤后的瘢痕可能会比较明显。同时,如果再去掉部分脂肪,并且不进行重睑线的缝合固定,那么睑裂仍然较窄,没有实质性改变。更糟糕的是,这样的

操作形成部分可见的重睑线,效果不令人满意。所以,笔者的观点是,单睑或者仅有部分重睑的亚洲人不适合仅做眼睑皮肤切除,这样的操作不仅不会改善外观,反而可能会导致效果更差。

那么,针对亚洲单睑的眼睑成形术是怎样的呢?作者提供两种选择:制造一条重睑线,和/或在上眼睑/额部进行填充或者脂肪移植(图23.7,图23.8)。制造一条重睑线看起来似乎很简单,但术者也应该仔细考虑该操作的局限性,并且在术前与求美者充分讨论。首先,重睑线确实能改变一个人的外表容貌,使眼睛显得更大、更圆。这对主动要求进行眼睑成形术的青少年或者年轻人不是大问题。然而,对于一位想重塑青春的五六十岁中老年人来说,可能就不是那么简单了。这一点需要向求美者清晰、详细地解释清楚。另外,在制造重睑线时,笔者更愿意采用导师Dr.John A.McCurdy的整切法,这种方法的效果最持久,但术后恢复时间较长,术后一周的重睑线看起来会有明显异常,甚至术后几个月仍有轻微不自然。这给男性带来的困扰更大,因为他们不能像女性那样使用眼妆进行修饰遮掩,所以术后重睑线看起来更不自然,位置更高。几个月到一年后,这个夸张的重睑线逐渐变小,最后看起来完全自然。另外,我推荐使用框架较厚的方形眼镜,位置大约在眼睑重睑线处或稍高,这样或许可

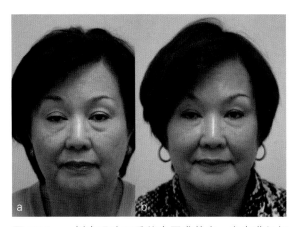

图23.6 一例右眼睑下垂的中国求美者,在未进行任何眼睑手术前已出现上睑重睑线位置升高。原因与获得性眼睑下垂一样,均源于容量丢失。对该求美者进行了全面部脂肪移植,可以看到眼睑位置得到明显改善,使上睑年轻化。同时也进行了结膜成形术。(a)术前。(b)术后

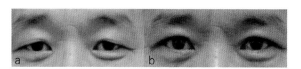

图23.7 一位接受眼睑年轻化手术的53岁韩国男性。在术前的照片中可以看到,该求美者没有明显的上睑重睑线。通过一次正规的亚洲眼睑成形术制造了一条上睑重睑线,使他的容貌看起来更加年轻。(a)术前。(b)术后

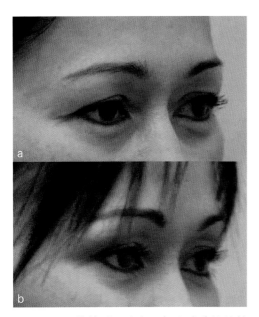

图 23.8 一位接受眼睑和面部脂肪移植的越南女性，部分双眼皮。有以下两个选择：制造一条重睑线和 / 或填充额部。对此例求美者，作者选择了只对眼睑进行脂肪移植。（a）术前。（b）术后一年。填充后丰满了额头，使得原来干瘪的额头得到提升

以转移旁观者的注意力。如果求美者平时不戴眼镜，那么可以在术前开始戴太阳镜，这样可以让周围的人适应求美者戴眼镜的样子。

对于没有天然重睑的求美者，另一个选择是利用脂肪移植或填充剂对上睑 / 额部进行填充。但该技术的效果可能不太明显，因为眉区本身比较饱满，尽管如此，眼睑依旧是干瘪的、下垂的。如果求美者对这项技术有任何疑问，我们不妨临时用可逆的玻尿酸实验一下，看一看针对上睑和额部的容量填充带来的美学效果是否符合求美者的预期。如果符合，则选择一个效果更持久的方案。另外，对于部分重睑求美者，其处理原则也同单睑求美者。

一个更好的方案是在制造重睑的同时，对额部进行容量填充。作者不推荐这两个步骤同一时间进行，因为不能排除脂肪会影响重睑线固定的可能；也应该避免将脂肪移植放在第一

步，因为在后期也可能会干扰重睑线的固定。所以，最理想的步骤是，重睑线固定术后 4~6 个月再进行脂肪移植或填充剂填充。

最后我们讨论人工重睑的亚洲求美者，这类人的处理原则同天然重睑大体一致；不同之处是，要关注之前人工重睑的高度以及上次手术距现在的时间。20 世纪 80 年代流行"欧美范"，很多求美者通过移除皮肤和脂肪来形成较高的双眼皮。随着这批求美者的年龄增长，眼睑皮肤萎缩、塌陷，使得重睑较之前明显缩小。这种情况的重睑的处理则不同于正常的低位重睑，原因如下：如果再次移除求美者的眼睑皮肤，则会出现反常的高重睑，可能会形成"兔眼"。提起眼睑皮肤了解重睑线成形的位置，即可判断重睑的位置是否过高。另外，还需关注求美者本身，之前做过手术求美者的眼睑看起来多少会有些不自然，但可能并不十分明显。那么在重睑位置还相对较低的时候，求美者为什么还寻求进一步治疗呢？原因大概是人工重睑主要包括折叠形成的较厚的眉部皮肤，这使眼睑看起来比较凹陷且怪异。作者认为改善这种情况的唯一方法是进行容量填充，可以用脂肪，也可以用填充剂。作者认为，除此之外的其他任何方法都不能达到预期效果，并且数年后眼睑会处于一种更加不自然的状态。

## ■ 下面部老化与修复

很幸运，很多亚洲人下半面部老化并不像白种人那样明显。皮肤较厚及其对阳光的抵抗力较强，与白种人相比，亚洲人颈部的年轻状态维持得更长久，可能会比其他种族晚 10 年，甚至 20 年。但是，老化也是不可避免的。为了延迟需要面部提升术的时间，作者常用的一个预防性措施是对颈阔肌日常应用 10~15 单位的肉毒毒素。法国巴黎的 Patrick Trevidic 给出了一个很有说服力的证据：凡是多年前中风的求

美者，其病侧颈部均不出现老化迹象。临床证据也表明，持续应用神经毒素可以使颈部逐渐回到一个更年轻的状态。如果颈部已经出现老化迹象，那么不通过正规的颈部手术很难使颈部得到提升。在这些案例中，作者也会应用调节物质预防颈部进一步老化，并首次观察神经调质能在多大程度上弥补手术的缺陷。与白种人相比，针对亚洲人的颈部提升并没有什么区别。笔者通常采用沿外耳环切的小切口，不会延伸至发际区，同时做下颌小切口。这样的处理基本任何人都可以接受，不论种族。因为亚洲人皮肤较厚，比白种人更富有弹性，所以在手术过程中笔者通常不会移除大量的皮肤，但这并不是提升术的要点。

不管提升与否，对亚洲人而言，异体颏骨移植都是另一种十分有效的方法（采用与解剖一致的结构延伸移植体，Implantech）。许多亚洲人面部下缘都存在颏部后缩的问题，同时伴有颌骨缺陷。颏部移植体可以改变下面部的骨性轮廓，在一定程度上改善大圆脸的状态。另外，针对亚洲人，作者认为隆颏可以强化颈部提升的效果，有以下三个原因：首先，颈部长度增加，使得在早期组织塌陷时不需要提升的情况下颈部状态看起来还是会很年轻；第二，在任何骨性支架较弱的案例中，颏部移植体都可作为被向上牵拉组织的附着点；最后，颏部移植体可以破坏颏下颌韧带，避免其限制颈部组织的有效牵拉。William Binder 认为，颏部移植体的永久性置入能更好地保持下颌外形，因为颏下颌韧带不会再重建。

考虑到颈部肥胖的问题，不论年轻或年老的求美者，笔者均推荐使用组织剪打开颈部组织，选择性移除适量的脂肪组织，不过要注意在颈阔肌上缘留下足够的脂肪，以防不同时进行面部提升时颈阔肌间隙不显露的问题。笔者认为，对于部分亚洲人，即便他们已经超过 50 岁，不同时进行除皱术也能适当地选择性地移除颈阔肌表面的脂肪组织。同时，笔者认为白种人则不行，即便在 40~45 岁，没有同时进行颈部拉紧操作会使颈阔肌带更明显。另外，笔者几乎不使用针管进行抽脂，因为这会使本来因为老化而萎缩的颈部显得更加瘦弱。适当联用抽脂、隆颏术和除皱术的效果明显优于任何一种，但前提是求美者正好需要进行这三种手术，并可从中获益。

## ■ 皮肤老化与修复方法

其他书中关于亚洲皮肤的治疗可能远超本书。由于皮肤色素的问题，作者反对对亚洲人的剥脱式换肤，因为它会带来色素沉着、色素减退或者延长恢复期。所以，作者更推荐采用一些经典的治疗方法，如生长因子、抗氧化剂以及亮白剂来帮助求美者，也可以适当使用非剥离性光线疗法，如铒以及光子嫩肤等来改善皮肤状态。部分经验丰富的同行在换肤治疗方面（伴有限的损害）已经取得优秀的成果，热切希望他们能就这个话题进行深入讨论。

## ■ 小结

尽管亚洲人皮肤老化进程较白种人晚、程度较轻，但在治疗时仍须重视以取得理想的效果。对于作者来说，针对绝大多数亚洲人的面部年轻化的最主要原则就是理解"容量重建"这个概念。例如，在修复有限的容量丢失时，主要要求精细度以准确修复，所以作者倾向于注射填充剂。脂肪移植也十分重要，但更适于老化程度较重、容量丢失更广泛的求美者。

对亚洲人来说，不论男女，毛发重建的修复都是年轻化的一个重要方面，但很多外科医生都因较少进行此类手术而忽视了这部分。如果一个人进行了面部以及颈部的年轻化修复，同时伴有发际线薄弱而不做处理，那么年轻化的整体效果会明显打折。如修复发际线对该求美者适用并且有益,那么应该考虑行毛发重建。手术不一定适用于所有情况，还有很多其他有效的医学手段，如使用非那雄胺、米诺地尔或激光治疗等，可以部分抵抗毛发丢失。另外，一些经典的化妆产品也可以暂时修复毛发以应对一些必要场合；如果求美者放弃手术治疗，也可以把这样的方法作为长久之计。

针对亚洲人中、上面部的年轻化修复频次与白种人几乎一样，但下面部的修复重建则明显较少人。笔者认为虽然亚洲人下面部老化相对不明显，但针对下面部的修复重建也是必要的。正如前文所言，肉毒毒素注射以及隆颏术作为亚洲人下面部手术的辅助措施十分有效，尤其是预计会从中受益的亚洲人。

复杂的亚洲人眼睑老化问题已经规范化，这有助于医师避免很多问题，尤其是对亚洲人治疗经验较少甚至未曾处理过亚洲人的外科医师的帮助很大。根据是否为天生重睑对求美者进行分类处理，为求美者制订更有效、更安全的治疗方案。

尽管本文只是简要介绍针对亚洲人的皮肤管理，笔者的实际操作涉及也较少，但相信作为整体治疗策略一部分的皮肤治疗将会十分有效。建议对每一位皮肤老化的亚洲人行肉毒毒素注射治疗以及综合性的皮肤养生。使皮肤恢复光泽能明显改善求美者的精神状态，对每个种族、每个人都应给予重视。

## 参考文献

1. Lam SM, Glasgold MJ, Glasgold RA, eds. Complementary Fat Grafting. Philadelphia, PA: Lippincott, Williams & Wilkins; 2006

2. Glasgold MJ, Glasgold RA, Lam SM. Volume restoration and facial aesthetics. Facial Plast Surg Clin North Am 2008;16(4): 435-442, vi

3. Lam SM, Glasgold RA, Glasgold MJ. Limitations, complications, and long-term sequelae of fat transfer. Facial Plast Surg Clin North Am 2008;16(4): 391-399, v

4. Karam AM, Lam SM. Management of the Asian upper eyelid. Facial Plast Surg Clin North Am 2010; 18(3): 419-426

5. McCurdy JA Jr, Lam SM, eds. Cosmetic Surgery of the Asian Face. New York, NY: Thieme Medical Publishers; 2005

6. Lam SM. A new paradigm for the aging face. Facial Plast Surg Clin North Am 2010;18(1): 1-6

# 24 面部脂肪移植

Kyoung-Jin (Safi) Kang

## 精 要

- 充分沟通，以降低求美者最初过高的期望是非常重要的。
- 考虑到重力的影响，在进行脂肪移植重建老化软组织的结构与功能时，要注意避免形成不自然的面部轮廓。
- 脂肪移植通过巩固软组织、修复容量缺损实现容量提升。
- 常见的取脂点包括下腹部和大腿外侧，也可以是大腿内侧、侧腹部。
- 面部脂肪移植应遵从后上到前下，从深层到浅层的顺序。

- 注射脂肪必须避免按压或者推拿相关部位，防止损伤脂肪细胞。
- 理想的持针技术对提高脂肪移植存活率和减少并发症很重要。
- 进行脂肪注射时，注意保持注射器或者套管呈负压状态，防止血管栓塞。
- 对眼睑下垂求美者进行额部脂肪移植时，强烈推荐预先注射适量肉毒毒素，可以提高脂肪存活率。
- 脂肪注射需要警惕并发症，严重并发症如感染、血管栓塞需要引起外科医生和求美者的关注。

## ■ 引言

自体脂肪移植被广泛应用于改善老化皮肤的皱纹、凹陷等，也可用来治疗局部的先天性面部发育不全。2000年的时候，Fournier介绍了一种脂肪注射技术，即通过改变容量的手术可以很好地逆转老化进程，并首次使用注射器针头或注射器套管来阻止脂肪空气接触[1]。自此，脂肪移植作为辅助治疗被广泛应用于处理常规除皱术无法修复的容量丢失[2]。

目前，脂肪移植不仅用于容量修复，也常用于改善面部轮廓。外科医师都希望脂肪移植可以成功，但如果注射脂肪仅仅是纠正容量缺损而忽略老化软组织基质在结构与功能上的关系，则容易导致面部轮廓不自然，如扁平、宽大且下垂的外貌。一些特殊的结构可以通过限制或固定面部软组织来维持面部轮廓，这些结构在形态学上主要分为三类：支持韧带、隔膜和黏附。随着年龄的增长、长久的肌肉活动以及重力的作用，同时胶原纤维含量的降低、韧带及其周围脂肪的丢失，韧带的固定作用变得松弛而减弱，软组织附着逐渐变得薄弱，最终出现面部松弛。将自体脂肪注射到韧带内及其周围空间，可以加强韧带的固定作用，强化软组织基础。

所以，要使脂肪注射达到成功的效果需要考虑到多方面因素：与面部轮廓相关的各种结构随着老化进程出现退变，以及重力造成的组织下垂的影响等。考虑到这些因素，我们把整个面部分成多个区域，并按照特殊的顺序进行自体脂肪移植。

## 求美者评估

术者首先评估求美者脸部比例、老化程度以及脸型（椭圆形、圆形、心形、方形、矩形、倒三角形、三角形以及菱形）。根据求美者的脸型及其老化程度，医师推荐最佳的脂肪移植方案，尽量使脸显得更年轻、更自然、更美丽。例如，针对宽大扁平的脸推荐前侧脂肪移植；针对下垂的、三角形或矩形脸的求美者，推荐使用脂肪移植进行容量提升。另外，需要提前评估不对称的脸型或表情，根据不对称的程度，调整脂肪用量及其移植区域。

评估脂肪移植的总体用量确认以下两个方面：一是求美者想要进行移植的区域；二是没有下垂但需要进行脂肪移植以塑造自然轮廓的区域，尽管求美者可能没有移植的意愿。另外，需要确认皮下组织以及皮肤的厚度、弹性是否适应脂肪移植以及分布水平。

术前谈话时，应该让求美者充分认识到移植脂肪的存活率以及存活时间的个体差异。医师还要仔细确认求美者的手术史，包括所有的整容操作，之前的脂肪移植、同种异体移植以及任何人工填充剂的注射，如硅胶或者石蜡。另外，术前还要注意是否存在出血倾向，目前正在使用的药物、保健品以及营养品，如阿司匹林、布洛芬、鹿茸、红参、甘草、麻黄、大蒜、洋葱液、维生素 E 以及 ω-3 脂肪酸。术前停止吸烟、饮酒 1~2 周，术后禁止 2 周到 3 个月，因为吸烟、饮酒会增加发生出血、水肿以及炎症的概率，延迟伤口愈合。由于缺血再灌注损伤，通常在术后 2~3 周出现移植脂肪流动，但也可见于术后 6 个月[4]。所以，术后 6 个月内都要较好地维持体重。建议提前告知求美者，如果需要再次脂肪移植，应该在第一次术后的三个月内，这样更安全，效果更佳。如果求美者面部活动不对称、不协调，那么可以在术前 2 周提前注射肉毒毒素。

随着时间的流逝，面部脂肪移植后外貌逐渐发生改变，所以术前后的照片对于疗效评估十分重要。拍照时推荐选用天蓝色背景，皮肤颜色会呈现得更好，同时具有疏化阴影的效果。接近日光的频闪器闪光是很好的光源。推荐使用 50 mm 的标准镜头。

## 技术程序

### 材料与方法

提取脂肪的器材包括一个注水针（直径 1.8 mm × 长 25.0 cm）、标准抽吸套管（3.0 mm × 25.0 cm），以及注射器（鲁尔锁式一次性注射器，10.0 mL）。脂肪注射需要一个注水针（0.9 mm × 15.0 cm）、注射套管（科尔曼 I 型，曼陀尔，1.2 mm × 7.0 cm； II 型，1.0 mm × 7.0 cm），以及注射器（鲁尔滑式一次性注射器，1.0 mL）（图 24.1）。

1 000 mg/L 利多卡因配 1.0 mg/L 肾上腺素，混合 10 mEq/L 碳酸氢盐进行局部注射。进行供体局部注射的改进 Klein 溶液包括：2 400 mg/L

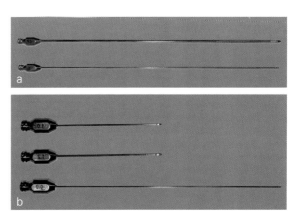

图 24.1 脂肪抽取（a）与注射（b）使用的不同型号的套管

利多卡因、2.0 mg/L 肾上腺素以及 15 mEq/L 碳酸氢盐。

## 麻 醉

对于脂肪移植，局部麻醉通常包括预先口服药物（如头孢氨苄、对乙酰氨基酚以及地西泮）、静脉镇静（丙泊酚）。本文推荐在脂肪移植时使用镇静药物，但麻醉方式通常取决于求美者的需要，以及麻醉师根据求美者的医药状态进行判断。另外，镇痛前可以术前预先应用非甾体长效消炎药，如双氯芬酸钠。

## 脂肪注射准备

### 抽脂术

供区优先选择腹部以及股外侧，其次是股内侧以及侧腹部，再就是耻骨上、股前侧以及膝上方区域。身体其他部位只要有脂肪堆积，都可以作为脂肪移植的供区。

提取脂肪时，将注水针与 10 mL 鲁尔锁式注射器拼接，对供区采用改良的 Klein 液进行局部麻醉；用手术刀切取 3~4 mm 的切口。膨胀液的适宜渗透容积与预期抽取脂肪之间为（1~2 mL）：1 mL。人工抽脂术需要标准的抽吸套管，并连接鲁尔锁式注射器。在这一步骤中，当推套管进入提取点时，后拉注射器的活塞以保持注射器管内 1~2 mL 的负压（空间）。需要注意，高真空状态（超过 2 mL）可能会损伤脂肪细胞。在切口处应用皮肤保护剂或抽取脂肪流出来的油，以避免擦伤，防止瘢痕形成。切口推荐使用 6.0 号尼龙线行间断缝合。

### 脂肪分离

将提取的脂肪在 1 200 g/min 转速下离心 3 分钟。倾斜注射器去除上层的油。用无菌盐水纱布吸去破损细胞的部分，再去掉底层的血液以及膨胀液，即可得到纯化脂肪。将其从 10 mL 的鲁尔锁式注射器转移至 1 mL 的一次性注射器（图 24.2）。

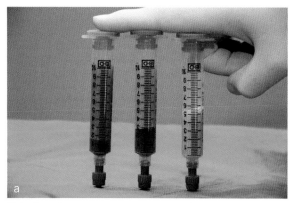
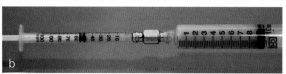

图 24.2　脂肪的分离与转移。（a）离心前的脂肪提取物（左），离心后的提取物分为三层（中：上层脂肪油，中间真正脂肪层，以及由血液、组织液、膨胀液组成的最底层），去掉最上层与最底层即得到纯化的脂肪（右）。（b）将脂肪从 10 mL 的鲁尔锁式注射器转移至 1 mL 的一次性注射器

## 脂肪注射

1% 的利多卡因按 1：100 000 的比例加入肾上腺素，对移植区域进行局部浸润麻醉，阻滞其感觉神经。靶点有眶上神经、滑车神经、眶下神经、颏神经、颊神经、颧颞神经、颧面部神经、耳大神经以及耳颞神经等。应用膨胀渗透可以避免颞部、眼窝、颊部、耳前等区域出血、疼痛以及血管栓塞等。

合理的设计以及有序的注射对脂肪移植取得成功十分重要。这里介绍一种有序自体脂肪注射（sequential autologous fat injection，SAFI）技术，并已发展成一种系统方法。

### 面部（颞部、面中部以及下面部区域）

SAFI通过四条线将侧面部分为 5 个区域（图 24.3），每个区域都有几个脂肪移植区。求美者通常想在编号为 1、3、6、9、11、13、14、15、17、18、19 以及 21 的区域进行脂肪移植。其他区域则是医师应该进行补充注射脂肪的地

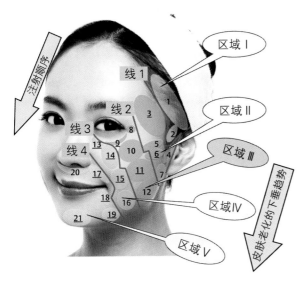

图 24.3  四条 SAFI 线以及可能的注射区域。线 1：由颞部发际线延伸至耳前界；线 2：从眶韧带延伸到颧突后缘，再沿颧骨支持韧带延伸至浅层咬肌后缘；线 3：由颧上颌缝，沿上颌骨的前下突出延伸，一直到浅层咬肌前缘；线 4：由鼻唇沟向下延伸至下颌缘

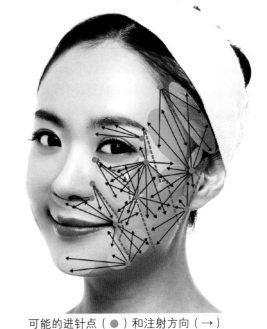

可能的进针点（●）和注射方向（→）

图 24.4  可能的进针点和注射方向。箭头表示进针后套管的注射方向以及覆盖区域

方，以此强化骨性支持、软组织基础以及抵抗重力的作用。在表 24.1 中描述了每个 SAFI 区域和注射量。

图 24.4 展示了脂肪移植时的进针位置、注射区域以及套管操作的推进方向。图中箭头表示进针后套管的注射方向以及覆盖区域。然而，进针点的选择主要根据求美者的状态以及医师的习惯姿势或者便利。

脂肪注射有一个系统的方式：①按照区域Ⅰ、Ⅱ、Ⅲ、Ⅳ、Ⅴ的顺序；②在同一区域内，则由从后上至前下（图 24.3）；③在某一个分区或亚分区里，则按照由深至浅的顺利进行注射（图 24.5）。

例如，颧下凹区域相对较大，并且因软组织基础较弱而下垂风险高，可将此区分成两个亚区（前部以及侧部）。脂肪按照顺序注入以下区域，注入颧骨骨膜上层以加强骨性支持，注入咬肌支持韧带以强化软组织基础，注入衰退的颊脂垫以达到充溢的效果（图 24.6）。

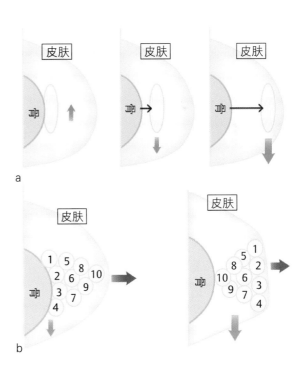

图 24.5  脂肪注射的层次顺序。（a）脂肪注射越接近深部的骨骼，对骨性支持的影响越大，发生重力性下垂的概率则越低。（b）深部的脂肪注射越多，发生脂肪下垂的可能性越小

表 24.1　面部脂肪移植的分区、布局及其容量

| 区域 | 编号 | 部位 | 目的 | 布局 | 体积 * |
|---|---|---|---|---|---|
| I | 1 | 颞部发际 5 cm 内区域 | 隆起并强化软组织基础 | 颞浅筋膜与颞深筋膜之间的区域 | 2.0~3.0 |
| | 2 | 鬓角和颞后缘 | | 皮下浅脂肪层，以及颞板下缘 | 1.0~2.0 |
| II | 3 | 颞中凹 | 强化软组织基础 | 眶韧带和颞板下缘 | 2.0~4.0 |
| | | | 隆起 | 皮下浅脂肪层以及 STF 与 DTF 之间的区域 | |
| | 4 | 耳前区域 | 隆起 | SMAS 下和浅脂肪层（颞浅脂肪垫） | 2.0~3.0 |
| | 5 | 颧弓 | 强化软组织基础 | 颧骨支持韧带 | 0.5~1.5 |
| | | | 隆起 | 皮下浅脂肪层 | |
| | 6 | 侧颊窝 | 隆起 | 侧颊深层脂肪，SMAS，以及皮下浅脂肪层 | 1.0~2.0 |
| | 7 | 腮腺区域 | 隆起 | 皮下浅脂肪层 | 1.0~2.0 |
| III | 8 | 外眦区域 | 隆起 | 骨膜上方以及眼轮匝肌下方 | 0.5~1.0 |
| | 9 | 睑颊沟（外侧畸形） | 强化骨性支持以及隆起 | 眼眶支持韧带上下方、弓缘前部的骨膜上方，以及 SOOF | 0.5~1.5 |
| | 10 | 颧骨隆起（发育不全或平颧） | 强化骨性支持以及隆起 | 骨膜上层（颧骨前方区域）、SOOF，以及表浅脂肪层 | 1.0~4.0 |
| | | | 强化软组织基础 | 颧韧带以及颊上颌支持韧带 | |
| | 11 | 颧下凹的侧区 | 隆起 | 深侧脂肪、颊脂垫中叶、SMAS，以及表浅脂肪层 | 2.0~4.0 |
| | 12 | 咬肌下部 | 强化软组织基础 | 咬肌皮韧带 | |
| | | | 隆起 | 咬肌以及皮下脂肪层 | 1.0~2.5 |
| IV | 13 | 泪沟畸形 | 强化骨性支持以及隆起 | 眶下缘骨膜上方、眶支持韧带和颊上颌韧带下方、SOOF，以及眶周的皮下浅脂肪层 | 1.0~2.0 |
| | 14 | 中颊沟 | 强化骨性支持以及隆起 | 颊上颌韧带、骨膜上方和提唇肌下方（颊中部深层脂肪，SOOF 的一部分），以及颊中部浅表脂肪 | 2.0~4.0 |
| | 15 | 颧骨前下方凹陷 | 强化骨性支持以及软组织基础、充盈 | 颧突和上颌骨的骨膜上方、咬肌皮韧带以及萎缩的颊脂垫 | 2.0~6.0 |
| | | | 隆起 | 颊脂垫外缘、颊上颌韧带以及提唇肌下方，以及皮下浅脂肪层 | |
| | 16 | 面颊（发育不全） | | 深浅脂肪层 | 1.0~2.0 |
| V | 17 | 鼻唇沟 | 隆起 | 塌陷区域全层 | 1.0~2.0 |
| | 18 | 唇颌沟（嘴角纹） | 隆起 | 塌陷区域全层 | 1.0~2.0 |
| | 19 | 前颌沟 | 隆起 | 下颌骨骨膜上方，以及深浅脂肪 | 1.0~2.0 |
| | 20 | 前颌及上唇区域 | 强化骨性支持以及隆起 | 梨形区的骨膜上方，以及深层脂肪 | 1.0~2.0 |
| | 21 | 小颏 | 强化骨性支持以及隆起 | 下颌骨的骨膜上方，深层脂肪以及颏下脂肪层、浅表脂肪层 | 2.0~5.0 |
| 总计 | | | | | 26.5~57.5 |

注：SMAS，surpficial musculoaponeurotic system，面部表浅肌肉筋膜系统

* 体积：注入的脂肪（mL/ 一侧脸）

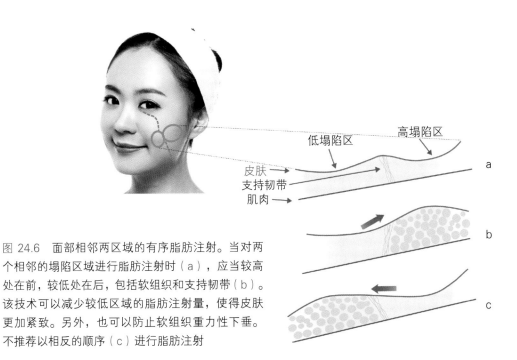

图 24.6 面部相邻两区域的有序脂肪注射。当对两个相邻的塌陷区域进行脂肪注射时（a），应当较高处在前，较低处在后，包括软组织和支持韧带（b）。该技术可以减少较低区域的脂肪注射量，使得皮肤更加紧致。另外，也可以防止软组织重力性下垂。不推荐以相反的顺序（c）进行脂肪注射

鼻唇沟包括两个部分：容量消耗的假性下垂导致的侧方皮褶，以及容量丢失导致的中间凹陷。将脂肪注入颧骨、中颊沟以及颧下区域以纠正侧方皮褶，而纠正中间凹陷区时需要将脂肪注射到凹陷区域的全层。

**额部**

根据额部结构的形态学以及老化进程，也可将其分成五个区域。如图 24.7 所示，脂肪注射按照区 I、II、III、IV、V 区的顺序进行。进行额部脂肪注射时，第一注射区域（区域 I）位于前额发际线以上，帽状腱膜以及额肌以下，旨在紧缩额肌以减小移植脂肪的物理张力。对 II、III 区进行脂肪移植时，尽管进针点 A 是一个不错的选择，但是由于 II、III 区的皮下层相对较薄且致密僵硬，所以从 A 点进针后套管移动以及脂肪注射都比较困难。注意避免注射后团块、不均匀等并发症。

韩国人比较欣赏饱满圆润的中额（III 区）。脂肪注射补充了 I、II、III 区的容量，从而使软组织紧致。进针点 B 可以很好地辐射 I、II、

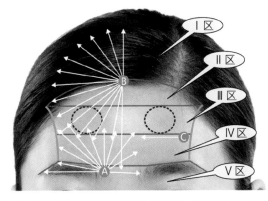

图 24.7 前额脂肪注射的五个区域、可能进针点以及注射方向。蓝线表示上方颞线。黑色虚线圈表示额隆凸。蓝圈（A、B、C）表示可能的进针点，白色箭头表示注射方向

III 区。IV 区囊括了大部分额部凹陷区域，如果该区抬头纹较深，则可以选择与皱纹平行的 C 点进针。

额部脂肪移植时容易形成团块、注射不均匀等。不推荐通过脂肪移植的方式使不规则的区域变得平滑。另外，强烈推荐脂肪移植前预先注射肉毒毒素，可以提高脂肪存活率，尤其

是上睑下垂的求美者。表 24.2 展示了脂肪注射的范围和剂量。

### 指挥棒式持针技术

在脂肪移植过程中，注射器和注射方法是影响操作成功率以及避免并发症的重要因素。理想的注射器应该具有细致、精确、创伤小的优点，同时方便调节注射脂肪的体积。一款叫作"指挥棒"的注射器兼具上述优点，这款注射器的样子与乐队领头人的指挥棒相似。使用这款注射器的具体手法见图 24.8，用示指和拇指控制针管的阀门，用手以及整个手臂匀速后撤针管，整个过程中用拇指和示指调整脂肪的注射量。针管活塞抵在小鱼际上，拇指压在活塞另一端，注射时力量主要集中在拇指上。推动活塞，脂肪从针管中呈线状被挤出（图 24.9）。

### 富血小板血浆和脂肪干细胞的应用

为了提高移植脂肪的存活率和寿命，学者们进行过很多尝试。其中，富血小板血浆（PRP，platelet-rich plasma）[7, 8] 以及脂肪干细胞（ADSC，adipose-derived stem cells）[4] 的应用最为广泛，已有阳性研究结果报道。当然，这些应用在提高移植脂肪存活率以及寿命方面更确切的证据，则需要更多的研究去证实。

### 术后护理与治疗

脂肪移植后，注射区域需要辅料包扎，放置冰袋冰敷 3~4 天，以减轻水肿，防止注射的脂肪位移，并起到保护皮肤的作用。注射点的缝线于 3 天后拆除，辅料包扎至少 2 天。在这期间，尽量减少面部肌肉活动，尽量选择流质食物。3 天后将冰敷改为热敷。

术后 3 个月内，睡觉时应注意避免压迫脂肪注射区域，并且面部位置应该高于心脏以利于静脉回流。术后允许轻微锻炼，但术后 1 个月内应避免剧烈运动，因为可能会影响移植注射脂肪的早期存活率[9]。再次脂肪移植手术的最佳时间是首次脂肪移植术后 3 个月。不过，如果求美者强烈要求再次手术，那么应该在首次脂肪移植术后至少 1 个月。

表 24.2　前额脂肪移植的 SAFI 区域范围、目的、注射层面以及剂量

| 区域 | 范围 | 目的 | 注射层面 | 剂量（mL）* |
|---|---|---|---|---|
| I | 前额发际线 7 cm 以上区域 | 紧致额肌 | 帽状腱膜下 | 3~5 |
| II | 额部上三分之一 | 前突以及自然的侧面轮廓 | 帽状腱膜下以及浅表脂肪层 | 1~2 |
| III | 额部中三分之一 | 前突以及自然的额隆凸 | 帽状腱膜下以及浅表脂肪层 | 1~3 |
| IV | 额部下三分之一 | 强化骨性支持 | 骨膜上或帽状腱膜下、肌内、帽状腱膜脂肪垫、浅表脂肪层 | 2~4 |
| V | 区域IV下的眉区 | 容量修复以及强化骨性支持 | 骨膜上或帽状腱膜下、眉间脂肪垫、眉脂肪垫（ROOF），以及浅表脂肪层 | 1~2 |
| 总量 | | | | 8~16 |

* 剂量：注射的脂肪（mL/一侧面）

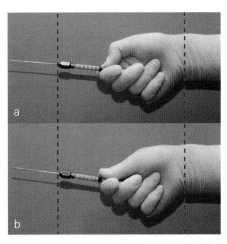

图 24.8　脂肪移植中的指挥棒式持针技术。用拇指指端和示指远端关节固定注射器针管，活塞的后端位于小鱼际和手指上

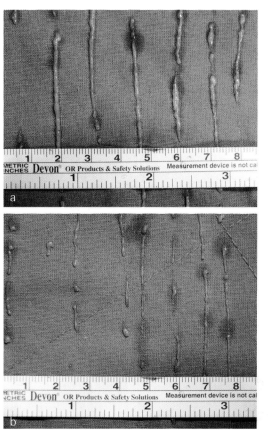

图 24.9　指挥棒式持针技术注射线状脂肪的粗细。线状脂肪由两种不同型号的套管针推挤出来。（a）内径 15 mm。（b）内径 12 mm

## ■ 技术要点

1. 系统有序地进行脂肪注射：①按照Ⅰ、Ⅱ、Ⅲ、Ⅳ、Ⅴ区的顺序进行；②在同一区域内，则从后上到前下；③在同一范围或亚范围内，则按照先深后浅的层次顺序进行。

2. 在切口处应用皮肤保护剂或脂肪抽取物中求美者自己的油性成分，以防止伤口的摩擦损伤以及瘢痕增生。

3. 不要过快地注入大剂量肿胀液，避免高压造成组织内液体池的形成，防止抽脂不足以及不均匀。

4. 采用指挥棒式持针技术，通过特殊注射器进行脂肪注射，以提高移植脂肪的存活率，减少并发症。

5. 对泪沟进行注射时，脂肪注射的终点位置应稍微偏离仰卧位时的状态。

6. 对额部进行脂肪移植时，应该在发际线以上、帽状腱膜和额肌以下进行，以紧致额肌并且减少移植脂肪的张力。

7. 移植前注射肉毒毒素可以提高额部脂肪移植的存活率。

## ■ 并发症及其处理

### 水肿，挫伤和血肿

注射前或注射过程导致的组织损伤，肿胀液导致的低渗以及部分系统疾病均可能导致水肿和/或持续水肿（超过 2 周）。为了尽量避免或减轻水肿，适度包扎是最重要的。不要将持续性水肿与矫枉过正、血肿、炎症以及系统疾病的表现相混淆。一般情况下，使用加快淋巴循环的医疗设备可以减轻水肿。

注射过程中，套管针导致肌肉或血管的损伤是造成挫伤和血肿的主要原因。术者应当掌握精确的注射器注射技术，并在术前检查求美者的凝血功能，评估出血倾向。

### 不均匀，块状以及隆起

术者的注射手法、经验以及审美，是导致脂肪填充不均匀、形成块状以及隆起的常见原因。如果术后2周内触及或观察到肿块，可以通过辅助的脂解作用或抽脂术消除。如果肿块去除后遗留任何填充不均匀，则建议立即进行补充脂肪移植。有时候，注射类固醇分解液2~3次也有助于缩小肿块和隆起。如果进行了上述所有的尝试后肿块仍存在，则建议切除。采用精确的针管夹持技术，在最理想的层次注射足量体积的脂肪，可以避免这些并发症的发生。

### 不对称、矫正不足 / 矫正过度

在脂肪移植后很少有求美者立即指出双侧不对称。水肿和不适宜的矫正是造成不对称的主要原因。术后至少1个月可再次进行脂肪移植或者抽脂术，调整脂肪移植量以改善现状。

### 位移和重力导致的下降

面部表情肌的主动活动和注射区域的直接压力，是造成早期脂肪迁移的主要原因。轻微的指压维持或预先使用肉毒毒素也许可以改善这种情况。后期的脂肪迁移主要是因重力导致的下降，多发生在鼻唇沟、面颊和下颌。处理原则是首先在下垂区域适量抽脂，然后对脂肪流失区域进行定量脂肪再植。但是，对于皮肤松弛比较严重的求美者，还须进行必要的面部除皱术。目前认为，SAFI技术的应用和预先使用肉毒毒素，对防止上述并发症有确切效果。

### 脂肪再吸收

脂肪再吸收是普遍反映的最严重的问题。移植脂肪的存活率与很多环境和技术因素相关。以下方法可以减少该并发症的发生，如应用ADSC、预先使用肉毒毒素、采用指挥棒式持针进行平滑的脂肪注射、停止吸烟、术后限制面部肌肉活动以及1~2次脂肪补充移植等。

### 色素沉着与瘢痕

脂肪移植术后的挫伤常导致眶部色素沉着。对于色素沉着的求美者，术后应使用防晒霜；如果情况比较严重，则应涂抹氢醌乳膏，每天1~2次，肌肤敏感的求美者用量减半。也可以使用强脉冲光以及Q开关Nd：YAG激光来改善色素沉着。针管摩擦损伤导致皮肤损伤是瘢痕形成的主要原因。应用祛疤软膏、类固醇激素软膏或针剂，以及激光磨削均可改善瘢痕。作者建议使用18号注射针，同时缝合伤口以避免瘢痕形成。

### 痤疮样皮疹

脂肪移植后，脂肪细胞破坏导致油脂过多，是形成痤疮样皮疹的主要原因。通常发生在油性皮肤或既往有痤疮病史者。解决的方法主要是充分清理面部和7天左右的药物处理。

### 感染和脓肿形成

脂肪移植术后的细菌感染伴疼痛、肿胀、红斑硬结，这些症状持续两三天到几周不等。未能早期及时控制感染，是脓肿形成的主要原因（图24.10）[10, 11]。一旦脓肿形成，则需要积极切开引流，以避免扩散至周围组织导致蜂窝织炎等更严重的并发症[10, 12]。手术器械灭菌不彻底、冻存脂肪污染、术中脂肪和套管针污染以及注射区域炎症，是造成术后感染的主要原因。另外，还需注意求美者的病史，因为免疫能力低下的求美者感染概率明显增高。为了避免感染，必须彻底清洁套管针内部，手术器械必须完全无菌。所有的液体，包括膨胀液必须完全无菌，在抽取、分离和注射脂肪时必须严格消毒。避免从口周和鼻腔进针点。围术期应用抗生素也是必要的。持续冰敷能阻止早期感染扩散至周围组织。手术干预的基本目标是去除污染的脂肪和周围组织。脂肪再移植治疗应在感染完全治愈后至少6个月进行，并且只能使用新鲜脂肪。

### 血管栓塞

虽然钝头注射器的使用明显减少了血管栓塞的发生，但该风险仍然存在。眉间、鼻唇沟、鼻部和颞区的脂肪移植容易并发血管栓塞（图24.11）。

如果将脂肪意外注入动脉，则会造成其末梢或周围分支堵塞，从而导致如皮肤坏死、失明[14, 15]等局部并发症。如果注入动脉的脂肪量较大且注入压力高，那么脂肪可以逆流至颈内动脉，最后可能发生像卒中这样的严重并发症[15, 16]。失明通常伴眼部或眶周的突发疼痛，发生在移植当时或移植后。脂肪移植导致的失明尚没有康复的案例报道。随着时间的推移，在小部分案例中，脑梗死的症状可以部分缓解[14~17]。

另一方面，如果误将脂肪注入静脉，那么脂肪栓子会经过心脏，然后造成肺动脉栓塞。脂肪移植时，突然出现的大汗、呼吸困难以及呼吸急促，是非血栓性肺栓塞的典型表现[18]。

首次脂肪移植后，由于注射区域的填充和纤维化，血管的移动性会显著下降。所以，在相同注射区域再次行使用钝头注射器时，刺入血管的概率明显高于首次注射。甚至在首次注射脂肪时，由于过度矫正导致的血管移动性减低，亦可增加血管损伤的可能性。

避免过度矫正以及脂肪再移植时需更加小心谨慎，可以防止严重并发症的发生。需要特别注意的是，应在套管针后退而不是向前推进时注射脂肪。避免与平行于血管注射脂肪，可使用肾上腺素使血管收缩。另外，要做好急救准备，一旦发生血管栓塞，应当立即将求美者转移至二级或三级医疗中心进行急救。

### 供区并发症

由于面部脂肪移植需要的脂肪量相对少，所以抽脂术相关的严重并发症发生率极低。抽脂术可能的并发症有皮肤凹陷、出血、血肿、

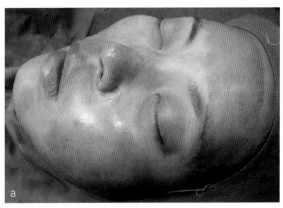

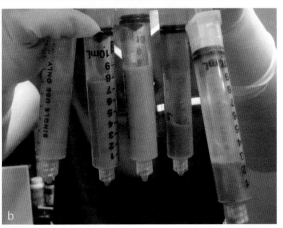

图 24.10　脂肪注射后脓肿形成。（a）女性求美者，在全面部脂肪注射后出现左侧颊部肿胀。（b）从她的左侧面颊抽出约 30 mL 脓液

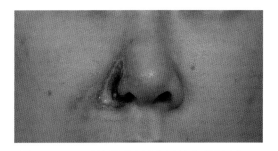

图 24.11　脂肪注射后鼻唇沟区域出现皮肤坏死

纤维化、色素沉着、感觉异常、疼痛、炎症、瘢痕、坏死，皮下积液、脂肪栓塞、血栓栓塞以及中毒性休克等。

## ■ 实际案例

### 案例 1：全面部脂肪移植

一位 30 岁女性，期望改善面部轮廓（图 24.12）。该求美者的面部特征有鼻唇沟较深、外侧脸颊凹陷、颞区凹陷、前额不饱满等。在其面部和额部总共注射了 65 mL 的纯化脂肪。由于鼻唇沟和下颌褶皱的产生，同时伴随颞区、颧骨和颧骨下区域容积的减少，该求美者术前脸部下垂，呈矩形、较长且不对称。脂肪移植术后 6 个月，求美者的脸部呈椭圆形，在正面视角下面部的对称性明显改善（图 24.13）。成功的容量填充使面部达到自然提升的效果，包括后上视角。最主要的标志性改变在中面部的双曲线上。经过脂肪移植，完全孤立的曲线在前投影下变得圆滑。

### 案例 2：脂肪移植用于下睑重塑

一位眼袋明显且有泪沟畸形的 33 岁女性（图 24.14）。采用指挥棒式持针技术将约 15 mL 纯化脂肪植入颧骨区、睑颧沟、泪沟、中脸颊皱纹以增加骨性支持，恢复面部容量。术后眶下皱纹和中脸颊的深纹明显改善（图 24.15）。增强的骨性支持和软组织的重建使原本突出的脂肪不再明显。

### 案例 3：前额脂肪移植

想拥有饱满圆滑前额的 24 岁女性（图 24.16），分别进行了 18 mL、10 mL 的两次额部脂肪注射，相隔 5 个月，并在术前 10 天对额肌和皱眉肌注射了 20 个单位的肉毒毒素（图 24.7）。

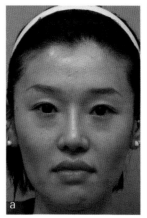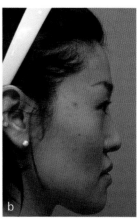

图 24.12　案例 1：采用脂肪移植进行全面部容量恢复。求美者术前状态（无粉状态）

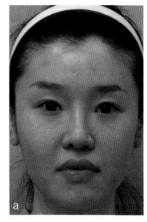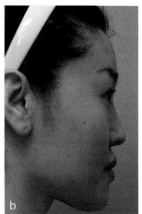

图 24.13　案例 1。术后 6 个月（无粉状态）

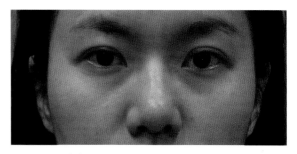

图 24.14　案例 2：SAFI 在下睑重建方面的骨性支持以及容积恢复效果。求美者的术前状态

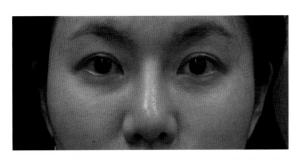

图 24.15　案例 2。术后 18 个月。脂肪注射后睑颊结合部明显缩短，眶下皱纹和中脸颊的深纹明显改善

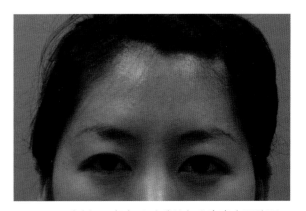

图 24.16　案例 3：额部脂肪移植与肉毒毒素预处理。求美者术前面貌（未化妆）

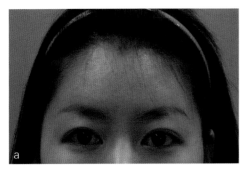
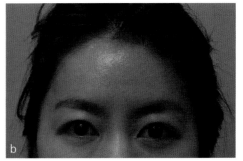

图 24.17　（a）第一次术后 5 个月（未化妆），进行第二次手术。（b）第一次术后 5 年，第二次术后 4 年零 7 个月（妆后）

## 参考文献

1. Fournier PF. Fat grafting: my technique. Dermatol Surg 2000; 26(12): 1117-1128 Comment in Dermatol Surg 2003; 29: 898

2. Amar RE. ［Adipocyte microinfiltration in the face or tissue restructuration with fat tissue graft.］Ann Chir Plast Esthet 1999; 44(6): 593-608

3. LaTrenta GS. Atlas of Aesthetic Face and Neck Surgery. 1st ed. Philadelphia, PA: Saunders, Elsevier; 2004: 52-59

4. Yoshimura K, Sato K, Aoi N, Kurita M, Hirohi T, Harii K. Cellassisted lipotransfer for cosmetic breast augmentation: supportive use of adipose-derived stem/stromal cells. Aesthetic Plast Surg 2008; 32(1): 48-55, discussion 56-57

5. Kuhbier JW, Weyand B, Radtke C, Vogt PM, Kasper C, Reimers K. Isolation, characterization, differentiation, and application of adipose-derived stem cells. Adv Biochem Eng Biotechnol 2010;123:55-105

6. Coleman SR. Structural Fat Grafting. St Louis, MO: Quality Medical Publishing; 2004:55-73

7. Cervelli V, Palla L, Pascali M, De Angelis B, Curcio BC, Gentile P. Autologous platelet-rich plasma mixed with purified fat graft in aesthetic plastic surgery. Aesthetic Plast Surg 2009; 33(5): 716-721

8. Abuzeni PZ, Alexander RW. Enhancement of autologous fat transplantation with platelet rich plasma. Am J Cosmet Surg 2001; 18:59-70

9. Niechajev I. Lip enhancement: surgical alternatives and histologic aspects. Plast Reconstr Surg 2000; 105(3): 1173-1183, discussion 1184-1187

10. Beeson WH, Slama TG, Beeler RT, Rachel JD, Picerno NA. Group A streptococcal fasciitis after submental tumescent liposuction. Arch Facial Plast Surg 2001; 3(4): 277-279

11. Galea LA, Nicklin S. Mycobacterium abscessus infection complicating hand rejuvenation with structural

fat grafting. J Plast Reconstr Aesthet Surg 2009; 62(2): e15-e16

12. Villani F, Caviggioli F, Giannasi S, Klinger M, Klinger F. Current applications and safety of autologous fat grafts: a report of the ASPS Fat Graft Task Force. Plast Reconstr Surg 2010; 125(2): 758-759, author reply 759

13. Danesh-Meyer HV, Savino PJ, Sergott RC. Case reports and small case series: ocular and cerebral ischemia following facial injection of autologous fat. Arch Ophthalmol 2001; 119(5): 777-778

14. Teimourian B. Blindness following fat injections. Plast Reconstr Surg 1988; 82(2): 361

15. Dreizen NG, Framm L. Sudden unilateral visual loss after autologous fat injection into the glabellar area. Am J Ophthalmol 1989; 107(1): 85-87

16. Thaunat O, Thaler F, Loirat P, Decroix JP, Boulin A. Cerebral fat embolism induced by facial fat injection. Plast Reconstr Surg 2004; 113(7): 2235-2236

17. Yoon SS, Chang DI, Chung KC. Acute fatal stroke immediately following autologous fat injection into the face. Neurology 2003; 61(8): 1151-1152

18. Jiang X, Liu DL, Chen B. Middle temporal vein: a fatal hazard in injection cosmetic surgery for temple augmentation. JAMA Facial Plast Surg 2014; 16(3): 227-229

# **25** 内镜下额部与眉部的提升

Tee Sin Lee，Stephen S. Park

**精 要**

- 面部上三分之一的老化问题被认为是一个独立的单元，所有与脸部美学相关的单元之间都是相互联系的。
- 眉部老化对面部表情的影响明显，会呈现厌倦或疲乏的表情。
- 眉下垂会造成上眼睑皮肤松弛的假象。
- 额部和眉的整形治疗有传统的直视下操作、内窥镜下操作两种方法。直视下的手术包括眼睑成形术和经冠状切口面部提升术。
- 内镜额部和眉提升术（EFBL，endoscopic forehead and brow lift）的优点主要有：更小、切口更隐秘，最大限度地松解肌肉及骨膜的附着点，将头皮、额部和眉作为整体进行旋转提升，固定于理想的高度。

- 如果采用综合方案同时处理眉和眼睑，那么 EFBL 应为第一步，通过 EFBL 重塑眉的高度，决定切除的皮肤面积。
- 与冠状切口入路相比，EFBL 的切口更隐秘，恢复时间更短，出现秃发和头皮感觉异常的风险也更低。
- EFBL 的缺点包括：发际线过高，不能去除多余的额部皮肤，对两侧眉毛的对称性的把握度下降，使用更精细仪器导致费用升高，另外，EFBL 的最终效果与术者的经验密切相关。
- EFBL 在效果的持久性方面具有明显优势，固定的方式多样。

## ■ 引言

额部及眉部的提升是上面部年轻化的重要内容，通常与眼睑成形术互为补充。额部提升旨在营造一个更柔和、圆滑的轮廓，并解决额部和眉间的皱纹；而眉提升的目的是将眉提升到符合美学标准的位置，同时塑造更赏心悦目的眉形。为了达到上述效果，需要在额部、头皮或者沿发际线切开，切口较明显，求美者多难以接受。所以，微创手术应运而生，EFBL逐渐流行。

美国的 Vasconez[1] 等在 1994 年首次提及该技术，并详细描述了内镜引导下松解眶上和眉间组织的方法。该研究提到的分离层位于帽状腱膜下，对固定未进行详细描述。随后，陆续报道了更多关于分离和固定的技术。

总的来说，EFBL 的效果较佳，但没有证据表明其优于其他传统切开技术。2002 年，Puig 与 LaFerriere[2] 将 EFBL 的效果与其他传统切开方法进行比较，数据表明二者之间无统计学差异。2011 年发表的一篇系统综述将开放式切口与内镜技术进行了对比，再次表明没有确切的证据提示内镜技术优于开放手术[3]。与其他技术相比，EFBL 确实有独特的优势：EFBL 的切口更小也更隐秘，出血更少；头皮感觉减退的发生率明显降低。而 EFBL 的缺点则包括：使用精细工具导致的费用升高，内镜操作经验需要不断积累。此外，理想的固定方法仍存在一定争议。

## ■ 相关解剖学

人的面部遵循"三庭五眼"的原则。面部上二分之一为从发际中点到眉间。在处理眉外侧区域时，必须重视颞部。所以，在提升额部和眉部时，应充分掌握额部和颞区的解剖，以确保操作安全，并防止并发症的发生。

额部组织分五层，由浅入深分别是：皮肤，皮下脂肪，包裹额肌的帽状腱膜，疏松结缔组织和骨膜。在眉部区域则是眉下脂肪垫，位于眼轮匝肌与骨膜之间；而颞区则由皮肤、皮下脂肪、颞浅筋膜、颞深筋膜和颞肌组成。颞深筋膜分为深、浅两层，包裹位于颧弓上方 2 cm 的颞浅脂肪垫。颞深筋膜浅层附着于颧弓上缘的表层，颞深筋膜深层附着于颧弓上缘的深部。颞深脂肪垫则被视为颊脂垫的延伸。

位于颞浅筋膜的面神经额支平行于 Pitanguy 走行（图 25.1）。Pitanguy 线从耳屏下 0.5 cm 延伸至眉外侧上 1.5 cm（图 25.2）。

颞浅筋膜与颞深筋膜之间为疏松结缔组织，相对无血管，深面为面神经额支，所以这一层是 EFBL 的理想分离层（图 25.3）。但是，有研究发现中颞颧静脉或岗哨静脉穿行于疏松结缔组织（图 25.4），位于额颧缝外 1 cm 处；而额支则通常在其头端。Trinei 等[5]基于该静脉的位置及其毗邻的额支圈出了一块小心区域，并发现额支总是出现在以该静脉为中心的半径 10 mm 区域内。最近，Sabini 等认为此半径应

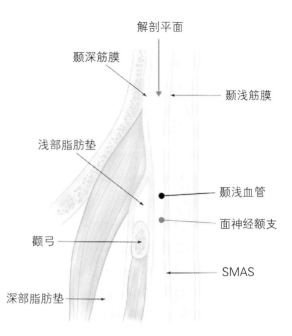

图 25.1　穿行于颞浅筋膜的面神经分支，额支。SMAS，表浅肌肉腱膜系统

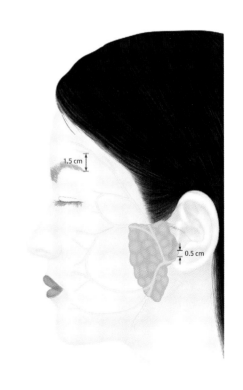

图 25.2　面神经额支

更小，为 0~2 mm[6]。在该区域进行操作时应额外谨慎，警惕出血，避免影响术中视野，防止电凝造成面神经损伤。

眼神经分出眶上神经，在眉间中线外侧 27 mm 处（或在矢状位上沿角膜缘内侧 1 mm 延伸），穿过眶上切迹或眶上孔（图 25.5）并分为深、浅两支。深支位于外上侧，沿颞上线内侧 0.5~1.5 cm 穿行于帽状腱膜与骨膜之间的疏松结缔组织。浅支发出多条分支，穿过额肌并在其表面延伸。外深支支配额部后外侧和头皮的感觉，内浅支支配前额正中的感觉。

眼神经分出滑车上神经，走行于眉间中线外侧 17 mm，或者是眶上神经穿出眶上孔内侧 9 mm 处（图 25.5）。该神经穿过额肌、皱眉肌，沿眉弓内侧切迹走行，支配额部的中央区域和上眼睑的内侧感觉。滑车下神经位于滑车上神经下方、眼眶内侧，支配上鼻部以及眼眶内侧的感觉。

应当重视的是，在眼眶和颞区有增厚的纤维韧带，有助于固定眉和额部综合体。为了更有充分有效地上提眉部和额部，术中应充分松解这些纤维韧带。眶隔在眶上缘处附着于眶骨，腱膜局部增厚形成弓状缘。另一处增厚区域形成联合腱或颞骨融合线的固定带（图 25.6），帽状腱膜、颞浅筋膜、颞深筋膜和额骨骨膜在此融合，此处也是额部与颞部的分界标志。最后，眼眶支持韧带从中央横跨颧额缝，牵拉眉外侧使其向下。

肌肉系统对眉的位置和形状也起着重要的作用，主要分为上提肌和下拉肌。上提肌主要是额肌，由面神经额支支配。下拉肌包括降眉间肌、皱眉肌和眼轮匝肌，由面神经颧额支支配。充分处理下拉肌对眉的重塑十分重要。这些肌肉处于平衡的状态以维持眉的正常位置，任何过分向上或向下的牵拉都会改变眉的位置。

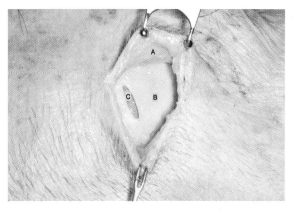

图 25.3　颞部大体解剖。A 为翻起的颞浅筋膜；B 为富有光泽的颞深筋膜；C 为切开颞深筋膜以显示颞肌。AB 之间为疏松结缔组织以及手术分离层

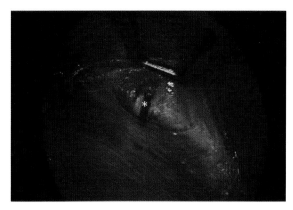

图 25.4　内镜下的岗哨静脉（星号），穿行于颞浅筋膜（上）与颞深筋膜（下）之间

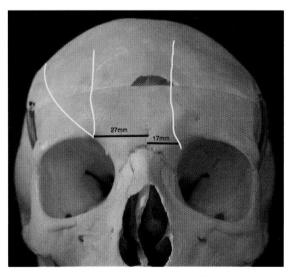

图 25.5　眶上和滑车上血管神经束的位置。右侧眶上血管神经束距眉间正中线约 27 mm。深支位于外上侧，浅支位于内侧。左侧滑车上神经位于中线外侧约 17 mm 处

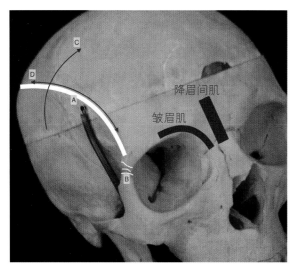

图 25.6　联合腱与眉部肌肉的位置。A 为联合筋膜，B 为眼眶支持韧带。应将联合筋膜从头顶到眼眶完全横断。操作时，由外向内进行处理（方向如 C 所示），然后由前至后进行松解（方向如 D 所示）

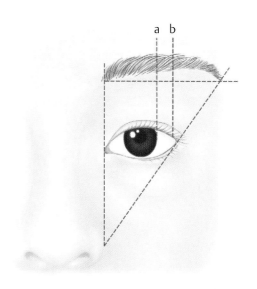

图 25.7　眉的理想位置。眉的内侧起源于鼻翼最外侧褶皱与内眦的垂直连线上，外侧终于鼻翼外侧褶皱与外眦相连的斜线上，最高点位于角膜缘外侧的垂直线（a），或者有部分人认为最高点应该在更靠外侧一些，更接近外眦（b）。最后，眉的内外侧终点应当在同一水平线上

## ■ 注意事项

### 眉部美学

在处理求美者前，外科医生应先了解眉的理想位置以及形状，并明确要处理的问题。理想的眉的位置与形状随着性别、年龄、种族、文化以及流行趋势的不同而有所改变。所以，术前了解每个求美者的需求和顾虑十分重要，并不存在适合所有求美者的标准术式。

从形状、位置、移动度以及两侧对称性对眉进行分析。眉的内侧端位于鼻翼最外侧鼻翼沟与内眦的垂直连线上，在内眦上方约 1 cm 处（图 25.7）。眉由内到外逐渐变细，眉形先上升后下降。眉外侧端位于鼻翼外侧鼻翼沟与外眦相连的斜线上，眉的最高点位于角膜缘外侧的垂线处，也有部分人认为最高点应该在比角膜缘外侧更靠外，更接近外眦。最后，眉的内外侧终点应当在同一水平线上。眉形可呈平坦、弓形、下倾、上扬等形成。最重要的是，左右两侧眉形应对称。

对于男性来说，眉的位置应该在或者接近眶上缘，并且眉形弧度较小，更水平。弓形眉对男性来说，并不赏心悦目。对于女性，眉应稍微高于眶上缘，并有一定的弓形弧度。

### 老化进程

随着年龄增大，重力以及皮肤弹性下降等因素导致眉逐渐下垂。上提肌（额肌）与下拉肌（皱眉肌和降眉间肌）之间的平衡维持眉内侧的高度。然而，当额肌在颞骨融合线终止时，由于缺乏额肌的作用，眉外侧受到来自眼轮匝肌强大的下拉力量，所以眉外侧下倾更早，其程度也比眉毛内侧严重得多。

眉外侧下垂会加重眼睑外侧的负担，从而可能导致视野障碍。上睑下垂式眉会呈现出生气、悲伤、忧虑、疲倦等表情。某些面部表情使得肌肉长期反复过度运动，以及老化导致皮肤变薄、弹性下降等，共同形成额部和眉间的皱纹。

### 与眼睑的关系

对眉的评估离不开对眼睑的评估，二者共同影响上面部美学，其老化进程也十分相似。通常来说，上睑下垂与皮肤松弛共同导致了眉外侧的下垂。所以，不论是单独的眉重塑还是重睑术，可能都不能达到理想的效果。结合眉毛上提的重睑术在切除上眼睑皮肤时更加保守，也是目前通用的术式。

行重睑术评估时，必须同时注意眉的位置。如果求美者的眉本身是导致上睑下垂的原因，那么重睑术可能会加重这种情况，并呈现不自然的外观。针对这种案例，最好先行提眉术，再行重睑术。

另一种临床情况是，一侧额肌过度活跃导致双侧眉的位置不对称。单侧上睑下垂的求美者为了扩大患侧视野，会习惯性地皱额抬高一侧眉，从而导致双侧眉的位置不对称。所以，需要在额肌静息的条件下对眉进行评估，以区分生理学原因与病理性原因。在这样的案例中，应优先纠正上睑下垂而不是改变眉的位置。而眉下垂、上睑下垂或皮肤松弛导致的额肌过度活跃，会使得额部动态性皱纹逐渐变成静态皱纹，进而需要进行额部提升。

### 适应证

额部和眉间皱纹、眉下垂、双眉不对称，是额部和眉部提升最主要的三个适应证。

一种非手术提眉的方法是定期向下拉肌注射肉毒毒素以处理额部和眉间肌肉。肉毒毒素在预防方面扮演重要角色。更深的皱纹往往需要软组织填充，也可视情况辅以肉毒毒素注射。上述方法都是暂时性的，需要重复操作才能维持理想的效果。

在额部提升术中，皱纹被机械性地填平并牵拉上提。通过切除、分离或减弱上提肌和下拉肌可以达到相似的效果，并且比注射肉毒毒素或填充效果更持久。但是，肌肉纤维是可再生的，从而导致肌肉功能的部分恢复，继而再次形成皱纹。所以，这种手术效果的持续性也是有一定年限的。

### 东亚人的特殊注意事项

一般来说，亚洲人眉与上睑睫毛之间的距离大于白种人。另外，相对于白种人而言，亚洲人的眶上沟明显更浅。由于帽状腱膜上脂肪垫中的脂肪组织更充足，亚洲人的额部和眉间皱纹相对少见。亚洲盛行文眉或纹色，术前评估时需要注意，因为呈现在术者面前的眉可能是被牵拉或者移动过的，所以确定眉的真实位置十分重要。如果需要，后期可以采用文身的方法隐藏瘢痕。

## ■ 求美者评估

### 病史与检查

求美者通常不会因为眉下垂而专门要求行眉上提术，而是因为她们觉得自己看上去很疲倦、厌烦，或者很严肃、沧桑等，并且与实际身心情况不相符。可以经常看到求美者扯着下垂的上睑皮肤对医生说"把我眼睛整一下吧！"在一些更严重的案例中，会因皮肤下垂导致视野部分受限，以及额肌过度上提眼睑导致的额部紧张性头痛。由于额肌过度活跃，随着时间推移，将出现较深的持续性的额部皱纹。如果眉内侧下垂，则会呈现严肃、生气的表情。

明确导致这些不愉快表情的具体病因并充分告知求美者十分重要，它会直接影响外科治疗决策。必须明确区分皮肤松弛、眉下垂、上睑提肌肌力不足、额肌功能亢进、面神经损伤以及其他各种隐匿的致病可能性。以 EFBL 为主，辅以其他多种技术是重塑上面部的最好选择。

对于所有的整形美容求美者，在咨询过程中均需注意他们是否存在隐藏的动机或者精神问题。如果他们的期望不合理或要求不现实，则建议谨慎手术。

了解了求美者的需求与担忧，下一步则是明确病因和严重程度。整个面部的比例和协调性都需要评估，包括下面部的老化进程。重塑上面部后，下颌和嘴角纹在对比下会显得更加突兀，使得整个面部丧失协调性。

在医患沟通时，为求美者提供镜子让其明确指出关注的问题是十分重要的。同时医生也可以确认他们的期望，并告知能够提供的帮助以及术后效果。医患之间达成一致的目标十分重要。

检查评估应该按照从上到下的顺序。

1. 发际线　发际线决定了上面部的起始点，眉部提升可以改变发际线。发际线较高会使得额部看起来较长，所以不适宜进一步的提升。相反，较低的发际线能更好地适宜眉提升术。考虑到瘢痕暴露的问题，发际线后移是影响整形外科术式选择的一个主要因素。甚至在女性也需要考虑这一点，随着年龄的增长，额部区的头发会变得逐渐稀疏。

2. 额部的高度与形状　额部的高度与形状决定了 EFBL 能否进行。如果额部过长且凸，那么内镜工具也许不能充分到达眶上缘和弓状缘，使得手术难以顺利进行。低发际线和更为平坦的额部，对 EFBL 来说更为理想。

3. 额部与眉间皱纹　在评估求美者眉的实际位置和上睑皮肤过剩程度时，应首先需要评估额部及眉间皱纹属于暂时性的还是永久性的。肌肉亢奋也常见，需要松弛这些肌肉使眉毛回到其自然位置，这是评估眉的实际位置和上睑皮肤多余量时很重要的一步。

4. 双眉的位置、形状以及对称性　求美者在镜子前决定眉的理想高度和形状。医生可以采取一些精确的测量方法，使用一些通用术语与求美者进行沟通。首先让额部肌肉放松，然后将眉毛提升到理想的高度，重塑理想的形状。将标记笔放置在眉的理想高度的顶点上，然后释放眉，标记笔随之上滑至额部皮肤。这条标记线则是需要提升的眉的高度。同样的操作适用于对侧眉毛。任何基线不对称均应指出。

5. 上睑多余皮肤评估　助手将眉上提至理想高度，用标记笔标记上睑多余皮肤量。切除部分皮肤后的上睑需保证眼睑翻转 90° 且不会造成眼睑闭合不全。

6. 伴发的上睑下垂　评估上睑下垂极其重要，因其是导致疲倦面容和视野缺损的主要原因。上睑下垂会使得同侧额肌代偿性收缩上提眉，从而导致继发性的、不对称的单侧眉毛下垂。然而，标准的眉毛提升术并不能纠正眉的代偿性不对称。

7. 眼睑闭合不全和 Bell 征消失　在任何基线水平上仔细检测是否存在眼睑闭合不全，不论后续的 EFBL 或上睑成形术均会加重这种现象。Bell 征是正常存在的一种角膜保护机制，尤其是术后出现程度较轻的眼睑闭合不全时。

8. 面部下三分之二的评估　注意评估面部其他部分，以确保面部整体的协调性。如果面部下三分之二存在明显的老化表现，那么术后上下面部之间的差异会更加明显。

## 方法与求美者选择

额部和眉部提升的方法有很多，主要分为直视下和内镜下两类。图 25.8 展示了不同类型眉提升术的各种切口。直视下手术包括：

1. 冠状面入路
2. 改良冠状面入路
   a. 隐形瘢痕
   b. 前置隐形
3. 直接眉提升术
4. 间接眉提升术或中额眉提升术
5. 反式重睑术的眉提升术

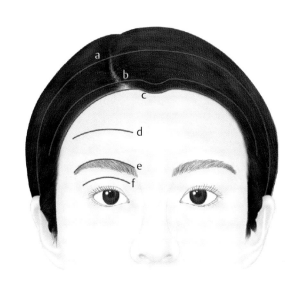

图 25.8 眉重塑的各种术式切口。a. 冠状面入路; b. 隐形瘢痕; c. 前置隐形; d. 间接眉提升术或中额眉提升术; e. 直接眉提升术; f. 反式重睑术

手术瘢痕以及眶上、滑车上神经支配区域麻痹是直视手术的主要缺点。有时瘢痕十分明显,甚至可能导致切口周围毛发不生长。横跨头颅或发际线的切口可能造成头皮感觉迟钝,导致求美者满意度下降。反式重睑术避免了手术瘢痕的形成,但它并不支持大范围的眉提升;与提眉相比,反式重睑术更确切地说应该是眉稳定术。内镜技术弥补了上述缺点,成为多数外科医生的优先选择。

内镜手术也存在一定缺点和局限性,所以,求美者的选择很重要。内镜手术的优点包括:

- ·切口小
- ·切口隐蔽性更好
- ·组织反应轻
- ·出血少,手术创伤小
- ·术后恢复快
- ·头皮感觉异常发生率低

缺点包括:

- ·与术者操作经验相关
- ·发际线升高

- ·操作设备以及监测器使费用升高
- ·置入物的潜在并发症

内镜手术的切口更小,并且与神经平行,从而避免了损伤神经。此方法不适于发际线本身较高的求美者,因为它会使发际线明显升高。另外一个需要考虑的因素是额部的凸出程度。如果额部较高且凸出,那么 EFBL 的操作器械不能到达分离层的下缘,凸出的额部会阻挡硬质手术器械。最后,此方法也不适合发际线后退或秃顶的求美者,因为额部的切口无法隐藏。

## ■ 手术技术

### 器 械

EFBL 相关的重要器械如图 25.9 所示。

### 术前准备

求美者应当素颜,于直立位进行术前拍照,并在直立位标记皮肤,记录眉提升的程度。在皮肤上标记面神经分支的走行,以及眶上切迹/孔、滑车上切迹。

### 切 口

EFBL 可以在全麻下进行,也可以仅行清醒镇痛。1% 的利多卡因与肾上腺素以 1∶100 000 的比例混合,浸润麻醉切口区域,甚至直到额部和头皮的骨膜下层,以促进分离。

头皮的切口各不相同,通常情况下采用图 25.10 所示的切口。1~2 条中线切口以及 2 条以上的外侧垂直切口均应在发际线后约 2 cm 处,大小均应在 2 cm 左右。外侧切口位于眉顶点或眉提升幅度最大处,通常位于外眦。垂直切口通常与眶上神经和滑车神经平行,以降低头皮感觉障碍的发生风险。缝合方向也应尽量减少皮肤张力,以降低脱发的发生率。2 条冠状切口位于发际线后 2 cm 左右,跨过颞肌筋膜。这

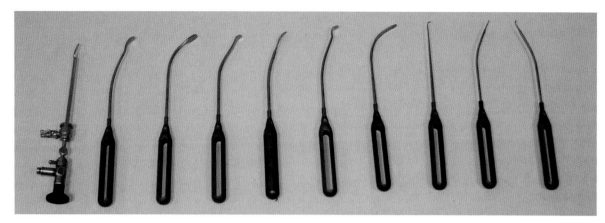

图 25.9　EFBL 相关器械

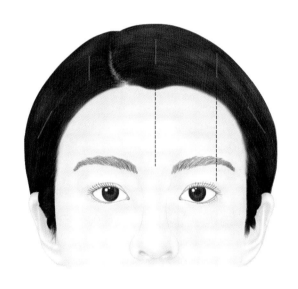

图 25.10　EFBL 切口。第一条切口位于额部正中线；第二条位于稍外侧，通常位于眉顶点或外眦水平；第三条切口位于最外侧，垂直于鼻翼沟与外眦的连线（跨越颞浅筋膜）。这些切口在发际线后方 1.5~2.0 cm

些切口与发际线平行，其中点连线垂直于鼻翼沟与外眦的连线。该切口也可以是椭圆形的，即切除部分皮肤以协助眉外侧的上提。切口设计采用倾斜刀口，平行于毛发方向，目的是最大限度保护毛囊，降低发生脱发的风险。

### 分　离

沿上述中线和外侧线切开，随即快速分离

直达骨膜下层。首先向后盲视分离至头顶部，再向前分离至眶上缘上 2 cm，注意保护血管神经束。中线水平分离至鼻根处的鼻额缝，这个区域位于滑车上神经之间。最后分离联合腱或颞线部位。

经颞侧切口，通过颞浅筋膜逐渐分离至颞深筋膜。颞深筋膜呈亮白色，强韧并有条纹。穿过颞深筋膜，可以看到下面的颞肌，以此可确定正确的分离层次（图 25.3）。可在面神经额支上方盲视分离至该层。

使用骨膜剥离子从外侧向中间彻底分离联合腱，连通中间与颞侧间隙（图 25.6）。因为联合腱比较致密且附着于筋膜上，这一步需要术者用一定的力气。中间区域与颞区间隙连通可以确保分离层次正确，另外，从中央间隙进行这一步可在直视下完成。

### 肌肉与韧带附着的松解

接下来的分离需要用到 30 倍内镜，能够清楚分辨血管神经束。内镜带有一个回缩臂，从中央切口置入；弯曲的骨膜剥离子从外侧切口进入，可在一侧进行分离。因为白色的颅骨能使内镜光照更为清晰，所以推荐行骨膜下分离。在回缩臂的辅助下，可以利用光学共振腔进行可视化操作。

随后的分离主要是松解骨膜和肌肉的连接，以便进行额部和眉部的旋转。首先需要松解的是联合腱，上文已经提及。随后需要松解的结构是弓状缘，需在内镜引导下进行分离。如果血管神经束经过眶上切迹，那么可以直接将它们向下推向眼窝，随后可以完全松解弓状缘。如果血管神经束穿过眶上孔，那么在分离早期要防止误切或过度牵拉。在这种情况下，分离松解应该在眶上孔周围进行。一旦弓状缘完全解离，器械即可进入上睑。

第三个需要松解结构是位于颧额缝的眶支持韧带，它将眉外侧的皮肤间接连接至外侧眶缘，从而限制眉外侧的活动。内镜从外侧切口进入，并于颞侧切口对眶支持韧带进行松解。分解眶外侧缘以外区域和颧颞缝区域时应格外小心，避免损伤岗哨静脉和面神经的额支。将颞浅筋膜尽量向上翻起（图25.4），可以看到岗哨静脉位于额颞缝外约 1 cm 处。意外损伤该血管会导致不必要的出血，模糊术野。另外，内镜下止血困难，并且过度使用电凝易损伤面神经额支。如果该血管未受损，则不必常规电凝，因为有研究表明这可导致颞部静脉的病理性扩张[7]。接下来松解眶外侧缘的致密筋膜，注意不要损伤外眦韧带。无须额外松解颞弓，除非需要进行中面部的提升。

接下来，跨过眶上缘与鼻根松解骨膜，以提供额外的移动度，同时释放额部及眉复合体，从而辅助提升。切开骨膜即可显露帽状腱膜脂肪垫（图25.11）。如果求美者额部水平皱纹较深，可以在额肌深面增加一些额外的骨膜水平切口。这步操作可能损伤神经，妨碍眉上提。

第四个需要松解的结构是眉下拉肌。松解眉下拉肌的同时可以处理由降眉间肌、皱眉肌分别造成的水平或斜行的眉间皱纹。术式有完整的肌肉切除术或部分肌肉纤维切除术，哪种方式效果更佳尚有争议。如果术中遇到易分离的皱眉肌，可在一定程度上将其切除。然而，

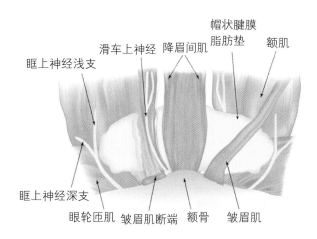

图25.11　内镜下额部眉间肌解剖图解

过多去除皱眉肌可能导致眉间区呈现一种沮丧、不自然的表情，使得眉内侧呈"八"字外形。在这种情况下，需要对眉间区域进行填充或自体脂肪移植，以弥补缺陷。另一种选择是部分切断或用内镜钳进行钝性分离。操作中避免损伤眶上和滑车上血管神经束。眶上血管神经束位于眶上缘水平皱眉肌横头背侧，而滑车上血管神经束则横行穿越皱眉肌横头。采用相似的操作处理降眉间肌。不论采取哪种处理方式，肌肉断端都有可能附着于另一断端，从而导致眉间运动异常。

针对眉下拉肌的另一种处理方式则是术前使用神经毒素。下拉肌麻痹可达到以下两个目的：首先，眉的活动度增大可协助进行更完全的上提；其次，减少下拉肌的活动可促进术后额部眉毛综合体固定到骨骼，增强 EFBL 的效果。

## 固定方法

额部眉综合体已经最大程度剥离，接下来即通过手术操作将其稳定于理想位置，等待自然愈合或固定进程。实现永久固定需要使骨膜重新附着于理想位置的颅骨。Romo[8] 和 Sclafani[9] 等发现，这一过程通常需要 6~12 周。

最近，有研究称重新附着在 2 周内即可彻底完成[10, 11]。所以，维持眉在理想的位置需要手术固定方法疗效足够长，以实现自然附着。

### 颞区固定

在颞区，使用 2-0 的聚丙烯缝线或聚对二氧杂环己酮缝线将皮瓣分别缝至颞浅筋膜与颞深筋膜，以上提眉外侧并固定（图 25.12）。

另外，也可以跨越颞区切口，于近眉处穿透皮肤，在发际线稍前处进行缝合。该缝合可降低切口张力，减少发生脱发的风险。在缝合出口处用 15 号刀片刺透皮肤，将缝合口回拉穿越刺破口，固定于颞深筋膜以实现颞区的上提效果[12]。

### 额部与眉毛的固定

在额部中央区域，骨膜下剥离会造成此处缺乏软组织用于缝合和附着，也就导致此处的固定方法多种多样，没有统一标准。如果使用颅钻，应格外小心以防止损伤矢状窦。

### 无固定

有学者认为，EFBL 的关键在于剥离额部眉复合体，固定没有必要。Troilius[13] 在他进行的 20 例骨膜下内镜眉上提术中，仅依赖改变眉周肌肉方向的平衡，未使用头皮固定。他总结认为，如果提升幅度不超过 4 mm，那么无须头皮固定即可获得良好的效果。

### 纤维蛋白胶固定

使用组织封闭剂和纤维蛋白胶也可实现固定作用。将眉上提至理想位置后，穿过外侧的两个切口，提起皮瓣，在其下方喷纤维凝胶，放下皮瓣按压 5 min。与组织固定相比，该方法的优势在于消除颅骨与额部皮瓣之间潜在的死腔，避免皮下血肿和积液，所以术后无须引流。有报道称，80 例求美者在 EFBL 术后 1 年的时间里，采用组织凝胶固定眉是安全有效的[14]。

### 单皮质螺钉固定

应用单皮质螺钉作为锚定点进行更坚强的固定，需要将螺钉拧入颅骨外层。Hariechian 等[15] 发现，男性颅骨的平均厚度为 5.96 mm，女性为 6.16 mm，头盖骨的厚度稍大。他们称年龄与颅骨厚度之间没有明显关联。一般来说，螺钉拧入的安全深度不超过 4 mm，以避免发生脑脊液（CSF）漏。在瞳孔中线或角膜外缘切线水平，稍前于冠状缝，沿旁矢状线为安全入钉区域。所以，外侧切口也是安全入钉区。应避免在颅顶中线处置钉，因为易损伤颅骨内层中线上的矢状窦。另外，鳞部是颞骨最薄处，同样不适合置钉。

术前评估求美者眉上提的理想幅度，从而决定置钉的位置。操作时应在测量的基础上再加 1 cm，以弥补螺钉与眉之间的距离，以及直立位时下降的距离。从颅骨外侧切口所标记的颅骨线开始测量，以确定单皮质螺钉的置入位置。

使用的单皮质螺钉分为永久性的和可吸收性的两种。可吸收钉的材料是聚左乳酸，不具螺纹，术后 12~24 个月降解，直径约 2 mm，外形较小，通过皮肤不易发现。用 4 mm 自限钻钻孔后，用持钉器置入单皮质螺钉，锚定缝线可穿过中央通道进行固定。此时，从外侧切口的后缘进行测量，以确定置入位置。置入单皮质螺钉后，使用 2-0 的聚丙烯缝线或聚对二氧杂环己酮缝线将皮下组织和帽状腱膜固定于钉上（图 25.13）。

可吸收单皮质螺钉的优势是可为眉的悬吊提供强有力的锚定点。缺点包括花费高、可触及螺钉、感染以及螺钉穿透颅骨可能造成 CSF 漏。

当然，也可以使用更长的钛钉。然而，钛钉突出于颅骨，并且需要在 2 周内移除。在这个方法中，从颅外侧切口的头缘开始测量以确定上提的幅度。旋转头皮以达到理想的提升，置入钛钉，辅以缝单股皮质螺钉维持效果（图

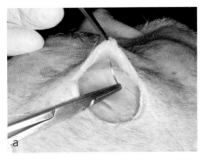
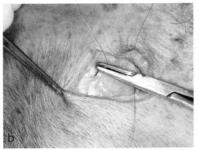
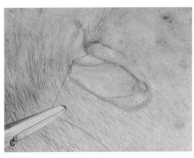

图 25.12 大体解剖演示颞区提升的固定缝合。（a）第一针将颞浅筋膜缝合固定于末端皮瓣。（b）第二针固定颞深筋膜于近端皮瓣。（c）颞区上提的缝线针脚

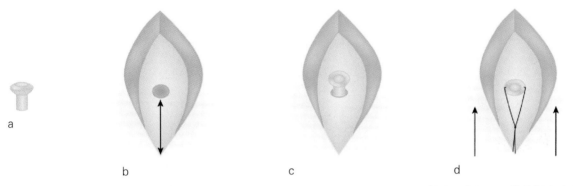

图 25.13 采用单皮质螺钉和缝线进行固定。（a）单皮质螺钉。（b）颅骨钻孔，钻孔距离切口后缘的长度决定了眉上提的幅度。（c）将螺钉置入钻孔。（d）用缝线将切口后缘固定于螺钉，以达到理想的眉上提的效果

25.14）[16]。

### 皮质骨隧道固定

McKinney 等[17] 描述了另一种固定方法，即在颅骨建立皮质骨隧道来实现锚定（图 25.15）。使用 1.1 mm 电钻制作骨桥，并留出 4 mm 的安全距离。以 45° 角凿出两个对立的孔，二者相距约 4mm。它们可以位于眉毛水平或垂直的方向。另外，还需要用到一种骨隧道引导装置（眉上提术骨桥系统，Medtronic Xomed，Jacksonville，Florida）。隧道完成后，使用特定的器械把缝线分别从隧道两头引出。缝线的材料和锚定方式均与可吸收钉类似。图 25.16 为采用骨皮质隧道固定的 EFBL 术后求美者的效果图。

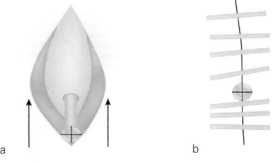

图 25.14 单皮质螺钉与钉合的固定方法。（a）单皮质螺钉置入与眉上提。（b）于螺钉足端钉合，以维持眉的提升效果

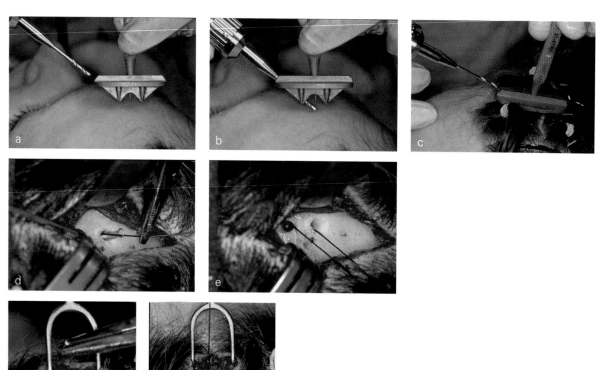

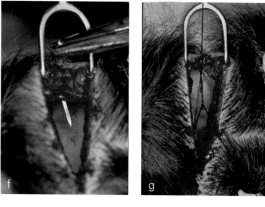

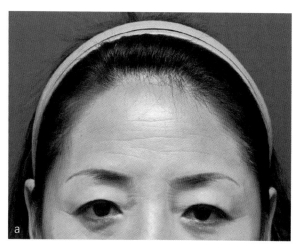

图 25.15 骨皮质隧道固定。(a)骨隧道引导装置(眉上提术骨桥系统,Medtronic Xomed,Jacksonville,Florida)与电钻。(b)演示装置引导下用电钻钻孔。(c)使用引导装置凿出皮质骨隧道。(d)使用特定的器械从隧道中引出缝线。(e)缝线在隧道中放置成功。(f)将上文提及的针置入外侧切口的后缘。(g)将缝线绑在一起,以实现理想的眉上提

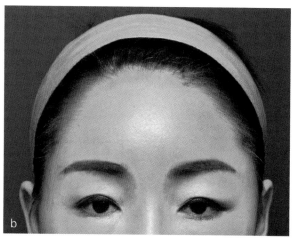

图 25.16 45 岁女性,经历了内镜下额部上提术、下睑袋切除术、鼻成形术、除皱术以及上下面部脂肪注射。(a)术前。(b)术后 2 个月(Dr.In-Sang Kim 提供)

该方法的优点是花费小，不会在头皮触及置入物。我们可以看到，在 EFBL 术式中，骨皮质隧道缝线固定法简单、稳定、并发症少，并可重复应用于维持眉的位置[18]。Jones 等对 548 位求美者进行了回顾性分析，对两种固定方法进行了对比，即纤维蛋白凝胶与捆绑在骨隧道的聚对二氧杂环己酮缝线，在风险相当的情况下，发现后者的固定作用更为稳定。

### 五爪钉固定

眉上提的固定也可以使用额部五爪钉（Coapt Systems，PaloAlto，California）（图 25.17）。Chowdhury 等[20]报道，该器材安全有效，易于使用，求美者满意度高。五爪钉是一种可吸收的三角形器材，一边带有朝向一个方向的钉刺或尖头，通过将钉刺倒扣入软组织使其上提至理想位置。该器材由乳酸和羟基乙酸的高分子共聚物组成，可在 6~12 个月内完全吸收分解。

使用带五爪钉钻头的电钻在外侧切口的后缘的骨皮质处钻两个孔，在嵌入装置的辅助下将五爪钉置入孔内。稳固五爪钉后，即可上提额部和头皮并悬于钉齿上，以达到理想的位置。指压五爪钉以确保钉齿穿透骨膜。注意检查双侧眉的高度和对称性。如果高度不够或双侧不对称，可以松解皮瓣，然后重新悬吊于五爪钉上，以达到理想的效果。

使用该器械的主要优点是置入物的可吸收性；另外，五爪钉有多个锚定点与上提组织接触，从而增大了受力面积而不是单单依靠某一条缝线[5]；另外，也避免了头皮切口张力过高。

当然，五爪钉的使用也存在排异和感染的风险。该方法可能会在皮肤表面看到或者触及凸出物，五爪钉也存在断裂的风险，其本身也增加了手术的费用。

## 闭合与包扎

可通过钉合关闭切口，10 天后拆除。用过氧化氢和生理盐水冲洗头发和头皮，然后额部加压包扎，24 小时后移除。

### 联合手术的顺序

如果同时进行上睑成形术与 EFBL，那么应该首先行 EFBL。首先实现准确的眉上提，接下来的操作就会更加精确。不过，此时的重睑术可能会偏向保守，以降低术后发生眼睑闭合不全的风险。如果切除上睑皮肤后再行眉上提术，那么很可能会导致兔眼。

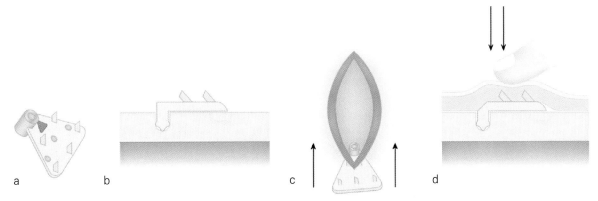

图 25.17 额部五爪钉固定。（a）如图示五爪钉具有多个钉齿。（b）五爪钉固定于颅骨上的单皮质孔中。（c）明显上提额部，使眉到达理想的位置，并将皮瓣悬吊于五爪钉上。（d）指压五爪钉以确保钉齿穿透骨膜，保证眉上提至理想位置

## ■ 术后护理

建议求美者术后取 30° 头高卧位，以尽可能减少肿胀和瘀血。暴露区域和眼部使用冰袋冷敷也可以减轻水肿。术后 1 周内求美者不应进行活动锻炼。

## ■ 肉毒毒素

肉毒毒素注射可以作为 EFBL 的辅助治疗。在降眉间肌和皱眉肌注射肉毒毒素上提眉内侧，可部分替代肌肉切除。术前在眉下拉肌注射肉毒毒素，可在愈合过程中促使眉附着于理想的位置。

## ■ 技术要点

EFBL 的原则：

1. 切口数量尽可能少，切口要小、短，隐秘性好。

2. 在安全、血管少的层次进行分离。

3. 松解所有的眉周纤维、韧带及肌肉附着，以达到最大活动度。

4. 充分分离眉下拉肌与额肌。

5. 旋转皮瓣使眉到达理想的位置，并紧致额部皮肤。

6. 固定眉毛、额部以及头皮复合物。

7. 术后护理。

## ■ 并发症及其处理

### 伤口积液和血肿

额部和头皮的潜在腔隙易出现积液和血肿。分离层次正确、操作谨慎、切口止血彻底以及额部的加压包扎，能够减少上述风险。纤维蛋白黏合剂可进一步减少出血风险。

### 水肿和瘀斑

术后 48 小时内不可避免地会出现水肿和瘀斑。EFBL 术后水肿的发生率低于直视下冠状入路手术。

### 感　染

头皮血供丰富，不易出现伤口感染。术后无须使用抗生素。

### 神经损伤

分离颞区时易损伤面神经额支。岗哨静脉出血用电凝止血时，需要预防热损伤致该神经受损。分离时过度牵拉可能导致颞区神经功能障碍，往往需要数个月才能恢复。

在眶上缘进行骨膜下分离时易损伤感觉神经、眶上以及滑车上神经，从而导致额部和头皮感觉异常。

### 缝合牵张和肉芽肿

使用缝线进行固定附着时，可能会发生缝合肉芽肿或者缝合牵张不适，需要手术来缓解症状。

### 颅内损伤

使用电钻打孔、凿骨皮质隧道以及使用五爪钉器材时，可能导致 CSF 漏、出血等颅内损伤。

### 伤口问题

切口愈合时可能出现增生性瘢痕或瘢痕疙瘩，尤其是张力缝合时，可能需要激素治疗或瘢痕修复。

### 置入问题

螺钉和五爪钉的使用可能给求美者带来不适以及烦恼。术后极少数求美者还可看到或触及上述器材。

## 脱　发

头皮切口处可出现脱发，尤其易出现在张力缝合、电凝损伤毛囊以及切口边缘对合不齐时。

## 发际线升高

与其说是并发症，不如说这是 EFBL 的术后结果。所以，原本发际线高的求美者不适合做这种眉上提术。

## 过度矫正和矫正不足

过度矫正和矫正不足均可发生。术后再修正或向眉下拉肌注射肉毒毒素可补救矫正不足。过度矫正导致的不理想面部表情则很难恢复。

## 复　发

随着年龄增长，眉下垂会再度出现。皮肤弹性、日照、吸烟甚至使用的固定方法均可影响塑形的持久性。

## ■ 小结

总的来说，EFBL 展示了面部整形外科的先进技术。EFBL 手术因切口小且隐秘性好、术后水肿少、恢复时间更短以及头皮麻痹轻，而被广泛接受并流行。EFBL 获得成功的关键是在正确层次上的大面积分离、完全的骨膜松解以及有效的固定。仔细地塑造眉的外形，对于产生自然的、符合审美的表情是必不可少的。

### 参考文献

1. Vasconez LO, Core GB, Gamboa-Bobadilla M, Guzman G, Askren C, Yamamoto Y. Endoscopic techniques in coronal brow lifting. Plast Reconstr Surg 1994; 94(6): 788-793

2. Puig CM, LaFerriere KA. A retrospective comparison of open and endoscopic brow-lifts. Arch Facial Plast Surg 2002; 4(4): 221-225

3. Graham DW, Heller J, Kurkjian TJ, Schaub TS, Rohrich RJ. Brow lift in facial rejuvenation: a systematic literature review of open versus endoscopic techniques. Plast Reconstr Surg 2011; 128(4): 335e-341e

4. Pitanguy I, Ramos AS. The frontal branch of the facial nerve: the importance of its variations in face lifting. Plast Reconstr Surg 1966; 38(4): 352-356

5. Trinei FA, Januszkiewicz J, Nahai F. The sentinel vein: an important reference point for surgery in the temporal region. Plast Reconstr Surg 1998; 101(1): 27-32

6. Sabini P, Wayne I, Quatela VC. Anatomical guides to precisely localize the frontal branch of the facial nerve. Arch Facial Plast Surg 2003; 5(2): 150-152

7. Winslow CP, Burke A, Bartels S, Cook TA, Wax MK. Bipolar scissors in facial plastic surgery. Arch Facial Plast Surg 2000; 2(3): 209-212

8. Romo T III, Sclafani AP, Yung RT, McCormick SA, Cocker R, McCormick SU. Endoscopic foreheadplasty: a histologic comparison of periosteal refixation after endoscopic versus bicoronal lift. Plast Reconstr Surg 2000; 105(3): 1111-1117, discussion 1118-1119

9. Sclafani AP, Fozo MS, Romo T III, McCormick SA. Strength and histological characteristics of periosteal fixation to bone after elevation. Arch Facial Plast Surg 2003; 5(1): 63-66

10. Kim JC, Crawford Downs J, Azuola ME, Devon Graham H III. Time scale for periosteal readhesion after brow lift. Laryngoscope 2004; 114(1): 50-55

11. Kriet JD, Yang CY, Wang TD, Cook TA. Evaluation of pericranial skull adherence during healing in the rabbit model. Arch Facial Plast Surg 2003; 5(1): 67-69

12. Holzapfel AM, Mangat DS. Endoscopic forehead-lift using a bioabsorbable fixation device. Arch Facial Plast Surg 2004; 6(6): 389-393

13. Troilius C. Subperiosteal brow lifts without fixation. Plast Reconstr Surg 2004; 114(6): 1595-1603, discussion 1604-1605

14. Sidle DM, Loos BM, Ramirez AL, Kabaker SS, Maas CS. Use of BioGlue surgical adhesive for brow fixation in endoscopic browplasty. Arch Facial Plast Surg 2005; 7(6): 393-397

15. Harirchian S, Kuperan AB, Shah AR. Safety of cranial fixation in endoscopic brow lifts. Am J Otolaryngol 2013; 34(6): 690-694

16. Putterman AM. Intraoperatively controlled small-incision forehead and brow lift. Plast Reconstr Surg

1997; 100(1): 262-266

17. McKinney P, Celetti S, Sweis I. An accurate technique for fixation in endoscopic brow lift. Plast Reconstr Surg 1996; 97(4): 824-827

18. Malata CM, Abood A. Experience with cortical tunnel fixation in endoscopic brow lift: the "bevel and slide" modification. Int J Surg 2009; 7(6): 510-515

19. Jones BM, Grover R. Endoscopic brow lift: a personal review of 538 patients and comparison of fixation techniques. Plast Reconstr Surg 2004; 113(4): 1242-1250, discussion 1251-1252

20. Chowdhury S, Malhotra R, Smith R, Arnstein P. Patient and surgeon experience with the Endotine Forehead device for brow and forehead lift. Ophthal Plast Reconstr Surg 2007; 23(5): 358-362

# 26 能量设备用于面部年轻化

Un-Cheol Yeo

**精 要**

- 胶原蛋白变性是非剥脱性激光嫩肤的机制之一。
- 非剥脱性面部年轻化美容术中激光的冷却，对东亚人的皮肤十分重要。
- 不使用光基能量设备对亚洲皮肤来说可能更安全。亚洲人的表皮色素能明显阻挡紫外线损伤真皮层，从而导致如皮肤色素沉着过度等并发症。不使用光基能量设备则不存在皮肤色素问题。
- 非光基能量设备发射时绕开了表皮色素组织，但亚洲人对皮肤损伤导致的炎症反应敏感，有可能导致损伤后色素沉着。
- 根据这些能量设备的特性，外科医生可以选择不同修复的深度，也可以选择多层次治疗。
- 射频治疗（radiofrequency，RF）通过调整针的长度来确定不同的深度，从而辅助多层次治疗。

- 强脉冲光（intense pulsed light，IPL）对 I 型修复十分有效。但是，由于其光斑尺寸大，使用时要格外小心，避免发生灾难性并发症。
- 在所有的点阵激光治疗中，浅表激光治疗可以带来立竿见影的效果，如铒点阵激光。这是因为它的靶点在皮肤表层，治疗带来的改变清晰可见。但这并不意味着浅表治疗优于深层治疗。
- 根据皮肤厚度进行修复时，可以考虑高强度聚焦超声（high-intensity focused ultrasound，HIFU）、带长针的 RF 或间质激光。
- HIFU 最初是用于紧致表浅肌肉腱膜系统（superficial musculoaponeurotic system，SMAS），当能量传输至脂肪层可能产生损伤。这对圆胖面颊效果十分明显。

## ■ 引言

皮肤年轻化是美学与技术操作的结合，目的是消除或逆转老化的各种皮肤表现，如色素沉着、血管扩张、皱纹以及弹性丧失。皮肤年轻化主要分为两类，I 型年轻化主要是修复色素沉着异常、血管异常等皮肤问题，II 型年轻化目的则是减少皮肤皱纹和恢复皮肤弹性。相对于非剥脱性修复，烧灼剥脱是不同的新概念。

剥脱性嫩肤主要针对老化过程中日渐严重的光损伤性皮肤，通过剥脱表皮层和部分浅层真皮，诱导深层真皮胶原重塑。剥脱性换肤可以使皱纹、皮肤异色、松弛以及血管改变等减轻。另一方面，非剥脱性嫩肤可以在不损伤表皮的情况下将热能传递至表皮层、真皮层以及皮下组织，从而诱导胶原变性。不论剥脱性还是非剥脱性，二者均可用于 I、II 型年轻化处理。

## ■ 一般原则

### 非剥脱性嫩肤的原则

非剥脱性嫩肤（nonablative rejuvenation，NAR）的目的是减少皱纹和增加皮肤弹性。NAR 包括不伴皮肤剥脱的 II 型年轻化，以及通过 IPL、Q 开关激光或染料激光介导的 I 型年轻化。NAR 采用激光或射频将热量传至皮肤表层、真皮层以及皮下组织。NAR 不会造成表皮损伤，所以安全性更高，术后恢复更快，发生激光剥脱相关性持续性红斑的机会也更少。NAR 包括多种激光和射频。根据激光的发色团，可将 NAR 激光分为三大类：①使用血红蛋白作为发色团的染料激光；②采用血红蛋白、黑色素以及水作为发色团的 Nd：YAG 激光；③以水为发色团的中红外线波段激光。

NAR 的大部分激光都以水为发色团，以在皮肤产生热量，波长为 1 300~1 600 nm。水对这个波长范围内的波有较高的吸收率，相对于那些吸收率较低的波长范围的波，其在渗透皮肤时更为表浅。基于这些特征，可选择合适的波长对皮肤深层进行加热。非剥脱性类型中的分段治疗也采用波长为 1 300~1 600 nm 的波，并可通过调整波长来改变渗透深度。NAR 的主要机制是胶原蛋白变性，从而诱导新胶原的再生、重建。一般来说，胶原蛋白暴露于 60℃ 超过 1 秒即可变性。但如果暴露温度低于 50℃，活化的热休克蛋白（heat shock protein，HSP）则会促进胶原的合成而不是变性[1, 2]。在用染料激光治疗的案例中，胶原纤维在 2 周后出现改变；胶原纤维增加在 4 周后开始出现；5 周后，成纤维细胞的数量明显增多[3]。也可以利用发光二极管（light-emitting diode，LED）来显示不伴胶原变性的成纤维细胞的活性增强[4]。$CO_2$ 激光、染料激光以及 NAR 治疗也可以增加基质金属蛋白酶（matrix metalloproteinase，

MMPs），而 MMPs 可以去除光损伤胶原，活化成纤维细胞，从而逆转老化过程[5, 6]。治疗 1~2 个月内出现胶原合成，效果持续 1 年左右[7]。另外一方面，剥脱性 $CO_2$ 点阵激光的效果维持 3 个月到 2 年不等[8, 9]。这就提示我们，在胶原合成方面，剥脱性激光比非剥脱性激光更有效且维持时间更长。

### 剥脱性嫩肤的原则

除了组织剥脱外，短脉冲、高能量、快速扫描 $CO_2$ 激光紧致皮肤的两个机制是：可控的瞬时加热和伤口愈合[10]。对胶原进行精确加热，在不损伤胶原分子的情况下破坏胶原螺旋之间的氢键，从而达到立即紧致皮肤的效果。理想的温度是 63℃。随着温度上升，联合键逐渐被破坏直到胶原变性，结构丧失。变性胶原在术后最初的几天内开始脱落，并在术后 1 周内实现完全的表皮再植。该过程刺激胶原沉积和成纤维细胞增殖，效果持续 3~6 个月甚至更长的时间。伤口愈合反应通过纤维增生诱导皮肤紧缩。剥脱性嫩肤在发生并发症的风险更高的同时，治疗效果也更优越。现代的点阵剥脱技术允许部分剥脱表皮，留下邻近的非治疗区域的皮肤作为愈合的储存皮肤，从而缩短恢复时间并降低发生并发症的风险。

### I、II 型年轻化的概念

目前，有 IPL、Q 开关激光、化学换肤以及医学护肤（如维生素 C 电离子渗疗）等适用于亚洲人皮肤的 I 型技术。尽管医学护肤需要的时间较长，但安全性最高，与其他治疗方法联用能取得十分理想的效果。维生素 C 电离子渗透通常用于激光治疗前后。相对于化学换肤而言，敏感肌肤选用 IPL 进行 I 型年轻化会更安全。化学换肤对正常皮肤的治疗效果通常较佳，能同时改善色素沉着和皱纹。Q 开关激光是针对色素沉着问题的标准激光，可针对特定

的病灶且光束较细；相比之下，IPL 则是大光斑。

Ⅱ型年轻化的目的是改善皱纹，有多种激光和能量设备可供选择。剥脱性或非剥脱性点阵激光以及点阵 RF 可用于逆转表皮老化。对亚洲人的皮肤来说，剥脱性激光治疗发生并发症的风险更高，如色素沉着过度，所以非剥脱性点阵激光更安全。LED、脉冲染料激光、NAR、点阵激光以及点阵 RF，均可用于改善真皮状况。渗透性点阵 RF 采用冷却的渗透针，可以绕过表皮，避免形成过度色素沉着，因此是针对亚洲人皮肤的不错选择，也是 RF 适合敏感肌肤的原因。单极 RF、HIFU 以及间质内激光还会产生皮下脂肪的减少和 SMAS 更加紧致的效果。

### 常用的面部年轻化设备

根据能量来源，可将用于面部年轻化的设备分为 4 类：光、射频、超声以及气体。光设备包括染料激光、IPL、Nd：YAG 激光、中段红外线激光、点阵激光以及间质内激光。射频设备包括单极、双极以及渗透型，后者采用电流穿透治疗端。最近，超声和气压微喷注射作为无创治疗方法已投入临床使用。

## ■ 用于年轻化治疗的光能设备

### 染料激光器

脉冲染料激光采用的波长介于 585~595 nm，靶点是真皮层内毛细血管中的血红蛋白，直接刺激真皮层。传统的脉冲持续时间是 0.45ms，容易产生紫癜；低能量的 NLite 激光（Clemson Eye）的持续时间是 0.35 ms，这种条件下能达到理想效果且不会导致紫癜[11]。

### 强脉冲光

强脉冲光或 IPL 均为宽谱光，与激光不同

的是后者发出的光是单一波长的。IPL 光谱介于 550~1 200 nm。不同波长作用于皮肤中不同的发色团，总的来说波长越长渗透越深。由于宽光谱光对皮肤有着多种影响，所以相对激光来说，这种方法对确切目标靶点的选择性更低。不同的 IPL 有不同的光谱分布和光斑尺寸，电脑屏幕上显示的光参数可能并不是 IPL 真正的光束参数。所以，不同 IPL 设备使用相同的参数也是不可靠的，临床应用时应特别注意。

### IPL 用于 I 型年轻化

由于宽光谱的原因，应用 IPL 治疗血管病变时有加热黑色素体的风险。使用 IPL 治疗血管病变时，在发展到紫癜之前可以首先观察到水疱和硬皮的出现，是表皮热损伤的表现。IPL 的多重脉冲可使血管周围组织受热。所以，表皮需要一定的冷却时间，这就需要热弛豫时间长于 IPL 单次脉冲的间隔时间。

在治疗色素沉着时，IPL 有一个长脉冲期，导致治疗后产生的改变比较温和，即在不损伤黑素体的情况下加热，使黑色素细胞病灶产生温和的改变。选择适合的滤光器可以实现对任何皮肤的优化设定。当 IPL 用于治疗黄褐斑时，需要对参数进行特殊的调整，相关参数应当低于治疗其他色素沉着问题时。意外高剂量照射黄褐斑会加重病情，这种现象在其他色素沉着问题掩藏下的轻度黄褐斑或潜在黄褐斑求美者身上最为典型。相对于激光，IPL 采用大光斑，所以 IPL 适于淡化整个面部的异常色素沉着，达到整体改善的效果（图 26.1）。

面部位置不同，最佳设定的差别巨大。例如，在额部、下颌线以及颞部需要格外谨慎，这些区域贴附于面部骨骼，易发生红斑和疼痛。对额部设定的剂量应至少比面颊低 2 J/cm$^2$。IPL 治疗过程中，冷却凝胶可以防止治疗端与皮肤表面之间形成气体空腔。在这个空间填充凝胶，可以使光线均匀传播到皮肤。另外，凝胶也能冷却因 IPL 持续作用导致的治疗端的发

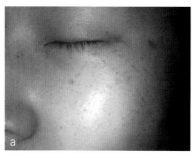
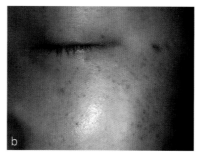
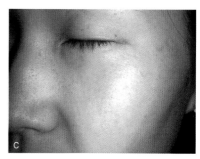

图 26.1　IPL 治疗雀斑。（a）治疗前。（b）IPL 治疗结束时，可看到雀斑色素加深，并伴有散在红斑，标志治疗终点。（c）治疗 10 天后，可以看到雀斑消失，皮肤重现光亮

热。凝胶厚度的不同可造成光强度的不同，衰减程度至少超过 10%。所以，必须确认使用的凝胶厚度。研究发现，曲线区域如鼻子、额部更适合用凝胶覆盖。调整参数以补偿过厚凝胶带来的衰减，也有导致剂量过大的风险。所以，在假设凝胶偏薄的基础上去设定参数会比较安全。部分操作者也尝试使 IPL 晶体更接近皮肤表皮，这不会增加传输至皮肤的剂量，即便可能存在微不足道的并发症。在任何情况下，都应保持凝胶的厚度始终不变。

照射后即可观察到色素病灶变得更暗，提示治疗合适。应当谨慎控制治疗终点。IPL 照射后，皮肤会出现轻微红斑，通常被作为治疗终点的标志。正常情况下红斑呈散在分布，如果红斑密集且突起，则情况危险。这些不确定的红斑通常在几分钟后逐渐消退。红斑并不是提示治疗完成的唯一信号。为了预测最理想的治疗终点，需要参考很多因素，如疼痛、治疗后色素病灶的颜色改变、求美者的皮肤类型、室外活动、求美者的一般状况以及性别等。

IPL 治疗的并发症之一是形成矩形硬结，病情较轻者会自然消退；硬结变大、变明显时，则是一个需要关注的问题。硬结消退后，该处皮肤泛红会持续几个月。一般来说，IPL 治疗的最严重并发症是水疱、硬结、持续性红斑以及色素沉着过度（图 26.2）。

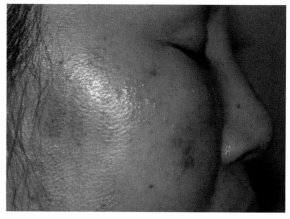

图 26.2　IPL 治疗的并发症。IPL 治疗后的矩形硬结、肿胀、发红，可随时间逐渐消退。硬结消退后，皮肤发红和色素沉着过度仍可能持续数月

### IPL 应用于 II 型年轻化

众所周知，IPL 应用于 I 型年轻化的疗效确切。对于 II 型年轻化，在如改善皱纹和恢复皮肤弹性方面，NAR 优于 IPL。IPL 存在双重作用，即短波长的光加热血管而长波长的光加热水，而加热血管的较短波长才能促进组织修复。

### Nd: YAG 激光

Q 开关 Nd: YAG 激光是处理色素沉着的一个基本手段。在 NAR 中也采用了长脉冲 Nd: YAG 激光以及 Q 开关 Nd: YAG 激光来减少皱纹。将 Q 开关关闭，激光则处于"自由运转"

模式，脉冲时长为 0.3 ms。在这个脉冲时长下，采用 5 mm 的机头以 14 J/cm² 及 7 Hz 的剂量持续照射，称为"初始技能"。它将输送 1 000 次照射到每侧面颊，使面部逐渐发热、发烫，温度上升导致真皮重塑。在不接触的前提下，以光灼的方式实现初始技能[13]。对于皮肤年轻化，脉冲时长跨越纳秒到毫秒。根据治疗强度不同，时长为纳秒的 Q 开关 Nd: YAG 激光可以为剥脱性，也可为非剥脱性。脉冲时长为毫秒的初始技能属于非剥脱性年轻化。

### 中段红外线激光

波长为 1 300~1 800 nm 的激光能被水很好地吸收，用于广泛加热真皮层。这些波长的波的水吸收系数是（20~80）/cm（图 26.3）。波长介于这个范围的激光在皮下的加热深度是 0.2~0.4 mm。其中，波长为 1 320 nm（CoolTouch）、1 450 nm（Smoothbeam，Candela）以及 1 540 nm（Aramis，Quantel）的激光应用最频繁，被称为"中段红外线波"。

光的水吸收波长介于 1 200~1 450 nm，在 1 450 nm 左右达到高峰，随后下降。如果靶点定位于中间的真皮层，则需要在上述水吸收范围内进行筛选，找到最理想的波长，不能过高也不能过低。所以，皮肤年轻化的最理想的波长是 1 200~1 600 nm。

黑色素的吸收系数越低，意味着与表皮层的反应越少，也就更安全，产生色素沉着过度的机会也就更少。黑色素对 1 540 nm 波长的波的吸收率低于 1 450 nm，这对 Ⅱ 型皮肤很适用。不同产品的治疗深度和水吸收程度不同。Smoothbeam 的最高水吸收位于 1 450 nm，距离最浅位置的治疗深度是 0.2 mm。1 540 nm 的 Aramis 有中度的水吸收率，治疗深度是 0.3~0.7 mm，靶点在真皮浅层，适合皱纹和粉刺痤疮的治疗（图 26.4）。CoolTouch（1 320 nm）的水吸收率最低，但渗透最强，可达 1.4 mm。渗透深并不意味着更好的治疗效果。THermage( Solta Medica）的渗透深度与 CoolTouch 类似。

深度治疗有助于逆转皮肤松弛，增加皮肤弹性，而浅层治疗则主要用于减少皱纹。外科医生应根据求美者的需求选择适宜的治疗深度。水吸收并不是影响中段红外线治疗深度的唯一因素。波长越大，波的分散程度越低，渗透越深。光斑尺寸增大也能增加渗透深度。

### 点阵激光

CO₂ 激光用于表面修复的历史很长，但受限于治疗后恢复期太长。Er：YAG 激光的出现克服了这一短板，但效果不及 CO₂ 激光。规避这个问题的一种技术则是采用点阵式传输能量。点阵式激光治疗的靶点是完整的皮肤。点阵式

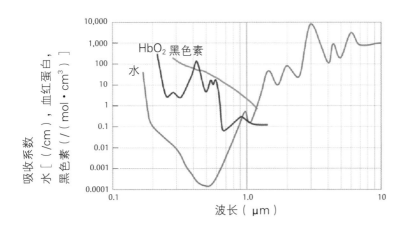

图 26.3　皮肤不同发色团（水、血红蛋白、黑色素）的吸收系数。水吸收波长介于 1 300~1 800 nm 的中段红外线，能广泛加热真皮层，主要用于 NAR。同样的波长也用于非剥脱性点阵激光。铥点阵激光波长为 1 927 nm，Er：YAG 激光波长为 2 940 nm，CO₂ 激光波长 10 600 nm

激光治疗保留了已辐射靶点之间的正常未受损组织，并以其作为重建期的皮肤再生来源。点阵式激光治疗的优点是既缩短了恢复时间，也达到了相对高效。使用的激光类型决定了治疗深度。

### 非剥脱性点阵激光

Fraxel 点阵激光发射波长为 1 550 nm 的光，并呈无数小点状（80~180 μm）扫描皮肤。这些点形成无数个（375~4 000 个 /cm²）微热区域（microthermal zones，MTZs）。每一个 MTN 都是一个从表皮到真皮的圆柱凝固区。局麻 1 小时后，使用飞梭激光多次扫描皮肤表面，覆盖表皮 10%~20%。未受辐照的健康皮肤参与重建，大大缩短术后康复时间。术后 1~3 天可能会出现受照区皮肤肿胀；85% 求美者的红斑在术后 3~7 天消退，有些求美者可能会持续 3 周。飞梭点阵激光每隔 2 周到 1 个月重复 1 次，通常 3~5 个周期。与其他 NAR 不同的是，这种点阵激光在保证安全的同时修复表皮和真皮浅层，去除皱纹并改善皮肤弹性，同时避免了瘢痕的形成。Mosaic 点阵激光与 Fraxel 技术一样，引入韩国后得到广泛应用。这种治疗方法在无须冷却的情况下实现了 NAR 的效果。

### 剥脱性点阵激光

非剥脱性点阵激光如 Fraxel 出现后，以点阵方式应用 $CO_2$ 激光或 Er: YAG 激光广泛流行。在剥脱性激光治疗中，凝固区的中心温度超过 100℃，意味着皮肤水分的蒸发。随着水分的蒸发，皮肤锁水组织消失，形成皮肤真空。这种治疗方式需要的恢复时间更长，发生并发症的风险更高，但术后效果也更好（图 26.5）。

### 铥点阵激光

铥点阵激光的波长为 1 927 nm，它的水吸收系数与 Fraxel 或者 Mosaic（Lutronic）类似，介于 $CO_2$ 激光与非剥脱性激光之间。也就是说，

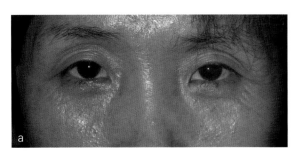

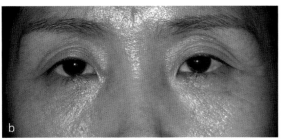

图 26.4　应用 Aramis 中段红外线激光对眶周皱纹进行非剥脱性修复。（a）治疗前。（b）Aramis 治疗 4 次后眶周皱纹减少

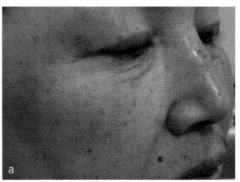

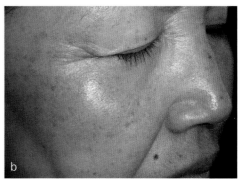

图 26.5　Edge 剥脱性点阵激光（Jeisys Co.,South Korea）用于面部修复。（a）治疗前，可以看到眶周皱纹和眶下脂肪凸出。（b）Edge 治疗 4 次后（每次参数设置是 30 mJ，30 W，300 dots/cm²），可以看到眶周皱纹改善，眶下脂肪消散

它的特性介于剥脱性与非剥脱性激光治疗之间。所以，铒点阵激光可以通过调整参数来决定治疗类型。

与非剥脱性点阵激光相比，铒点阵激光水吸收率高，因此它穿透皮肤的层次很浅，但作用十分强烈。因此，铒点阵激光通常用于减轻皱纹。铒点阵激光带来的改变十分表浅，所以很容易观察到。另外，铒点阵激光能对表皮造成强烈的损伤，所以也是改善色素沉着问题的一个不错选择。因此，铒点阵激光是可同时应用于Ⅰ、Ⅱ型年轻化。

### 间质内激光

到目前为止，我们讨论的都是外部发射的激光束应用于皮肤年轻化。目前出现一种新的方法，可将光纤嵌入皮肤，在皮肤表面下进行发射。这种方法被称为间质内激光。例如，波长为1 064 nm的Smartlipo（Cynosure）激光、波长为1 444 nm的Accusculpt（Lutronic），这两种波长的激光均可被脂肪组织吸收。光纤被嵌入脂肪层，并被用于使脂肪分解。嵌入完成后，光纤向上进行发射，并逐渐撤出。其目标主要在于修复并重建真皮下层。间质内激光不仅可以安全用于脂质分解，也可以辅助抽脂术。在实施抽脂术前，先使用间质内激光对脂肪组织进行部分破坏，可以使抽脂术更为顺利。1 927 nm波长是目前用于脂质分解和真皮重塑的最新治疗选择（图26.6）。将波长为1 927 nm的间质内激光应用于真皮下重塑后，可以在真皮靶区观察到胶原增生（图26.7）。间质内激光绕开了表皮层，发生色素沉着过度的风险更小，更适合于亚洲人的皮肤。

## ■ 用于年轻化的射频装置

射频装置采用频率为3 kHz到300 MHz的电流使皮肤年轻化。电流穿过皮肤，在组织内产生摩擦。加热的组织是电的良好媒介，因为温度越高，组织电阻越小，射频电流通过低阻通道向下传输。射频装置有单极、双极两种治

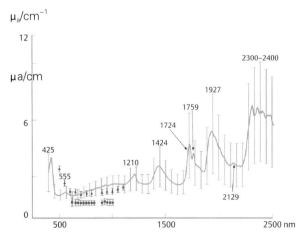

图26.6 皮下脂肪组织在光谱范围为400~2 500 nm之间的光学特性。采用逆倍增的方法，在实验数据中计算皮下脂肪组织吸收系数的光谱依赖性。垂直线表示标准差。箭头以数字表示吸收带的最大值（引自 Bashkatov AN, Genina A, Kochubey VI, et al. Optical properties of the subcutaneous adipose tissue spectral range 400–2500 nm. Opt Spectrosc 2005; 99:836–842.）

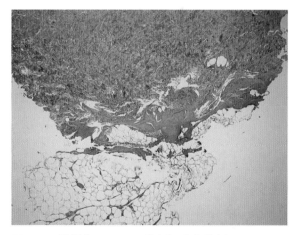

图26.7 波长为1 927 nm的铒间质内激光（Xlender-Y, Wontech Co.,South Korea）用于真皮下重建治疗后。Xlender-Y进行真皮下照射，可以看到局部真皮下凝固。这种方法对皮下重塑有效，因为它不涉及真皮浅层和表皮（总能量为3 850 J，输送范围超过100 cm²，脉冲能量是4.8 W/40Hz/Duty 40%/120 mJ）

疗方式。近些年，绝缘针被用于 RF。多重绝缘针嵌入皮肤后，非绝缘的末端开始输送 RF 电流。通常使用双极针，电流在针间传输。这就是点阵式渗透性 RF 治疗。

### 单极 RF

在单极 RF 治疗中，返回电极通常置于求美者的背部或腹部，治疗电极则在面部或体部。第一台用于老化皮肤的单极设备是 Thermage ThermaCool TC 系统，于 2001 年首次被用于面部年轻化。Thermage 利用 RF 产热对真皮层进行重塑，从而实现年轻化。当电流从方形平板膜上发出时，将制冷剂喷洒在膜表面。开始时，Thermage 被用于加热额部和颞区，以提升上睑和眉；后来，也用 Thermage 提升紧致面颊部、口周以及下颌线。为了在短时间进行多重传输，发展出了更大、更快速的传输尖端，包括大尖端（1.5 cm$^2$）和超大尖端（3.0 cm$^2$）。随着经验的增长，Thermage 也被应用于身体的其他部位，包括腹部、手臂以及手背。也可将 Thermage 与其他治疗结合，以达到协同效应。

Thermage 的一个新版本是舒适脉冲技术（comfortable pulse technology，CPT），升级版以最小的疼痛带给求美者更舒适的治疗体验。CPT 技术有 3 个升级亮点：首先，CPT 有一个震动机头，求美者感受到的疼痛更轻。其次，能量传输方式改变。与旧版本不同，CPT 以 5 个脉冲进行传输能量，在间歇期喷洒制冷剂，进一步减轻疼痛。第三，CPT Thermage 采用带框尖端，外框覆盖尖端膜后，RF 可以均匀地穿过膜，不涉及边缘。另外，能量传输的效率提高 25%，并可实现更深的热生成。

选择合适的求美者十分重要。Thermage 治疗的最佳人选是轻到中度皮肤松弛的 35~60 岁求美者。Thermage 不与黑色素相互作用，只要操作适当不会损伤表皮，所以对有色人种十分安全。

### 双极 RF 与光

在双极 RF 治疗中，两个位置毗邻的电极组成了环路。RF 是一种交替电流，电流在两电极之间传递，产生摩擦和加热。

最初，双极 RF 主要与光协同使用。在伴光双极 RF 治疗中，与 RF 相关的皮肤区域明显不同于光治疗区域。光垂直照射皮肤，电流则产生于两极之间。在表皮产热最少的情况下，真皮的核心区域产生强热，上述两种形式的能量在此交叉。这种技术被称为电光协同效应（electro-optical synergy，ELOS）。这种技术的商业产品是 Polaris 和 Aurora（Syneron），目前已经发展到 E- 激光和 E- 光。在韩国，Antilax［双极 RF$^+$ 红外线（IR）：1 100~1 800 nm］与 Arneb（双极 RF$^+$ 二极管：635 915 nm）的使用原则一样。

### 渗透性点阵 RF

渗透性点阵 RF 使用绝缘细针。针刺入皮肤后，其非绝缘末端发射 RF。针的近端是绝缘的，表皮和真皮浅层不会被热损伤，这就意味着这是一种微型针或冷穿透技术。绕过皮肤表层，渗透性点阵 RF 将强能量直接输送至真皮深层。通常，相对于微型针技术和点阵激光治疗而言，渗透性点阵 RF 的针密度更低，所以对表皮的损伤也更小。皮肤表层的损伤在几天后即可愈合，真皮凝固在术后几个月内恢复。另外，正确选择针可以调整靶点的深度。

渗透性点阵 RF 被用于治疗不同皮肤状态的亚洲人，如皮肤年轻化（图 26.8）、瘢痕治疗、收缩毛孔[16~19]。渗透性针也可以皮脂腺为靶点，破坏皮脂腺以治疗痤疮、粉刺问题，有报道称其对活跃性痤疮、粉刺效果良好。可在一次治疗中将不同长度的针结合使用，进行多层次治疗。

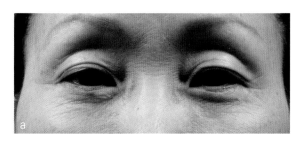

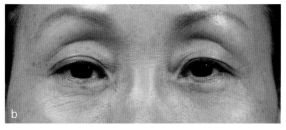

图 26.8　渗透性点阵 RF（Intracel, Jeisys Co., South Korea）用于眶周修复。（a）治疗前。（b）全面部经过一次处理（双极，水平2，针 1.5 mm），对眶周区域进行额外的 2~3 次处理（双极，水平2，针 0.8 mm 或 1.5 mm）。治疗后 60 天，求美者眶周皱纹明显改善（Dr.Takashi Takahashi, Tokyo, Japan 提供）

## ■ 用于年轻化的高强度聚焦超声

高强度聚焦超声（high-intensity focused ultrasound，HIFU）设备输出超声，穿透皮肤，聚集在皮下某一点。这个方法主要依靠超声换能器输送集中的超声能量。HIFU 不仅可以用于溶解脂肪，也可作用于面部的 SMAS。Ulthera 是第一种宣称可作用于皮下 SMAS 的设备。HIFU 传输超声能量至 SMAS，使胶原变性，刺激再生与重建。超声刀以不同规格的换能器（4 MHz、7 MHz 和 10 MHz）分别作用于表皮大小不同的靶点（4.5 mm、3.0 mm 和 1.5 mm）。中心凝固区域称为热凝固区（thermal coagulation zone，TCZ）。12 周后，新合成的胶原占据 TCZ[20~22]。TCZ 呈倒锥形或圆柱状，直径约 1 mm。换能器以线性方式精细扫描生成 TCZ，也被称为"治疗线"。治疗线长 2.5 cm，由 17~23 个 TCZ 组成，TCZ 之间间隔 1.1~1.5 mm。一个 4 MHz、4.5 mm 的换能器生成的 TCZ 厚度是 4.5 mm，但实际操作时有差异，脂肪组织、皮肤等均可能影响 TCZ 的厚度。HIFU 穿过低电阻组织，如脂肪，可形成较深的 TCZ；相反，如果穿过如皮肤这样的高电阻组织，则形成的 TCZ 较浅。换能器不能确定 TCZ 的深度。所以，在临床应用时，应综合考虑上述多方面因素。当求美者皮肤较薄时，HIFU 产生的 TCZ 可能比期望的更深，因为皮肤对 HIFU 的吸收减少；相反，较厚的皮肤在传输早期即可吸收大量的能量，所以此时生成的 TCZ 较浅。拟定治疗方案时应当考虑到这些因素（表 26.1）。

HIFU 的适用人群是面颊偏肥厚的求美者。HIFU 治疗后能达到面颊缩小的理想效果。相反，如果求美者本身脸颊比较单薄，HIFU 治疗会进一步加重这种现象，导致面颊凹陷。HIFU 治疗有时会导致病灶处凹陷，可能与脂肪萎缩相关。

表 26.1　不同皮肤条件下针对不同 HIFU 渗透深度的枪头类型

| | 薄皮肤、薄脂肪 | 薄皮肤、正常脂肪 | 正常皮肤、正常脂肪 | 厚皮肤、厚脂肪 |
|---|---|---|---|---|
| 真皮 | | | A 型 | A，B 型 |
| 脂肪层 | A 型 | A，B 型 | B 型 | B，C 型 |
| SMAS | B 型 | B，C 型 | C 型 | D 型 |

A 型：渗透正常皮肤和皮下组织的深度是 2 mm

B 型：渗透正常皮肤和皮下组织的深度是 3 mm

C 型：渗透正常皮肤和皮下组织的深度是 4.5 mm

D 型：渗透正常皮肤和皮下组织的深度是 6 mm

## ■ 用于年轻化的气动设备

　　使用空气动力进行皮肤年轻化是一种非侵入性操作，在不用进针的情况下将微喷式液体传输至真皮或真皮下层[14, 15]。微喷气流在皮肤组织内形成微泡，在真皮层均匀扩散形成涡流，并通过高压使胶原丰富的组织内的胶原合成加速。此方法可用于面部紧致术、瘢痕治疗（痤疮瘢痕、外科瘢痕和瘢痕疙瘩）、改善皱纹等。根据不同的需求，可供选择的液体有盐溶液、稀释的非交联透明质酸、20% 的葡萄糖液和多聚脱氧核苷酸（poly-deoxy ribonucleotide，PDRN）。气动能量设备要求足够的压力和速度，根据皮肤的厚度、弹性、张力和强度，来决定压力和液体的体积。

　　微泡填充皮肤组织空腔，物理注射紧致皮肤，二者结合使用时皮肤年轻化的效果立竿见影。把稀释的非交联透明质酸注射到合适的皮肤结构，可以改善皮肤组织塌陷导致的面部皱纹。注射完成后，进针点处的皮肤会隆起呈白球样外观。根据注射液体类型和黏度的不同，此现象会持续几分钟到数小时。随着注射液被吸收，进针点的白球样隆起逐渐消退，偶尔遗留红斑。

　　持久的皮肤年轻化效果依赖受损皮肤组织胶原合成的再生与重建。由于新胶原合成，求美者可以感受到持续性的皮肤纹理和面部轮廓的改善。研究发现这些改变在治疗后 3 个月开始出现。每两周进行 3~5 次治疗可以达到美学上的改善（图 26.9）。

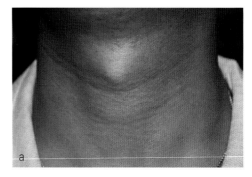
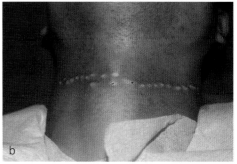
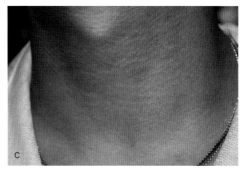

图 26.9　Innojector 用于治疗颈部皱纹（Amorepacific Co., South Korea）。（a）治疗前的颈部横线。（b）单纯无针注射治疗（每次 150 uL 盐溶液，压力水平 3，注射点间距约 1.0 cm），注射后可立即观察到皮肤肿胀。（c）治疗后 1 个月（Dr. Beom-Joon Kim, Seoul, South Korea 提供）

### 参考文献

1. Desmettre T, Maurage CA, Mordon S. Heat shock protein hyperexpression on chorioretinal layers after transpupillary thermotherapy. Invest Ophthalmol Vis Sci 2001; 42(12): 2976-2980

2. Souil E, Capon A, Mordon S, Dinh-Xuan AT, Polla BS, Bachelet M. Treatment with 815-nm diode laser induces longlasting expression of 72-kDa heat shock protein in normal rat skin. Br J Dermatol 2001; 144(2): 260-266

3. Omi T, Kawana S, Sato S, Honda M. Ultrastructural changes elicited by a non-ablative wrinkle reduction laser. Lasers Surg Med 2003; 32(1): 46-49

4. Lee SY, Park KH, Choi JW, et al. A prospective, randomized, placebo-controlled, double-blinded, and split-face clinical study on LED phototherapy for skin rejuvenation: clinical, profilometric, histologic, ultrastructural, and biochemical evaluations and comparison of three different treatment settings. J

Photochem Photobiol B 2007; 88(1): 51-67

5. Orringer JS, Kang S, Johnson TM, et al. Connective tissue remodeling induced by carbon dioxide laser resurfacing of photodamaged human skin. Arch Dermatol 2004; 140(11): 1326-1332

6. Orringer JS, Voorhees JJ, Hamilton T, et al. Dermal matrix remodeling after nonablative laser therapy. J Am Acad Dermatol 2005; 53(5): 775-782

7. Dainichi T, Ueda S, Fumimori T, Kiryu H, Hashimoto T. Skin tightening effect using fractional laser treatment II: a pilot animal study on skin remodeling. Dermatol Surg 2010; 36(1): 71-75

8. Ortiz AE, Tremaine AM, Zachary CB. Long-term efficacy of a fractional resurfacing device. Lasers Surg Med 2010;42(2):168-170

9. Manuskiatti W, Fitzpatrick RE, Goldman MP. Long-term effectiveness and side effects of carbon dioxide laser resurfacing for photoaged facial skin. J Am Acad Dermatol 1999;40(3):401-411

10. Ortiz AE, Goldman MP, Fitzpatrick RE. Ablative $CO_2$ lasers for skin tightening:traditional versus fractional. Dermatol Surg 2014;40(Suppl 12):S147-S151

11. Bjerring P, Clement M, Heickendorff L, Egevist H, Kiernan M. Selective non-ablative wrinkle reduction by laser. J Cutan Laser Ther 2000;2(1):9-15

12. Goldberg DJ, Whitworth J. Laser skin resurfacing with the Q-switched Nd:YAG laser. Dermatol Surg 1997;23(10): 903-906, discussion 906-907

13. Schmults CD, Phelps R, Goldberg DJ. Nonablative facial remodeling: erythema reduction and histologic evidence of new collagen formation using a 300-microsecond 1064-nm Nd:YAG laser. Arch Dermatol 2004; 140(11): 1373-1376

14. Mitragotri S. Current status and future prospects of needle-free liquid jet injectors. Nat Rev Drug Discov 2006; 5(7):543-548

15. Baxter J, Mitragotri S. Needle-free liquid jet injections: mechanisms and applications. Expert Rev Med Devices 2006;3(5):565-574

16. Lee HS, Lee DH, Won CH, et al. Fractional rejuvenation using a novel bipolar radiofrequency system in Asian skin. Dermatol Surg 2011 ;37(11): 1611-1619

17. Seo KY, Yoon MS, Kim DH, Lee HJ. Skin rejuvenation by microneedle fractional radiofrequency treatment in Asian skin: clinical and histological analysis. Lasers Surg Med 2012;44(8):631-636

18. Kim JE, Lee HW, Kim JK, et al. Objective evaluation of the clinical efficacy of fractional radiofrequency treatment for acne scars and enlarged pores in Asian skin. Dermatol Surg 2014;40(9):988-995

19. Lee KR, Lee EG, Lee HJ, Yoon MS. Assessment of treatment efficacy and sebosuppressive effect of fractional radiofre-quency microneedle on acne vulgaris. Lasers Surg Med 2013;45(10):639-647

20. White WM, Makin IR, Barthe PG, Slayton MH, Gliklich RE. Selective creation of thermal injury zones in the superfi-cial musculoaponeurotic system using intense ultrasound therapy: a new target for noninvasive facial rejuvenation. Arch Facial Plast Surg 2007; 9(1):22-29

21. White WM, Makin IR, Slayton MH, Barthe PG, Gliklich R. Selective transcutaneous delivery of energy to porcine soft tissues using Intense Ultrasound (IUS). Lasers Surg Med 2008;40(2):67-75

22. Laubach HJ, Makin IR, Barthe PG, Slayton MH, Manstein D.Intense focused ultrasound: evaluation of a new treatment modality for precise microcoagulation within the skin. Dermatol Surg 2008;34(5):727-734

# 27　东亚人毛发移植

Sungjoo (Tommy) Hwang

## 精 要

- 与白种人相比，东亚人颅骨更圆，前额更宽大，形成圆形的额颞角和更为平坦的发际线。
- 与白种人相比，亚洲人的头发和多根头发毛囊单位（FU）更少，从表皮到真皮乳头层的毛囊长度较长，发轴平均直径较大。
- 亚洲人容易出现瘢痕疙瘩和增生性瘢痕，在年轻求美者中更为常见，因为其胶原蛋白合成率更高。
- 即使在接受毛发移植后，随着时间的推移，现有的头发也会继续脱失。因此，为了预防或限制进一步的脱发，需要进行其他治疗。
- 根据移植物长度的"深度控制移植"可以产生更好的效果，并有助于减少毛囊炎、

凹陷性瘢痕和存活率低等并发症。
- 局麻应用振动器和冰袋可有效减轻疼痛。
- 术前至少两周避免食用维生素 E、omega-3 和草药，可减少毛发移植期间的出血。
- 术前口服安定可降低晕厥和眩晕的发生率。休息、吃饼干和喝果汁有助于减轻求美者在数小时手术中的不适感。
- 由于亚洲人特发性组织纤维化、低毛囊单位密度和头发移植率、毛发肤色高对比、长毛囊带来的高截断风险，毛囊单位提取术（FUE）应谨慎。
- 有几个因素应在问诊时进行评估，包括求美者年龄、供区密度、供区毛发厚度、毛发的缺失范围和求美者的预期。

## ■ 引言

在头发移植中，"亚洲"一词涵盖了欧洲人所称的中东到远东的广大地区。根据国家起源，不同民族有不同的发色和面部特征。在本章中，"亚洲人"一词主要用来指东亚人，如韩国人、日本人和中国汉族人。

从历史上来看，亚洲人对男性脱发（MPHL）的关注比白种人更少。这主要是因为男性脱发与财富、年老带来的智慧和上层社会有关[1, 2]。在当今社会，亚洲人比过去更关注外貌特征和形象。例如，韩国男性 Norwood Ⅳ 型脱发求美者和秃顶严重的人看起来比实际年龄要老，因此结婚和升职变得更困难，导致不安全感和羞耻感。为了克服这个问题，越来越多的亚洲人开始对头发移植手术感兴趣。

东亚人和白种人的头发移植在很多方面是相似的，但也有几个不同的方面需要讨论。

## ■ 亚洲人头皮和头发的特点

### 头型和发际线

亚洲人头颅的形状比白种人的卵形头颅更

圆，亚洲人头骨的前额区域也比白种人更大更宽（图 27.1）。这些差异导致了东亚人特有的圆形额颞角和更为平坦的发际线[3]。

针对亚洲男性的临床咨询发现，他们更喜欢有圆额颞角的低、直发际线。外科医生有时会向求美者推荐正面衰退线以获得更好的美容效果，因为有时需要修改求美者的期望发际线以产生美学上可接受的美容效果。对于 Norwood Ⅵ型和Ⅶ型脱发求美者，连接颞区额前部的设计会为多数亚洲人带来审美上可接受的结果，尽管真正孤立的额发迹并不能被多数亚洲人接受。

## 头发特点

与白种人相比，亚洲人的头发比较粗，直径更大，而且通常更直。亚洲人的发轴直径平均 100 μm，而白种人的最大平均直径为 70 μm[1,2]。较粗的发轴有助于产生更浓的头发密度。此外，黑头发和浅肤色的颜色对比更高。亚洲人的肤色从白到黑不等（例如，韩国人和日本人的肤色偏白，而马来西亚人和印度人的肤色偏黑）。发色肤色高对比也使得难以达到充盈的感觉，

因为透过直的黑发可以很清楚地看到头皮。结果是，高颜色对比和粗的头发在使用微型或冲孔工具进行移植后更明显。因此，毛囊单位移植（FUT）是亚洲人拥有更自然外观的治疗选择[4,5]。

亚洲人的毛囊长度从表皮到真皮乳头层平均为 5.5 mm，而白种人则是 4.5 mm，这就导致在供区取样和移植过程中发生横断的风险更高[6]。

## 头发密度

亚洲男性供区的头发密度通常低于欧洲男性。欧洲男性供区的头发密度平均为 200 个/cm²，而韩国人枕区的头发密度为 137 个/cm²，颞区为 118 个/cm²[1]。Ezaki 估计日本男性的平均头发密度为 170 个/cm²，而 Pathomvanich[8,9] 则报道泰国男性枕区的头发密度为 170 个/cm²，顶部的头发密度为 127 个/cm²。总的来说，远东地区男性的头发密度低于中东或东南亚地区男性。

韩国男性枕区毛囊单位中，37% 为单发 FUs，38% 为双发 FUs，25% 为三发 FUs。根

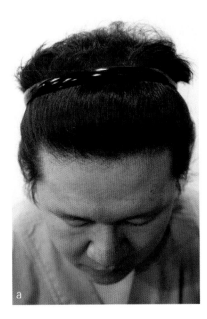
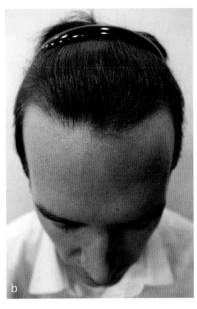

图 27.1 亚洲人和白种人头颅形状的比较。东亚人头颅比白种人更圆，前额更宽、更大

据 Imagawa 的说法，日本男性头发平均 30% 为单发 FUs，50%~55% 为双发 FUs，15%~20% 为三发 FUs[1]。Pathomvanich 认为，泰国男性 24% 为单发 FUs，64% 为双发 FUs，13% 为三发 FUs[9]。此外，泰国男性的头发密度在枕区为 90 FU/cm² 或 170 根 /cm²，而在顶叶区为 70 FU/cm² 或 127 根 /cm²，代表密度为 1.8 根头发 /FU。Bernstein 发现，欧洲男性平均 25% 为单发 FUs，50% 为 FUs，25% 为三发 FUs[4, 5]。白种人的毛囊单位密度相似，密度为 2.3 根头发 /FU，导致头发的总量较大。

一般来说，头发移植医生会计算"移植"的数量。然后，韩国医生则是计算"移植头发"的数量。这是因为不同求美者中，单发 FUs 和多发 FUs 的比值差别很大，结果取决于头发的数量而不是移植的数量。

### 瘢痕形成

亚洲人的头皮比白种人的头皮更厚，也更缺乏弹性，供区瘢痕疙瘩和增生性瘢痕的发生率更高[1, 2, 9]。此类瘢痕在亚洲人中的发生率低于非洲裔人群，但高于白种人[1, 2]。这些瘢痕多出现在供区，在受区少见。亚洲人增生性瘢痕形成的主要原因是遗传，由于胶原蛋白合成率较高，这一问题在年轻人中更为常见。这些瘢痕也因为供区缝合的张力过大而更明显。进行多次头发移植时风险会增加，因此外科医生应避免使用宽切口，并在缝合时尽量降低张力。

### 药物对亚洲人的重要性

与白种人相比，东亚人头部可提供移植的头发通常更少[1]。东亚人供区的瘢痕高发率也限制了手术次数[9]。即使在接受头发移植之后，随着时间的推移，现有头发也会继续脱失。因此，在东亚人中，使用药物保持现有的头发是很重要的，如口服非那雄胺和局部使用米诺地尔，

会减缓头发的脱失[10~13]。此外，通过使用药物维持现有头发，求美者的自尊心会因头发的密度增高而增强。

## ■ 求美者评估

与求美者沟通时应讨论以下几点[2]：

1. 求美者需要了解手术过程、手术后的预期效果，以及可能的并发症。

2. 需要对头发的数量和移植区域的现实期望，以及可取得的长期结果进行解释。

3. 用彩色铅笔画出可实现的发际线并展示给求美者，是非常有帮助的。

4. 根据求美者的年龄、脱发严重程度、家族史和密度测试结果，对预期结果进行分级。

5. 重要的是向求美者解释为防止进一步脱发而进行治疗的必要性。

6. 讨论未来的发型可提高求美者的满意度，短发会降低求美者的满意度。

7. 应告知曾戴假发的求美者，头发移植的效果与戴假发的效果不同。

8. 如果求美者在另外的诊所接受了不满意的手术，重要的是不要批评以前的诊所。对求美者来说，从进一步的手术中得到关于改善的详细解释更为有益。

9. 对于手术目的，医生和求美者的认识不尽相同，因此用之前求美者术前和术后的照片来说明问题更有帮助。

10. 尽管求美者希望进行最大数量的头发移植，但头发移植的数量应根据头皮的弹性、家族史和进展预估来决定。

11. 许多亚洲人经常使用各种草药，如人参、大蒜、洋葱和其他补充剂。这些草药和补充剂会增加头发移植手术过程中的出血，因此至少应在术前 2 周避免食用[14]。

12. 术前完善血常规、尿常规、肝炎抗原（乙型和丙型）和人体免疫缺陷病毒（HIV）的检测，

以及肝功和肾功的检查。

评估求美者是否适合接受头发移植，需要考虑以下几个因素[2]：

1. 年龄 在所有年龄组中，最难满足的是25岁以下的求美者。有经验的头发移植医生会避免或推迟年轻求美者的头发移植。男性脱发从青春期后开始。因此，许多提前脱发的20多岁的求美者会要求进行头发移植，严重时进行头发移植是不可避免的。如果脱发不是很严重，建议尽可能推迟头发移植；即使进行移植，供区亦应尽可能保留以供下一步的移植。供区瘢痕在年轻求美者中更为常见，因此有必要告知。另外，需要特别注意缝合，包括选择较窄的宽度和皮内缝合。然而，中年或老年求美者供区很少出现明显的瘢痕，他们对于头发移植的期望往往更低，因此他们的满意度往往更高，而且更适合做头发移植。

2. 供区密度 使用密度计测量求美者供区的头发密度[15]。这一过程将评估供区获得的单发、双发、三发FUs数量。在枕区头皮，韩国人平均每平方厘米头皮有130根头发，更高密度的头发数量往往有双发和三发FUs，在移植后会有更好的效果。如果严重脱发求美者的头发密度明显低于平均水平，应避免头发移植，因为求美者对头发移植的效果可能不会满意。

3. 头发厚度 移植术后，供区较厚的毛发会产生更大的体积和更好的效果。因此，在问诊期间测量头发的厚度很有帮助。如果头发的厚度低于60 mm，头发移植的效果就不会很好，通常也无法达到求美者预期的丰盈效果。

4. 求美者的预期 早期脱发的男性求美者往往有过高期望值，从而导致求美者术后的满意度较低。脱发的进展和植发的存活情况会导致无法接受的毛发形态。相比之下，严重的男性脱发求美者往往有预期较低，术后满意度更高。评估求美者对手术的预期是非常重要的。不现实的预期会导致求美者的不快。术前调整

求美者的预期是很重要的，如果期望值无法改变，那最好推迟手术。

5. 头皮松弛 厚而固定的头皮被认为是"紧致头皮"，如果切口宽度大于1 cm，则很难缝合供区头皮。在紧致头皮进行多次小宽度移植手术操作是安全的，因为1.5 cm宽度的切口会导致头皮坏死和严重的瘢痕形成。对于紧致头皮，切口宽度应该小，取得毛囊数量少于平均水平，头发移植效果的满意度也会降低。因此，头皮过紧是头发移植的禁忌证。

6. 自身和家族瘢痕史 从遗传方面来说，东亚人容易在供区形成异常瘢痕，对其是否适合毛发移植产生影响。求美者容易产生瘢痕疙瘩，尤其是当纤维组织扩张超过切口瘢痕的边界时；或产生增生性瘢痕，这种瘢痕的特征是纤维生长旺盛但不越过伤口边缘。这些问题在年轻求美者中更为常见，因为他们的胶原蛋白合成率较高。在问诊过程中，应该筛查东亚人，仔细检查他们的陈旧伤口。有瘢痕疙瘩史的求美者不适合行头发移植手术；对有家族瘢痕疙瘩史或个人增生性瘢痕史者，应注意异常愈合的风险增加。

## ■ 手术技术

### 手术当天的准备

术前常规拍照。如果求美者有高血压，会导致术中过度出血。暂时性的高血压可能由情绪压力引起，所以术前使用镇静药物如地西泮或舌下含服硝苯地平，对降低血压或维持血压正常有帮助。供区取发前清洗头皮以减少头皮上的细菌，有助于预防或减少可能与手术有关的感染。

### 设计发际线

东亚人的头皮形状通常是圆而宽的。东亚

人的发际线是中心凸度较小的宽弧，与白种人圆形凸起的发际线相比，额颞区的轮廓不明显[3]。

正面发际线的设计使用标准距离和解剖标记。一般来说，眉间和前额正中发际线之间的距离为 6.5~8.5 cm[16]。对于多数求美者来说，7.0~7.5 cm 的发际线效果良好，这也是作者最常采用的。在设计发际线时，最重要的是明白发际线由额发际线和颞发际线组成。额发际线必须与颞发际线保持平衡，以达到平衡、自然的外观。如果颞区脱发，供区头发不足，无法在颞区进行头发移植，那么更高、有坡度的发际线会产生平衡的效果。

一般来说，中度脱发且有较好供区头发的求美者，将额发际线放在 7~8 cm 是安全的。如果求美者不反对，作者通常更喜欢设计较小的上升斜坡，这样更容易把顶部的发际线与颞部的发际线连接起来，而不会在颞部延伸过多。年轻求美者通常会要求较低的或向下倾斜（少年型）的发际线。对于成年亚洲人来说，这种设计看起来很奇怪，很难纠正，应该避免。

东亚人的毛干粗、黑、直。在东亚人中，做一个圆润、看起来自然的发际线很难。因此，亚洲人需要更多的单发单位来形成看起来自然的发际线。作者习惯在额发际线放置至少 400 个单发毛囊单位。

作者设计发际线的常规步骤很简单，如下所示（图 27.2）：

1. 注意下颏和鼻尖之间、鼻尖和眉间以及左、右颞区的距离。借助参考，在眉中间水平上方做一条 6.6~8.5 cm 的短水平线。

2. 在此线上标记一个点，把脸分成相等的左右两部分。可将标记笔放在鼻子上将脸部平分成两半来轻松完成。

3. 延伸顶部发际线，将其保持水平或从正面看轻微上升。

4. 从正面检查确保两侧均匀，从侧面检查

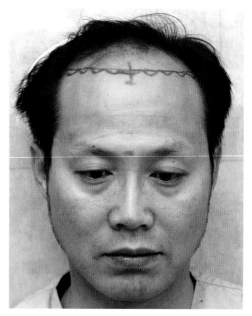

图 27.2　雄性脱发的亚洲男性发际线设计。根据垂直和水平面部协调性，设计新的发际线。锯齿形状比直线看起来更加自然

已绘制的线条是否使颞区平衡。如果从侧面看额发际线较低，应该把顶部发际线稍微上移，重绘顶线并稍微向上倾斜。

5. 避免直线设计。在直的发际线上增加锯齿线，并在锯齿线上种植单发 FUs，可使其看起来更自然。

## 供　区

### 头皮条的切除

世界各地的大部分毛发修复外科医生都在采用头皮切除采集毛囊术。2013 年世界植发大会（ISHRS）的结果显示，68% 的植发手术为头皮切除采集毛囊术，32% 为毛囊单位提取手术[17]。

通过提拉供区头发来垂直移动头皮，可以很容易地评估头皮松弛程度。头皮松弛程度可以分为松弛、正常、紧致。还有其他方法可评估头皮的松弛程度：Mayer 头皮弹性量表[18]和 Mohebi 头皮松紧度测量器[19]。对于供区的理想宽度，人们有不同的看法。在亚洲人中，

供区的最佳宽度是不大于 1.5 cm[1, 2, 6]。在紧致头皮的求美者，1 cm 的宽度是很难缝合的，因此建议将宽度最小化。在松弛头皮求美者中，很容易缝合宽度超过 2 cm 的伤口；然而，拉伸可能会引致过多的瘢痕形成[20]。因此，建议松弛头皮求美者的切口的宽度在 1.5 cm 以内。在年轻求美者中，由于胶原蛋白合成率更高，更容易出现大的瘢痕。因此，对于年轻求美者，长而窄的供区切口比短而宽更安全。

一旦确定范围，将对供区头发进行修剪。供区位于枕中部，稍微延伸到颞区。头发被剪至 2 mm 长度，用于种植技术时被剪至 5~10 mm[21]。一些医生更喜欢使用肿胀技术麻醉供区，而另一些医生则倾向于使用 1% 利多卡因与 1 ： 100 000 肾上腺素的缓冲溶液，这样不会引起肿胀[2]。局麻时在注射部位附近敷冰袋或使用振动器，有助于减轻疼痛（图 27.3）[22]。

为了减少截断毛囊的数量，切口应与毛囊的方向平行。这一点很重要，因为亚洲人毛囊的长度比白种人长，因此横断的可能性更高。因为这个原因，切开时单刃刀比多刃刀更安全。更准确的切割方法包括 Pathomvanich 提出的开放技术：需要 4 个皮肤拉钩和 2 位助手以获得更大的显露，可更快地切开[6]。Pataonvanich 技术使毛囊的截断率降低到不足 1%。

此外，出血需要在缝合伤口前完全控制。动脉出血需要用止血钳来控制。小血管可以用止血剂控制，但更大血管需要用 4-0 的 Vicryl（Ethicon）线结扎。建议在供区避免或减少用电灼控制出血，因为可能损伤组织并使伤口愈合延迟。最好将所有受损毛囊去掉，以避免发生毛囊炎或囊肿。

有多种方法可用来关闭伤口。然而，双层缝合是否优于单层缝合，钉合与缝合以及其他选择仍然是有争议的[16]。多数外科医生在深层缝合时用可吸收线（Vicryl 或 Monocryl、Ethicon），闭合表皮时用皮肤钉、非可吸收或可吸收缝合线。

Damkerng 报道，根据他的经验，两层缝合不能减少瘢痕形成。相反，他用 3-0 尼龙线缝合伤口，针脚间距 1.5 cm，距离切口边缘 1 cm；然后皮肤用 4-0 Vicryl Rapide（Ethicon）缝合[16]。他报道这种方法对亚洲人的效果良好。作者使用减张的方法也取得了很好的效果，作者更愿意使用尼龙缝合线而不是 Vicryl Rapide，因为可吸收缝合线材料在东亚人中会引起更多的组织反应，更容易留下严重的瘢痕（图 27.4）。减张缝线在术后 3~5 天拆除，皮肤缝线在术后 10 天拆除。

在东亚人中推荐使用 Trichophytic 缝合以

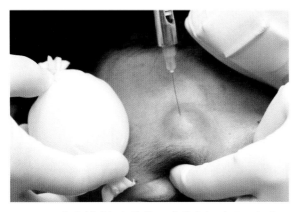

图 27.3　在注射附近部位使用冰袋和振动器，有助于减轻疼痛

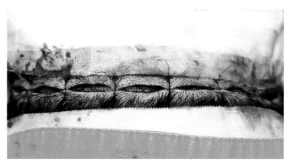

图 27.4　在供区切口用尼龙线进行减张缝合，能降低张力，有助于缩小瘢痕

减少供区瘢痕形成，特别是年轻求美者或具有松弛头皮的求美者。对上下边缘的修整可能存在争议，但瘢痕的外观没有明显的区别。Trichophytic 缝合可能改善瘢痕的外观，但切口发生囊肿或内生毛发的概率会略增高[23~26]。

为了避免明显的供区瘢痕，应尽可能降低缝合张力并控制吸烟等危险因素；在进行细致的手术操作时必须非常小心。尽管有这些努力，仍有小部分求美者会形成明显瘢痕，通常是由皮肤类型的遗传差异造成的。

### 毛囊单位提取

1988 年，Masumi Inaba 在日本介绍使用 1mm 钻孔提取单个毛囊单位。1998 年，Woods 报道了用打孔的方法进行体毛移植。2002 年，Rassman 和 Bernstein 进一步完善了这一过程，并命名为毛囊单位提取[16, 27]。Harris 随后介绍了使用钝器打孔的 SAFE 系统来游离毛囊[28]。手动打孔将毛囊单位一个一个地分开非常耗时，为了提高提取速度而发明了自动 FUE 机器[29]。目前，机器人技术的最新发展是交互式的计算机辅助系统，利用图像引导机器人提取移植的毛囊单位[30]。通过皮瓣手术和 FUE 方法获得的毛囊单位是毛囊单位移植（FUT）的基础。

在 FUE 中，医生从供区逐个提取毛囊单位直到有足够的数量进行移植。当使用 FUE 圆钻时，单发 FU 应预留 0.75~0.80 mm 位置，双发或三发 FUs 应预留 1.0 mm 位置。应避免使用 1.2 mm 或更大的圆钻，因其有可能留下瘢痕，损伤邻近毛囊。应该修剪整个供区的头发，保留 0.3~0.5 cm 的头发以引导打孔。FUE 技术需要医生具有特殊技能，使求美者供区瘢痕尽量不明显，尽管在毛囊单位提取部位可能出现小的圆点状瘢痕。FUE 手术需要的手术人员少，对术者的手术经验要求少，并且无须拆线。

FUE 会在供区形成小的圆点状白色瘢痕[16, 29]。当供体区域的毛发长度正常并且提取由熟练的外科医生操作时，FUE 的数千个小圆形瘢痕和切取头皮的长条状瘢痕通常难以发现。东亚人群供区毛发密度比白种人低很多，因此，为了获得足够的头发，与头皮切除提取毛囊单位相比，FUE 需要从更大面积的供区提取毛囊单位，使从不安全的供区提取头发的概率增高[16, 27]。由于东亚人的发色肤色对比度高，当邻近的毛囊被提取出时，会产生空斑、蜗牛迹和色斑。

另一个缺点是截断（图 27.5）。由于亚洲人的毛囊长度比白种人长，孔必须要打得更深才能游离毛囊，所以发生截断的风险更高。因此，在亚洲人中为了避免截断，FUE 操作应非常小心[16]。

使用 FUE 技术可能发生移植物埋植问题，移植物被挤入脂肪中并且必须通过小切口移除。FUE 比 FUT 更贵，花费时间更长，因此移植物在体外的时间通常更长，风险更高。

### 毛囊分离和保存

可以通过条状头皮切取来制备移植物。用双刃刀片或 20 号刀片进一步分离，切取毛囊单位移植。

移植物分离通常是在 3 倍放大镜、双目立体显微镜、Mantis 显微镜（New Vision Engineering）或 10 倍数字监视显微镜下完成的[31~33]。东亚人的头发直径较大且肤色发色

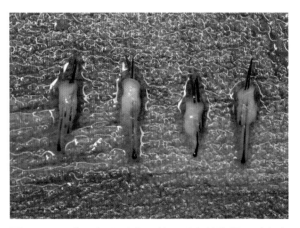

图 27.5　因为亚洲人毛囊更长，毛囊单位提取过程中发生毛囊截断更常见

对比度较高,因此这个步骤可以在裸视下完成。但是在为东亚人准备移植物时,放大镜很有帮助,尤其对于灰白头发。一个常见的问题是很难直接数清楚灰色或白色头发。过去曾用甲紫和亚甲蓝染头发,但操作烦琐且效果差。较好的解决办法是让求美者在术前 2~3 天头发,也可以在求美者对染发材料没有过敏反应的情况下在术前将头发染好。确保染发时染至发根部[16]。即时染发很快就能完成,是最好的 DIY 选择。头发是灰色时很难区分毛囊和皮肤,染色头发可以作为移植准备的指引。如果不染发,几乎很难准确解剖毛囊(图 27.6)。

作者报道,在同一个体中,移植物长度有显著差异。东亚人与白种人相比,如果在切口深度完全相同的情况下,受区的移植深度可能不合适。例如,如果一个求美者在供区有长 6 mm、5 mm、4 mm 和 3 mm 的移植物,所有的切口都深 6 mm,那么 6 mm 的移植物能充分适合切口,但 3 mm 长的移植物置入比合适深度深 3mm 的切口后,可能导致毛囊炎、囊肿、凹陷性瘢痕和存活率低[2, 34, 35](图 27.7)。

有时在准备 FUT 和 FUE 移植物过程中会发生移植物截断。应在合适深度放置截断的毛囊,避免在受区植入过深。因此,为了防止上述并发症,外科医生需要将同一个体的移植物按长度分组,并根据不同的组确定合适切开深度。在具体操作中,测量 2 000~3 000 个头发毛囊长度需要很长时间。为了缩短时间,作者发明了测量移植物长度的测量板,如图 27.8 所示。测量板上有一处沟,把毛囊一端放在沟的边缘,然后每根头发毛囊按长度分组。助手通过使用这种装置可以更快测量毛囊长度,缩短测量时间。通过"控制深度移植"技术,作者在大部分案例中明显减少了毛囊炎、囊肿和凹陷性瘢痕的发生[34]。

温度控制和防止干燥十分重要。常用的解决方案是用冷冻生理盐水或乳酸林格液,移

植物应该浸入溶液中,放在湿纱布上[36]。与浸泡保存相比,在纱布或 Telfa 垫(Kendall)上储存移植物可以提高毛囊的完整性。4℃下保存的头发移植物比在室温下保存者存活更

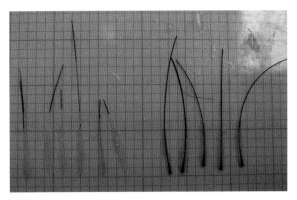

图 27.6 灰头发者术前应染发,有助于发现灰色毛囊

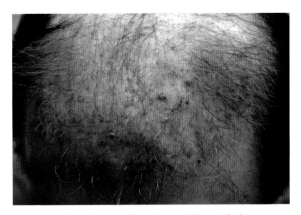

图 27.7 移植物植入过深可能导致受区毛囊炎

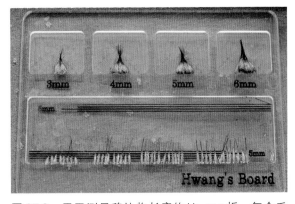

图 27.8 用于测量移植物长度的 Hwang 板。每个毛囊放在 Hwang 板测量长度:3~4 mm、4~5 mm、5~6 mm 和 6~7 mm 的移植物分组

好[36]。尽管使用了冷冻生理盐水,但最好在6小时内将移植物种植好。最近,为了提高移植物存活率,已经推出了各种新存储溶液和材料,如 Plasma-Lyte(Baxter Healthcare)、HypoThermasol-ATP(BioLife Solutions)、ACell 和 plasma-rich protein(PRP),但没有研究明确最佳的存储溶液[37~40]。

## 受 区

在亚洲,植入器和西方植入技术都得到使用。这些技术的主要区别在于,西方技术的大部分受区切口由医生预先做好,随后由助理护士进行移植物种植。作为这种方式的一种变化,医生做一个细小切口,然后立即将毛囊放入。植入器技术最早在20世纪90年代在韩国出现,并在韩国广泛使用,但在其他国家并不流行。从历史上看,Paek 先生,一位韩国的医学助理,在20世纪60年代为一位睫毛脱落的求美者发明了一种用于眉毛移植的仪器。随后 Choi 对这一仪器进行了改进,并在20世纪90年代发明了 Choi 植入器[21]。之后,制造出许多植入器械。这就是植入器技术在韩国如此受欢迎的原因,最近在西方国家也变得更加流行。

这种植入器的形状像铅笔,顶端有一个空心针,有4种尺寸(0.6 mm、0.8 mm、1.0 mm、1.2 mm)对应单发毛囊单位、双发毛囊单位和三发毛囊单位移植物(图27.9)。在每个设备中空末端放置一个移植物。然后设备的尖端可被注入受区位置,同时它会打开一个缝隙,并在缝隙处插入移植物。再取出针头时,移植物会留在切口内[2]。

同时,移植的角度应根据额头和头皮的角度仔细确定(图27.10)。

每一种技术都有优点和缺点,在亚洲人中,没有哪种方法优于其他方法。然而,事实上,多数韩国医生和一半以上的日本医生都采用植入器技术,而其他亚洲国家的医生更倾向于采

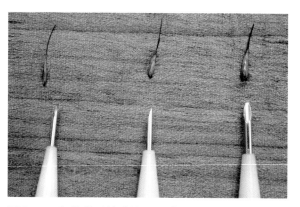

图27.9 各种类型的移植器。移植针的尺寸(从左向右依次为 0.8 mm、1.0 mm、1.2 mm),对应单发毛囊单位、双发毛囊单位和三发毛囊单位移植物

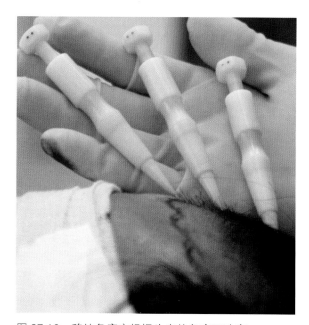

图27.10 移植角度应根据头皮的角度而改变

用西方技术。采用西方技术,在受区局部注入局麻药物使皮肤肿起(肿胀麻醉),比简单的渗透能更好地控制切口出血。在植入技术中没有必要使用肿胀麻醉,因为立即移植的移植体可以防止大部分出血。作者使用了2%的利多卡因和1:100 000 肾上腺素在前发际线进行环状阻滞,用0.5%利多卡因和1:100 000 肾上腺素行区域阻滞。供区采集只需要30~60分钟。然而,移植物种植通常需要2~4个小时。

局麻效果很难在头皮持续 1 小时以上。因此，建议在预计行移植前 30~40 分钟行移植区域注射而不是一次性麻醉整个头皮，也有助于减少受区出血。

因为亚洲人头发粗，双发或三发毛囊移植于前部会看起来不自然，因此三到五排的单发毛囊单位在前比较合适，使求美者拥有自然的发际线[12]。

通过对单发毛囊单位和双发毛囊单位移植的研究发现，6 个月后 92.0% 的移植物存活，1 年后为 90.4%[42, 43]。关于高生存率的最佳密度存在争议，对韩国人中不同密度移植物生存率的研究结果表明，密度为 20~30 个移植物 /cm² 时的存活率比 40~50 个移植物 /cm² 高。建议受区的移植密度为 30 个移植物 /cm²[22, 44, 45]。

由于与白种人相比，亚洲人的可供移植数目有限，推荐采用"密度梯度"设计。如果求美者想要分界，则应在额区增加密度，后面区域和非分界区域需要的密度降低。因此，建议移植两发和三发 FUs 到分界区和额部头皮区，移植单发 FUs 到后部区域和非分界头皮。通过这样的密度梯度，梳头发时产生"层次感"，使头发看起来饱满（图 27.11）。这样的效果能使光不容易照到头皮，低密度区域也不明显。合适的密度梯度和层次是东亚人美容毛发修整

的关键。

## ■ 术后护理

术后 24 小时可以洗头，10 天后供区拆线。术后 1~3 个月受区可能发生毛囊炎，亚洲人比欧洲人更常见。这种情况通常在术后 6 个月内自行恢复。如果需要的话，额外的毛发移植疗程最早可以在首次治疗进行 6 个月后进行，通常建议等待至少 1 年。到那时，外科医生对是否需要额外的手术治疗有更好的看法，受区接受移植毛发也会有更好的结果。

## ■ 技术要点

### 根据移植物长度进行控制深度移植（DCT）

1. 与欧洲人相比，尤其是东亚人，同一个体的移植物长度差距很大。

2. 根据长度需要对移植物进行分类，并根据长度做深度合适的切口。

3. "深度控制移植"技术能够帮助减少并发症，如毛囊炎、凹陷性瘢痕和低存活率[34]。

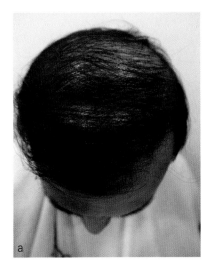
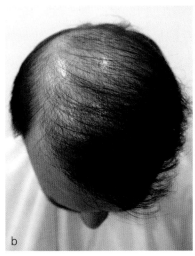

图 27.11 在侧面，更多移植物使得毛发由于层次效果看起来更饱满。（a）通过密度阶梯，从左往右梳头发时产生"层次效果"，使头发感觉饱满。（b）从右往左梳头减少了层次效果

### 最佳存活率的合适密度

· 超过 40 FUs/cm² 密集堆积可能导致毛发生长较差。

· 30~40 FUs/cm² 或更低的密度适合亚洲人，可能会使毛发存活率更高[42~45]。

### 密度梯度和层次感

· 如果求美者选择使用分界分布，那前额部和分界区需要更高的密度。

· 后部区域和头皮非分界区域需要的密度减少。

· 用这种密度梯度，从前额区域和分界区域梳头发会产生"层次感"，使毛发看起来更饱满。

### 灰色毛囊的准备

· 如果是灰色头发，很难从皮肤分辨毛囊，将头发染色能指导移植物准备。

· 不进行毛发染色，几乎不可能准确分离毛囊。

### W 成形术对瘢痕进行修整

· 如果是线性瘢痕，可以单纯切除和缝合伤口；但由于挛缩，瘢痕会重新形成原来的大小，甚至更宽。

· 替代直线缝合，W 成形术可能是治疗的选择之一。

· W 成形术能够避免瘢痕拉伸。虽然不能缩小形成瘢痕的宽度，但是由于外形曲折，可能使瘢痕看起来不明显（图 27.12）。

## ■ 并发症及其处理

为了进行有效毛发移植，不仅要知晓如何取得好结果，还要了解如何避免手术并发症。

### 坏死和裂开

宽大的供区切口可能导致切口无法闭合，或形成有巨大、有张力的伤口，会导致坏死和裂开等并发症[1, 46]。合适的宽度对于避免这些并发症非常重要，一般 1~1.5 cm 的宽度是可以接受的。如果有切口关闭困难，建议充分剥离，减张缝合，或者是部分缝合，二期愈合。

### 疼痛与感觉异常

毛发移植后许多求美者感觉供区疼痛，绝大部分案例的疼痛在 2 周内减弱。有时，在供区或供区上部出现感觉减弱或缺失[1, 47]。一般会在几个月内会缓解，但是极少数求美者会持续 1~2 年。同样在少数案例，求美者主诉神经痛或放电样痛，多是神经切割或异常神经愈合过程中的神经损伤造成的。通常，这些并发症见于 FUE 术后。

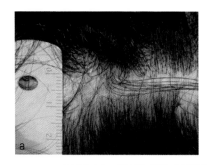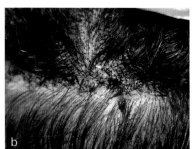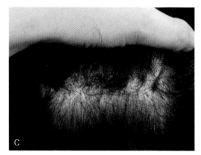

图 27.12 用 W 成形术对瘢痕进行修整。（a）供区瘢痕。（b）W 成形术后。（c）术后 6 个月

## 瘢痕不满意

根据求美者的种族和年龄，术后形成的瘢痕也不同，亚洲人和年轻人的瘢痕更明显。低龄会影响瘢痕，因为个体有更高的愈合能力。窄切口、双层缝合、发际内缝合方法有助于减少瘢痕形成。对于倾向于形成增生性瘢痕或瘢痕疙瘩的求美者，更要更仔细处理，可以将毛发移植到瘢痕上，或通过 W 成形术去除瘢痕。单纯瘢痕切除并无帮助。FUE 也会留下圆形的色素减退瘢痕。

## 颞区脱发

术后 2 周开始，缝合切口附近区域会出现脱发[1, 48]，受区也会发生毛发脱落，推测可能是由于血运差所致。绝大部分案例在 3~6 个月缓解。

## 头皮瘙痒

移植部位的瘙痒可轻可重，多由神经损伤、结痂、毛囊炎或脂溢性皮炎等引起。轻微瘙痒可以局部用类固醇激素控制，但是严重案例可能需要口服抗组胺药。头皮瘙痒通常在几周后消失。

## 面部肿胀

面部肿胀是常见并发症，多持续 3~6 周[49, 50]。口服或肌肉注射糖皮质激素，或在受区局麻药中加入曲安奈德能减轻面部肿胀。另外，作者命名的"重力姿势"也有帮助。之前认为头抬高 45° 有助于减轻面部肿胀。然而，作者研究发现，不用抬高头部，采用仰卧或侧卧姿势（重力姿势）也能避免额部淋巴液集聚，从而减轻面部肿胀[51]。维持重力姿势 1.5 天（手术当天加术后 1 天），使淋巴液因为重力作用向下流，淋巴液在枕部和颞部头皮集聚而不是额部，有助于避免上睑水肿。如果发生上睑水肿，

无治疗方法，求美者需要等 2~3 天自行缓解。

## 发际线不自然

不自然的发际线可能是由于移植两发或三发 FUs 到额部发际线所致，或在额部移植单发 FUs 形成直线形所致。可以进一步手术调整，但最好在首次移植时就用单发 FUs 形成看起来自然的发际线和 Z 形发际线。

## 毛囊炎

毛囊移植过深能够引起炎症，报道的发生率为 1%~20%。皮脂产生过多和不合理地清洗头发能导致继发性毛囊炎，可以通过使用洗发露进行清洗来避免。局部类固醇激素能够缓解症状，但严重者需要口服抗生素。避免该并发症的最重要因素是合适的移植深度。作者主要是使用深度控制移植技术（DCT）来预防术后毛囊炎[34]。

## 凹陷性瘢痕

由移植物种植过深造成，可以通过 DCT 技术避免。

## 存活率低和移植毛发脱落

毛发移植的存活率通常为 90% 或更高，但是经验丰富的医生也会碰到绝大部分移植的毛发无法存活的案例，原因不明。在毛干检查中发现的结节性脆发病求美者的毛发移植存活率低，引起该病的原因不明。毛囊切割、FUE 截断、脱水和种植间隔发生的损伤、移植过程中的毛囊弯曲、移植过深或过浅等，都能降低存活率。

## 动静脉瘘

动静脉瘘（AV）很少在供区或受区出现[1]。病变处可有明显搏动，多在 6 个月内自行恢复。如果担心破裂或为美观因素需要治疗，可以结扎血管。

## 晕 厥

偶尔会在术中或术后发生晕厥。血管迷走神经反应可能是头发种植操作中最常见的紧急情况[1]。术前口服安定可能减轻求美者焦虑和对手术的恐惧,以避免这种反应的发生。因为在移植过程中求美者需躺在床上几个小时,建议在坐起、起床前先活动腿部1 min,避免直立性低血压。在数小时手术中,休息、吃些饼干和果汁,有助于减轻求美者的不适[16]。

## 呃 逆

呃逆的病因和生理未知,推测是刺激供区受损神经向膈神经的传导引起的[52]。呃逆通常在术后6~24小时内发生,持续2天后自发缓解。氯丙嗪50 mg,每日两次,有助于缓解持续呃逆带来的不适。

## ■ 实际案例

毛发移植不仅应用于男性脱发,还应用于女性脱发、女性发际线修整、眉毛、睫毛移植、阴毛移植和胡须移植。作者分享了两个案例:一个是对男性脱发进行毛发移植,一个是女性发际线修整。

## 案例 1

47岁男性求美者出现脱发,为Norwood V型(图27.13a)。主观愿望需要尽可能多的头发遮盖无发区域。供区密度较好,枕部头发厚重。切除的头皮大小是1.5 cm × 30 cm。供区行减张单层缝合。术后4天拆减张力缝合线,术后10天拆除皮肤缝线。在眉中部平面上方8.5 cm制作发际线。在发际线区域用单发FU移植形成Z形;四发和三发FUs移植到前额部和分界区域,双发FUs移植到后部区域和相对区域,以产生最大的充盈感。植发数量是6 636 FUs(497个单发FU移植物,1 425个双发FUs移植物,863三发FUs移植物,175个四发FUs移植物)(图27.13b)。

## 案例 2

发际线呈M型的28岁女性(图27.14a),想让发际线变更圆。她的枕部头发密度和厚度正常。切除头皮的大小是1.5 cm × 18 cm。供区用隐形瘢痕缝合法进行双层缝合。皮肤缝线于术后10天拆线。在眉中部平面上方7 cm制作发际线。在发际线区域用单发FU移植形成Z形;双发FUs移植物植到发际线后,三发FUs移植物植到双发FUs后面。植发数量是3 120 FUs

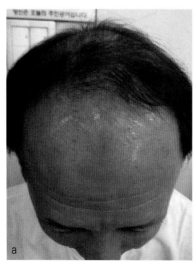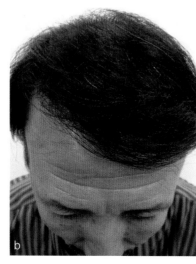

图 27.13 案例 1:男性毛发移植。(a)术前。(b)术后1年

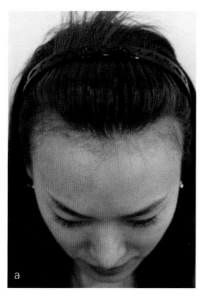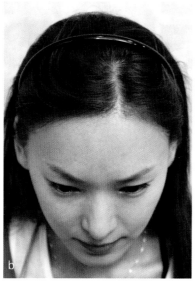

图 27.14 案例 2：女性毛发移植。（a）术前。（b）术后 1 年

（680 个单发 FU 移植物，905 个双发 FUs 移植物，210 个三发 FUs 移植物）（图 27.14b）。

## ■ 小结

东亚人的毛发移植面临一些在欧洲人中很少见的挑战，包括瘢痕风险增加、供区毛发有限、肤色发色对比高度、头发密度低和独特的前额发际线。尽管充满挑战，通过选择合适的求美者和使用合适的手术技术，可以在亚洲人中获得完美的结果。根据个人特征，适当调整毛发移植技术。根据亚洲人毛发的特性、头型、发色和肤色，以及其他特征，对毛发移植治疗过程进行调整。

### 参考文献

1. Unger WP, Shapiro R, Unger R, Unger M, eds. Hair Transplantation. New York, NY: Marcel Dekker; 2004: 568-576, 591-595,892-897

2. Unger WP, Shapiro R, Unger R, Unger M, Eds. Hair Transplantation, London, UK: Informa Healthcare; 2011:63-75, 76-81,235-237,404-406,408,423,428-430

3. Vong V. Normal hairline or Norwood class 0, 1. Hair Transplant Forum Int 1999; 6: 178-181

4. Bernstein RM, Rassman WR, Szaniawski W, Halperin A. Follicular transplantation. Int J Aesthetic Rest Surg 1995; 3: 119-132

5. Bernstein RM, Rassman WR. Follicular transplantation. Patient evaluation and surgical planning. Dermatol Surg 1997; 23(9): 771-784, discussion 801-805

6. Pathomvanich D. Donor harvesting: a new approach to minimize transection of hair follicles. Dermatol Surg 2000; 26(4): 345-348

7. Arnold J. 6th annual meeting of the International Society of Hair Restoration Surgery. Hair Transplant Forum Int'l 1998; 6: 4

8. Ezaki T. Advantages and disadvantages of hair transplant surgery on treatment of male baldness. Jpn J Aesthet Plast Surg 1997; 19: 99-117

9. Haber R, Stough D, eds. Hair Transplantation. Seattle, WA: Elsevier Saunders; 2006: 149-156

10. Kaufman KD, Rotonda J, Shah AK, Meehan AG. Long-term treatment with finasteride 1 mg decreases the likelihood of developing further visible hair loss in men with androgenetic alopecia (male pattern hair loss). Eur J Dermatol 2008; 18(4): 400-406

11. Finasteride Male Pattern Hair Loss Study Group. Long-term(5-year) multinational experience with finasteride 1 mg in the treatment of men with androgenetic alopecia.

Eur J Dermatol 2002; 12(1): 38-49

12. Lee WS, Lee HJ, Choi GS, et al. Guidelines for management of androgenetic alopecia based on BASP classification-the Asian Consensus Committee guideline. J Eur Acad Dermatol Venereol 2013; 27(8): 1026-1034

13. Avram M, Rogers N. Contemporary hair transplantation. Dermatol Surg 2009; 35(11): 1705-1719

14. Makheja AN, Bailey JM. Antiplatelet constituents of garlic and onion. Agents Actions 1990; 29(3-4): 360-363

15. Bernstein R, Rassman W. Densitometer and video-micros-copy. Hair Transplant Forum Int 2007; 17(2): 49-51

16. Pathomvanich D, Imagawa K, eds. Hair Restoration Surgery in Asians. New York, NY: Springer; 2010: 37-39, 91-93, 105, 125-129, 133-140

17. Leonard R, Charles G, Dorin R, et al. International Society of Hair Restoration Surgery. 2013 Practice Census Results

18. Mayer M, Pauls T. Scalp elasticity scale. Hair Transplant Forum Int 2005; 15: 122-123

19. Mohebi P, Pak J, Rassman W. How to assess scalp laxity. Hair Transplant Forum Int 2008; 18: 161, 167

20. Bernstein RM, Rassman WR. The scalp laxity paradox. Hair Transplant Forum Int 2002; 12: 9-10

21. Choi YC, Kim JC. Single hair transplantation using the Choi hair transplanter. J Dermatol Surg Oncol 1992; 18(11): 945-948

22. Kakigi R, Shibasaki H. Mechanisms of pain relief by vibration and movement. J Neurol Neurosurg Psychiatry 1992; 55(4): 282-286

23. Marzola M. Trichophytic closure of the donor area. Hair Transplant Forum Int 2005; 15: 113-116

24. Frechet P. Minimal scars for scalp surgery. Dermatol Surg 2007; 33(1): 45-55, discussion 55-56

25. Rose P. Ledge closure. Hair Transplant Forum Int 2005; 15: 113-116

26. Kim D. Planning off inferior edge in the Frechet and Rose trichophytic closures. Hair Transplant Forum Int 2008; 18(6): 211

27. Rassman WR, Bernstein RM, McClellan R, Jones R, Worton E, Uyttendaele H. Follicular unit extraction: minimally invasive surgery for hair transplantation. Dermatol Surg 2002; 28(8): 720-728

28. Harris JA. Follicular unit extraction: the SAFE system. Hair Transplant Forum Int 2004; 14: 157-164

29. Onda M, Igawa HH, Inoue K, Tanino R. Novel technique of follicular unit extraction hair transplantation with a powered punching device. Dermatol Surg 2008; 34(12): 1683-1688

30. Bunagan MJ, Banka N, Shapiro J. Hair transplantation update: procedural techniques, innovations, and applications. Dermatol Clin 2013; 31(1): 141-153

31. Kim C, Kim H, Kim D. Follicular unit transplantation: comparison of video microscopic vs. combination methods. Arch Aesthetic Plast Surg 2014; 20(1): 61-64

32. Limmer B. Bob Limmer does it all one hair at a time. Hair Transplant Forum Int 1991; 1: 8-9

33. Keene SA, Gibson GH. New cost-effective, ergonomic way to magnify donor hair during follicular unit graft dissection: LCD monitor with video magnification. Hair Transplant Forum Int 2003; 13: 9

34. Hwang S. Intra-patient graft length differences influencing depth controlled incisions. Hair Transplant Forum Int 2012; 22: 117, 122-123

35. Cooley JE. Dilemmas in hair restoration. Hair Transplant Forum Int 2005; 15: 207-208

36. Hwang SJ, Lee JJ, Oh BM, et al. The effects of dehydration, preservation temperature and time on the hair grafts. Ann Dermatol 2002; 14: 149-152

37. Krugluger W, Moser K, Moser C, Laciak K, Hugeneck J. Enhancement of in vitro hair shaft elongation in follicles stored in buffers that prevent follicle cell apoptosis. Dermatol Surg 2004; 30(1): 1-5, discussion 5

38. Uebel C. A new advance in baldness surgery using plateletderived growth factor. Hair Transplant Forum Int 2005; 15(3): 77-84

39. Cole J. The optimal holding solution and temperature for hair follicle grafts. Hair Transplant Forum Int'l 2012; 22: 17-21

40. Cooley JE. Bio-enhanced hair restoration. Hair Transplant Forum Int 2014; 24(4): 121,128-130

41. Ahn S. We salute you, Mr. Paek. Hair Transplant Forum Int 2000; 10: 151

42. Lee SJ, Lee HJ, Hwang SJ, et al. Evaluation of survival rate after follicular unit transplantation using the KNU implanter. Dermatol Surg 2001; 27(8): 716-720

43. Beehner ML. A comparison of hair growth between follicular-unit grafts trimmed "skinny" vs. "chubby". Dermatol Surg 1999; 25(4): 339-340

44. Seager D, ed. Dense packing techniques. In: Unger WP, Shapiro R, Unger R, Unger M, eds. Hair Transplantation. 6th ed. London, UK: Elsevier

Saunders; 2006: 127-131

45. Lee W, Lee S, Na G, Kim D, Kim M, Kim J. Survival rate according to grafted density of Korean one-hair follicular units with a hair transplant implanter: experience with four patients. Dermatol Surg 2006; 32(6): 815-818

46. Hahler B. Surgical wound dehiscence. Medsurg Nurs 2006; 15(5): 296-300, quiz 301

47. Stough D, ed. Hair Replacement: Surgical and Medical. St. Louis, MO: Mosby Year Book; 1996: 105-110

48. True RH, Dorin RJ. A protocol to prevent shock loss. Hair Transplant Forum Int 2005; 15: 197

49. Neidel F. Preventing post-operation swelling. Hair Transplant Forum Int'l 2003; 13: 50

50. Gholamali A, Sepideh P, Susan E. Hair transplantation: preventing post-operative oedema. J Cutan Aesthet Surg 2010; 3(2): 87-89

51. Hwang S. Gravity position to prevent facial edema in hair transplantation. Hair Transplant Forum Int'l 2009; 77: 81-82

52. Arnold J. A neurological explanation for hiccups following hair transplantation. Hair Transplant Forum Int'l 1995; 5: 23

# 28 亚洲人面部美容激光脱毛

Wooseok Koh

## 精 要

- 所有种族女性都追求面部脱毛的效果，认为面部可见的毛发在美学上是不可接受的，会使皮肤变黑，影响化妆效果。男性追求脱毛是为了有更洁净的外表，避免日常剃须的不便，并防止剃须和毛囊炎造成的皮肤损伤。
- 在韩国，狭小的前额是面部激光脱毛的主要适应证之一。具有传统思想的韩国人和中国人认为前额狭小是不美观的，这使得面部脱毛广泛流行。
- 韩国年轻女性倾慕具有无毛面庞的男性，这样明显增加了她们对面部激光脱毛的兴趣。
- 成功的面部激光脱毛涉及许多因素，其中，术者在对手术相关知识的掌握和丰富的经验最为重要。
- 治疗前进行充分问诊，确定面部激光脱毛的合理目标尤为重要，尤其是涉及额部增宽时。
- 能量密度 23~40 J/cm$^2$ 和持续脉冲 3~30 毫秒的 800~810 nm 的半导体激光（如 LightSheer XC、Lumenis）被用于面部脱毛。如脉冲持续超过 30 毫秒，亚洲男性面部脱毛获得积极效果的概率会明显降低。
- 通常高通量缓慢治疗在面部脱毛中更为有效。治疗前降低皮肤温度能够减少激光脱毛的副作用。
- 除了减少面部毛发，面部激光脱毛还能改善皮肤，包括使肤色亮丽柔润，减轻或消除毛囊炎、痤疮，减少剃须时的色素沉着。
- 根据求美者需求、性别和面部轮廓设计新的额部发际线。针对最佳设计和效果，对求美者进行主动的指导非常重要，因为求美者选择的发际线常会过高或过低。额部发际线的设计并不是只为了发际线的美观，而是在重新设计自然的 1/3 面部轮廓。

## ■ 引言

随着 1996 年红宝石激光的出现，永久性激光脱毛逐渐应用于临床。该激光系统脉冲时间在毫秒范围并具有皮肤冷却系统[1, 2]。随后，绿宝石激光[3, 4]、800~810 nm 半导体激光[5, 6]、Nd：YAG 激光[7, 8]也用于临床脱毛治疗。因为在亚洲人中的不稳定和高风险，红宝石激光随后被弃用，其他激光技术至今仍在使用。

目前可用的大部分激光脱毛是 20 世纪 90 年代发展起来的，对其能量强度、通量或光斑大小都进行了调整，但基本特征没有变化。近来又引入了半导体激光，包括 755 nm[9]、940 nm[10]、980 nm（如 Alma Lasers LEDA EPI 980 和 GME LinScan 808/980） 和 1 060 nm（ 如 Lumenis LightSheer INFINITY）等类型。真空辅助激光[11, 12]和分别具有高频[13, 14]、低通量、高重复频率功能[15~17]的激光也逐渐应用。

尽管激光脱毛技术不断发展，但相关治疗指南尚未推出，对永久性脱毛的可能性仍存在争议[18, 19]。许多医师在进行毛发去除过程中没有观察到充分的疗效，认为永久性脱毛是不可能的。

笔者的诊所14年来专注于常规激光毛发去除，主要针对男性和女性面部毛发。所有种族女性都追求面脱毛的效果，认为面部可见的毛发在美容上是不可接受的，会使皮肤变黑，影响化妆效果。男性追求脱毛是为了有更洁净的外表，避免日常剃须的不方便，防止剃须和毛囊炎造成的皮肤损伤。近来，在韩国拥有无毛面庞的男性名人越来越受到欢迎，在男性中掀起了平滑、无毛面庞的潮流。对100位韩国女性进行调研发现，只有16%的女性认为男性面部毛发有吸引力。同样，发现40岁的女性（44.5%）比20岁（10.2%）和30岁（16.7%）的女性更关注男性面部毛发。另外，近80%的受访者表示，如果效果像照片显示的那样好，他们乐意推荐激光脱毛给男性伙伴。基于这个原因，韩国男性越来越追求面部脱毛。然而，与自身其他部位或与白种人相比，东亚人面部的毛发更加浓密，毛轴更粗[20]。因此，永久脱毛是比较困难的，即使重复进行治疗。

在韩国，窄小前额被认为是毫无吸引力的。在韩国和中国，某些面部特征被认为与运气相关，窄小的前额往往被认为与厄运有关。另外，狭窄的前额破坏了面部平衡，导致第一印象没有吸引力。在女性，去除掉前额多余的毛发，进而提升发际线，能够创造一个圆而有吸引力的前额。不像白种人有比较宽的前额，许多亚洲人的前额较小。因此，用激光脱毛对发际线进行修整是一种流行的做法[21]。

辐射激光被皮肤毛干的黑色素吸收，局部温度升高，起到部分破坏滤泡细胞的作用。然而，尚不清楚脱毛的重要有效目标究竟是毛发干细胞还是乳头细胞，抑或两者都是[22]。

本章主要讨论通过对东亚人面部的毛发密度进行调节实现面部永久性脱毛或美容改善，以及笔者在这方面的临床经验和知识。

## ■ 激光脱毛的机制

最早的激光脱毛基于"选择性光热作用"的概念[1, 23]。之后，这一概念被拓展为"选择性光热扩展理论"[24]。根据这些理论，主要的生色团是毛干和毛球的真黑色素。激光带来的热量在毛囊的黑色素中不断扩散，破坏毛囊，干扰可见终毛的再生。近来研究发现，低通量、高频激光的效果与那些高能量、低频率的激光相似[15~17]。

永久性脱毛的目标细胞是使毛囊可以再生的细胞。基于该假设，生物学目标应该是毛发干细胞（图28.1）或乳头细胞，或两者都是[22]。然而，虽然该假说貌似合理，但目前尚无相应

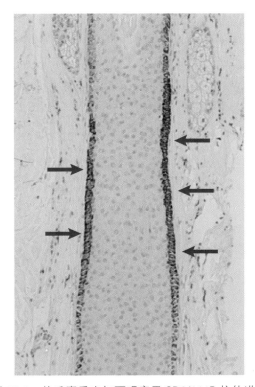

图28.1 从毛囊垂直切面观察用CD8/144B抗体进行ABC染色的毛发干细胞。毛发干细胞（棕色细胞，箭头）位于毛囊外根鞘的最外层部分

的支持数据发表。对于其他目标的破坏，包括血管和黑素细胞，或是对毛囊的非特异性损伤，都被认为是可能的机制。然而，即使该方法已实际应用超过 20 年，但激光脱毛确切的机制尚不明确。

## ■ 改善永久性脱毛效果的因素

许多因素，包括通量、脉冲持续时间、波长、光斑尺寸和治疗间隔，都影响激光脱毛的效果[25]。另外，医师的知识和经验也影响结果。提高成功率的因素如下：

1. 合适的波长：750 nm 或 800~810 nm[26~30]。

2. 合适的脉冲持续时间：20~80 ms（根据个人经验）。

3. 合适的通量：在不引发副作用情况下，通量越高越好[6, 31]。

4. 合适的光斑：在合适范围内，越大越好[32, 33]。

5. 合适的表皮冷却：充分的接触冷却，室内低温。

6. 合适的覆盖率：100%~120% 覆盖率，不能有跳跃区域，主要取决于毛发密度、厚度和光束质量。

7. 合适的治疗间隔：4~8 周，取决于治疗区域。

8. 副作用的适当处理：包括炎症后色素沉着或色素减退、结痂、持续红疹、荨麻疹反应、激光导致的白内障和虹膜萎缩等。

9. 合格的医师：拥有最佳知识、谨慎的医师。

10. 对结果的适当评估：距最后一次治疗至少 6 个月。

## ■ 求美者评估

问诊是激光脱毛过程中非常重要的一步，

尤其是对于寻求额部增宽的男性。与常规其他部位激光脱毛或女性面部脱毛相比，在男性进行激光面部脱毛需要更高的通量，因此在首次治疗前，必须就可能发生的副作用向求美者进行详细的解释，包括结痂、红疹、色素沉着等。

设计宽的额部，需要考虑下颌线、头颅形状、求美者性别，以此确定额部扩展的程度。在这些因素中，确定求美者面部最为合适的额部高度尤为重要。常规的额部高度是面部高度的三分之一，最终的比例需要根据医生和求美者的美学感觉来决定。在设计发际线中，为了达到最佳设计和效果，对求美者进行主动指导非常重要，因为求美者选择的发际线常会过高或过低。笔者总是告知求美者，设计额前发际线是重新设计三分之一的面部轮廓线，而不仅是重新设计发际线。

在面部激光脱毛过程中，检测面部肤色、毛发厚度、颜色，询问近来阳光暴露史、日常毛发去除方法，确认同时存在的面部皮肤疾病，都是决定准确的治疗参数和计划的关键。在每次治疗前后对求美者进行拍照，对结果评估尤为重要，这也需要向求美者解释。

对最后结果的仔细和坦率的评估对于医生和求美者都是必要的，但在激光脱毛并不是很容易的事，结果评估应该在最后治疗后至少 6 个月进行。

## ■ 手术技术

### 东亚女性面部脱毛

东亚女性认可脱毛治疗，以创造更加女性化的形象，增亮肤色，使化妆更为容易。比起腋毛、腿毛，即使是调节到最佳的通量和波长，东亚女性面部毛发对激光的反应更差，原因尚不明确。因此，许多案例至少接受了 9 次治疗。作者建议根据求美者目前的肤色设定通量，而不是根据 Fitzpatrick 皮肤分型。肤色能够随着紫外线光照射而改变，根据光照的程度不同，Fitzpatrick 皮肤分型相同的两个人可能会表现不同的肤色。根据肉眼观察，作者将肤色分为9 类。在肉眼观察无法确定时，我倾向于采用黑色素指数（图 28.2）。因为海外旅行，冬夏两季使许多人暴露于强烈的紫外线照射下，因此肤色的检测应不受季节影响。

**技 术**

因为东亚女性的面部毛发稀疏，除非通量较高，否则长时间的持续脉冲激光不能完全去除毛发。因此，理想的效果取决于通量和脉冲时间的平衡。作者倾向于使用高通量，尽管可能引起疼痛。为避免疼痛而将通量设定较低时，永久性脱毛的机会也减少，无法实现治疗目标。要明确告知求美者治疗可能比较疼痛，可以用局部麻醉。

根据作者的经验，持续脉冲 3~30 毫秒和能量密度 23~40 J/cm² 的 800 nm 半导体激光是有效的。但是随着脉冲持续超过 30 毫秒，达到40 毫秒时，获得积极结果的概率降低。

1. 根据肤色，对浅肤色用较高通量。使用800 nm 的 LightSheer XC 激光时，治疗从 30 毫秒和 22~28 J/cm² 开始。对求美者因为暴晒导致的深肤色，用低通量或将下一次治疗推迟至2~3 个月后。

2. 第一次治疗后，如果没有出现副作用或

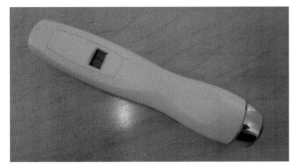

图 28.2 测量黑素指数的设备（Courage+Khazaka electronic GmbH, Germany）

皮肤变黑，增加参数 5%~10%。

3. 在第一个疗程的 4 次治疗之间等待 4 周，根据结果，第五次治疗后可延长时间间隔。皮肤变黑时，随着通量增高，出现副作用的风险也增高，下一次的治疗需要延迟或需要调低通量。

4. 完全用激光辐射不会漏掉目标区域。

5. 在浓密的毛发区域，延长接触冷却时间或增加冷却剂喷洒时间。

6. 降低周围室温有助于降低皮肤温度。对于特别害怕疼痛的求美者，可以使用局部麻醉。

**效 果**

激光脱毛后预期肤色会变亮，变得平滑。治疗后整体肤色得到提升，面部明显变得娇嫩（图 28.3）。

几乎没有研究讨论过韩国女性实现永久性面部脱毛的比例，或永久性脱毛需要的治疗次数。根据求美者种族、治疗区域的不同，激光脱毛的效果也不同，在特定治疗区域或种族中为阐明效果而进行参数或设备的直接比较也不合适。目前，没有研究明确描述不同类型激光、治疗技术、频率、间隔、治疗面积或求美者种族对治疗结果的影响。

## 东亚男性面部脱毛

东亚男性面部脱毛目标包括：①减少每日剃须的不方便（部分男性因为面部毛发过快、过多生长需要经常剃须，导致毛囊炎或色素沉着）；②美容改善（亚洲人通常有厚重毛发，剃须后仍看起来不整洁）；③看起来更平滑、更年轻的皮肤；④对面部毛发的普遍厌烦（自身没有过多毛发，仍厌恶面部毛发，选择激光脱毛替代镊子）。

在不同的文化和时代背景下，男性面部毛发有不同的意义。全世界许多文化推崇男性有大量面部毛发。然而，当前韩国许多流行男星有洁净、无毛的面庞，使用化妆品，女性更喜欢这类有着温婉外观的男性，这是韩国男性追

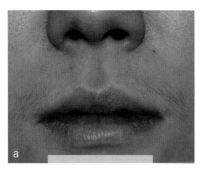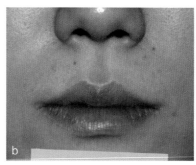

图28.3 女性面部激光脱毛效果。（a）治疗前。（b）3次治疗后，整体皮肤色泽改善，面部更柔和

求面部脱毛的主要原因。

东亚男性的面部毛发比起白种人更加浓密。不像女性脱毛，东亚男性脱毛要求医生经验丰富，对风险充分了解，尤其是使用高通量激光时。无经验的医生会使男性面部脱毛的风险升高，因为浓密厚重的毛发可能会对激光治疗产生交叉反应。因此，降低风险、避免皮肤损伤尤为重要。接触型皮肤冷却系统对于降低风险可能有一定作用[34~36]。

### 技 术

因为大部分毛发的毛干较粗，所以作者使用的脉冲持续时间为 30~50 毫秒。随着面部脱毛的进行，应根据当前肤色来设定通量。

1. 设定尽可能高的通量。当使用 800 nm 的 LightSheer XC 时，治疗从 30 毫秒、24~35 J/cm² 开始。

2. 避免重复辐射，但是在治疗中不要忽略任何目标区域。需要注意的是，对同一区域的重复照射可能导致瘢痕形成和其他不良反应。

3. 只使用接触型皮肤冷却系统。使用高通量来去除浓密厚重的毛发能够引起非特异性皮肤损伤，用接触冷却来保护深层有助于减少不良反应。为了能得到充分的冷却，在厚重、致密的毛发区域需要增加冷却系统的接触时间 0.5~1 秒。

4. 经常检查毛发是否贴附于接触型机头的尖端。

5. 根据毛干密度和粗细的不同，在鼻下、

下颌、脸颊、鬓角等部位需要调节通量，在厚重、较粗的毛干部位使用相对低的通量。

### 效 果

美学改善和皮肤亮白

根据主观评估，大部分亚洲男性经过激光脱毛后，面部皮肤状况得到改善，虽然改善程度无法科学测量。求美者自己也感觉治疗后的皮肤得到改善，大部分人对比求美者治疗前后的照片后也认为有改善（图 28.4）。面容的改善是因为毛发减少还是激光的美白或年轻化作用，需要进一步的研究阐明。

减少色素沉着

许多亚洲男性在激光脱毛后会出现皮肤色素沉着。炎症后色素沉着可能是由剃须相关的皮肤损伤、毛囊炎或皮炎造成。面部毛发较粗的亚洲男性比白种人在皮肤剃须时要用更大的力量，因此更容易出现皮肤刺激、不适。亚洲人皮肤也更容易出现炎症后色素沉着[57]。有效脱毛能够减少剃须的频率和剃须时的皮肤刺激，使色素沉着逐渐得到改善（图 28.5）。

毛囊炎和痤疮的改善

激光脱毛后可观察到韩国男性面部毛囊炎和痤疮的持续改善[58]。3~4 次治疗后，剃须频率减少，剃须相关的毛囊炎和痤疮改善。在部分案例中，没有经过激光治疗部位的毛囊炎和痤疮也得到改善，原因尚不明确（图 28.6）。剃须泡沫可能也发挥了一定作用，需要进一步研究[59]。

28　亚洲人面部美容激光脱毛

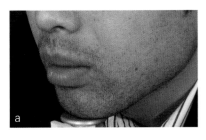 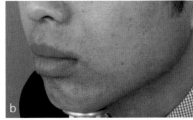

图 28.4　面部激光脱毛后的美容改善。（a）在其他诊所进行 5 次治疗 7 年后。（b）在作者的诊所接受另外 7 次治疗的 6 个月后

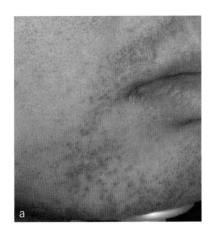 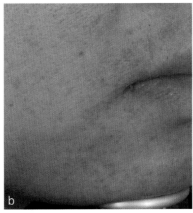

图 28.5　激光脱毛对剃须相关色素沉着的改善。（a）治疗前。（b）6 次治疗 3 个月后，有效脱毛减少了剃须频率和皮肤刺激，也减少了色素沉着

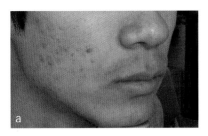 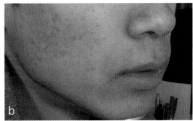

图 28.6　激光治疗后痤疮的改善。（a）治疗前。（b）6 次治疗 3 个月后，没有接受激光的部位的毛囊炎和痤疮也得到改善

## 东亚人的额部增宽

在额部狭窄的求美者、有男性前额形状的女性人，或有女性额部形状的男性求美者中，去除额部过多的毛发能改善额部的形状。韩国人和中国人认为狭窄的额部是没有吸引力的，因此将发际线修整以增宽额部是常用的整形方法。治疗的目标是增宽额部，改善面部容貌平衡，根据性别创造女性或男性前额形状。

### 额部发际线设计

最后的设计需要经过多次的讨论（平均 2~3 次）才能确定。求美者要面对镜子，并给予充分的时间来反复考虑最佳设计。在第二次治疗开始时，医生需要在访问求美者意见的基础上引导设计，从而提高求美者满意度。

额部发际线设计基于如下因素：

1. 基本设计：男性为矩形，女性为圆形、椭圆形。

2. 比例：合适的额部长度约为脸长的三分之一。

3. 互补设计：考虑下颌线。

4. 不规则性：模仿不规则的自然发际线。根据求美者意愿，在一些部位留置随意的汗毛。

5. 合适的触感：在女性颞骨区域发际线留

－ 375 －

置一些汗毛。

设计不规则发际线方法如下（图 28.7）：

1. 在治疗过程中使用不同通量。

2. 在治疗过程中结合不同波长和脉冲持续时间。

3. 避免形成一条明显的线，不形成激光辐射的线性边界。

### 技 术

发际线通常由一些粗的毛发构成，额部表面由细毛发覆盖。因此，这两个区域的参数设置不同。如前所述，应该调节波长、通量和脉冲时间，以避免在发际线处形成明显的分界线。治疗的频率在不同个体也有所变化，但通常需要至少 6 次治疗。

1. 首次治疗时，要测试不同通量（如 LightSheer XC，10~28 J/cm$^2$）和光斑尺寸（如 5~12 mm），至少使用两种波长（如 800 nm 和 1 064 nm）。

2. 根据期望的脱毛程度调节治疗间隔（8~10 周）。

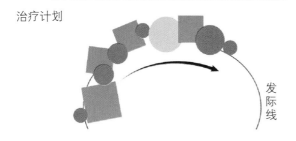

图 28.7 用图像解释如何形成不规则发际线，使用 2 种不同波长、多种光斑和形状。蓝色 12 mm；LightSheer XC，蓝色 9mm；LightSheer ET，橙色 5 mm、7 mm、10mm；CoolGlide Excel， 黄 色 12mm；Nd–YAG GentleMax（Candela）

### ■ 技术要点

1. 对于东亚人面部脱毛来治，应根据当前肤色情况选择通量（如 LightSheer XC 5~30 毫秒，10~45 J/cm$^2$）。

2. 充分使用激光，避免遗漏目标区域。

3. 在厚重、浓密的毛发区域，延迟接触冷却时间或增加冷却剂喷洒时间，降低室温以降低皮肤温度。东亚男性行面部脱毛时，为了充分冷却皮肤，在厚重、浓密毛发区域使用接触型上皮冷却系统，冷却接触时间从 0.5 秒增加到 1 秒。

4. 在每次治疗前拍摄照片以评估结果，在几乎没有变化的区域来用稍高通量。

5. 为了增宽额部，治疗前要提供充足时间问诊（10~20 分钟）。最后确定设计需要经过多方讨论。

6. 在增宽额部的第一次治疗，要测试不同通量（比如 LightSheer XC，10~28 J/cm$^2$）和光斑尺寸（如 5~12 mm），至少使用两种波长（如 800 nm 和 1 064 nm）。

7. 对最终结果的评估需要在最后一次治疗后的至少 6 个月进行。

### ■ 并发症及其处理

对于面部脱毛，已经观察到如下副作用：持续性红疹，色素沉着，色素脱失，脂溢性皮炎和毛囊炎加重等（图 28.8）。也观察到一些罕见案例，如分布在女性脸颊、下颌线和脖子区域的特发性多毛症。绝大部分并发症无须处理，可自然消失。如果疑诊特发性多毛症，比之前治疗增加 20%~30% 的通量，额外再给至少 3 次治疗[60]。这一方法通常能解决该不良反应。

在治疗前和治疗期间，求美者需要避免暴露于紫外线和皮肤刺激。因为暴露于紫外线会导致皮肤变黑，可影响治疗效果并增加出现不良反应的风险。建议求美者尽可能避免日晒，在治疗后的 7~10 天内尽量避免剃须或过度清洗手术区域，以减轻皮肤的色素沉着反应，提高下次治疗效率。

## ■ 实际案例

### 案例 1

27 岁男性求美者，咨询面部和颈部的激光

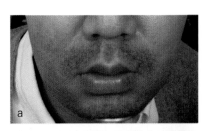
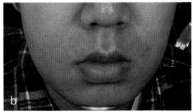

图 28.8 激光脱毛后的脂溢性皮炎。（a）首次治疗后 4 天出现脂溢性皮炎加重。（b）第一次治疗后 5 周。无须任何治疗，1 周内红斑消退

脱毛（图 28.9a）。他在过去的 5 年里每天剃须，忍受不规整、不平整的黑色皮肤。接受了 7 次 800 nm LightSheer XC 治疗（30 毫秒，12 mm × 12 mm，26 J/cm$^2$ × 4，28 J/cm$^2$，29 J/cm$^2$，33 J/cm$^2$；治疗间隔为 5，5，6，8，10 和 12 周）。除了少数重新生长的毛发，第 7 次治疗的 8 个月后获得了非常满意的结果（图 28.9b）。治疗后出现红疹反应，局部使用了两次类固醇药膏。

### 案例 2

34 岁女性求美者，为增宽狭窄前额就诊（图 28.10a）。接受了 5 次治疗，治疗过程和系数如下：

· 第 一 次 治 疗：10/20/25 J/cm$^2$ 30 ms（LightSheer XC），+24 J/cm$^2$ 15 ms（CoolGlide Excel，Cutera，10 mm），+10 J/cm$^2$ 3 ms（CoolGlide Excel，10 mm）间隔；8 周

· 第 二 次 治 疗：10/20/26 J/cm$^2$ 30 ms（LightSheer XC），+25 J/cm$^2$ 15 ms（CoolGlide Excel，10 mm），+10 J/cm$^2$ 3 ms（CoolGlide Excel，10 mm）间隔；8 周

· 第 三 次 治 疗：10/20/27 J/cm$^2$ 30 ms（LightSheer XC），+23/28 J/cm$^2$ 15 ms（CoolGlide Excel，10mm），+10 J/cm$^2$ 3ms（CoolGlide Excel，10 mm）间隔；10 周

· 第 四 次 治 疗：12/25/26 J/cm$^2$ 30 ms（LightSheer XC），+25 J/cm$^2$ 15 ms（CoolGlide

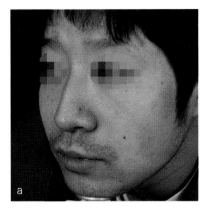
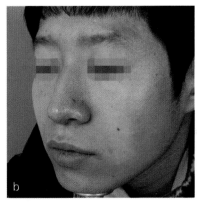

图 28.9 案例 1。东亚男性面部激光脱毛。（a）治疗前。（b）7 次治疗后 8 个月

Excel，10 mm），+8/9/10 J/cm² 3 ms（CoolGlide Excel，10 mm）间隔；14 周

·第五次治疗：25 J/cm² 30 ms（LightSheer XC），+25 J/cm² 15 ms（CoolGlide Excel，10 mm），+8 J/cm² 3 ms（CoolGlide Excel，10 mm），+5 J/cm²，2 ms

5 次治疗后的 5 个月，求美者对自然、增宽的额部发际线表示满意（图 28.10b）。

### 案例 3

35 岁男性，为增宽额部就诊（图 28.11a）。接受了 3 次治疗，治疗过程和系数如下：

·第一次治疗：20/26 J/cm² 30 ms（LightSheer XC），+38 J/cm² 20 ms（CoolGlide Excel，10 mm），+29 J/cm² 15 ms（CoolGlide Excel，10 mm）间隔；10 周

·第二次治疗：16/26 J/cm² 30 ms（LightSheer XC），+43 J/cm² 20 ms（CoolGlide Excel，10 mm）间隔；8 周

·第三次治疗：16/25 J/cm² 30 ms（LightSheer XC），+47 J/cm² 20 ms（CoolGlide Excel，10 mm），+19 J/cm² 7 ms（CoolGlide Excel，10 mm）

在 3 次治疗后 8 个月时，求美者对结果表示满意（图 28.11b）。

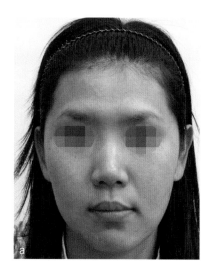
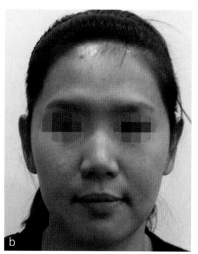

图 28.10　案例 2。女性额部增宽。（a）治疗前。（b）5 次治疗后 5 个月

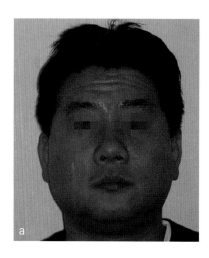
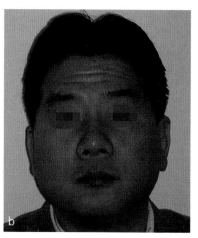

图 28.11　案例 3。男性额部增宽。（a）治疗前。（b）3 次治疗后 8 个月

## 参考文献

1. Grossman MC, Dierickx C, Farinelli W, Flotte T, Anderson RR. Damage to hair follicles by normal-mode ruby laser pulses. J Am Acad Dermatol 1996; 35(6): 889-894

2. Dierickx CC, Grossman MC, Farinelli WA, Anderson RR. Permanent hair removal by normal-mode ruby laser. Arch Dermatol 1998; 134(7): 837-842

3. Nanni CA, Alster TS. Long-pulsed alexandrite laser-assisted hair removal at 5, 10, and 20 millisecond pulse durations. Lasers Surg Med 1999; 24(5): 332-337

4. Görgü M, Aslan G, Aköz T, Erdoğan B. Comparison of alexandrite laser and electrolysis for hair removal. Dermatol Surg 2000; 26(1): 37-41

5. Ort RJ, Anderson RR. Optical hair removal. Semin Cutan Med Surg 1999;18(2):149-158

6. Campos VB, Dierickx CC, Farinelli WA, Lin TY, Manuskiatti W, Anderson RR. Hair removal with an 800-nm pulsed diode laser. J Am Acad Dermatol 2000; 43(3): 442-447

7. Alster TS, Bryan H, Williams CM. Long-pulsed Nd: YAG laser-assisted hair removal in pigmented skin: a clinical and histological evaluation. Arch Dermatol 2001; 137(7): 885-889

8. Goldberg DJ, Silapunt S. Histologic evaluation of a millisecond Nd: YAG laser for hair removal. Lasers Surg Med 2001; 28(2): 159-161

9. Paasch U, Wagner JA, Paasch HW. Novel 755-nm diode laser vs. conventional 755-nm scanned alexandrite laser: sideby-side comparison pilot study for thorax and axillary hair removal. J Cosmet Laser Ther 2015; 17(4): 189-193

10. Hussain M, Suwanchinda A, Charuwichtratana S, Goldberg D. A new long pulsed 940 nm diode laser used for hair removal in Asian skin types. J Cosmet Laser Ther 2003; 5(2): 97-100

11. Xia Y, Moore R, Cho S, Ross EV. Evaluation of the vacuumassisted handpiece compared with the sapphire-cooled handpiece of the 800-nm diode laser system for the use of hair removal and reduction. J Cosmet Laser Ther 2010; 12(6): 264-268

12. Zhou ZC, Guo LF, Gold MH. Hair removal utilizing the LightSheer Duet HS hand piece and the LightSheer ET: a comparative study of two diode laser systems in Chinese women. J Cosmet Laser Ther 2011; 13(6): 283-290

13. Sadick NS, Laughlin SA. Effective epilation of white and blond hair using combined radiofrequency and optical energy. J Cosmet Laser Ther 2004; 6(1): 27-31

14. Sadick NS, Shaoul J. Hair removal using a combination of conducted radiofrequency and optical energies-an 18-month follow-up. J Cosmet Laser Ther 2004; 6(1): 21-26

15. Braun M. Permanent laser hair removal with low fluence high repetition rate versus high fluence low repetition rate 810 nm diode laser-a split leg comparison study. J Drugs Dermatol 2009; 8(11, Suppl): s14-s17

16. Pai GS, Bhat PS, Mallya H, Gold M. Safety and efficacy of low-fluence, high-repetition rate versus high-fluence, lowrepetition rate 810-nm diode laser for permanent hair removal-a split-face comparison study. J Cosmet Laser Ther 2011; 13(4): 134-137

17. Barolet D. Low fluence-high repetition rate diode laser hair removal 12-month evaluation: reducing pain and risks while keeping clinical efficacy. Lasers Surg Med 2012; 44(4): 277-281

18. Fernandez AA, França K, Chacon AH, Nouri K. From flint razors to lasers: a timeline of hair removal methods. J Cosmet Dermatol 2013; 12(2): 153-162

19. Wimmershoff MB, Scherer K, Lorenz S, Landthaler M, Hohenleutner U. Hair removal using a 5-msec long-pulsed ruby laser. Dermatol Surg 2000; 26(3): 205-210

20. Vogt A, Mc Elwee KJ, Blume-Peytavi U. Biology of the hair follicle. In: Blume-Peytavi U, Tosti A, Whiting DA, Trueb R, eds. Hair Growth and Disorders. Leipzig, Germany: Springer; 2008: 8-9

21. Koh W, Hwang J. New clinical application of laser hair removal; widening of narrow forehead. Lasers Surg Med 2003; 32S15: 67

22. Ibrahimi OA, Avram MM, Hanke CW, Kilmer SL, Anderson RR. Laser hair removal. Dermatol Ther 2011; 24(1): 94-107

23. Anderson RR, Parrish JA. Selective photothermolysis: precise microsurgery by selective absorption of pulsed radiation. Science 1983; 220(4596): 524-527

24. Altshuler GB, Anderson RR, Manstein D, Zenzie HH, Smirnov MZ. Extended theory of selective photothermolysis. Lasers Surg Med 2001; 29(5): 416-432

25. Koh W. Laser hair removal. In: Park S, Yeo U, eds. Laser Dermatology Plastic Surgery. Seoul: Koonja; 2014: 253-275

26. Sadighha A, Mohaghegh Zahed G. Meta-analysis of hair removal laser trials. Lasers Med Sci 2009; 24(1): 21-25

27. Eremia S, Li CY, Umar SH, Newman N. Laser hair removal: long-term results with a 755 nm alexandrite laser. Dermatol Surg 2001; 27(11): 920-924

28. Handrick C, Alster TS. Comparison of long-pulsed diode and long-pulsed alexandrite lasers for hair removal: a long-term clinical and histologic study. Dermatol Surg 2001; 27(7): 622-626

29. Bouzari N, Tabatabai H, Abbasi Z, Firooz A, Dowlati Y. Laser hair removal: comparison of long-pulsed Nd:YAG, long-pulsed alexandrite, and long-pulsed diode lasers. Dermatol Surg 2004; 30(4 Pt 1): 498-502

30. Li R, Zhou Z, Gold MH. An efficacy comparison of hair removal utilizing a diode laser and an Nd:YAG laser system in Chinese women. J Cosmet Laser Ther 2010; 12(5): 213-217

31. Polderman MC, Pavel S, le Cessie S, Grevelink JM, van Leeuwen RL. Efficacy, tolerability, and safety of a long-pulsed ruby laser system in the removal of unwanted hair. Dermatol Surg 2000; 26(3): 240-243

32. Nouri K, Chen H, Saghari S, Ricotti CA Jr. Comparing 18-versus 12-mm spot size in hair removal using a Gentle-LASE 755-nm alexandrite laser. Dermatol Surg 2004; 30(4 Pt 1): 494-497

33. Bäumler W, Scherer K, Abels C, Neff S, Landthaler M, Szeimies RM. The effect of different spot sizes on the efficacy of hair removal using a long-pulsed diode laser. Dermatol Surg 2002; 28(2): 118-121

34. Altshuler GB, Zenzie HH, Erofeev AV, Smirnov MZ, Anderson RR, Dierickx C. Contact cooling of the skin. Phys Med Biol 1999; 44(4): 1003-1023

35. Zenzie HH, Altshuler GB, Smirnov MZ, Anderson RR. Evaluation of cooling methods for laser dermatology. Lasers Surg Med 2000; 26(2): 130-144

36. Nelson JS, Majaron B, Kelly KM. Active skin cooling in conjunction with laser dermatologic surgery. Semin Cutan Med Surg 2000; 19(4): 253-266

37. Ram R, Rosenbach A. Effects of ambient room temperature on cold air cooling during laser hair removal. J Cosmet Dermatol 2007; 6(3): 203-206

38. Klavuhn KG, Green D. Importance of cutaneous cooling during photothermal epilation: theoretical and practical considerations. Lasers Surg Med 2002; 31(2): 97-105

39. Goldberg DJ. Effect of temperature-controlled cooling on light-based skin treatments. J Cosmet Laser Ther 2006; 8(3): 155-156

40. Moreno-Arias GA, Castelo-Branco C, Ferrando J. Sideeffects after IPL photodepilation. Dermatol Surg 2002; 28(12): 1131-1134

41. Bernstein EF. Hair growth induced by diode laser treatment. Dermatol Surg 2005; 31(5): 584-586

42. Noh S, Koh WS, Lim HW, et al. Tool to visualize and evaluate operator proficiency in laser hair-removal treatments. Biomed Eng Online 2014; 13: 40

43. Bouzari N, Tabatabai H, Abbasi Z, Firooz A, Dowlati Y. Hair removal using an 800-nm diode laser: comparison at different treatment intervals of 45, 60, and 90 days. Int J Dermatol 2005; 44(1): 50-53

44. Landa N, Corrons N, Zabalza I, Azpiazu JL. Urticaria induced by laser epilation: a clinical and histopathological study with extended follow-up in 36 patients. Lasers Surg Med 2012; 44(5): 384-389

45. Helou J, Maatouk I, Moutran R, Obeid G. Fox-Fordyce-like disease following laser hair removal appearing on all treated areas. Lasers Med Sci 2013; 28(4): 1205-1207

46. Bechara FG, Georgas D, Sand M, et al. Effects of a long-pulsed 800-nm diode laser on axillary hyperhidrosis: a randomized controlled half-side comparison study. Dermatol Surg 2012; 38(5): 736-740

47. Desai S, Mahmoud BH, Bhatia AC, Hamzavi IH. Paradoxical hypertrichosis after laser therapy: a review. Dermatol Surg 2010; 36(3): 291-298

48. Willey A, Torrontegui J, Azpiazu J, Landa N. Hair stimulation following laser and intense pulsed light photo-epilation: review of 543 cases and ways to manage it. Lasers Surg Med 2007; 39(4): 297-301

49. Doshi SN, Levy ML, Markus R. Koebnerization of reactive perforating collagenosis induced by laser hair removal. Lasers Surg Med 2003; 32(3): 177-179

50. Moreno-Arias GA, Camps-Fresneda A. Long-lasting hypopigmentation induced by long-pulsed alexandrite laser photoepilation. Dermatol Surg 2003; 29(4): 420-422

51. Weisberg NK, Greenbaum SS. Pigmentary changes after alexandrite laser hair removal. Dermatol Surg 2003; 29(4): 415-419

52. Lanigan SW. Incidence of side effects after laser hair removal. J Am Acad Dermatol 2003; 49(5): 882-886

53. Brilakis HS, Holland EJ. Diode-laser-induced cataract and iris atrophy as a complication of eyelid hair removal. Am J Ophthalmol 2004; 137(4): 762-763

54. Davoudi SM, Behnia F, Gorouhi F, et al. Comparison of long-pulsed alexandrite and Nd:YAG lasers,

individually and in combination, for leg hair reduction: an assessor-blinded, randomized trial with 18 months of follow-up. Arch Dermatol 2008; 144(10): 1323-1327

55. Lou WW, Quintana AT, Geronemus RG, Grossman MC. Prospective study of hair reduction by diode laser (800 nm) with long-term follow-up. Dermatol Surg 2000; 26(5): 428-432

56. Dang Y, Liu B, Liu L, et al. The 800-nm diode laser irradiation induces skin collagen synthesis by stimulating TGF-β/Smad signaling pathway. Lasers Med Sci 2011; 26(6): 837-843

57. Davis EC, Callender VD. Postinflammatory hyperpigmentation: a review of the epidemiology, clinical features, and treatment options in skin of color. J Clin Aesthet Dermatol 2010; 3(7): 20-31

58. Manuskiatti W, Dierickx CC, González S, et al. Laser hair removal affects sebaceous glands and sebum excretion: a pilot study. J Am Acad Dermatol 1999; 41(2 Pt 1): 176-180

59. de Groot AC. Contact allergy to cosmetics: causative ingredients. Contact Dermat 1987;17(1): 26-34

60. Uyar B, Saklamaz A. Effects of the 755-nm alexandrite laser on fine dark facial hair: review of 90 cases. J Dermatol 2012; 39(5): 430-432

# VI

# 面部微创美容手术

# 29 肉毒毒素在东亚人的面部美容中的应用

Kyle Seo

**精 要**

- 东亚人的 A 型肉毒毒素（BTA）治疗策略涉及剂量和注射点，需要考虑以下方面：肌肉质量、形状、活动形式，东亚人和白种人的差异，整体面部结构的美学情况。
- 与白种人相比，东亚人的面部相对宽、圆、平。应用 BTA 治疗咬肌肥大和腮腺肥大，通过减少面部宽度来使方形脸变得平滑，形成正面的 V 形脸，因此 BTA 在东亚人中应用广泛。
- 在东亚，禁止将肉毒毒素注射于下睑来加宽睑裂。东亚人认为大眼睛是女性美丽的象征。
- 在白种人中比较流行用 BTA 对眉进行塑形，但在东亚人中不推荐，因为明显的弓形眉相对较宽，在亚洲人面部可能看起来太不自然。
- 与白种人相比，亚洲人面部肌肉通常较小，同时肌肉活动度也弱。因此，东亚人可能只需要低剂量的 BTA。一般来说，亚洲人额部水平线推荐起始剂量为 3~6 U，眉间皱纹需要 10 U。
- 多数医师用肉毒杆菌素（onabotulinu-mtoxinA）和其他 BTA 产品来进行美容的临床等效转换比率是 1 : 1，而 onabotulinumtoxinA 与 abobotulinumtoxinA（ABO）的转换比率是 1.0 : 2.5。
- 在方形下颌重塑时，BTA 的主要作用部位是咬肌的中下肌腹。应行深部注射，充分接触下颌骨，避免表浅注射导致面部表情肌僵硬。根据求美者的肌肉体积，推荐 4~6 个注射点，每个部位注射 5 U。
- 向肥大或突出的腮腺注射 BTA，能够阻断唾液腺内乙酰胆碱的作用，减少下半脸的宽度。乙酰胆碱是唾液腺内的神经递质。于下颌角附近唾液腺最突出的部分深入腺体内注射，需要 5~6 个注射点，每个部位注射 5 U。
- 多种皮内注射 BTA 的方法已经在亚洲广泛应用，有不同的名字，如 "mesobotox" "dermatoxin" "microtoxin"。该治疗方法不仅用于减少面部动态皱纹，也用于减少静态皱纹和缩小毛孔。另外一个作用是创造所谓的感觉提升或假提升。因此，皮内注射 BTA 被认为能够产生各种抗衰老作用。

## ■ 引言

1987 年，Carruther 等[1] 首次使用 A 型肉毒毒素（BTA）来治疗眉间皱纹，因其易用、方便、安全，使注射 BTA 减少动态皱纹在全世界广泛流行。然而，最近 BTA 应用目的已经远远不只是简单减少皱纹，已经扩展到对咬肌塑形以对面部轮廓进行重塑，腓肠肌注射进行小腿部位的塑形，以及腋部注射改善多汗症[2-4]。

一些文献和共识为 BTA 在美容方面的使用提供了指南[5-8]。除了近来部分韩国专家提出的《BTA 使用共识》[9]，其余大部分出版物主要是专门集中于白种人。本章主要关注东亚人和白种人在美容方面使用 BTA 的差异，涉及解剖、BTA 应用剂量、注射方法和使用指征，为东亚人的 BTA 使用提供实践建议。

## ■ 求美者评估

对每位求美者应该单独进行检查。单独的评估和治疗都是非常有必要的，因为在东亚人中，目标肌肉的形状和功能在不同个体中有明显的不同。应该根据肌肉质量、形状、活动类型，对求美者整体面部结构的情况进行正确判断，选择注射部位和剂量。然而，在为东亚人建立 BTA 治疗策略的过程中，应牢记东亚人和白种人之间的重要差异。

### 美学理想的差异

与白种人相比，东亚人的面部相对较宽、圆、平。因此，东亚人认为小、窄和立体感的面部更有吸引力，肉毒毒素的使用有望实现该目标。一个最典型的例子是用肉毒毒素治疗咬肌肥大，虽然该方法是 20 多年前在西方国家最早发展起来的[2]，但在西方国家并不流行。这个 BTA 的独特应用方法有助于方形脸的东亚人缩小面部宽度，从形成正面 V 形脸。同样，腮腺注射肉毒毒素也成为一种流行于东亚人的用于缩小面部宽度的方法。

注射 BTA 增宽睑裂是亚洲人和白种人治疗方法不同的另一典型例子。注射 BTA 能够减轻睑板前隆起，轻微降低下睑缘以增宽睑裂[10]。然而，需要注意的是，不能为东亚人减少睑板前的眼轮匝肌隆起，后者在东亚通常被认为是女性美丽的标志（卧蚕眉）。卧蚕（眉）给人带来一种"大眼睛"的感觉。卧蚕（眉）也能

通过注射透明质酸填充剂来进一步增强。在这种情况下，在东亚人通过注射 BTA 来增宽睑裂是禁忌证。

### 东亚人和白种人之间的解剖差异

与白种人相比，亚洲人面部肌肉通常较小，同时肌肉活动度也弱。亚洲人的皱眉肌比白种人更短。亚洲人肌肉质量较小不仅是因为基因差异[11]，也是由于文化差异，因为亚洲人比白种人更少使用面部表情肌[12]。此外，与白种人相比，亚洲人的年龄相关皱纹更少。这可能是因为与白种人相比，亚洲人的皮肤更厚，表面肌肉腱膜系统的深、浅层脂肪较多，表面肌肉腱膜系统和深层（腮腺咬肌）筋膜之间有厚的脂肪和纤维连接[14]。因此，东亚人使用 BTA 的剂量比白种人要低。

## ■ 技术

### 肉毒素 A 的商业产品

目前，亚洲商用 BTA 产品有 onabotulinumtoxinA（Botox/Vistable,AllerganInc., Irvine, California）、abobotulinumtoxinA（Dysport, Ipsen, Boulogne-billancourt, France/Medicis/ Valeant, Bridgewater, NJ; Lausanne, Galderm, Azzalure, Switzerland）、incobotulinumtoxinA（Xeomin/Xeomeen/Bocouture/XEOMIN Cosmetic）、无组合蛋白的肉毒毒素 A（150kDa）（Merz Pharmaceuticals GmbH, Frankfurt, Germany）等。在亚洲，允许使用的 BTA 产品有 Neuronox（MedytoxInc., Seoul, South Korea; 也称为 Botulift、Cunox、Meditoxin 和 Siax）、Prosigne（CBTX-A; 中国兰州生物产品有限公司）、Regenox（HugelPharma, South Korea, 也称 为 Botulax、Zentox）、Nabota（Daewoong Pharmaceutical Co. Ltd., Seoul, South Korea）、

Evosyal（Alphaeon Corp., Newport Beach, California）等。

在每个产品标签处，生产商都会注明不同 A 型肉毒毒素产品效价测量的试验不同，因此剂量单位不能换算。然而，一些共识文献和临床研究指出，除了 abobotulinumtoxinA，onabotulinumtoxinA 和其他 BTA 产品用于美容用途时临床等效转换比例为 1 : 1[5, 8, 15, 16]，onabotulinumtoxinA 和 abobotulinumtoxinA 有不同的剂量转换比率。根据目前得到的数据和临床经验，多数医师使用 onabotulinumtoxinA 和 abobotulinumtoxinA 的等效转换比例为 1.0 : 2.5。

### A 型肉毒毒素的稀释和储存

冻干 BTA 粉末需要加入无防腐剂的生理盐水溶解后使用。然而，提倡用含防腐剂盐水的观点认为，在不影响 BTA 效果的情况下，这种盐水可以减轻注射 BTA 时的疼痛感[19, 20]。使用不同体积（1~10 mL）的正常生理盐水溶解 BTA 粉末，常用 2.5 mL、3.3 mL，浓度分别为 4 U/0.1 mL 和 3 U/0.1 mL。

对于溶解后的 BTA 在冰箱内存储效果有不同的观点。根据得到的数据和临床经验，多数医师将溶解后的 BTA 放在冰箱里储存超过 4 周[21~23]。

### 注射标记

BTA 注射点应根据肌肉和骨性标记来选择而不是仅依靠皮肤。眉不是特别可靠的皮肤标记，尤其是眉下垂的老年人和女性，因为他们习惯用镊子等方法来修改眉毛形状。检查覆盖的软组织—脂肪和皮肤，可作为有用的标记。

### 注射层次

虽然皮内注射有减少瘀青的好处，但是准确注射到真皮内是非常困难的，如在皮肤特别薄的下睑。而且，皮内注射要比皮下注射和肌肉注射更疼。因此，皮下注射和肌肉注射时，描述 BTA 在深层肌肉的落点更加现实，如咬肌和皱眉肌。

## ■ 注射部位与相应技术

### 额 纹

目标肌肉是额肌（图 29.1）。重点考虑如下：

1. 筛选眉下垂风险的人（如睑下垂求美者或先天用额肌睁眼的人）是先决条件。与白种人相比，亚洲人的眉和睑裂之间距离较宽，从美学观点看来，眉下垂是相当尴尬的不良反应。典型的有眉下垂风险者为老年人（如 50 岁或更大），这些求美者需要 2~3 U 的低起始剂量。

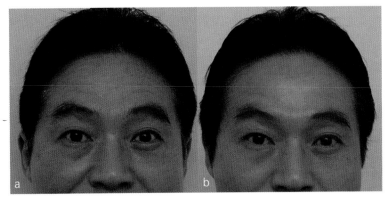

图 29.1 额部水平线注射 BTA。（a）注射前。（b）注射后 2 周

2. 与白种人相比，因为肌肉质量小和过度活动少，许多亚洲人需要小剂量 BTA。

皮内层次的微滴技术有助于保持正常表情。通常，推荐 2 行 6~7 个注射点（图 29.2a）。对于额部高的人，也可行 3 行注射（图 29.2b）。因为存在导致眉下垂的风险，建议起始剂量为 3~6 U，总剂量不超过 12 U。

## 皱眉纹

目标肌肉是皱眉肌和降眉间肌（有时为眼轮匝肌）（图 29.3）。重点考虑如下：

1. 与白种人相比，亚洲人的皱眉肌更短小[11]，肌肉活动少，因此 BTA 的剂量更小。也因如此，在降眉间肌和皱眉肌中部（不是皱眉肌外侧）的 4 点注射方式（而不是白种人标准的 5 点注射方式），对于亚洲女性通常是合适的。当然，5 点注射方式对于亚洲男性和其他肌肉体积较大的人也是合适的。为了避免"武士眉"（多见于宽脸亚洲人的一种奇怪的表情），在眉毛上 2 cm 的额肌额外注射 0.5 U BTA，与外眦线一致，有助于形成白种人的标准眉型。

2. 与单独应用 BTA 相比，伸展试验有助于

发现适合 BTA 和软组织填充物联用的个体，是最合适的策略。

应选择 4 个肌肉注射点（降眉间肌的 2 个注射点用 2 U，皱眉肌中部的 2 个注射点用 4 U）（图 29.4a）。去除皱眉纹的标准欧洲模式是在瞳孔中线的皱眉肌外侧缘额外给予 1~2 U（图 29.4b）。

对于眼轮匝肌有过度活动的求美者，偶尔需要在眉上方外眦线处额外注射 1 U。

为了避免眼睑下垂这一最严重和尴尬的并发症，通过触摸骨性边缘，在骨性眶缘上面的皱眉肌找到注射点，然后用非优势手指缓慢注射，同时按压骨性眶缘，避免 BTA 弥散到眶缘以下。

## 外眦皱纹（鱼尾纹）

目标肌肉是眼轮匝肌（图 29.5）。重点考虑如下：

1. 在外眦线保留表情线非常重要，可以适当维持自然的面容。

2. 注射前确认引起外眦区域皱纹的原因是眼轮匝肌而不是颧肌非常重要。眶下方水平线

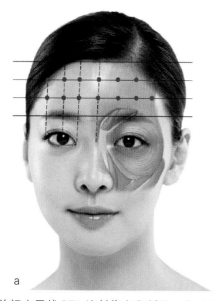
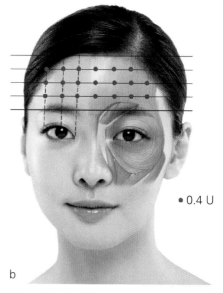

•0.4 U

a        b

图 29.2　前额水平线 BTA 注射位点和剂量。（a）2 行 6~7 个 BTA 注射点和剂量。（b）对于额部高求美者，也可 3 行注射［经过 Seo KK 允许引自 Botulinum Toxin for Asians（in Korean）. Seoul: Seoul Medical Books & Publishing; 2014］

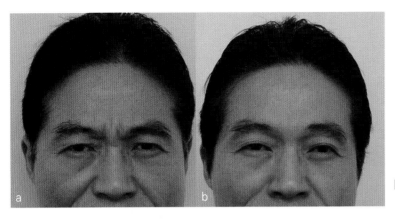

图 29.3　皱眉纹注射 BTA。(a)注射前。
(b)注射后 2 周

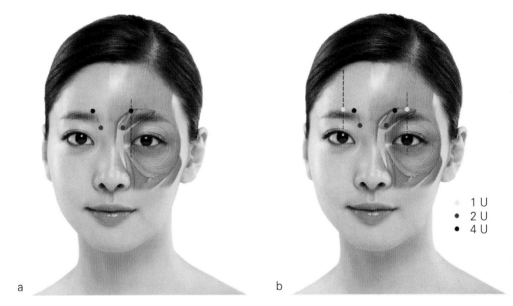

1 U
2 U
4 U

图 29.4　皱眉纹 BTA 注射位点和剂量。(a)肌肉注射 4 个点(降眉间肌的 2 个点用 2 U,皱眉肌中部 2 个点用 4 U)。
(b)皱眉纹的标准欧洲模式是在瞳孔中线的皱眉肌外侧缘额外给予 1~2 U[经 Seo KK 允许引自 Botulinum Toxin
for Asians(in Korean). Seoul: Seoul Medical Books & Publishing; 2014]

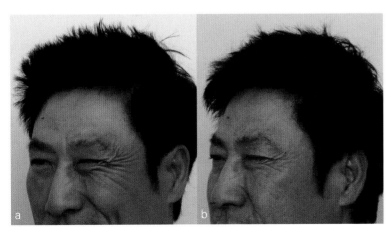

图 29.5　外眦皱纹注射 BTA。(a)注
射前。(b)注射后 2 周

和外侧颧骨区域的下降是由颧肌活动造成，因此不是 BTA 注射的适应证。这需要在治疗前与求美者交流，使求美者保持合理的期望。

3. 对于颧骨明显和泪沟处有丰富颧骨前脂肪的亚洲人，在通过 BTA 注射处理鱼尾纹后，其外侧颧骨区域将更突出，这通常也是亚洲人不喜欢的。在这些求美者的下面部注射是无效的，相反，此时需要低剂量注射（如 0.5 U）。

为了避免血肿，可以在有丰富血管的治疗区域行皮下注射。至少需要注射 3 个点，每个注射点需要 2~3 U。根据皱纹的形式，还可另行选择 1~2 个注射点进行注射（图 29.6）。

## 眉（眉上提和成形术）

目标肌肉是降眉肌肉（皱眉肌、降眉间肌、眼轮匝肌）。重点考虑如下：

1. 随着年龄的增长，眉会逐渐下垂，所以维持自然的眉位置比较重要。

2. 用肉毒毒素"提升"眉，是通过影响再

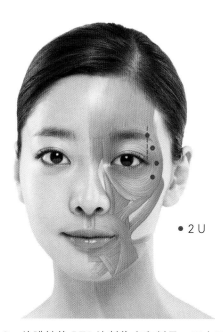

• 2 U

图 29.6 外眦皱纹 BTA 注射位点和剂量。至少采用 3 个注射点，根据皱纹情况另择或高或低的 1~2 个注射点（紫色）进行注射 [经 Seo KK 允许引自 Botulinum Toxin for Asians（in Korean）. Seoul: Seoul Medical Books & Publishing; 2014]

平衡机制来减弱降眉肌肉力量，如皱眉肌、降眉间肌和眼轮匝肌，已经被认为是一种年轻化方法[24]。欧洲人的年轻态眉很少位于较高的额部，随着年龄的增长，因为上睑下垂的部分代偿作用，眉会逐渐增高[25]。与欧洲人相比，亚洲人的眉与睑裂间的距离更宽，所以眉提升对亚洲人和随年龄增长而逐渐出现眉下垂的人有意义。

3. 用肉毒毒素行眉毛成形，已经在欧洲文献中得到广泛阐述[25]。然而，明显的弓形眉可能在亚洲人中看起来特别不自然，因为他们的脸相对更宽。与欧洲人描述的相比，亚洲女性更喜欢的是在外侧三分之二的扁平而低的眉形状。这并没有降低面容协调性，反而可使其进一步提高。无论是在自己国家的亚洲人，还在移民到其他国家的亚洲人，都特别不喜欢侧面拉升的"武士眉"。

经典的计划是在眉间和眼轮匝肌联合应用 BTA 注射治疗。

## 眶下皱纹

目标肌肉是眼轮匝肌的下半部分、眶前和眶周部分肌肉。重点考虑如下：

1. 皮肤弹性差的求美者不能在眶下区域注射。

2. 不能在紧邻睑缘下部的眼轮匝肌的睑板前部分进行注射，因为在此区域注射 BTA 减轻了东亚人眶周肌肉突出，而东亚人认为该突出是女性美丽的标志。

3. 在为眶下脂肪突出的求美者进行注射时需要谨慎，因为存在加重脂肪突出的风险。

推荐在眼轮匝肌的眶前和眼窝部分之间选择注射点。推荐在每侧眶部选 1 行 5 个或 6 个注射点，总剂量不超过 2 U（图 29.7）。

## 眶下眼增大

目标肌肉是睑板前的眼轮匝肌。重点考虑

如下：注射 BTA 能够去除睑板前的隆起，轻微拉低下睑缘以使睑裂增宽[10]。然而，对韩国人、中国人和其他亚洲人不能减少睑板前肌肉隆起，因为他们认为那是女性美丽的标志——卧蚕，是"大眼睛"的光学错觉。通过注射透明质酸填充物能使卧蚕（眉）更明显。因此，在此区域行 BTA 注射在东亚人中是禁忌的。

每侧眶部选一个注射点，位于在瞳孔中线的下睑缘下方 1~2 mm。建议每只眼 2 U（图 29.8）。

### 鼻尖提升

目标肌肉是降低鼻中隔肌和鼻肌（有时是提升上唇鼻翼肌），重点考虑如下：

1. 在亚洲国家，鼻尖提升通常采用注射填充物的方法而不是只单用肉毒毒素。注射肉毒毒素与鼻填充物相结合在鼻部产生固定作用，使填充物保留的时间更长。

2. 如果鼻肌或提上唇鼻翼肌明显，将鼻肌或提上唇鼻翼肌与降鼻中隔肌联合处理效果更好。

处理鼻尖时推荐在鼻中隔下（鼻唇连接处）选一点注射 4 U，深至降鼻中隔肌起始处的鼻棘，并同时在鼻肌选两点注射 4 U（图 29.9）。

### Bunny 纹

目标肌肉是提上唇鼻翼肌和鼻肌。重点考虑如下：中心垂直 bunny 纹是由鼻肌造成的，可以通过 BTA 注射完全消除。然而，鼻背部外侧的 bunny 纹是由提上唇鼻翼肌和中部口轮匝肌造成的，不能被完全消除，也不推荐完全使提上唇鼻翼肌瘫痪。

对于所有个体，在鼻唇沟中部进行注射能够避免偶然发生的提上唇鼻翼肌完全瘫痪。建议选取 3 个注射点，每点 2 U（图 29.10）。

### 露龈笑

目标肌肉是提上唇鼻翼肌，重点考虑如下：
1. 作用机制是减弱提上唇肌肉的过度活动，以减轻牙龈的过度暴露（"露龈笑"）。

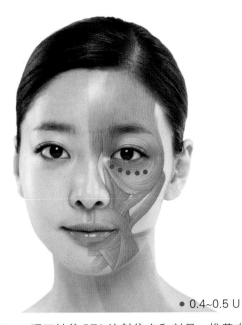

● 0.4~0.5 U

图 29.7　眶下皱纹 BTA 注射位点和剂量。推荐在眼轮匝肌的眶前和眼窝部分之间，每个眼睛选 1 行 5 个或 6 个注射点，总剂量不超过 2 U［经 Seo KK 允许引自 Botulinum Toxin for Asians（in Korean）. Seoul: Seoul Medical Books & Publishing; 2014］

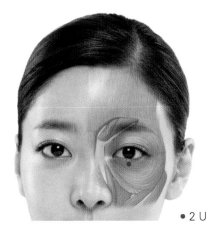

● 2 U

图 29.8　眶下眼裂增宽 BTA 注射位点和剂量。每只眼选一个注射点，位于在瞳孔中线的下睑缘下方 1~2 mm。建议每只眼 2 U［经 Seo KK 允许引自 Botulinum Toxin for Asians (in Korean). Seoul: Seoul Medical Books & Publishing; 2014］

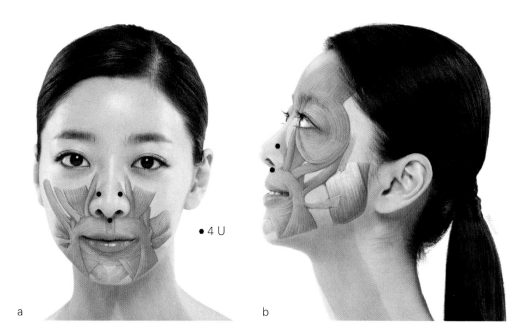

a　　　　　　　　b

图 29.9　鼻尖提升 BTA 注射位点和剂量。建议深至降鼻中隔肌起始处的鼻棘，同时在鼻肌选两点注射 4 U。（a）正面观。（b）侧面观 [ 经 Seo KK 允许引自 Botulinum Toxin for Asians（in Korean）. Seoul:Seoul Medical Books & Publishing; 2014 ]

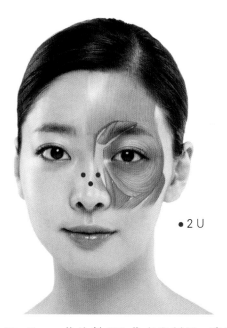

图 29.10　Bunny 纹注射 BTA 位点和剂量。建议选取 3 个注射点，每点 2 U [ 使用经过 Seo KK 允许. Botulinum Toxin for Asians（in Korean）. Seoul: Seoul Medical & Publishing; 2014 ]

2. 重要的是只能把 BTA 注射到提上唇鼻翼肌，因为如果麻痹其他提上唇肌，会导致笑容看起来古怪。

3. 对鼻唇沟较长和上唇突出的亚洲人进行肉毒素注射时要谨慎，因为可能导致人中进一步拉长。

推荐在鼻翼外侧进行肌肉注射。注射不能太靠外，否则面部表情可能会在微笑时发生改变。推荐选取 2 个注射点，每点 2~4 U（图 29.11）。

## 口周皱纹

目标肌肉是口轮匝肌，重点考虑如下：

1. 低的起始剂量有助于保留口轮匝肌的关闭作用。一些对面部表情有重要作用的肌肉紧邻口轮匝肌，因此注射时，要谨慎，避免误将 BTA 注射到相邻肌肉中。

2. 对鼻唇沟较长和上唇突出的亚洲人进行

肉毒毒素注射时要谨慎，因为可能导致鼻唇沟进一步拉长。

　　推荐在上唇朱红色边界的两侧至少选取 2 个注射点。有时可能在下唇增加 2~4 个点。推荐每个点注射 1 U（图 29.12）。

### 嘴角提升（木偶纹）

　　目标肌肉是降口角肌。重点考虑如下：

　　1.对于已存在的木偶纹，通常采用注射填充物和肉毒毒素相结合的办法，而不是单独使用肉毒毒素。这是因为肉毒毒素的再平衡作用（如BTA减弱降口角肌力量）会导致口角上提。因此，BTA 注射是使用填充物时常联合使用的方法。

　　2.降口角肌是降下唇肌上方的最表浅肌肉。如果降下唇肌受肉毒毒素影响，可能会发生下唇活动不对称或下唇无力。

　　3.口角轴处聚集了嘴角（包括降口角肌）周围多块肌肉，在 58.4% 的亚洲人中低于口角水平线[27]。因此，为了避免偶然弥散到负责

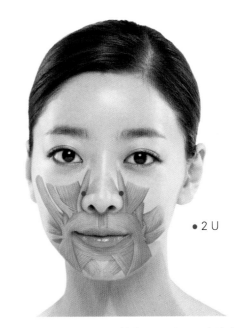

图 29.11　露龈笑 BTA 注射位点和剂量。建议在鼻翼外侧进行肌肉注射，每点 2~4 U［经 Seo KK 允许引自 Botulinum Toxin for Asians（in Korean）. Seoul: Seoul Medical Books & Publishing; 2014］

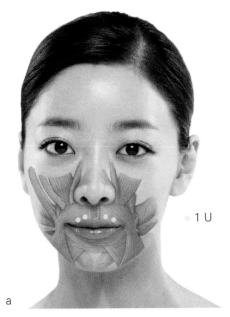
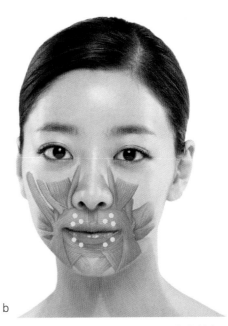

a　　　　　　　　　　　　　　　b

图 29.12　口周皱纹 BTA 注射位点和剂量。（a）建议选上唇朱红色边界，每侧至少选取 2 个注射点，每点 1 U。（b）有时可能在下唇增加 2~4 个点［经 Seo KK 允许引自 Botulinum Toxin for Asians（in Korean）. Seoul: Seoul Medical Books & Publishing; 2014］

口角活动的其他肌肉，肉毒毒素应注射到降口角肌的下部。

皮下注射能够避免偶然弥散到降下唇肌。建议在降口角肌的下 1/3 处选取注射点，注射 2~4 U（图 29.13）。

### 鹅卵石样下颏

目标肌肉是颏肌。重点考虑如下：

1. 由于颏肌长期过度活动导致"鹅卵石"样下颏，随着年老而逐渐加重，能够通过在颏肌行 BTA 注射得到改善。

2. 行 BTA 注射时不能太靠近降下唇肌，避免因 BTA 扩散到该肌肉造成不对称的风险。

推荐在距下颏下缘中心线 1 cm 的地方选取 2 个注射点，肌肉注射 4 U。另外需要至少选取 2 个注射点，每点皮下注射 2 U（图 29.14）。

### 颈横纹

目标肌肉是颈阔肌。重点考虑如下：

1. 在颈阔肌注射 BTA 能够减少颈横纹。与欧洲人相比，亚洲人的颈横纹交叉更常见[28]。因此，在亚洲人中很少有所谓的火鸡脖畸形。

2. 在颈阔肌注射 BTA 可能导致休息时肌张力减弱，肉毒毒素的再平衡会带来假提升作用。

沿颈阔肌带，从下颌线周围的肌肉附着区到邻近锁骨的起始区进行肌肉注射，注射点间隔 2 cm。推荐每点剂量为 2~4 U，一次总剂量不超过 80 U（图 29.15）。

### 咬肌肥大

目标肌肉是咬肌（图 29.16）。重点考虑如下：

1. BTA 注射的主要优点是通过改变亚洲人方形颌来改善下半脸的形状。假如求美者的肌肉体积大，通过减少咬肌的厚度，任何人都能在一定程度上使脸型变小。

2. BTA 注射治疗方形颌的作用机制是一种肌肉的失用性萎缩，因此治疗起效和作用达到峰值都存在时间延迟。这与常规除皱治疗不同，后者起效开始于 2~3 天后，注射后 1~2 周作用达到峰值。在临床实践中，BTA 对咬肌的作用于注射后 2 周起效，2~3 个月达到峰值[3, 29]。

3. 6 个月后，肌肉体积逐渐恢复到一定程度；注射后 10~12 个月，肌肉恢复原来体积。这是因为肌肉萎缩是可逆的，3~6 个月后会复原。然而，根据个人的习惯，如磨牙症、不自觉的牙关紧闭和咀嚼过多，效果的持续时间也不同。也有报道 BTA 在咬肌肥大治疗中的效果

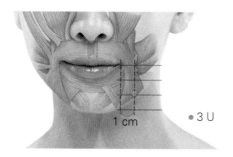

图 29.13　嘴角提升（木偶纹）BTA 注射位点和剂量。建议在降口角肌的下 1/3 处选取注射点，注射 2~4 U［经 Seo KK 允许引自 Botulinum Toxin for Asians（in Korean）. Seoul: Seoul Medical Books & Publishing; 2014］

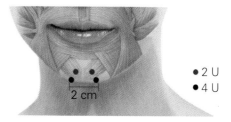

图 29.14　鹅卵石下颏 BTA 注射位点和剂量。建议在距下颏下缘中心线 1 cm 的地方选取 2 个注射点，肌肉注射 4 U。另外需要至少选取 2 个注射点，每点皮下注射 2 U［经 Seo KK 允许引自 Botulinum Toxin for Asians（in Korean）. Seoul: Seoul Medical Books & Publishing; 2014］

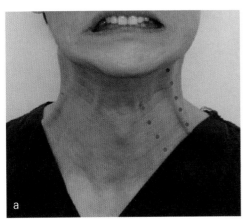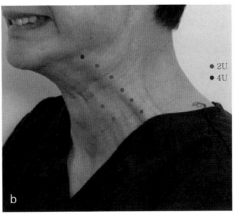

图 29.15  颈阔肌 BTA 注射位点和剂量。沿颈横纹，从下颌线周围的肌肉附着区到邻近锁骨的起始区进行肌肉注射，注射点间隔 2 cm。推荐每点剂量为 2~4 U

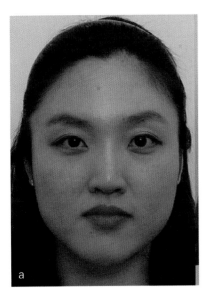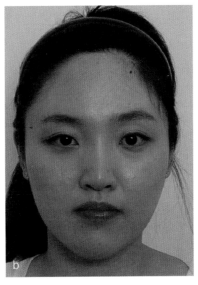

图 29.16  咬肌肥大注射。（a）注射前。（b）注射后

能维持 1~2 年或更长，即使是只进行了单次注射[30]。在获得性咬肌肥大的个体中，只要他们避免吃硬食物，无牙关紧闭的习惯，BTA 的持续作用时间将会延长。

4. 因咬肌肥大造成正面方形颌的求美者是接受这一独特治疗的最佳人选。

5. 造成咬肌肥大的因素包括牙关紧闭、磨牙症以及习惯性咀嚼口香糖或干、硬食物[31]。一侧咀嚼能导致不对称的咬肌肥大。

6. 颧骨明显的女性往往希望不要让颧骨看起来更突出，因此，缩小咬肌下部而不是整块肌肉最合适。

7. 原来双颊深陷的人需要被提前告知 BTA 注射有使脸颊凹陷加深的风险，因为治疗后肌肉体积会减小。

8. 40 岁或 40 岁以上的面颊松弛的求美者，通常在治疗后松弛会加重。

9. 部分个体在注射后可能会出现轻微、短

暂的肌无力，如咀嚼困难，通常在 3 个月内会恢复正常[32]。

注射肉毒毒素重塑下颌时，目标区域是咬肌中下部。注射充分深入并触及下颌骨非常重要，而不是中等深度注射。浅表注射能够减弱附着在咬肌前端表面的笑肌，造成面部表情的尴尬改变（如笑容不对称、不自然）。为了避免出现面部表情不自然、不对称，除了深部注射，注射时还要深入咬肌前缘内至少 1 cm。

为了美容而进行脸下部轮廓重塑时，耳屏和嘴角之间构成虚线，该虚线下方的咬肌下部是主要靶区。方形颌的安全和有效注射区域可以描述为：上缘是连接耳屏和嘴角的假想线，下缘是下颌骨边界，前后缘是咬肌的前后边界。注射点为边界内至少 1 cm，以避免 BTA 扩散到其他面部肌肉。

根据肌肉体积，推荐选取 4~6 个注射点，每点注射 5 U（图 29.17）。

### 腮腺肥大

目标是腮腺。重点考虑如下：

1. 肥大腮腺导致下面部呈方形。因为唾液腺内的乙酰胆碱能为 BTA 阻断，因此腮腺内注射 BTA 能够导致腮腺萎缩[33]。事实上，在肥大或突出的腮腺内注射 BTA 能够缩小下半脸的宽度。

2. 腮腺内注射 BTA 很少导致口干，因为 71% 的唾液来源于下颌下腺[34]。

围绕下颌角的腮腺最突出部分是最有效注射部位。注射应深入腺体。根据腮腺体积，推荐选取 5~6 个注射点，每点注射 5 U（图 29.18）。

### 皮内肉毒毒素注射

重点考虑如下：

1. 多点皮内 BTA 注射（皮内 BTA）已在亚洲广泛开展，有各种各样的名字，如 "mesobotox" "dermatoxin" 和 "microtoxin"。治疗不仅可减少动力性面部皱纹、静态皱纹和毛孔，同样也产生所谓的感觉提升效果或假性提升，即使实际提升效果没有被客观证实。因此，皮内 BTA 被认为能够产生全面的抗衰老作用。

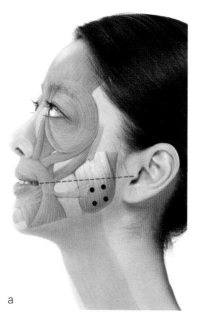
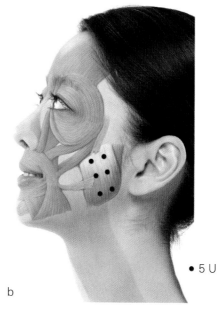

a                    b

图 29.17　咬肌肥大 BTA 注射位点和剂量。根据肌肉体积决定注射点数量。（a）4 个注射点。（b）6 个注射点［经 Seo KK 允许引自 Botulinum Toxin for Asians（in Korean）. Seoul: Seoul Medical Books & Publishing; 2014］

2. 动力性皱纹能通过传统的 BTA 肌肉注射去除，也能通过 BTA 扩散到下层面部表情肌去除，因为 BTA 可以从真皮层立体扩散，部分面部表情肌肉也可进行注射。

3. 改善静态皱纹和收缩毛孔的效果，能使

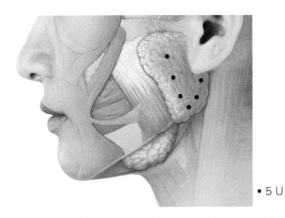

• 5 U

图 29.18　腮腺肥大 BTA 注射位点和剂量。根据腮腺体积，推荐选取 5~6 个注射点，每点注射 5U［经 Seo KK 允许引自 Botulinum Toxin for Asians（in Korean）. Seoul: Seoul Medical Books & Publishing; 2014］

皮肤看起来光泽和紧致。这涉及真皮水肿，是由下层肌肉麻痹引起的短暂轻微淋巴引流不充分造成的。皮肤水肿可使静态皱纹和扩张的毛孔得到改善。

4. 在一些早期记录中，BTA 皮内注射可以减少皮脂产生和毛孔突出[35~37]。乙酰胆碱受体分布于皮脂腺[38]，BTA 被认为可以抑制皮脂腺的活动和缩小毛孔，通过平滑外观来改善皮肤。近来，在油性皮肤求美者皮内注射 BTA 来减少皮脂产生和毛孔缩小的方法得到了客观的阐述[39]。

5. 事实上，此处的提升作用不是真的提升，只是一种视觉假象，通过减少咬肌体积来改善下半脸轮廓，或通过减弱颏肌和颈阔肌使下颌线明确、锐利。

推荐传统肌肉注射结合多点皮内注射。传统肌肉注射在一些深层肌肉的部位作为补充方法，如皱眉肌、颏肌和咬肌区域。皮内注射的区域包括前额、脸颊和颧骨前部（图 29.19）。

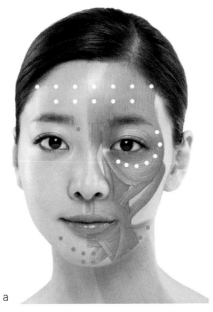
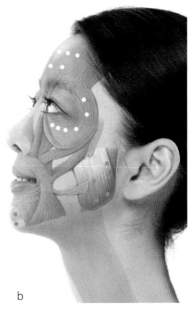

a　　　　　　　　　　　　　　　b

图 29.19　BTA 皮内注射位点和剂量。白点示皮内注射位点，灰点示肌肉内注射位点。（a）正面观。（b）侧面观［经 Seo KK 允许引自 Botulinum Toxin for Asians（in Korean）. Seoul: Seoul Medical Books & Publishing; 2014］

## ■ 并发症及其处理

至今，BTA 没有有效的拮抗剂。因此，一旦注射，至少 2~3 个月没有办法逆转其作用。因此，对于有风险求美者进行筛选评估和预防最为重要，注射时应仔细、谨慎方法。BTA 注射的并发症和治疗的特殊适应证在之前的章节已经深入描述。

### 参考文献

1. Carruthers JD, Carruthers JA. Treatment of glabellar frown lines with C. botulinum-A exotoxin. J Dermatol Surg Oncol 1992;18(1):17-21

2. Smyth AG. Botulinum toxin treatment of bilateral masseteric hypertrophy. Br J Oral Maxillofac Surg 1994; 32(1): 29-33

3. Kim HJ, Yum KW, Lee SS, Heo MS, Seo K. Effects of botulinum toxin type A on bilateral masseteric hypertrophy evaluated with computed tomographic measurement. Dermatol Surg 2003; 29(5): 484-489

4. Grunfeld A, Murray CA, Solish N. Botulinum toxin for hyperhidrosis: a review. Am J Clin Dermatol 2009; 10(2): 87-102

5. Carruthers A, Kane MA, Flynn TC, et al. The convergence of medicine and neurotoxins: a focus on botulinum toxin type A and its application in aesthetic medicine-a global, evidence-based botulinum toxin consensus education initiative: part I: botulinum toxin in clinical and cosmetic practice. Dermatol Surg 2013; 39(3 Pt 2): 493-509

6. Carruthers J, Fournier N, Kerscher M, Ruiz-Avila J, Trindade de Almeida AR, Kaeuper G. The convergence of medicine and neurotoxins: a focus on botulinum toxin type A and its application in aesthetic medicine-a global, evidencebased botulinum toxin consensus education initiative: part II: incorporating botulinum toxin into aesthetic clinical practice. Dermatol Surg 2013; 39(3 Pt 2): 510-525

7. Ascher B, Talarico S, Cassuto D, et al. International consensus recommendations on the aesthetic usage of botulinum toxin type A (Speywood Unit)-Part I: Upper facial wrinkles. J Eur Acad Dermatol Venereol 2010; 24(11): 1278-1284

8. Lorenc ZP, Kenkel JM, Fagien S, et al. Consensus panel's assessment and recommendations on the use of 3 botulinum toxin type A products in facial aesthetics. Aesthet Surg J 2013; 33(1, Suppl): 35S-40S

9. Ahn BK, Kim YS, Kim HJ, Rho NK, Kim HS. Consensus recommendations on the aesthetic usage of botulinum toxin type A in Asians. Dermatol Surg 2013; 39(12): 1843-1860

10. Flynn TC, Carruthers JA, Carruthers JA. Botulinum-A toxin treatment of the lower eyelid improves infraorbital rhytides and widens the eye. Dermatol Surg 2001; 27(8): 703-708

11. Yang HM, Kim HJ. Anatomical study of the corrugator supercilii muscle and its clinical implication with botulinum toxin A injection. Surg Radiol Anat 2013; 35(9): 817-821

12. Tzou CH, Giovanoli P, Ploner M, Frey M. Are there ethnic differences of facial movements between Europeans and Asians? Br J Plast Surg 2005; 58(2): 183-195

13. Lee Y, Hwang K. Skin thickness of Korean adults. Surg Radiol Anat 2002; 24(3-4): 183-189

14. Sykes JM. Management of the aging face in the Asian patient. Facial Plast Surg Clin North Am 2007; 15(3): 353-360, vi-vii

15. Poulain B, Trevidic P, Clave M, et al. Clinical equivalence of conventional onabotulinumtoxinA (900 kDa) and incobotulinumtoxinA (neurotoxin free from complexing proteins-150 kDa): 2012 multidisciplinary French consensus in aesthetics. J Drugs Dermatol 2013; 12(12): 1434-1446

16. Sattler G, Callander MJ, Grablowitz D, et al. Noninferiority of incobotulinumtoxinA, free from complexing proteins, compared with another botulinum toxin type A in the treatment of glabellar frown lines. Dermatol Surg 2010; 36(Suppl 4): 2146-2154

17. Karsai S, Raulin C. Current evidence on the unit equivalence of different botulinum neurotoxin A formulations and recommendations for clinical practice in dermatology. Dermatol Surg 2009; 35(1): 1-8

18. Kane M, Donofrio L, Ascher B, et al. Expanding the use of neurotoxins in facial aesthetics: a consensus panel's assessment and recommendations. J Drugs Dermatol 2010; 9(1, Suppl)s7-s22, quiz s23-s25

19. Alam M, Dover JS, Arndt KA. Pain associated with injection of botulinum A exotoxin reconstituted using isotonic sodium chloride with and without preservative: a double-blind, randomized controlled trial. Arch Dermatol 2002; 138(4): 510-514

20. Sarifakioglu N, Sarifakioglu E. Evaluating effects

of preservative-containing saline solution on pain perception during botulinum toxin type-A injections at different locations: a prospective, single-blinded, randomized controlled trial. Aesthetic Plast Surg 2005; 29(2): 113-115

21. Yang GC, Chiu RJ, Gillman GS. Questioning the need to use Botox within 4 hours of reconstitution: a study of fresh vs 2-week-old Botox. Arch Facial Plast Surg 2008; 10(4): 273-279

22. Hexsel DM, De Almeida AT, Rutowitsch M, et al. Multicenter, double-blind study of the efficacy of injections with botulinum toxin type A reconstituted up to six consecutive weeks before application. Dermatol Surg 2003; 29(5): 523-529, discussion 529

23. Liu A, Carruthers A, Cohen JL, et al. Recommendations and current practices for the reconstitution and storage of botulinum toxin type A. J Am Acad Dermatol 2012; 67(3): 373-378

24. Huilgol SC, Carruthers A, Carruthers JD. Raising eyebrows with botulinum toxin. Dermatol Surg 1999; 25(5): 373-375, discussion 376

25. Sundaram H, Kiripolsky M. Nonsurgical rejuvenation of the upper eyelid and brow. Clin Plast Surg 2013; 40(1): 55-76

26. Sundaram H, Carruthers J, eds. The glabella and central Brow. In: Carruthers J, Carruthers A, eds. Procedures in Cosmetic Dermatology: Soft Tissue Augmentation. 3rd ed. New York, NY: Elsevier Saunders; 2013: 88-99

27. Hu KS, Yang SJ, Kwak HH, et al. Location of the modiolus and the morphologic variations of the risorius and zygomaticus major muscle related to the facial expression in Koreans. Korean J Phys Anthropol 2005; 18: 1-11

28. Kim HJ, Hu KS, Kang MK, Hwang K, Chung IH. Decussation patterns of the platysma in Koreans. Br J Plast Surg 2001; 54(5): 400-402

29. Yu CC, Chen PK, Chen YR. Botulinum toxin A for lower facial contouring: a prospective study. Aesthetic Plast Surg 2007; 31(5): 445-451, discussion 452-453

30. Kim NH, Chung JH, Park RH, Park JB. The use of botulinum toxin type A in aesthetic mandibular contouring. Plast Reconstr Surg 2005; 115(3): 919-930

31. Mandel L, Tharakan M. Treatment of unilateral masseteric hypertrophy with botulinum toxin: case report. J Oral Maxillofac Surg 1999; 57(8): 1017-1019

32. Kim KS, Byun YS, Kim YJ, Kim ST. Muscle weakness after repeated injection of botulinum toxin type A evaluated according to bite force measurement of human masseter muscle. Dermatol Surg 2009; 35(12): 1902-1906

33. Bae GY, Yune YM, Seo K, Hwang SI. Botulinum toxin injection for salivary gland enlargement evaluated using computed tomographic volumetry. Dermatol Surg 2013; 39(9): 1404-1407

34. Flint P, Haughey B, Lund V. Physiology of the salivary glands. In: Cummings CW, Fredrickson JM, Harker LA, Krause CJ, Schuller DE, eds. Otolaryngology-Head and Neck Surgery. Vol 2, 5th ed. St Louis, MO: Mosby Elsevier; 2010

35. Chang SP, Tsai HH, Chen WY, Lee WR, Chen PL, Tsai TH. The wrinkles soothing effect on the middle and lower face by intradermal injection of botulinum toxin type A. Int J Dermatol 2008; 47(12): 1287-1294

36. Rose AE, Goldberg DJ. Safety and efficacy of intradermal injection of botulinum toxin for the treatment of oily skin. Dermatol Surg 2013; 39(3 Pt 1): 443-448

37. Shah AR. Use of intradermal botulinum toxin to reduce sebum production and facial pore size. J Drugs Dermatol 2008; 7(9): 847-850

38. Kurzen H, Wessler I, Kirkpatrick CJ, Kawashima K, Grando SA. The non-neuronal cholinergic system of human skin. Horm Metab Res 2007; 39(2): 125-135

39. Li ZJ, Park SB, Sohn KC, et al. Regulation of lipid production by acetylcholine signalling in human sebaceous glands. J Dermatol Sci 2013; 72(2): 116-122

# 30 面部轮廓填充塑形

Jongseo Kim

## 精 要

- 用填充物进行面部轮廓修整或塑形，是最细微、有效的非手术治疗方法之一。
- E 平面是鼻尖到颏尖的连线，是侧面的重要指导线。在正面像，心形脸是更受欢迎的脸形。
- 为了治疗细微皱纹，用低交联度填充物在真皮下进行注射是有效方法。
- 为了进行结构性的面部塑形，需要用大体积的填充物。硬填充物胶体，如 CaHA 填充物、PCL 填充物和粒子型透明质酸填充物受到广泛欢迎。
- 初诊求美者对适合的填充物类型和效果不了解时，推荐用生理盐水或透明质酸填充物。如果求美者对填充注射的结果满意，又想避免重复注射，可用永久性填充物。
- 在较薄皮肤区域进行注射填充时需要额外谨慎，如处理眼睑、眶周和面颊区域的细微皱纹时，因为可能形成结节或改变肤色。建议行多次少量注射或用软填充物。
- 额部、颞部、颊部、颏部、鼻部、鼻唇沟等，是面部整形常用的注射填充部位。
- 进行额部塑形时，应采用扇形注射技术，在眉间通过一个进针点在肌肉下层注射 1.5~3 mL 填充物。
- 常规用于隆鼻的填充剂是 CaHA 填充剂、瑞蓝（Galderma）和 Perlane（Merz）。通常联合使用线性螺旋技术和连续穿刺技术进行注射。
- 老年求美者需要的填充物更多，结合其他提升方法，超声提升或面部提升也有帮助。
- 透明质酸直接注射到皮肤真皮层，能"锁住"水分，在皮肤干燥或期望有更弹性水润皮肤的人群中有效。

## ■ 引言

填充物的使用在东亚人面部使用有不同美容目的：面部轮廓塑形，包括面部特定部位的塑形；老化的治疗，如皱纹[1]和皮肤水化作用。与欧洲人相比，许多亚洲人下颌小，背低鼻，额部欠饱满[2]。为了调整这些缺憾，置入物，如硅胶、膨体、聚乙烯（Stryker）、软骨、骨或脂肪移植得到广泛使用。因为求美者希望有一种简单安全的方法来代替手术，填充物是一种有效选择。

在多数案例中，除了效果维持时间，填充物的塑形效果与手术相似。因为填充物注射改变了软组织结构而不是骨性结构，因此，面部骨骼的大小、形状以及软组织的厚度是获得成功的基本因素。当考虑特定面部区域塑形时，"美学平面"（E-plane）是满意的面部侧貌的重要指导[3, 4]。E 线是一条从鼻尖到颏尖的线，上唇应在线后 2 mm，下唇应在线后 4 mm，不同人种有所不同。然而，亚洲人理想 E-plane

与欧洲人脸 E-plane 截然不同，亚洲人脸的上唇和下唇更接近 E-plane。下颌也是整个面部的重要标志。如果下颌退缩或过伸，就会打破整体美学的和谐。如果求美者的侧面过于凸出，可于下颌和前额区域通过填充物扩充容积；对于侧面凹陷部分，可以使用填充物提高或填充鼻部和颊部。

虽然 E-plane 是修整面貌的参考，心形脸是亚洲人更喜欢的面部轮廓。突出塑形高而饱满的面颊、高挺的鼻梁、更细小的下颌，可形成平滑而又有立体感的面型。传统认为上、中、下面部之间的比例相等或近似 1：1：1 是理想的。然而，近来"婴儿脸"在亚洲人面部年轻化美容中更受到关注，其下面部比例轻微小于 0.8。

皮下注射填充剂是治疗皱纹的选择之一，也用于面部塑形。了解衰老的过程，对于面部年轻化美容过程中通过注射填充剂来获得最佳效果至关重要。面部衰老是皮肤变薄、弹性减弱、脂肪吸收、骨骼钙质流失的综合结果。另外，还有皮肤和皮下组织的黏附性下降，肌肉松弛，软组织下垂。因此，对于部分求美者，单纯通过手术提升紧致面部皮肤并不合适，因为外观会僵硬不自然。对这些求美者，使用填充剂补充面部容量和填平细纹是更好的办法。

玻尿酸（HA）因其补水效果而在面部年轻化美容中能改善皮肤质地。随着衰老，皮肤中玻尿酸逐渐流失，皮肤的弹性和锁水能力降低，导致皮肤皱纹和松弛增加，尤其是面部皮肤。因为亲水特性，HA 填充物有在皮下有锁水作用，能将水分保持在真皮的细胞外基质，使真皮水化，从而改善皮肤表面粗糙度和细纹。

## ■ 求美者问诊

问诊阶段，需要告知求美者注射填充物的潜在风险。详细记录既往史，包括之前的注射过程。如有阿司匹林或华法林服药史，需要提前停药，避免出血或血肿。对免疫疾病如红斑狼疮或硬皮病的求美者应格外警惕，因为面部软组织萎缩的求美者可能有额外风险。

问诊和评估需要包括如下方面：

1. 讨论求美者的期望、填充物作用时间和注射数量、求美者目的和想法。

2. 既往病史、手术史、药物过敏史。

3. 影像学评估，如 CT 或面部 X 线片。

4. 通过手术前、后的照片进行评估和对比。

5. 如条件允许，可行计算机辅助模拟。

对于多数案例，肉毒毒素注射和填充物注射密不可分。通过限制肌肉过度活动，肉毒毒素注射可以避免填充物移动，也有利于面部塑形的稳定[5]。因此，有必要使求美者理解联合注射肉毒毒素的优点。

## ■ 填充物材料

目前可用的填充物材料较多，并且新产品不断涌现。表 30.1 显示了目前填充材料的详细信息。在这些填充物中，最好和最安全的产品是透明质酸（HA）填充物。根据其流变学或颗粒形状，HA 填充物分为两类：一种是双相 HA 填充物（瑞蓝），另一种是单相 HA 填充物（Juvederm、Belotero）。单相 HA 填充物，如乔雅登（Juvederm），注射简单，无结节或不平整。双相 HA 填充物，如瑞蓝，容易堆砌形成窄基底和一定的高度，但存在形成块状物或不规整的高风险。与单相 HA 填充物相比，双相 HA 填充物塑形更加困难，但是它维持时间更长，更加耐用。随着时间的推移，注射的透明质酸慢慢被周围组织吸收，最终降解消失。

类似 HA 产品，羟基磷灰石钙（CaHA，Radiesse，瑞德喜，Merz）相对中性，非常安全，注射前无须皮试。然而，与 HA 填充物相比，不推荐用 CaHA 治疗表浅皱纹。CaHA 更常用

表 30.1 填充剂类型

| 作用 | 类型 | 持续时间 | 效果 | 产品 |
|---|---|---|---|---|
| 容量填充剂 | 透明质酸 | 6~12 个月 | 临时 | Restylane |
| | | | | Juvederm |
| | | | | Belotero |
| | 羟基磷灰石 | >1 年 | 临时 | Radiesse |
| 刺激剂 | 多聚左旋乳酸 | >1 年 | 临时 | Sculptra |
| | 聚乙酸丙酯 | 1~4 年 | 临时 | Ellanse（Aqtis） |

于深部皱纹以及颊部、下颌和额部的修整。注射约 9 个月后，CaHA 逐渐开始出现酶性消化，12~18 个月后美容作用完全消失。作者认为，注射 1 个月后 CaHA 体积开始减小。

聚左旋乳酸（PLLA；Sculptra，塑然雅，Dermik Laboratories）和聚己内酯（PCL；Ellanse，易丽适，AQTIS Medical）可提供持久的填充效果[6]。然而，需要多次治疗（2~3 次）来取得完全塑形。事实上，塑然雅不是容积填充剂，而是通过刺激胶原组织增生完成塑形过程。塑然雅的填充或修整效果不能预测，因此不适于即刻塑形的求美者。

## ■ 手术技术

### 麻 醉

此类操作不适合表面麻醉，因此，建议采用局部神经阻滞或肿胀麻醉。麻醉液中的肾上腺素有助于减少血肿和延长麻醉效果。用利多卡因与肾上腺素混合液行局部神经阻滞。对于中面部的局部阻滞，细针可以从口内进入，麻醉点位于眶下神经区域周围的尖牙上部。在口唇区域，神经微阻滞技术有效。对于微神经阻滞技术，沿靠近齿龈沟的嘴唇黏膜边界注射少量麻醉液。微阻滞不会造成深部区域麻醉，但

所需时间较长。肿胀液推荐：100 mL 生理盐水，2% 的 20 mL 利多卡因，1 mL 的 1 : 100 000 的肾上腺素混合液。

### 选择注射针

真皮注射填充物可以使用尖头或钝头微套管（图 30.1）。钝头微套管（也称为平滑头微套管或钝套管）较小（18~30 号），一侧边缘不锋利，用于行皮下无创伤填充物注射。根据内径，可以用于移植脂肪，或注射 HA、PCL、PLLA、CaHA 等填充物。

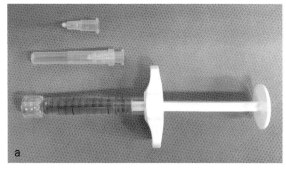
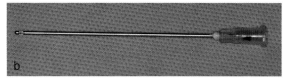

图 30.1 填充剂注射针。（a）配有尖针的 1 mL 填充剂注射器。（b）钝头微套管

根据填充物类型，每个医师都有独特的注射器材喜好。例如，用注射针处理凹陷和皱纹，用套管针进行体积填充。注射针有移动准确、皮内深部注射的优点，便于进行小剂量注射。缺点包括疼痛、血肿和刺穿血管的风险。套管所致创伤、疼痛和血肿较少，可以在一定的深度对较大面积进行处理。套管的使用需要特殊训练以掌握注射的技术，是其缺点之一。

通常，用 50 mm 长的 27 号针来注射瑞蓝。作者更喜欢用 70 mm 的 23 号微套管，因为也能用于注射易丽适、瑞蓝 Sub-Q（大分子 HA），以及单相 HA 填充物，如乔雅登和 Teosyal（Teoxane Laboratories）。

## 注射技术

### 直线注射

采用直线注射技术时，针刺入皮肤后，随着针缓慢撤出，填充剂沿针道以线性方式充填。因为形成了含填充剂的隧道，也通常被称为隧道法。该方法是鼻部填充最常用的技术（图 30.2a）。

### 连续穿刺法

连续穿刺法涉及多个注射点，沿着皱纹或折痕方向进针。该技术在鼻部形成多处"串珠样"结构（图 30.2b）。至关重要的是这些注射物应尽量连续，间距要小，形成相对平滑、连续的填充线（图 30.3）。在注射点之间有明显间距的案例中，可通过按摩使外观平滑。

### 扇形法

扇形法适用于大面积填充，如额部、颞部区域（图 30.4）。扇形法是直线注射技术的扩展[7]。随着注射针以扇形移动的方式回撤，填充剂以直线形式充填。在注射针从皮肤完全取出前，要改变方向并沿着新的路径进针。需要进行多次按摩以避免注射后不整。

### Self-Pistol 技术

标记注射区域后，进针点位于填充区域中心。在皮下层次注射后，通过在注射区域简单按压进行塑形。这一方法通常用于颞部凹陷，无须提前注射利多卡因，评估较简单。

## 面部修整

### 额 部

额部软组织由皮肤、皮下组织、额肌、疏松结缔组织和骨膜组成（图 30.5）[8]。进行额部填充剂注射时，需要根据不同的预期效果选择不同的注射层次。处理额部皱纹时，填充剂可注入皮内、皮下层。为了改变额部轮廓，建议在骨膜上层和肌肉下层进行深层注射。在注射填充物时，深层注射形成肿块或不平整的风

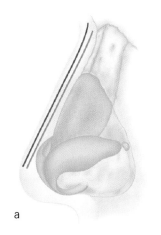
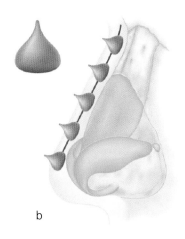

a             b

图 30.2 用填充剂隆鼻的两种方法。（a）直线注射技术。（b）连续穿刺技术

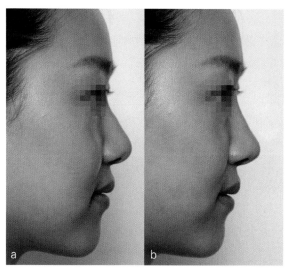

图 30.3　用填充剂调整轻度驼峰鼻。（a）侧面观为轻微驼峰鼻。（b）用 29 号尖针用连续穿刺法注射 0.5 mL 瑞蓝，使侧面轮廓变得平滑

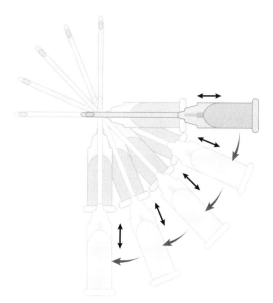

图 30.4　扇形法注射填充剂

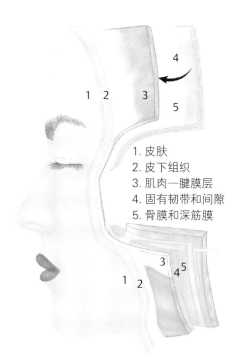

1. 皮肤
2. 皮下组织
3. 肌肉—腱膜层
4. 固有韧带和间隙
5. 骨膜和深筋膜

图 30.5　面部软组织层。面部由皮肤、皮下组织、额肌、疏松结缔组织和骨膜组成

险更低。为了防止填充物移动，可联合注射肉毒毒素。

推荐使用钝头针，在注射前先确定进针点，建议在眉间选择一个进针点[9]，也可以在额部中心选择一个进针点（图 30.6）。于中线注射更安全，可以避免损伤血管。部分医生更喜欢在两侧眉部各选择 2 个进针点，但并不安全，因为存在损伤眶上神经和血管的风险，并且在眉部选取进针点发生细菌感染的风险高。进行额部塑形时，用扇面法注射填充剂 1.5~3.0 mL。扇面法的注射层次是骨膜上层而不是在皮下层，因为骨骼是控制注射深度的参考物[9]。填充物推荐 CaHA 和 PCL，首次用量为 3 mL。注射填充物后应立即塑形，因为填充物沉积后将导致塑形困难。塑形时，可以在该区域使用滚轴。

**颞　部**

颞部是针对面部老化进行容量重建时的关键区域[7]，对颧骨较高的求美者也可以进行颞部塑形。颞部是头颅一侧的浅凹陷，以颞线和颧弓平面为界（图 30.7）。用套管针注射

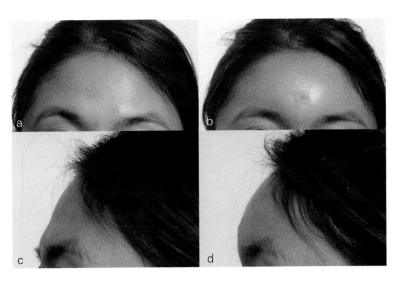

图 30.6　通过中线进针点进行额部填充注射。（a，c）术前。（b，d）注射后即刻。通过中线进针点在骨膜上层注射 3 mL 双相 HA 填充剂（瑞蓝）

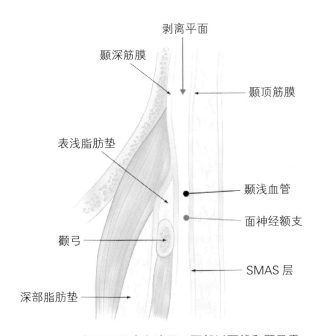

图 30.7　颞部不同层次和边界。颞部以颞线和颧弓平面为界。理解颞浅、深筋膜对于选择注射层次尤为重要

填充物时，为了确定注射深度，钝针可以穿过颧弓。如果套管针碰到颧弓下，意味着套管置于颞筋膜深层或肌肉层下；如果套管被颧弓挡住，则位于颞深、浅筋膜之间。为了充填颞部，根据填充剂类型的不同需要注射到不同层次。作者将 CaHA 注射到颞深筋膜或颞深、浅

肌筋膜之间，以在治疗有效的同时避免出现不平整。HA 也可用扇形法注射到皮下层进行填充。在该区域使用扇形注射法时要先注射肿胀液，以减轻疼痛和血肿。注射填充剂数天后，颞部可能出现肿胀。但随着水肿吸收，肿胀会逐渐缓解。皮下注射后的不平整在使用瑞蓝或菲丝（Perfectha Laboratory Obvieline）时较常见，为了避免该并发症，可以选择 Juvederm、Teosyal 或 Belotero（Merz Aesthetic）。

Self-Pistol 技术也常使用于该区域的注射。通常，采用深层注射技术在颞肌筋膜下一次充填是充分的。如果首次注射和塑形后效果欠佳，可以进行补充注射。

**颊　部**

随着衰老的发展，骨性中面部"塌陷"[10]，导致眶下缘重塑，前方凸起消失，软组织脂肪垫下垂，因此使中面部凹陷和下垂，导致中面部高度降低和梨状孔向后凹陷，形成 4 条新月形老化线（图 30.8）[10~14]。作者建议用"年轻化"法注射填充剂修整这 4 条新月形老化线（图 30.9）。

皮下充填是治疗细皱纹的有效方法，但不适用于改变面部轮廓。为了改变面部轮廓，需

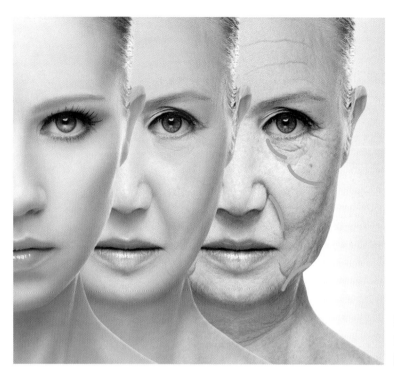

图 30.8 "4 条新月形衰老线" 干扰了自然的面部 S 线。4 条新月形衰老线是泪沟、颊中部沟、鼻唇沟和下颌前沟

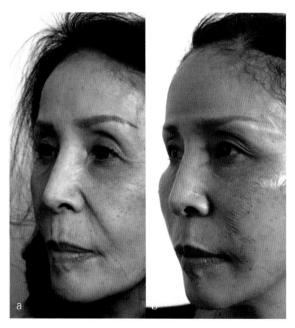

图 30.9 用注射填充剂修整这 4 条新月形老化线的方法称为 "年轻化" 技术。(a) 术前。(b) 术后即刻。2 mL 瑞蓝注射到内侧浅、深脂肪垫, 0.5 mL 瑞蓝注射到鼻唇沟区域, 1.5 mL Perfecta 注射到每侧下颌前沟皮下。整个面部用 8 mL HA 填充剂

要深层注射硬填充胶, 如 CaHA 填充剂、PCL 填充剂和粒子型 HA 填充剂。为了确定注射部位, 求美者在注射前需要保持微笑。如果中面部凹陷, 更倾向于将填充物注射到骨膜浅层。其他案例则注射到皮下脂肪平面。

注射在局部麻醉下进行, 用 2% 利多卡因 0.2~0.4 mL 行双侧眶下神经阻滞, 或将填充剂与 2% 利多卡因和 1 : 100 000 肾上腺素的溶液混合。

**内侧和外侧颊部**

颊部注射应从中面部内侧到外侧依次进行。第一次注射位于眶下神经的中部, 于内眦下 2 cm 垂直皮肤进针。针随后向内下方走行并进行填充。应在靠近眶缘的部位进行额外填充, 包括外侧和下方。用优势手的示指触摸来确定眶下缘, 以避免填充材料进入眶区。第二次注射位于眶下神经的侧面, 第三次注射位于颧部。任何注射到颧骨隔膜边界内的填充剂需要立即移到骨膜上层, 即所谓的骨膜浅层注射技术。

采用这一方法时，用 29 号尖针垂直（90° 角）皮肤刺入。这一方法不仅会形成自然、赏心悦目的外表，同时导致血肿和栓塞的可能性更低，因为填充物是被注射到无血管区域的。

骨膜浅层注射技术也可用套管经口咽或经皮方法实现。颊部注射的量较大时，建议采用经皮套管方法，选择进针点为嘴角侧面 1 cm，因为经皮注射导致感染的风险较低。另外，与针刺注射相比，使用套管易于掌握，方便传授，损伤眶下神经和血管的风险小。采用经口咽的方法有污染套管的风险，因此建议使用抗生素。另一个方法是将单相和折射率小的 HA 填充剂置于皮下层。

### 泪　沟

泪沟的治疗，可以采用 30 号尖针或套管针通过直线法或连续穿刺法注射进行。短期、长期或永久性的填充物均可有效扩充软组织。然而，在皮肤菲薄的求美者，填充剂能形成肿块或丁达尔效应，使泪沟更明显。在 HA 填充剂中，因为丁达尔效应少，作者更倾向于用 Belotero 处理泪沟。

注射填充剂前提前注射利多卡因控制疼痛和血肿，被称为 "Baiser Voler" 技术[15]。求美者在注射过程中保持坐姿，可以看到整个实施过程。将针从外侧向内侧置入，直到泪沟最深缘的下面。注射层面在骨膜上，使泪沟韧带下的填充剂充当软组织缓冲垫。使用套管时，触及泪沟韧带可作为到达合适层面的标记。根据年轻化的期望值，每侧平均置入 0.5 mL 填充剂。

### 鼻　部

通过注射填充物进行隆鼻可以到达美容和修整结构畸形的目的。单纯鼻背宽大、鼻尖圆钝、驼峰鼻、歪鼻是注射填充物进行鼻部整形的常见适应证。填充物注射在鼻整形求美者中比较常用，尤其是形态欠佳的求美者。

用钝性套管进行直线注射是最常用的隆鼻技术，以避免栓塞和失明。但需要强调的是，即使使用钝针，仍有可能会发生失明。推荐使用 23、25、27 号套管，作者建议使用 CaHA 填充剂时用 23 号套管，使用瑞蓝（Restylane）或玻丽朗（Perlane）时用 27 号套管。用 27 号套管注射乔雅登（Juvederm）很困难，因为它不是粒子型 HA 胶。建议用 23 号套管注射乔雅登（Juvederm）或 Teosyal。注射层面位于骨膜上、肌肉下。作者建议行双层注射（图 30.10），首先用直线法行肌肉下注射，然后用连续注射行皮下注射。

作者建议采用连续穿刺技术注射 HA 填充剂，特别是瑞蓝、Ca 填充剂（瑞得喜，Radiesse）和 PCL 填充剂（伊莲丝，Ellanse）。亚洲人的常规注射剂量是 0.5 mL，1 个月后补充注射 0.5 mL，所以在部分案例注射了 1 mL 填充剂。应避免一次注射超过 1 mL，以免引起填充材料位移。

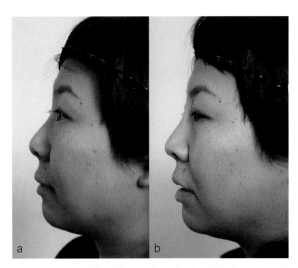

图 30.10　用填充剂进行隆鼻。（a）注射前，用 23 号针在鼻尖做进针点后，通过进针点将 50 mm 长的 27 号套管置入鼻根部肌肉下。随着套管针从鼻根向鼻尖回撤，注入 0.8 mL 瑞蓝填充剂。另外，用连续穿刺技术在皮下组织进行注射。（b）注射后

根据鼻部的形状改变注射角度。注射时首先沿与纵轴成 10°~20° 角进行注射，随后将角度改为 90°。进而进行多次连续注射，尤其在鼻背部和鼻小柱区域。

注射完毕，需要对鼻部区域进行塑形，有助于减少形态不规则和位移。可以进行揉捏和滚压；如果发现明显的形态异常，则需要立即进行塑形，因为几周后很难再进行调整。术后第一天进行冷敷有助于减少肿胀和瘀斑，同时应避免过度受压以防造成填充剂位移。

### 鼻唇沟

鼻唇沟位于鼻和唇部之间，是面部肌肉反复运动形成的动力性皮肤皱纹。根据鼻唇沟的解剖来决定将填充剂注入皮内、皮下还是骨膜上，可以采用直线法或扇形法进行注射（图30.11）。

以网格的形式在真皮层进行注射，能使微笑的效果持续而自然。在真皮层或皮下层进行注射时需要进行塑形，在骨膜上进行注射时则无须塑形。如果是由于未发育的上颌骨时引起的，建议将填充物注射到骨膜上[16, 17]。亚洲人的鼻唇沟常由上颌骨发育不良造成，在上颌骨骨膜上注射填充剂可以增加容量。当鼻唇沟由颧脂肪垫位置改变引起时，则建议在双侧鼻唇沟和泪沟行真皮下注射。

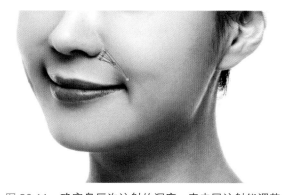

图30.11 确定鼻唇沟注射的深度。真皮层注射能调整面部肌肉反复运动形成的动力性皮肤皱纹。如果是由先天性上颌骨发育不全所导致的，则建议注射于骨膜上

### 唇 部

丰唇是一个简单过程，能改善唇部外观，增加口唇丰满度，使唇部与鼻部、下颌的关系更协调。老年求美者一般需要沿着整个唇部进行黏膜下注射，而不是仅在中心部分。部分医师更倾向于在多条线进行注射，注意避免造成异常隆起或串珠样外观。通过深层真皮注射准确调整表浅细纹较为困难，更好的方法是在红唇注射时增加体积，能够使垂直唇线伸展，使表浅纹看起来不明显。另一方法是注射胶原材料，因为胶原更适用于表浅真皮。

年轻人的丰唇术需要直接增加体积，多数求美者应在唇中心五分之三范围内增加体积。通常采用直线注射或连续穿刺技术，从中间向侧面进行注射。沿着红唇，注入填充剂的目标层次是口轮匝肌上面的黏膜下层。对于多数案例，分层注射有助于提供丰满、自然的外观。为了形成更佳的唇弓，应在红白唇之间的分界线仔细进针。如注射顺利时，即使针不再推进，也应能看到注射的填充剂使红唇边界丰满。如果未出现这样的效果，就应重新改变进针的位置，直到注射阻力感减少。沿着鼻唇沟嵴进行填充也会使许多年轻求美者获益，通常在鼻小柱基底部的真皮中部注射填充剂，使轮廓延伸并界定唇部。通常注射 1~2 mL 就足以实现期望的尺寸和形状。

丰唇通常使用 HA。不推荐使用其他填充剂，如 PCL 和 CaHA，因为可看到和触摸到白色结节。由于肌肉运动，PCL 和 CaHA 填充剂在唇部注射后能发生位移。胶原填充剂有造成红肿和免疫相关疾病的风险，目前不用于唇部填充，但是人类异体真皮移植（如 Alloderm，LifeCell）可用于丰唇。

### 下 颏

因为许多亚洲人下颏发育不良，所以亚洲人隆鼻的同时对下颏进行塑形是很流行的方式。真皮填充是替代手术或移植物的治疗选择。

用尖针注射填充剂是最简单的隆颏方法（图30.12）。单纯注射时，可选用29号针注射瑞蓝和利多卡因的混合液，能在1分钟内完成。也可用乔雅登通过同样方法来修整下颏。这些HA填充剂可以注射到皮下层，虽然更推荐骨膜上或肌肉下注射。应避免肌肉注射，因为做面部表情时颏肌会产生不适感。塑形为心形下颏时，应在下颏中线到颏肌之间从骨膜上到皮下进行均匀注射[18~20]。因为在下颏皮下脂肪层内注射没有阻力感，所以注射物能够轻松进入。操作时，用不进行注射的手进行触诊，确保填充物注射在指定区域。注射CaHA和PCL填充物时建议用钝针。使用套管时，应在前颏沟区域的下部边界选择两个进针点（图30.13）。

选择入路前，先注射少量利多卡因，然后用23号尖针或70 mm的23号套管进行操作。为了减轻疼痛，在注射CaHA和PCL填充物前先通过套管注入肿胀液。告知求美者注射后1个月，CaHA和PCL填充剂会有所减少。肌肉松弛剂，如保妥适Botox（Allergan）、丽舒妥Dysport（Galderma）和Xeomin（Merz）也可同时使用，能使下颏柔软和改善轮廓。

### 下　颌

年龄相关的容量减少在下面部轮廓线的结构性改变中有重要作用。在下面部，衰老表现为嘴角和面颊下垂，导致年轻人椭圆形下颌线的消失。通过容量填充进行下颌线重塑，成为面部年轻化的重要组成部分。

### 下颌塑形

为了颊部圆润形态，需要在真皮层深部用70 mm的23号套管注入CaHA或PCL填充剂[21]，可以采用扇形注射技术（图30.14）。根据注射针或套管以及皮肤厚度来选择注射深度。选取的注射点建议位于下颌角和鼻唇沟。下面部明显下垂的求美者可能不会从真皮注射填充剂中获益。注射填充物的适用人群求美者应为正等待手术、不愿手术或有手术禁忌者，注射填充物也是手术的良好辅助治疗手段。齿形螺纹注射（Cogged thread insertion）或高强度超声（HIFU）也可以和这些方法联合使用。

### 木偶纹

可选择上述三种注射技术对木偶纹进行填充，几乎所有种类的填充剂都可以安全用于该处。注射层面是真皮深层和皮下组织层相结合。可以使用垂直交叉注射法注入更多填充剂。填充物以倒三角的形状分布于木偶纹深处，向下以下颌骨下缘为界，以改善面颊前部皱纹，这也是改善木偶纹的辅助方法。对于皮肤菲薄的

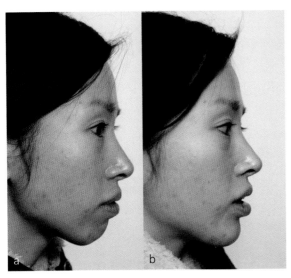

图30.12　应用填充剂进行隆颏。（a）术前。（b）注射Radiesse 1.5 mL后的即刻效果

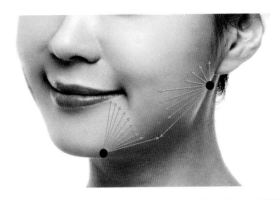

图30.13　应用填充剂改善下面部轮廓线。图示下颌线年轻化美容所需的进针点和扇形注射技术

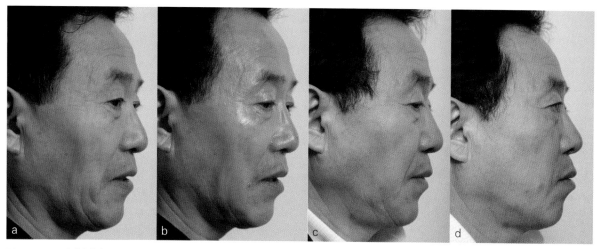

图 30.14　注射填充剂改善面下部。（a）术前，皮肤下垂和骨质吸收导致下颌衰老的外观。（b）在面下部的下颌线处注射 Ellanse M 的即刻效果。（c）注射后 1 个月。（d）下颌线注射 2 个疗程后

求美者，长效和永久性填充物可以填充于安全性较高的骨膜上层面。因为仰卧时脸颊会发生移动，建议于求美者站立位进行注射，以取得更准确的填充效果。填充物沿下颌下缘分布，在部分面颊下垂严重的求美者中填充物会低于下颌边界。注射从面颊前缘开始到下颌中部，以实现此区域的年轻化效果。在木偶纹和面颊前部皱纹之间，填充剂注射量为 2~3 mL。

**透明质酸的真皮水化作用**

在美容和抗衰老方面，皮肤质地是非常重要的因素。稳定性透明质酸（S-HA）主要用于处理面部衰老相关的皱纹，因为与其他填充剂相比，其效果更佳，维持时间更长[22]。粒子型 S-HA 能够改善皮肤质地与粗糙程度。

治疗前，在注射区域使用 9% 的利多卡因局麻乳膏，并用保鲜膜包裹 40 分钟。可以用注射器（DermaQueen，Woorhi Medical Groop or Vital Injector）将 1 mL S-HA（Restylane Vital，Belotero Soft，Belotero Basic，Juvederm Vobella）分 1 000 个点进行注射。此种设备有 5 个针头，注射微滴的分布比手工注射更均匀。粒子型 S-HA 或双相 Restylane、单相 Juvederm

Vobella、多相 Belotero Basic 填充剂能注射到真皮层。通过注射器的触控板可控制注射深度（0~2 mm），推荐注射深度是 1 mm。该方法由作者发明，并命名为 "Reteenage 方法"[23]。因为在针尖有斜面，因此实际注射深度浅于 1 mm。在该过程中如果出现大量出血，意味着针头刺入真皮下血管网，应改变注射深度（变浅）。注射后，冷敷可以使 S-HA 弥散，同时可减轻疼痛和瘀斑。

## ■ 技术要点

1. 在进行大范围填充时，使用套管比注射针的并发症少。

2. 在改变额部轮廓时，深部注射如骨膜上和肌肉下注射能减少不平整的发生率。

3. 因为肿胀液会影响注射到颞部的填充剂的合适体积，所以应去除相应肿胀液的体积。

4. 避免在下颌使用肌肉注射，因为面部表情活动时颏肌会产生不适。

5. 用套管进行直线注射是隆鼻术最常用的技术，以最大限度地避免动脉栓塞或失明的发

生。

6. 推荐采用 HA 丰唇。其他填充剂如 PCL 和 CaHA 填充剂，因为容易看到和触及白色结节，所以大部分案例不适用。

7. 由于仰卧时面颊会产生移动，为了更准确地进行填充，建议在求美者站立的情况下进行注射。

## ■ 并发症及其处理

不论对哪个部位进行填充，不对称、不平整是填充物注射后的常见并发症。根据注射层次选择合适填充剂和正确的术后塑形，能够最大限度地避免相关并发症的发生。如果出现上述并发症，建议在首次注射 1~3 个月后再行修整。

采用中线进针点技术能够避免损伤眶上神经。注射 CaHA 和 PCL 时，注射肿胀液能减轻疼痛。额部注射因动脉栓塞出现瘀斑或皮肤坏死相对少见。

行颞部填充时，在真皮下采用扇形注射技术进行注射后，不平整最为常见。疼痛和血肿是肌肉注射的常见并发症。为了避免血管内注射，需要在注射填充剂前进行回抽。

失明是鼻部整形最严重和不可逆的并发症。当将填充物注射到鼻背动脉、滑车上动脉、鼻部或眶周区域的内眦动脉时，因为这些动脉与眼动脉相互吻合，可能会导致失明。为了避免该并发症发生，进针点应位于中线，注射时应连续进出。皮肤坏死也是非常严重并发症（图 30.15），动脉栓塞或静脉瘀血是主要原因。

为了避免将填充剂注入动脉，注射时针尖应一直保持位于中线，不应与鼻外侧动脉平行。修整歪鼻时，中线注射后针尖需要倾斜移动。注射过程中出现严重疼痛和皮肤颜色苍白改变，提示填充剂进入动脉。注射大量填充剂到鼻尖

区域后，静脉瘀血可能会导致皮肤坏死。为了避免这些并发症，可以采用在深层注射小剂量填充剂的方法。如果疑有血管问题，应立即停止注射并回抽填充剂以减少容量，尽快使用透明质酸酶和高压氧治疗，使用抗生素以避免继发性感染[24]。

中面部的皮下脂肪垫相对疏松，可出现压力导致的填充物位移。建议注射后 3 周内避免进行强力按摩，推荐注射高黏度的填充剂以避免发生位移。注射后的颞部水肿可能会持续数月；颊部填充后会导致下睑水肿；在颊部或泪沟的填充过程中，填充剂可能会偶然通过眶隔注射到眶内，造成下睑水肿消退缓慢；下睑皮下大量注射填充剂也可能会造成水肿消退延迟。因此，当在下睑皮下注射填充物治疗细纹时，建议分 2~3 次注射，每次注射少量填充剂，效果将优于一次大量注射。另外，在眶下区域使用柔软型填充剂，以避免形成坚硬块状物。

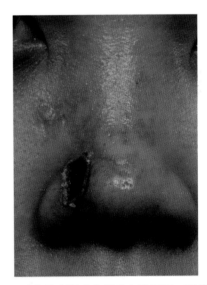

图 30.15 鼻部注射填充物导致皮肤坏死。25 岁女性，鼻部注射透明质酸填充 1 个月后，鼻部皮肤坏死并出现硬痂。她接受了透明质酸酶和高压氧治疗，但坏死未见改善

鼻唇沟填充时，应注意避免注射到鼻外侧动脉，该动脉在鼻翼沟上方 4 mm 走行，所以应避免在鼻翼沟上方进行注射（图 30.16）。注射应仔细而缓慢，同时注意观察皮肤颜色是否有改变。建议采用小剂量注射法（每次注射少于 0.05 mL），以避免发生血管栓塞并发症[25]。

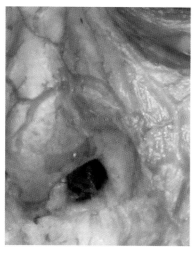

图 30.16　鼻外侧动脉在鼻翼沟内走行。鼻外侧动脉在鼻翼沟上方 4 mm 走行，在鼻唇沟填充时，为了避免将填充物注射到动脉内，不应在鼻翼沟上方进行注射

## 参考文献

1. Brandt FS, Cazzaniga A. Hyaluronic acid gel fillers in the management of facial aging. Clin Interv Aging 2008; 3(1):153-159

2. McCurdy JA, Lam SM, eds. Cosmetic Surgery of the Asian Face. New York, NY: Thieme Medical Publishing; 2011

3. Ricketts RM, ed. Orthodontic Diagnosis and Planning: Their Roles in Preventive and Rehabilitative Dentistry. Vol. 2. Denver, CO: Rocky Mountain/Orthodontics; 1982

4. Ricketts RM. Esthetics, environment, and the law of lip relation. Am J Orthod 1968; 54(4): 272-289

5. Carruthers JD, Glogau RG, Blitzer A; Facial Aesthetics Consensus Group Faculty. Advances in facial rejuvenation: botulinum toxin type a, hyaluronic acid dermal fillers, and combination therapies-consensus recommendations. Plast Reconstr Surg 2008; 121(5, Suppl): 5S-30S, quiz 31S-36S

6. Mikos AG, Thorsen AJ, Czerwonka LA, et al. Preparation and characterization of poly (L-lactic acid) foams. Polymer 1994; 35(5): 1068-1077

7. Buck DW II, Alam M, Kim JY. Injectable fillers for facial rejuvenation: a review. J Plast Reconstr Aesthet Surg 2009; 62(1): 11-18

8. Mendelson BC, Muzaffar AR, Adams WP Jr. Surgical anatomy of the midcheek and malar mounds. Plast Reconstr Surg 2002; 110(3): 885-896, discussion 897-911

9. Kim JA. Clinical experience with Ca filler in off-label use in forehead, neck fold, nose and tear trough. Paper presented at: 2014 joint meeting of Aesthetics Asia and the 1st Aesthetic and Anti-Aging Medicine Asian Congress; September 25-27, 2014; Singpore, Marina Bay Sands

10. Shaw RB Jr, Katzel EB, Koltz PF, et al. Aging of the facial skeleton: aesthetic implications and rejuvenation strategies. Plast Reconstr Surg 2011; 127(1): 374-383

11. Richard MJ, Morris C, Deen BF, Gray L, Woodward JA. Analysis of the anatomic changes of the aging facial skeleton using computer-assisted tomography. Ophthal Plast Reconstr Surg 2009; 25(5): 382-386

12. Zadoo VP, Pessa JE. Biological arches and changes to the curvitinear form of the aging maxilla. Plast Reconstr Surg 2000; 106(2): 460-466, discussion 467-468

13. Pessa JE, Desvigne LD, Lambros VS, Nimerick J, Sugunan B, Zadoo VP. Changes in ocular globe-to-orbital rim position with age: implications for aesthetic blepharoplasty of the lower eyelids. Aesthetic Plast Surg 1999; 23(5): 337-342

14. Doual JM, Ferri J, Laude M. The influence of senescence on craniofacial and cervical morphology in humans. Surg Radiol Anat 1997; 19(3): 175-183

15. Kim JA, Van Abel D. Neocollagenesis in human tissue injected with a polycaprolactone-based dermal filler. J Cosmet Laser Ther 2015; 17(2): 99-101

16. Emre IE, Cakmak O. Ageing face, an overview-aetiology, assessment and management. Otorhinolaryngologist. 2013; 6(1): 160-166

17. Zimbler MS, Kokoska MS, Thomas JR. Anatomy and pathophysiology of facial aging. Facial Plast Surg Clin North Am 2001; 9(2): 179-187, vii

18. Coleman SR, Grover R. The anatomy of the aging face: volume loss and changes in 3-dimensional topography. Aesthet Surg J 2006; 26(1S): S4-S9

19. Rohrich RJ, Pessa JE. The fat compartments of the

face: anatomy and clinical implications for cosmetic surgery. Plast Reconstr Surg 2007; 119(7): 2219-2227, discussion 2228-2231

20. Hur MS, Kim HJ, Choi BY, Hu KS, Kim HJ, Lee KS. Morphology of the mentalis muscle and its relationship with the orbicularis oris and incisivus labii inferioris muscles. J Craniofac Surg 2013; 24(2): 602-604

21. Dallara JM, Baspeyras M, Bui P, Cartier H, Charavel MH, Dumas L. Calcium hydroxylapatite for jawline rejuvenation: consensus recommendations. J Cosmet Dermatol 2014; 13(1): 3-14

22. Matarasso SL, Carruthers JD, Jewell ML; Restylane Consensus Group. Consensus recommendations for soft-tissue augmentation with nonanimal stabilized hyaluronic acid (Restylane). Plast Reconstr Surg 2006; 117(3 Suppl): 3S-34S; discussion 35S-43S

23. Kim AJ. Effect of injection depth and volume of stabilized hyaluronic acid in human dermis on skin texture, hydration, and thickness. Arch Aesthet Plast Surg 2014; 20(2): 97-103

24. Coleman SR. Avoidance of arterial occlusion from injection of soft tissue fillers. Aesthet Surg J 2002; 22(6): 555-557

25. Rohrich RJ, Rios JL, Fagien S. Role of new fillers in facial rejuvenation: a cautious outlook. Plast Reconstr Surg 2003; 112(7): 1899-1902

# 31 面部填充注射物并发症的处理

Hyoung Jin Moon, Jong Sook Yi

## 精 要

- 不同解剖区域的皮肤厚度不同，眼睑、眶周和鼻背区域的真皮层非常薄，所以注射时要格外谨慎，以免形成团块、结节或肉芽肿。
- 眉间和鼻、唇区域被认为是面部注射的高风险部位，注射可能会导致严重的血管栓塞并发症。
- 填充物应被置于合适的皮肤层次。注射填充物位置过于表浅可能导致表面不平整、易于被发现；填充物注射过深时塑形效果较差。
- 很多的求美者面部会有轻微不对称，所以注射前应仔细观察面部两侧是否对称。
- 通过按摩一般可以抚平过多的、过于表浅的视觉上不美观的填充物。
- 按压双侧眶缘，注射时在眶缘和鼻部连接处松开，这是一种新的策略，能够在增加

腔内压力时减少眶周并发症。
- 剧痛和皮肤苍白是将填充剂注射到血管内的临床特征，需要立即进行处理，包括停止注射、尽可能多地回抽填充剂；如果是透明质酸填充剂，要注射大剂量的透明质酸酶。
- 一旦发生填充剂注射造成的血管栓塞，使用低分子肝素、热敷、轻柔按摩、2% 硝酸甘油贴剂、注射前列腺素 E1 等，都是促进血管扩张和抑制血小板聚集的有效方法。
- 一旦组织坏死形成痂皮，需要适当的湿敷，并使用抗生素预防继发性感染。高压氧治疗也有助于促进愈合。
- 修复皮肤坏死等严重并发症时，在进行复杂手术修复前，建议优先使用更加保守和微创的治疗方法。

## ■ 引言

填充剂是注射到体内能够增加容量的材料，通常是通过注射使用的，包括透明质酸、胶原蛋白、石蜡和液体硅胶。虽然市场上绝大部分填充剂有良好的安全性，但它们是人工移植物，能够导致异物反应，偶尔仍会导致并发症。因为注射过程无法看到，所以医生不能够精确看到填充物置入的位置。对 286 位注射透明质酸产品的求美者进行研究发现，并发症的发生率

不足 5%[1]。多数并发症能够通过选择安全产品和正确使用来避免。虽然理论上来说填充剂可以注入身体各个部位，但每种填充剂都有不同的优缺点。例如，人类胶原蛋白和中分子透明质酸产品，如瑞蓝（Galderma）和乔雅登（Allergan），适用于菲薄皮肤区域来改善细皱纹；大分子填充剂，如羟基磷灰石钙和聚左旋乳酸，主要用于深部组织填充[2]。

充分了解面部解剖结构，尤其是皮肤层次和血管，对于减少并发症非常重要。皮肤层次

在不同解剖区域有所变化，根据填充剂类型也需要不同的注射技术。通常，人胶原蛋白置于真皮内，中等大小的透明质酸产品应被置入真皮深层，羟基磷灰石钙应被注射到真皮和皮下组织交界处，聚左旋乳酸和脂肪应被注射到皮下组织[2]。因为眼睑、眶周和鼻背的皮肤较薄，在该区域注射时需要给予按摩，以免出现肿块、结节或肉芽肿。初学者可能会弄错填充剂置入的合适层次，往往置入过深，使填充效果不明显[2, 3]。

总的来说，面部血管网络丰富，易于发生瘀血、血肿或栓塞等相关并发症。眉间和鼻唇沟区域被认为是注射的高风险区域，与严重并发症相关，包括血管栓塞导致皮肤坏死。滑车上动脉和鼻外侧动脉在填充剂作用下易于形成栓塞（图31.1）[2-4]。用大分子填充剂填充下颌时，如果一次注射量过多，可能因为挤压血管引起血管损伤。

对何种操作最方便、并发症最少，还存在争议。连续穿刺技术易于进行控制，但可能导致不平整。直线穿刺技术需要更多经验，在特定区域可能导致注射过量。有报道称即使技术熟练，扇形注射技术仍有增加出血的可能[2, 5]。

最终，术者能够利用这些技术相互补充不足。

## ■ 求美者评估

对于注射填充剂后出现并发症的求美者，需要进行详细的面诊，了解之前的就医过程。如果求美者存在免疫抑制的情况，虽然不是禁忌证，但需要告知感染的高风险。部分有免疫疾病的求美者，如系统性红斑狼疮或硬皮病求美者，建议在术前咨询皮肤病或风湿病专家。对于之前接受过填充物注射的求美者，应评估填充剂类型、剂量、注射次数和区域。

如果求美者对之前的填充剂类型不满意，则不应再使用该产品。在这种情况下，建议使用替代治疗方法或其他填充剂，或不建议进行治疗。为了准确制订治疗计划，应该询问并发症的发病过程。通常，注射后24~72小时出现的水肿会在短时间内逐渐缓解[2]。但如果是半永久或永久性填充物造成的不平整，就需要进行干预。当医生认为需要进行干预时，不论是轻微或严重的并发症，都需要告知求美者可能需要多次治疗。在初次面诊时，应告知求美者这些干预可能带来永久的瘢痕。因为求美者通

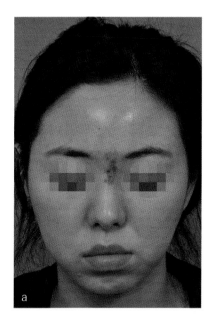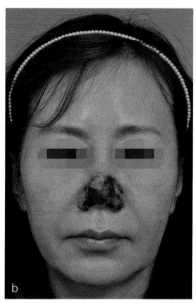

图31.1　眉间和鼻唇沟区域注射填充剂后，出现皮肤坏死。眉间和鼻唇沟区域被认为是注射的高风险区域。滑车上动脉和鼻外侧动脉的栓塞分别引起（a）眉间、（b）鼻尖坏死

常处于非常焦虑的状态，所以这一步在维持良好的医患关系中非常重要。对于存在并发症的求美者，应首先尝试更保守和微创的治疗，而不是激进的手术治疗。

## ■ 并发症及其处理

处理并发症的最佳方法是通过选择合适技术和填充剂类型来预防，以获得持久的优良结果，避免不良结果。在实际注射前，标记解剖位点有助于实现这些目的。

### 早　期

#### 轻微并发症

瘀血是填充物注射的常见并发症，是由针管引起的血管损伤造成的。所有求美者应该被告知在注射前 1 周不能服用抗凝药物，如阿司匹林。注射应避免刺入肌肉层。注射点用酒精棉签消毒，操作应在有合适亮度的房间进行。注射完毕后用冰袋冷敷以减少血肿发生。使用特殊针头或套管也能够减少血管损伤（图 31.2）。如果发生出血，用纱布按压注射点几分钟有助于避免血肿形成。通常血肿是暂时的，并不影响最终治疗效果。注射后数天内血肿处会逐渐变黄，多数案例在 10 天后会逐渐消退[6]。

偶尔有人对填充剂成分过敏，主要症状是疼痛和红疹，伴瘙痒和发热[7]。多数求美者的症状会在 2~3 天后缓解。对于症状严重的案例，

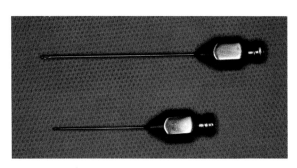

图 31.2　注射填充剂使用的套管针，在面部注射填充剂推荐使用细钝针，而不是锐利的尖针

糖皮质激素和热敷可能有助于缓解症状。激光治疗可用于有长时间红疹时[8]。

#### 严重并发症

填充剂注射后最严重的并发症是失明和皮肤坏死。血管损伤可分为血管内和血管外因素造成的两种。血管内栓塞虽少见，但将会导致灾难性的结果。血管外原因包括过量注射后造成的外周静脉压迫，填充剂成分造成的水肿和炎症反应。

#### 动脉栓塞

动脉栓塞的发生率相对较低，但是其结果是毁灭性的。填充剂注射后的失明是最严重的并发症。眼部由于存在脂肪间隔和支持韧带，往往需要多点注射，可能比其他部位的风险更高[9~11]。鼻、唇和额颞单元有易于穿刺的粗大动脉，如面动脉、颞浅动脉，因此这些部位也是危险区域[12]。健康的皮肤有丰富的动脉吻合，因此年轻求美者发生失明的风险更高。

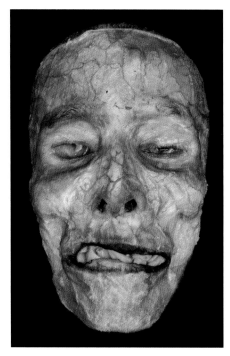

图 31.3　面动脉的迂曲走行。面动脉沿鼻唇沟走行，与降鼻动脉在鼻尖上部区域相互吻合

面动脉沿着鼻唇沟迂曲走行（图 31.3），计划通过注射来改善明显的鼻唇沟时就会产生危险。颞浅动脉额支发出降支，与眼动脉发出的眶上和滑车上动脉相吻合。为了避免发生栓塞，推荐使用小口径针头，配合 0.5~1 mL 小注射器，这样注射压力更低。注射时针尖需要持续前后移动，因为大部分并发症发生于在静止状态下用高压推注填充剂。应避免在已受损的区域注射，如挫伤或眼睑成形术的区域。在颞部注射填充剂时，由于额骨骨性曲线的存在，针尖会从深层注射平面偏离，刺入颞浅动脉额支。因此，注射时需要注意不要偏离正确的层次。近来有证据指出，在眶周内侧存在眼动脉和面动脉系统的吻合[12]。基于此观点，作者提出一种安全、有效的方法，即注射时按压双侧眶周的内侧拐角，随后立即松开。这一方法可使吻合通路暂时关闭（图 31.4）。

没有助手帮忙时，可以在注射过程中用非优势手绷紧皮肤，在注射点和眼睛之间的中央动脉的走行区按压，能使腔内压力足以阻止将填充剂无意中注入重要动脉。按压的目标区域是嘴角、上鼻唇沟、鼻翼沟、鼻部侧面、内眦、鼻眶缘上部和眉间。用示指和中指与拇指协助，使注射区域皮肤能够绷紧固定。

如果求美者主诉突然眼部疼痛或视力下降，应该立即停止注射，联系眼科医师检查视力和眼底。

治疗目的是快速恢复视网膜和视神经的灌注。建议在 60~90 分钟内眼球后注射 2~4 mL（150~200 U/mL）透明质酸酶[13]。这可能是最有效的选择，能溶解血管内的透明质酸。眼部按摩（重复按压眼球 10~15 秒，间隔 3~5 分钟）可能降低眼内压，增加小动脉血流，可能使视网膜血管的栓子向外周移动[15]。静脉滴注甘露醇和利尿剂（500 mg 乙酰唑胺）可能增加视网膜血管血流并迅速降低眼内压。局部和静脉应用抗生素，可以尝试配合使用大剂量糖皮质激素（甲强龙 1 g/d，静脉连续用 3 天，配合口服逐渐减量）[15, 16]。事实上，目前对于视网膜动脉栓塞没有安全、可行和可靠的治疗方法，但理论上应尽快治疗以提高恢复的概率。

鼻部注射填充剂也是导致动脉栓塞的主要原因。鼻背动脉沿着鼻背部走行，与中线相距 3 mm（图 31.5），是位置相对固定的血管。如果针尖刺入的方向与血管平行，就是相对安全的。鼻背动脉与眼动脉、滑车下动脉和内眦动脉互相吻合，通过吻合血管广泛蔓延的栓塞表现为地图样皮肤坏死。

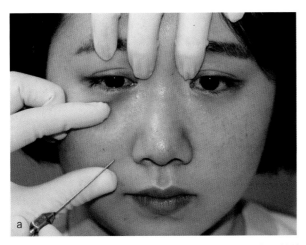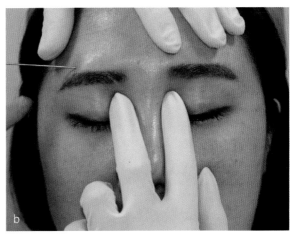

图 31.4　通过按压临时关闭吻合通路。关闭眼动脉和其他面动脉分支之间的吻合通路，以避免栓塞导致失明。在（a）鼻唇沟区域和（b）眉上缘注射填充剂时，用示指和中指按压鼻根上端的眶缘

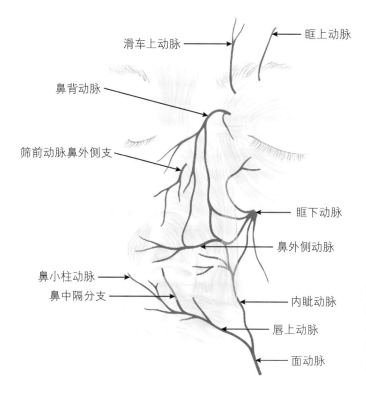

图 31.5 外鼻的动脉供应。鼻背动脉沿着鼻背部走行，与中线相距 3 mm。鼻背动脉与眼动脉、滑车下动脉和内眦动脉互相吻合，通过吻合血管广泛蔓延的栓塞表现为地图样皮肤坏死

*(图中标注)*
滑车上动脉
眶上动脉
鼻背动脉
筛前动脉鼻外侧支
眶下动脉
鼻外侧动脉
鼻小柱动脉
鼻中隔分支
内眦动脉
唇上动脉
面动脉

如果怀疑发生动脉栓塞，需要根据动脉栓塞的治疗流程及时处理。一旦填充剂注入动脉，求美者会立即感到剧烈疼痛，可能主诉说从注射点传来疼痛感。血管发生栓塞后，该血管供血的区域因缺血而变得苍白。缺血部位在几小时内会出现水肿，不久后因为静脉瘀血出现紫色斑点。24 小时后，多处溃疡性病变逐渐加重，伴有结痂和红斑，几天后出现坏死组织脱落（图 31.6）[3, 4]。坏死区域逐渐愈合，最后收缩形成瘢痕（图 31.7）。

为了防止该并发症，注射时针尖必须位于中线，避免刺入鼻背动脉。如果需要将填充剂注入鼻背一侧，如歪鼻修复，针移动的方向不能与血管方向平行。针于中线刺入后，针尖需要向侧方移动。因为鼻背动脉位于浅表脂肪层和 SMAS 之间，填充物应注射到脂肪深层，以避免鼻背动脉的栓塞。注射前回抽、注射填充剂时回撤针管是实现安全注射的技巧。使用钝

套管也能降低穿入血管的概率，并推荐注射技术不熟练的医师使用。

如果求美者主诉剧烈疼痛，在填充剂注射过程中观察到血管分布区域皮肤变白，应立刻终止注射，尽可能多地回抽出填充剂。如果已经注入透明质酸填充剂，建议在病变部位注射透明质酸酶（图 31.8）。发生血管并发症时，注射透明质酸酶的最佳时间尚未明确，但是明智的做法是尽快、大剂量使用透明质酸酶（至少 200 U）。部分专家建议用盐水稀释以促进弥散或用利多卡因促进血管扩张。如在 60 分钟内没有观察到改善，建议再次注射透明质酸酶[17]。有实验研究显示，100 IU 的透明质酸酶与交联 HA 相互作用，24 小时后的降解率是 50%，主要取决于透明质酸酶的量[18, 19]。近来，有证据指出，将透明质酸酶注入皮下层会扩散到阻塞的血管，降解 HA 填充剂，以防止动脉内注射 HA 引起的坏死[17]。低分子肝素能够

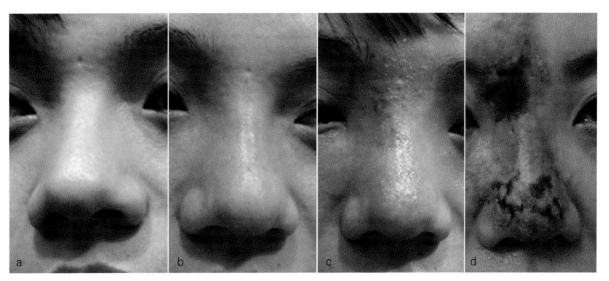

图 31.6 填充剂注射导致的动脉栓塞。缺血部位在几小时内发生水肿，随后因为静脉瘀血出现紫色斑点。24 小时后，多处溃疡性病变逐渐加重，伴有结痂和红斑，几天后出现坏死组织脱落。（a）注射前。（b）注射后 4 小时。（c）注射后 1 天。（d）注射后 3 天

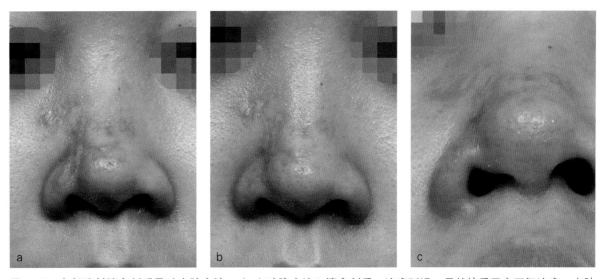

图 31.7 鼻部注射填充剂后导致皮肤挛缩。（a）动脉内注入填充剂后，治疗延迟，虽然接受了高压氧治疗，皮肤坏死仍然进展。（b，c）2 个月后，虽然皮肤坏死区域缩小，但是右鼻翼仍然轻微挛缩

减少栓塞，但在门诊可能很难获取和使用。为缺血部位提供充足的氧供非常重要。热敷、轻柔按摩、2% 硝酸甘油贴剂能舒张血管。注射前列腺素 $E_1$ 可以舒张血管和阻止血小板聚集，建议剂量是 10 mg/d，使用 3~7 天。有皮肤脱屑、脓疱时，应使用合适的敷料湿敷以加速伤口愈合，使用抗生素以防止继发感染[2-4]。

用高压氧治疗也有效，可提高细胞含氧水平，促进新生血管形成和缺血组织存活。不同术者的观点不同，作者推荐每天接受两次 90 分钟、0.2 MPa、100% 氧浓度的治疗，疗程 7~ 30 天。这样可使动脉血氧含量增加超过 20%[20]。

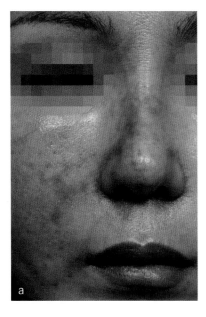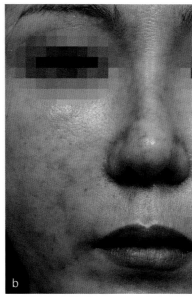

图 31.8　填充剂栓塞后使用透明质酸酶治疗。一名女性求美者在两侧鼻唇沟区域注射透明质酸填充剂后，立刻出现烧灼和疼痛感。1 天后接受填充剂回抽和注射透明质酸酶。（a）右面颊和鼻背出现红肿。（b）红肿于 1 周内逐渐消退

### 静脉瘀血

过量填充剂引起静脉压迫，进而导致的皮肤坏死比动脉栓塞导致的皮肤坏死更常见。开始时，过量的填充剂压迫注射区的动脉和静脉，该区域皮肤苍白，求美者感到剧烈疼痛。与动脉性压迫能够通过压力升高和侧支循环实现重新灌注不同，静脉瘀血往往是永久性的。因此，求美者感到持续钝痛，24 小时后皮肤变为深紫色，出现脱屑或脓疱。明确的皮肤坏死迹象包括逐渐形成结痂，以伤口愈合的形式逐渐恢复（图 31.9）[1-4]。

单次小剂量注射时应密切关注皮肤颜色和疼痛感。

如果注射区域在注射后立即发白，应怀疑有血管压迫，需要立即停止注射，给予充分的按摩和热敷。注射区域的皮肤需要穿刺并挤压以去除填充剂。如果是使用透明质酸类型的填充剂，首先注入透明质酸酶，然后尝试去除注射的填充剂。如前所述，使用抗生素和前列腺素 $E_1$、2% 的利多卡因软膏可以促使血管舒张，也推荐使用高压氧治疗。不同于动脉栓塞，静脉压迫及时治疗可以不遗留后遗症。然而，如果无法提供初始治疗或治疗不当，就会因为静脉瘀血而导致皮肤坏死，1 天后皮肤变为深紫色。此时，应使用湿敷加速伤口愈合并继续使用抗生素[4, 6]。

伤口活跃期过后，坏死区域和残留瘢痕转入慢性期。瘢痕永远不会消失，但能逐渐缩小。Fraxel Xena 激光（Solta Medical）、富血小板血浆（PRP）、脂肪干细胞移植、晶钻磨削可以用于处理永久性瘢痕。如果仍有严重皮肤缺陷，可以尝试手术治疗。因为手术治疗有形成新瘢痕的风险，术前应与求美者充分交流。根据伤口的大小、位置，以及手术医生的经验，可以使用局部旋转皮瓣、鼻唇沟皮瓣或额部皮瓣。

### 迟发并发症

#### 轻微并发症

因为填充剂内含有内毒素等蛋白成分，所以会引发炎症反应和水肿，导致皮肤损伤。此类并发症主要由透明质酸填充剂引起，表现为注射后几天内出现皮肤充血、水肿、增厚和脓疱。通过合适的抗生素和敷料治疗通常效果良好[9, 21]。

填充剂注射过于表浅（接近皮肤表面）可能导致注射区域不平整或填充外显，特别是当半永久性填充剂注射太浅时，肿块可能要存在数月[1-3]。软组织填充后的明显不平整往往容易导致效果不满意，为了避免如此，应该根据填充剂的特性将其注射到合适的层次。如果发生填充剂外露或皮肤不平整，按摩可使填充剂进入深层从而改善外观。如果发生丁达尔效应，可以注射透明质酸酶溶解过多的HA填充剂（图31.10）[22]。

不对称是注射填充物后的最常见并发症，尤其是注射隆鼻术后。许多求美者在术前已存在基线不对称，因此如果面部不对称看起来不能通过注射填充修整，那在做任何操作前都应提前告知求美者，让其了解该方法的局限性[1~4]。

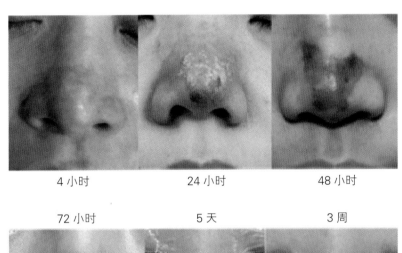

4 小时　　　　24 小时　　　　48 小时

72 小时　　　　5 天　　　　3 周

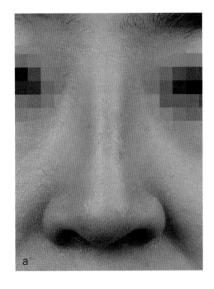
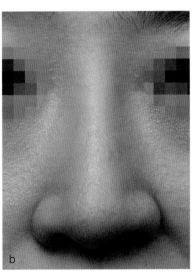

图 31.9　注射填充剂导致静脉瘀血。随着静脉瘀血逐渐进展，24 小时后皮肤变为深紫色，出现脱屑或脓疱。随着时间，明确的皮肤坏死迹象包括逐渐形成结痂，以伤口愈合的形式逐渐恢复

图 31.10　填充剂注射过于表浅导致在皮肤表面可见。（a）由于达尔效应，鼻背处填充剂注射过于表浅，可在皮肤表面看到发蓝。（b）7 个月后，填充剂吸收，鼻背外观恢复正常

为了避免出现注射隆鼻术后的不对称，注射时针尖必须准确置于中线，斜面的方向要朝正中矢状面。对歪鼻求美者注射填充剂时，要密切观察鼻部形状，缓慢注射少量填充剂。注入填充剂时要保持对称，可参考两个方法：计算注射量和目测。使用 1 mL 注射器在两侧对应结构内注入同等量的填充剂，如嘴唇或两侧鼻唇沟。由于大部分面部存在轻微不对称，术前仔细检查面部对称性尤为重要。两侧交替少量注射，可实现基本对称的效果。

**严重并发症**

任何类型填充剂注射后都可能形成隆起，这可能是由肉芽肿或结节形成引起的。肉芽肿是注射异物产生的免疫反应，由免疫相关细胞聚集形成，如淋巴细胞[23-25]。肉芽肿非常少见，通常见于半永久性或永久性填充剂注射后，治疗方式包括注射糖皮质激素和手术切除。局部类固醇注射有效，但可能导致局部皮肤萎缩[2]，所以应谨慎使用。形成的结节是圆而坚硬的，本质上是填充剂的局部堆积，没有免疫反应。如果使用的是透明质酸填充剂，可以通过注射透明质酸酶或手术切除进行处理[4, 5]。

晚期感染通常由少见菌造成，如分枝杆菌[22]。与肉芽肿相反，波动感、红肿、温热和柔软结节是感染的重要表现。局部切除、引流或湿敷换药通常难以缓解，即使同时使用抗生素。建议治疗方法包括对感染的皮下组织和皮肤进行彻底清创[26]。大面积的皮肤缺损可用中厚皮片移植来处理。

注射填充物数年后都可能发生移位。半永久性和永久性移植物都有发生移位的报道。感染或迟发型肉芽肿可能会诱发移位[27]。如果基本情况得到控制，注射透明质酸酶或手术切除是移除填充剂的治疗选择。

## 参考文献

1. McCracken MS, Khan JA, Wulc AE, et al. Hyaluronic acid gel (Restylane) filler for facial rhytids: lessons learned from American Society of Ophthalmic Plastic and Reconstructive Surgery member treatment of 286 patients. Ophthal Plast Reconstr Surg 2006; 22(3): 188-191

2. Gladstone HB, Cohen JL. Adverse effects when injecting facial fillers. Semin Cutan Med Surg 2007; 26(1): 34-39

3. Andre P, Lowe NJ, Parc A, Clerici TH, Zimmermann U. Adverse reactions to dermal fillers: a review of European experiences. J Cosmet Laser Ther 2005; 7(3-4): 171-176

4. Lowe NJ, Maxwell CA, Patnaik R. Adverse reactions to dermal fillers: review. Dermatol Surg 2005; 31(11 Pt 2): 1616-1625

5. Dayan SH, Bassichis BA. Facial dermal fillers: selection of appropriate products and techniques. Aesthet Surg J 2008; 28(3): 335-347

6. Glaich AS, Cohen JL, Goldberg LH. Injection necrosis of the glabella: protocol for prevention and treatment after use of dermal fillers. Dermatol Surg 2006; 32(2): 276-281

7. Matarasso SL, Herwick R. Hypersensitivity reaction to nonanimal stabilized hyaluronic acid. J Am Acad Dermatol 2006; 55(1): 128-131

8. Lupton JR, Alster TS. Cutaneous hypersensitivity reaction to injectable hyaluronic acid gel. Dermatol Surg 2000; 26(2): 135-137

9. Alam M, Dover JS. Management of complications and sequelae with temporary injectable fillers. Plast Reconstr Surg 2007; 120(6, Suppl): 98S-105S

10. Gierloff M, Stöhring C, Buder T, Wiltfang J. The subcutaneous fat compartments in relation to aesthetically important facial folds and rhytides. J Plast Reconstr Aesthet Surg 2012; 65(10): 1292-1297

11. Alghoul M, Codner MA. Retaining ligaments of the face: review of anatomy and clinical applications. Aesthet Surg J 2013; 33(6): 769-782

12. Tansatit T, Moon HJ, Apinuntrum P, Phetudom T. Verification of embolic channel causing blindness following filler injection. Aesthetic Plast Surg 2015; 39(1): 154-161

13. Carruthers JD, Fagien S, Rohrich RJ, Weinkle S, Carruthers A. Blindness caused by cosmetic filler injection: a review of cause and therapy. Plast Reconstr Surg 2014; 134(6): 1197-1201

14. Fagien S. Paper presented at: 2013 Allergan ALFA executive consultants meeting; November 23, 2013; New York, NY

15. Lazzeri D, Agostini T, Figus M, Nardi M, Pantaloni M, Lazzeri S. Blindness following cosmetic injections of the face. Plast Reconstr Surg 2012; 129(4): 995-1012

16. Sung MS, Kim HG, Woo KI, Kim YD. Ocular ischemia and ischemic oculomotor nerve palsy after vascular embolization of injectable calcium hydroxylapatite filler. Ophthal Plast Reconstr Surg 2010; 26(4): 289-291

17. Cohen JL, Biesman BS, Dayan SH, et al. Treatment of Hyaluronic acid filler-induced impending necrosis with hyaluronidase: Consensus recommendations. Aesthet Surg J 2015; 35(7): 844-849

18. Kim DW, Yoon ES, Ji YH, Park SH, Lee BI, Dhong ES. Vascular complications of hyaluronic acid fillers and the role of hyaluronidase in management. J Plast Reconstr Aesthet Surg 2011; 64(12): 1590-1595

19. Lambros V. The use of hyaluronidase to reverse the effects of hyaluronic acid filler. Plast Reconstr Surg 2004; 114(1): 277

20. Klein KC, Guha SC. Cutaneous wound healing: current concepts and advances in wound care. Indian J Plast Surg 2014; 47(3): 303-317

21. Shafir R, Amir A, Gur E. Long-term complications of facial injections with Restylane (injectable hyaluronic acid). Plast Reconstr Surg 2000; 106(5): 1215-1216

22. Hirsch RJ, Narurkar V, Carruthers J. Management of injected hyaluronic acid induced Tyndall effects. Lasers Surg Med 2006; 38(3): 202-204

23. Fernández-Aceñero MJ, Zamora E, Borbujo J. Granulomatous foreign body reaction against hyaluronic acid: report of a case after lip augmentation. Dermatol Surg 2003; 29(12): 1225-1226

24. Raulin C, Greve B, Hartschuh W, Soegding K. Exudative granulomatous reaction to hyaluronic acid (Hylaform). Contact Dermat 2000; 43(3): 178-179

25. Sidwell RU, Dhillon AP, Butler PE, Rustin MH. Localized granulomatous reaction to a semi-permanent hyaluronic acid and acrylic hydrogel cosmetic filler. Clin Exp Dermatol 2004; 29(6): 630-632

26. Plaus WJ, Hermann G. The surgical management of superficial infections caused by atypical mycobacteria. Surgery 1991; 110(1): 99-103

27. Jordan DR, Stoica B. Filler migration: a number of mechanisms to consider. Ophthal Plast Reconstr Surg 2015; 31(4): 257-262